U0820334

岳松龄现代龋病学

主编　岳松龄

科学技术文献出版社
Scientific and Technical Documents Publishing House
北　京

(京)新登字130号

内 容 简 介

本书对危害人类健康最大的口腔疾病——龋病，从疾病发生的背景和基础，对人类危害的严重性、发病原因、病变机制到龋病的防治进行了系统深入的论述。参考国内外龋病学研究的资料与最新成果，结合编写人员自身科研、教学和医疗实践，对龋病学的各个方面提出自己的观点以供读者参考。内容包括龋病危害人类健康的历史和现状，龋病的流行病学调查和危害性预测，龋病发病的机理，口腔细菌及其生态环境对龋病发生的影响，食物在龋病发生中的作用，机体对龋病的敏感性和抗龋机构，龋病病变过程中的主要变化及机体对病变的防御功能，龋病的临床表现、早期诊断和早期治疗，龋病的预防等众多方面。本书读者对象主要针对龋病学研究工作者，因此，专业研究工作者、研究生和大学本科生均可作为必要参考书籍。也适用于中等专业学校教师和广大口腔医务工作者、口腔预防保健工作者参考。

科学技术文献出版社是国家科学技术部系统惟一一家中央级综合性科技出版机构，我们所有的努力都是为了使您增长知识和才干。

编 委 会

主 编 岳松龄

副主编 周学东 吴红崑

编 者 （按姓氏笔画排序）

万呼春 刘天佳 吴红崑 李继遥 邹 静 岳松龄 范 旭

周学东 罗宗莲 郝玉庆 胡 涛 郭 斌 黄定明

前　　言

龋病是严重危害人类健康的重要口腔疾病，龋病及其继发疾病给人们造成很大的危害，被世界卫生组织列为人类重点防治的疾病之一。

人类对龋病进行了很长时期的斗争，可以说自有文字以来，从各种历史文物和记载中都可以查到有关龋病的描述和治疗方法的记述。随着科学技术的发展，人们应用现代科学方法研究龋病还只有一百多年历史，龋病的研究逐渐形成一门系统性强的独立学科则是近二三十年的事。因此，龋病学是医学领域的一门新兴科学。

当前，一些发达国家居民的龋病发病率已有明显下降，龋病的病因也已基本查清，但并非人类已基本战胜这个严重危害人类健康的疾病。有的国家居民的龋病发病率还在逐步上升，龋病的病因中还有不少问题值得探索，龋病的预防，特别是对人口众多，经济不太发达的国家，还缺乏有效、方便而经济的措施。这些问题都有待继续努力。

龋病学是一门牵涉面甚广的学科。诸如微生物学（包括微生物生理学、微生物生物化学、微生物遗传学）、病理解剖学（包含一般组织形态学、晶体学、晶体光学、结构化学）、免疫学、化学与分子生物化学、物理化学，以及与临床工作有关的牙体外科学、材料学、统计学等。龋病学中很多内容都与这些学科有关，要全面掌握龋病学的内容，这些学科都是它的基础。

本书主编及所在专业后继人才在 1992 年主编出版《现代龋病学》基础上，全面系统深入地介绍近年来国内外龋病学基础理论研究和临床技术的进展，重点对四川大学华西口腔医学院龋病研究室近三十余年的科研和临床成果，对龋病的病因、致病环境、发病机理、病理组织变化、治疗和预防等方面进行了论述。

龋病学研究资料浩如烟海，日新月异，编写者不可能一一加以介绍，只能择其重者，标其主干，揭其大纲，有些重要素材可能挂一漏万，尚希广大读者批评指出。

本书此版的编辑工作在四川大学华西口腔医学院承叶玲、舒毅、吴兰雁、谢倩的大力鼎助，得以付梓。谨向他（她）们表示衷心的感谢。

编　者

2009 年春于成都

目　录

第一章 绪 论

龋病是发生在牙齿的慢性细菌性疾病，是严重危害人类健康，特别是口腔健康最为严重而普遍的疾病。

一般情况下，龋病的发生和病变过程都很缓慢，在相当长一段时间里，它都不会引发任何主观症状，甚至也不会被发现，直到产生疼痛或其他不适感时，病变已经发展得相当严重了。

龋病在人群中的发病率很高，全世界没有哪一个国家、没有哪一个民族不患龋病，有的国家和地区的居民发病率较高或很高，而有的国家或地区的居民发病率较低。龋病的危害不分年龄、性别、人种和民族、地区和职业，世界卫生组织已经把龋病列入危害人类的三大疾病之一，可见其危害性的严重了。

人类所患的多种疾病中，由于科学技术的发展和人类文明的进步，很多疾病都已经得到控制，使其危害性降低到最低程度，比如烈性传染病、结核、麻风等。而龋病则不然，在全世界，有的国家因为采取了一些预防措施，龋病的发病率曾经一度下降，最近有报告表明，在这些地区中的某一部分，龋病的发病率又有上升趋势，在一些发展中国家，龋病的流行情况，不仅未受到控制，反而在逐渐上升。从全人类范围来看，龋病的危害可以认为是尚未达到基本上被控制的状态。

对于个体来说，龋病的危害是绵延的，它不像天花、麻疹、伤寒、副伤寒等病，得了一次感染，只要得到医疗照护或采取适当免疫措施，就可以使人体获得终身免疫力，龋病却不然，年轻时候患了龋病，到了中年或老年，又可以在另外的一些牙齿上患龋病。

龋病发生在人体最坚硬的牙齿硬组织上，严格地讲这种硬组织，缺乏有效的自我防御和修复能力，虽然它本身不是一种威胁生命的疾病，由于它的危害面广，危害期长，还要诱发一些更为严重的继发病，对它的治疗和预防就不容人们忽视了。

第一节 龋病危害人类健康的历史

人类自古就有患龋病的记载。在我国，3000多年以前的殷墟甲骨文中（公元前1324—公元前1269年）记有“贞王疾齿，告于丁”。虽然当时无法肯定患者所患就是龋病，但也不能否定是龋病。《黄帝内经》是战国时代（公元前475—公元前221年）的一些医生编写的一部医学著作。时至今日，该书仍为祖国医学的经典。在这部书中载有“齿龋刺手阳明不已，刺其脉入齿中立已”，就是用针刺的方法来治疗龋病引起的疼痛。

我国古代又一部重要医学著作《灵枢经》中，说明龋病发生的原因：“凡人饮食不能洁齿，腐臭之气淹渍日久，齿龈有孔，虫蚀其间。蚀一齿尽，又度其余……。”名医张景岳写的《景岳全书》中也有同样记载。这些论述今天看来有不尽科学的地方，却反映了我国古代人民很早就已经患有龋病。

汉朝有名的历史学家司马迁（公元前145—公元前90年）的著名历史著作《史记》的仓公列传（仓公就是淳于意，是我国古代的一位名医）中，有一则关于龋病的病案记载：“齐中大夫病龋齿，臣意灸其太阳脉，即为苦参汤，日漱三升，出入五、六日病已”。这是一篇很精彩的龋病病案记载，记录了用针刺和苦参汤含漱治愈了龋齿疼痛。

在龋病的治疗方法上，除了上面介绍的用针刺止痛外，唐朝的药典《唐本草余》记载了用银膏修复龋齿的方法。宋朝唐慎微撰写的《重修政和经史证类备用本草》卷4的玉石部的中品（即中等药物）中就转记了《唐本草余》关于银膏的性能、成分和用途：“银膏味辛，大寒，主热风心虚惊痫……安神定志，镇心明目，利水道，治人心风健忘，亦甚补牙齿缺落。”这种银膏与目前临床应用于修复龋损害牙齿的银汞合金非常近似，实际上也就是银汞合金，只是不含铜和锌。我国应用银膏填补牙齿比欧洲应用银汞合金要早1000多年。

在龋病的预防上，我国很早就重视口腔卫生。《礼记》载有“鸡初鸣，咸盥漱”，说明我国古代人民每天大清早就要漱口。牙刷也是我国很早就发明了的，唐朝人用柳枝将其一端压破，用来清刷牙齿。到了宋朝已有出售牙刷的商店。元朝郭钰诗：“南州牙刷寄来日，去腻涤烦一金直。”同时代的《金丹全书》，中记载有“饮食之毒，积于齿缝，当于夜晚刷洗，则垢尽去”，说明晚间刷牙的重要性。元代忽思慧《饮膳正要》一书中载有“食讫，温水漱口，令人无齿疾、口臭”，“凡清旦盐刷牙，平日无齿疾”。

1956年周宗歧报道，在我国东北赤峰县大营子村发掘的辽代墓葬中，发现两把牙刷，其样式和现代牙刷一样，稍长一些。这是我国最早发明牙刷的实证，时间约在公元9～11世纪。

我国还有很多书籍都记载有关口腔卫生和保护牙齿的资料。如宋朝沈括的《梦溪笔谈》，释文莹的《玉壶清话》中均有用苦参洁齿的记载，宋朝周密《志雅堂杂记》记有用生地、细辛、白芷研为粉末用于揩搽牙齿。所有这些都说明我国古代对口腔卫生的重视。

龋病在其他国家的发病历史也是很早的。巴勒斯坦发掘出来的旧石器时代的55具头颅骨上，发现了一具头颅上有一颗龋齿。在英国发掘出的新石器时代人头颅上，有2.9%的头颅见到龋牙。根据Greth，Von Lenhossek等人的研究，欧洲人患龋是从新石器时代开始的。

龋病在西方世界（主要是欧洲）虽然发生得很早．但治疗龋病的方法，则多系针对龋病的继发病，特别是牙髓病的，也就是针对牙痛的。例如公元前5世纪，希腊的希波革拉底提出用放血、缓泻药等治疗牙痛。后来，到公元8～12世纪，阿拉伯的阿弗加岑和拉兹的著作中，记载了许多治疗牙痛的药物。古埃及也有关于龋病及其治疗方法的记载。

龋病的现代治疗方法是在16世纪以后逐渐发展起来的，到19世纪才出现了用机器钻牙进行修复龋齿。

古代人类患龋情况并不严重，但自有历史记载以来，人类的患龋率就逐步上升，到19世纪，有许多国家居民的患龋率竟然高达95%以上，患龋牙数的平均值也达到20颗以上。20世纪60年代后，由于某些国家的重视，建立了有效的口腔保健措施和制度，龋病的患病情况受到明显的控制而下降。

龋病的危害可以从严重性以及疾病本身对人体健康造成的危害程度来说明。在一般情况下，龋病及其继发病对人体不会造成致命的损害。也许正是由于这一二点，很容易被人们所忽视，不去积极设法预防和及早治疗，等到产生疼痛，才到医院就诊。这时，已经不是单纯的龋病，治疗也更为复杂，患者所受痛苦、花费时间、精力和财力也就更多。

龋病如不及时治疗，就会进一步发展引起牙髓炎、根尖周炎，产生剧烈疼痛、肿胀等症状。疾病再进一步发展，还可引起蜂窝织炎、颌骨骨髓炎，上颌后牙根尖周炎还可引起上颌窦炎等疾病。这些都会给患者带来很大的痛苦。

龋病对牙齿组织的破坏会减弱咀嚼力，妨碍消化。前牙发生龋病，还会影响美观。在儿童时期，无论乳牙或恒牙受到龋病的严重破坏后．均会影响牙颌系统的生长发育，造成牙颌器官的后天畸形。此外食物残渣在龋洞内腐败会产生口臭等不适。

龋病继发的根尖周炎还会引起病灶感染。病变区的有害代谢产物或细菌的毒素，可被血液或淋巴带到身体其他器官。如对心脏可产生心内膜炎、风湿性心内膜炎；对关节可引起风湿性关节炎，对肾脏可引起慢性肾炎等，这些继发病对人体健康危害很大。

从上述情况可以看出，龋病及其继发病对人类健康的威胁和危害是很大的，因此，引起人们的高度重视，进行了长期的研究。为了战胜这种疾病的危害，人们从许多方面对它进行了研究，这样就逐渐形成了龋病学这门学科。

第二节 龋病学的发展及研究内容

虽然龋病危害人类健康已有很久的历史，其危害面又很广，人类开展的研究方面也很多，成为一门独立的学科体系还不到40年。

1974年Sauerweir第一次写出了《龋病学》。对龋病范围内的有关理论基础和治疗技术作了系统介绍。到70年代末，第一本英文的龋病学专著问世，即Newbrun写的《龋病学》(Cariology)。到80年代，相继出版了四本英文的龋病学专著。我国第一本龋病学专著是1982年出版的。由此可见，龋病学是一门新兴的独立学科，并已引起口腔医学界的普遍重视。北欧、西欧和美国的许多高等口腔医学教育部门已经把龋病学列为培养高级口腔医学专业人才必修课程。

龋病学的内容包括龋病的病因、发病机理、发生的背景、流行病学、病理解剖学、微生物学，龋病的临床诊断、治疗及龋病的预测，龋病的预防。

第三节 国外龋病学研究

从17世纪近代科学技术以前所未有的速度发展以来，人们对客观世界的认识，无论从广度上或深度上，取得越来越丰富的成绩。其发展之快到今天已达到令人眼花缭乱、目不暇接的地步。显微镜的发明，使人们深入到微观世界去探索物质的基本结构，由于化学分析手段的提高，使人们能探索客观事物变化的实质和规律。这些成就应用到医学上，使医学得到大大发展。许多过去没有认识的东西，现在能够认识了，许多过去不能治疗的疾病，现在可以治疗了。

在这种形势下，龋病学的发展也不例外。下面按年代列举在龋病学研究中的重要成就如下：

1683年Van Leewenhoek第一次发现牙面沉积物中存在有微生物。

1843年Erdl描述牙齿表面膜状物中存在丝状寄生物。

1867年Magitot证明糖发酵产物可以溶解牙齿。

1881年Underwood和Miles发现龋坏牙本质中存在球菌。

1883年Leber，Rottenstein提出龋病是由酸破坏牙齿产生的观点。

1890年Miller证明在口腔细菌、酸和龋病之间有重要关系。提出龋病病因的化学寄生学说，写出开纪元的著作《人口腔内的微生物》。

1891年Black提出科学的洞形制备法和预防性扩展的概念。

1897年Williams证实牙釉质表面的牙面生态膜的存在并论述了牙釉质龋。

1900年Sieberth首先从龋坏牙本质中分离出链球菌。

1903年Goadby从龋损害中分离出一种革兰氏阳性杆菌，称为牙坏死杆菌(Bacillus necrodentalis)。

1915～1917年Kligler，Howe，Hatch报告在龋损害中发现产酸菌，第一次鉴定龋病与乳酸杆菌的关系。

1924年Clark首次从龋损害中培养出变异链球菌，并认为是主要的致病菌。

1929年Mellanby论述了维生素在牙釉质发育不全中的作用，提出牙齿结构与龋病发生的相互关系。

1933年Hadley设计了唾液内乳杆菌计数法。

1939年Fosdick论述临界pH的概念，在临界pH下牙釉质开始溶解。

1940年Stephan测量了牙面生态膜和龋损害内，在摄取糖后的氢离子浓度的变化，将这种变化绘制成曲线，称为Stephan曲线。

1942年Bibby论述了局部用氟防龋。Dean制定了公共用水含氟量为lppm，可以获得显著的防龋效果而不会产生明显的氟中毒。

1944 年 Williams 用乳杆菌制成疫苗。提出龋病的免疫学预防措施。Gottleib 根据对根部龋的观察提出蛋白溶解学说。

1945 年在 Brontford，Grand Rapids，加拿大、密歇根和纽约的 Newburgh 首先试用饮水加氟来预防龋病。

1950 年 Shatz，Martin 等提出蛋白溶解——螯合学说阐明龋病病因。

1949 年 Eggers Lura 提出磷酸酶理论。

1954 年 Gustafsson 等发表了 Vipeholm 关于食物与龋病发生的关系的研究报告，阐明糖在龋病发生中的重要作用。

1955 年 Orland 在无菌鼠身上进行实验，证明没有细菌，即使给动物以致龋性强的食物也不会产生龋病。

1956 年 Snyder 提出用唾液样品与糖进行发酵，作为测试个体龋病活跃性的试验，称为 Snyder 试验。

1959 年 Egyedi 提出龋病的糖原学说来解释龋病的发生。

1959 年 Shatz 与 Martin 提出龋病的蛋白溶解——整合学说，他们认为牙釉质与毛发，指甲一样，是上皮组织不是钙化组织。

同年 Egyedi 提出龋病的糖原学说，他认为在牙齿发育期，摄入的糖类食物过多，这些过多的糖进入机体后就会以糖原的形式贮存起来，其中包括牙齿组织，这样就会降低牙齿抵抗龋病侵害的能力，糖原再转化成葡萄糖后，就可以被细菌所利用。

1960 年 Fitzgerald 与 Keyes 报告链球菌是在动物中传染龋病的病原菌。

1962 年 Keyes 通过实验动物提出龋病是可以相互传染的疾病，随后提出龋病的三联因素论。

同年，Gray 首次用物理化学方法研究龋病病变过程。

Fosdick(1962)提出龋病的破坏是一个生物化学过程。由于口腔内的环境或条件发生紊乱(如牙齿结构不完整，牙面生态膜内产生的酸过多过快等)，口腔内的正常生命活动的平衡被破坏所造成。

1962—1965 年 Hardwick，Leach，Dawes 与 Jenkins 研究发现牙面生态膜内含有高浓度氟化物，并研究了它与水氟的关系。

1964 年 Muhler 首次研制出含氟化亚锡牙膏用于防龋。

1965 年 Koulourides，Feagin，Pigman 研究了唾液对牙釉质的再矿化。

这一年还发现牙面生态膜基质的主要成分是多糖，是由变异链球菌作用蔗糖形成的，有促进细菌黏附于牙面的作用。同时还发现变异链球菌与龋损害的发生存在数量上的联系。

1967 年 Cueto 与 Buonocore 首次报告应用具黏性的聚合树脂封闭牙面点隙获得防龋效果。Carlesson 在同一年通过动物实验确认变异链球菌的致龋作用。

1970 年 van der Fehr 等人在志愿者身上做频繁用糖液漱口并同时放弃口腔卫生的实验，产生牙釉质龋。

1969 年 Bowen 首次在猴子身上用变异链球菌疫苗作免疫防龋，获得了防龋效果，同年 Bahn 等人报道用含葡萄糖基转移酶的制剂，通过口腔黏膜免疫途径，使鼠的龋病发生率下降，Hayashi 等人(1973)用链球菌产生的葡聚糖蔗糖酶(dexfransucrase)用腹腔内注射法免疫啮齿动物，获得了免疫防龋效果。Taubman 与 Smith(1974)用灭活的变异链球菌注射到动物涎腺附近，也获得了防龋效果。

此后，又有学者用变异链球菌细胞壁蛋白质或葡糖基转移酶免疫鼠或猴，使这些动物获得对龋的免疫力。

1975 年在芬兰 Turku 进行了长达数年的关于糖与龋病的关系的研究。

1976 年 Newbrun 提出龋病病因的四联因素论，他在 Keys 的三联因素论上增加一个时间因素。

1980 年 Roitt 与 Lehner 提出龋病的发生是由下列四种因素综合形成的，即细菌、牙齿、糖和抗体减少。

20 世纪 80 年代，不少人对细菌在牙面的黏附做了大量研究工作，成为当时的热门课题。

1983 年及其后的年代，发现了变异链球菌有不同的血清型、遗传型和生物型，重新对变异链球菌进行了分类，原称为变异链球菌只是其中一种，总称为 Mutans Streptococci(变链球菌族)。同年，

Thylstrap 和 Featherstone 的研究认为牙面的灶孔是龋病的起始点。

1985 年 Larmas 认为龋病的发生是由于宿主的龋敏感性上升和细菌的活跃性增加所造成的。

20 世纪还取得了以下一些成就：

1986 年 Wenner 与 Gujier 建立多菌种人工牙面生态膜。

在人体上进行了龋病的免疫试验，人在吞食变异链球菌疫苗后，唾液内的抗体增加。阐明了致龋细菌的糖转运和代谢。应用化学疗法减少口腔的致龋菌，从而降低龋病的活跃性。

1987 年首次报告应用单克隆抗体被动免疫控制龋病。

这一时期还提出了变异链球菌代替疗法，牙面生态膜控制疗法来降低龋病的发病。

从 20 世纪 70 年代至今，国外对龋病的免疫学预防进行了大量研究，从致病菌菌体到利用致龋菌毒力分子及亚分子物质作为疫苗进行主动免疫，在被动免疫方面均做了很多有益的工作，但迄今尚未见到用免疫学方法进行社会预防的报道。

第四节　我国龋病研究和防治的进展

我国历史上曾经有一些关于防治龋病的文献记载，比如漱口、刷牙、用银膏（与今天应用的银汞合金类似），但是由于种种复杂的原因，利用近代科学研究方法和手段无论是龋病的防治还是龋病的基础理论研究均起步较晚，进展较慢。1949 年以前，只有少数地区和单位进行了为数不多的流行病学调查。1935 年陈伟卿报道《蛀牙与水质之关系》；1944 年赵成业探讨了妊娠中龋齿发生的原因；40 年代初期邹海帆曾调查四川少数民族地区的龋病流行情况。

1949 年以后，我国各地均开展了龋病的流行病学调查，至今已积累资料数百篇。

1957 年中央卫生部医学科学研究委员会龋病牙周病全国性调查委员会制定了“关于龋病牙周病全国性调查的规定”，制定出龋病调查统一标准，记录表格样式，并在以后若干年对全国的龋病调查工作均起到指导作用。

20 世纪 60 年代姜元川、刘大维、邵家珏、乌爱菊等对致龋乳杆菌进行了较广泛的研究，刘臣恒等在动物实验中研究了营养与龋病的关系。

在龋病的病理解剖学上，郑麟蕃等人用偏光显微镜、显微放射照相法研究了牙釉质龋。

岳松龄等用显微放射照相和偏光显微镜，继之用扫描电子显微镜对早期牙釉质龋的破坏途径进行了系列研究，并对争论已久的所谓完整表层提出不完整的看法。

在龋病的病理组织学研究中，牙釉质龋是一个重点课题，无论国内外，都给予相当重视，除了上面介绍的情况外，我国王巧璋、吴奇光、赫丹、李桥等人均曾作过这方面的研究，李挺星、刘瑗如等在透射电子显微镜下观察了龋损中晶体的变化。

吴奇光、刘佩新等人用组织化学方法观察牙本质龋损害病变组织中多种酶的变化，以此来阐明牙本质龋病变的机制。

岳松龄等人对牙釉质龋中的蛋白溶解现象作了一系列探索，对牙釉质龋的蛋白溶解学说给予初步否定。

对龋病变中的脱矿与再矿化现象，在我国 20 世纪中期李玉晶、王勤在这方面作了不少工作。

龋病的多发位点是牙齿咬合面的点隙沟裂，李玉晶于 1986 年就开始作了“窝沟早期龋的观察”的报告，目前她和她的学生还在继续从事窝沟龋的研究，这是很有意义的。

龋病的免疫学研究，开始于 20 世纪 80 年代初期，首先是患龋者的机体免疫应答表现，主要是唾液内的免疫球蛋白量的变化。

从 20 世纪 70 年代初在我国对变异链球菌族（原称变形链球菌族）开始了系列研究，对此种主要致病菌的研究就逐渐推开，首先是调查研究人群中不同血清型变形链球菌在口腔内的分布，经在上海、北京、广州、四川等地的调查研究表明人群口腔内以 C 血清型变异链球菌为主。

70 年代初期刘大维、黄婉蓉、郑镇西等在我国首先开展了变异链球菌在龋病发病中作用的研究，后来乌爱菊等也对变异链球菌的作用进行了研究。

利用现代最新生物科学研究手段和方法来作龋病微生物学和牙面生态膜的研究是在 20 世纪 80 年代初开始。岳松龄等人对牙面生态膜的发育、结构、物质代谢与分析，致龋性能等进行了一系列研究，周学东等人则用五种口腔与龋病相关的细菌在我国首次成功研制成多菌系人工牙面生态膜模型。

樊明文等人利用现代分子生物学及遗传工程技术对变异链球菌作了大量研究，并在此基础上，对免疫学防龋进行了多方面的探索。

刘天佳、刘正等人以及凌均棨、高学军等均先后开展了龋病细菌——变异链球菌疫苗防龋的研究，目前已经进展到利用变异链球菌毒力因子的基因作为疫苗进行防龋的探索。

从龋病学研究的项目、内容、方法和获得的成果来看，可以这样认为，即我国的龋病学研究水平已经达到了国际水平。许多论文已经受到国际同行的重视，被国际信息刊物所收录、索取、交流，并多次参加国内外学术会议讨论，国内的四川大学、北京大学、上海交通大学、武汉大学、中山大学和首都医科大学的口腔医学院均在大力进行龋病学前沿性的研究工作，培养了大批人才，建立了坚实的研究队伍。

北京、太原等地曾调查了当地饮水含氟量与龋病发病的关系。

1983 年华西医科大学培养出我国第一名龋病学研究生，1987 年该校又培养出我国第一名龋病学博士研究生。到目前为止，上述几所学校均已具备培养高级龋病学研究人才的条件。

1982 年本文作者主编出版了我国第一部龋病学专著，当时国际上同样性质的著作只有三部。这本书的问世为我国龋病学的发展作了奠基工作。

1979 年 7 月在广州市由中华医学会主持召开了全国性的龋病防治研讨座谈会。

1982 年至 1984 年在中央卫生部的领导下，在全国范围内开展了按世界卫生组织规定的标准而进行的全国学生龋病、牙周病调查。这是我国有史以来首次进行的大规模流行病学研究，查清了我国青少年的龋病患病情况。2005 年又进行了第 3 次全国性调查。

1987 年秋季在武汉召开了第一次龋病学术研讨会；1990 年 10 月在成都召开了第二次龋病学术研讨会；到 2007 年已经召开了 7 次，它们对推动我国的龋病学术研究起到相互切磋、交流经验、推动学科发展的重要作用。

1989 年春在中央卫生部领导下，成立了全国牙病防治指导小组，指导全国开展龋病防治工作，并确定每年 9 月 2 日为“爱牙日”，为口腔卫生宣传教育、防治龋病创造了有利条件。

从上面介绍的情况不难看出，我国龋病学的发展正在阔步向前，不久的将来，一定可以赶上国际先进的步伐，对人类作出应有的贡献。

（岳松龄）

第二章　龋病学研究

在近 100 年的漫长历史过程中，人们应用现代科学技术方法对龋病的病因学、病理学、临床学和预防学进行了大量的深入研究，有许多研究还被重复多次，其目的均是探索龋病发生的原因和疾病发展规律，从而建立可靠有效的防治措施。

第一节　龋病学研究的内容

龋病研究的范围很广泛，它本身包含很多方面，而且随着科学技术的不断发展，推动了龋病学研究的进一步发展和深入，已经牵涉到许多密切相关的科学，特别是近 100 多年，尤其是 20 世纪 70 年代以来，龋病学研究出现了突飞猛进的发展。

一、流行病学研究

龋病的流行病学研究在龋病学研究中占有很重要的地位。如果对龋病在大众中流行的情况无所了解，怎么能对它进行斗争呢？这是与疾病作斗争的一个起码应该了解的问题。流行病学研究中，还可以认识与龋病发生有关的一些情况，对解决龋病的病因和发病因素是很有帮助的。

二、病因学的研究

人类要战胜任何疾病，必须对疾病发生的原因有深入的了解，否则无法战胜疾病的威胁和危害，更谈不上去预防它了。现在有好些威胁人类健康的疾病，人类还对它束手无策，比如癌症就是一个最典型的例子，此外还有很多疾病也是这样。

三、发病机理的研究

人们对龋病发生的机理已经认识到是细菌在与糖作用产酸将牙齿硬组织破坏造成的，而且也查明是酸将牙齿硬组织中的羟磷灰石溶解的具体现象。龋病对牙齿的破坏并不像一般物质被酸溶解那样。从病理组织学的研究中，人们发现，龋病的破坏具有一种与一般物体被溶解或腐蚀不一样的表现，特别是对牙釉质的破坏不一样。原因在哪里，还有深入探讨的必要。

四、龋病微生物学研究

经过多年的研究，人们已经查出变形链球菌族是致龋的重要菌群，但不是致龋的特异性细菌。这就是为什么经过历时近 40 年的免疫学防龋还未达到如其他疾病的免疫学预防那样好的效果的原因。因此龋病的细菌学研究还得向纵深发展。

五、牙面微生态的研究

对致龋的牙面微生态系的研究，已经取得不少可喜的成绩，但是对牙齿上那些龋敏感性高部位的菌系的活动却研究得很少，这对龋病防治都是很重要的。

六、龋病的早期诊断和早期治疗

虽然当前已经有不少有关这方面的报道，但是还不是十分理想和完善的，还有待于进一步的提高。其他如菌斑控制，牙体修复新技术、新材料、再矿化等都有很重要的研究价值。

第二节 龋病研究的对象

医学科学的发展，决不能只从表面现象（如临床表现、特殊征象）去进行探索，为了深入研究疾病发生的背景，病变的实质，变化的机理，必须对疾病发生的环境、病变中发生的各种变化进行科学的观察和分析，才能发现内在的规律和原因，从而制订出对付疾病的有效措施，否则就会陷入盲目性或经验主义中去，甚至得出不正确的结论。

一、人体研究

与其他任何一种疾病一样，人类对龋病的认识首先是在人类本身观察得到的。因此，以人为对象来探讨龋病的发生和发展规律是最好的。

（一）流行病学研究

龋病的流行病学研究在于探索人群中的患龋情况，患龋的规律，以及不同对象中龋病发病率的差异。如不同年龄、不同性别、不同地区、不同饮水、不同食物的差异。从而为进一步探索龋病发病的因素提供线索。

龋病的流行病学研究主要通过流行病学调查来实现。这种调查可以分为两种主要类型：

1. 一般流行病学调查　这种调查又可分为横断调查（cross-sectional survey，或称剖面调查），和纵行调查（longitudinal survey，或称趋向调查）。前者是一次性地对某一群体进行龋病患病情况的调查。因此，其涵义和内容就是某年、某月、某地、区某一群体的患龋情况。后者则系对某一地区的群体作规定时间（如两年一次）的龋病患病情况的调查，以了解该地区人群患龋情况的变动。

2. 特定条件的流行病学调查　这是指对某种职业，某个与龋病发病有关的地区（如高氟区），某种特殊的生活集体或某种慢性病群体（如糖尿病患者、营养不良者）进行患龋情况的调查。在进行这种调查时，应特别注意严格选择对照组，除已确定的特定条件外，其他条件（包括性别、年龄、生活条件等）应尽量做到与调查对象一致。例如调查高氟区居民的患龋情况，则应选择生活条件与高氟区一样的非高氟地区作对照，高氟区调查的是 6～12 岁的儿童，对照区也应是 6～12 岁的儿童，而且年龄结构、人数、性别也要尽量一致。否则，无可比性，也不能得出有价值的结论。

（二）人体的实验性研究

对人体进行实验性研究，一种是以人为实验对象。龋病研究中有名的 Vipeholm 研究、Turku 研究，即是将人作为对象来研究糖对龋病发生的关系。另外一种是自人体内采取某种组织或人体中寄居的生物体（如细菌）进行实验室研究，检验和分析。如自口腔采取唾液，细菌，自血采取血清等。从时间上划分，可以分为短期的和长期的研究。

1. 短期研究　例如调查人口腔内致龋细菌与龋病发病的关系时，通常自患龋指数高的人群和不患龋的人群中采取其唾液和牙面生态膜来检测致龋菌的数量，将结果进行比较，得出结论。

要探索患龋者体内的免疫状态，就要自患龋者和不患龋者采取血液、唾液、牙面生态膜，分析测量其中的免疫球蛋白含量，并进行比较。

在作上述研究时，应注意选择对照组的年龄、性别、健康情况、生活条件尽量与实验对象一致。在选择实验组时，也要对患龋者的患龋情况规定一个低值要求。根据我国人民的患龋情况，笔者建议患龋者个体龋牙数应在 5 以上。如低于 5，则其差异可能不明显，如在 10 或更大数字以上，则在我国很难找到这样的对象。

2. 长期研究　长期的人体实验研究是指按科研的设计要求，必须经过较长时间的观察才能得到结果的研究。例如观察某种药物或某种措施的防龋效果，往往需要至少 1 年以上的观察时间，这才与龋病的发展规律吻合。又如上面所说的探索某种细菌与龋病的关系时，也往往需要长期的多次采样分析，探索某种细菌的数量与龋病损害数量变化的关系，这样才更能准确说明问题。在进行这种研究时，无论是实验对象还是对照对象都应有居住和生活条件的稳定性。例如选择学生作对象，应选择低年级的学生，因高年级学生的在校时间已不长，过1年或2年就分散了；而且最好选择住校生。

口腔内致龋性试验（intraoral cariogenicity test，ICT）是用人或牛的牙釉质制成小块，包埋在戴用义齿者的义齿底板上，让其一面暴露在口腔内。试验时，将义齿取下，对牙釉质面进行各种处理（例如涂氟后观察其防龋效力），再戴入口腔，让暴露的牙釉质面经受口腔环境的影响，到预定的实验期末，将标本取下进行观察和测试分析。此种试验具有下列优点：①在人体内可进行预定目标的观察；②实验过程在人口腔内发生，实验结果所得结论，可直接应用于人，解释人体内发生的自然过程；③物理学（如硬度测量）和化学的分析；④可反复进行多次实验，只要将标本换掉即可；⑤对人体无危害。但这种试验手段也受到限制，如能找到的对象有限，容易受到其他因素，如年龄、生活习性等的干扰。

口腔内致龋试验还可以利用不久将被拔除的活体牙（如因矫正牙位需要拔除的双尖牙）来进行，到拔牙时将拔除的牙收集起来进行观测分析。

牙釉质活检（enamel biopsy）试验，它是从受试者的活牙上用已知成分的磨料与甘油配制的糊剂浸于绒毛锥尖上，在牙面钻磨少许时间以后，将绒毛锥尖放入测试容器内，进行分析。这种方法多用于检验牙釉质内的化学成分。后来有人对这种方法作了改进，用一定大小规格的纤维素片浸上酸溶液，置于牙面，搁置半分钟，然后取下，投入测试小容器内，送实验室进行测定。

在龋病研究中，测定牙面生态膜内pH的变化是一种重要而用得较多的方法。它是直接在人口腔内进行的。也有将生态膜样品取下来在实验室内测量的，但这样不能反映在口腔内的真实情况。目前已设计了一种埋藏电极，将其埋于义齿底板内或受试者牙洞内，电极与导线相连，另一端则连接到pH计上，这种方法称为pH值遥测法（telemetric method of pH）。

在人体内进行龋病学研究，受到许多限制：①条件限制：选择实验组与对照组不容易，很难找到条件完全一致的对象；②对象的限制：要求对象对实验有认识，了解实验的意义和重要性，从而积极支持，并坚持合作到实验结束；③法律和伦理的限制：有些实验研究对人体有一定的危害，或要求受试者作出一定的牺牲，如献出血液，献出组织等，有的国家还规定禁止在公民身上作任何实验，或制订法律法规来限制对人进行实验。从维护人类健康的长远利益出发，在人体上作一些无害的或为害不重而易于恢复的实验，如收集面生态膜，对受试者并无损失，则应当受到社会的支持。

在做人体实验研究，最重要的问题是必须得到受试者及其所在单位或学校的同意，决不能蒙蔽对象。

二、动物实验

由于在人体内进行龋病研究试验受到很多限制，因而科学家们长时期内在动物体上进行各种实验，例如验证某种食物、某种营养素、某种细菌与龋病的关系时，很多实验均是在动物体内进行，而且已经取得很多重要的成果。但是必须指出，这些成果只具有参考价值，不能直接用于解释和处理人的龋病病变。

动物实验的优点在于：①实验条件和因素容易受到控制，可以按设计的方案进行；②对象无流动性；③动物生活条件单纯，不易受其他因素的干扰，例如饲料的规定，饮水的性质等；④可以大大缩短实验周期，如用鼠类进行龋病实验，可在几个星期内见到龋病的发生，这样可以很快得到实验结果。

在龋病研究中，常用的动物有鼠类和猴。

（一）实验鼠类

实验鼠类是龋病研究中用得很久也用得很多的动物。常用者有大白鼠、棉鼠、仓鼠。鼠类的牙齿属于单套牙，鼠的一生中只有一副牙齿，没有乳牙、恒牙之分，也不换牙。其牙齿公式为1I M3，即每一侧的上颌或下颌各有一颗切牙，三颗磨牙。其磨牙咬合面有明显的点隙裂沟，容易滋生细菌膜。因此，鼠类的牙齿容易产生龋病，加之鼠类食物习性与人很接近，用鼠研究龋病比较方便，再加之价格便宜，饲养容易，被研究者所乐用。

在进行动物实验时，必须注意：①应选择标准鼠种，并在一次实验中，用同一种鼠，常用的标准大白鼠种有Sprague-Dawley，Osborne等，因为不同鼠种对龋病的敏感性不一样；②鼠龄要一致，一般都是用刚断乳的鼠。

不同鼠的磨牙形态不一样。仓鼠磨牙呈圆锥状，中间有宽沟隙相隔；大白鼠的磨牙有较深的点隙裂沟。因此，仓鼠常用于观察光滑面龋，大白鼠则供观察点隙裂沟龋。此外，仓鼠的张口度可达180°，便于观察。

在进行龋病的细菌致龋动物实验时，由于动物口腔内的菌种很多，能发酵糖类的菌种也不少，如要观察某一菌种的致龋力时，常受到其他菌种的干扰。为此，20世纪50年代，实验工作者用广谱抗生素或无菌接生和无菌饲养法培育出无菌动物(鼠)(germ-free rat)。如观察某一种细菌的致龋力，给鼠接种该种细菌，这样的鼠称为定菌鼠(gnotobiotic rat)。

(二)灵长类动物

灵长类动物在种系发育上更接近人类。其牙齿的形态及类型均与人相似，其恒牙公式为12CIP2M3(即每颌每侧2颗切牙，1颗尖牙，2颗双尖牙，3颗磨牙)。猴牙与人一样，均属于双套牙(diphyodent)，即分为乳牙列和恒牙列，在18月～7岁间换牙。

近年来，人们更喜欢用猴进行龋病研究。但是用猴进行实验也有不经济、管理困难的问题。根据已发表的报告，使用的动物数量有限，一般只有几只，很少有超过10只的。多数均用恒河猴，另外，在用猴进行龋病研究时，实验周期也较长。

三、实验室研究

龋病是一种由细菌发酵糖产酸将牙齿破坏的一种疾病，根据这种看法，人们设计各种模拟自然环境的方法和装置来研究龋病。

(一)人工口腔的研究

人工口腔(artificial mouth)是模拟自然口腔的主要条件，特别是流动着的唾液，而设计制造的一种实验装置。这种装置在20世纪末就有人作了探索，1870年Magitot将拔下来的人牙放在盛有糖溶液的容器中，经过培养2年，观察牙上发生龋损情况，一组使用消过毒的糖溶液，一组在糖溶液中加入杂酚油，一组则加入细菌。结果前两组均无龋损发生，后一组有龋损发生。Magitot的这个实验为后来Miller提出龋病病因的化学细菌学奠定了基础。

20世纪40年代，Dietz改进了人工口腔装置，并作为研究龋病的手段。Pigman又将人工口腔装置作进一步改进，使这一装置内的pH、温度、唾液组成等均受到控制，并且使这种装置内的细菌、培养液经常定期得到更新。

现在我国已有几所高等学校在研究口腔疾病时，对原来的人工口腔模型加以改进，下图是华西口腔医学院设计并改进的人工口腔模型(图2-1)。

人工口腔的设计主要包括以下几个部件：①培养室，供测试样本放置进行实验，它是人工口腔的中心部件。②培养基罐，里面主要盛有培养细菌的培养基。③细菌储存器，有的人工口腔将②与③合并，但细菌在培养基内不断生长和死亡，这样就会影响进入培养室内的细菌数量和质量。④蠕动泵，细菌和培养基按一定预订配方混匀后，要用蠕动泵将此含有细菌的培养液输入标本培养室，另外还需要一个泵将陈旧的培养物输出来，当然如果应用电子计算机来进行设计，将自然口腔的各种重要参数如唾液的组成、流速、pH、生态膜的组成等，均输入计算机，再进行操作调控，也是不难实现的一种有意义的工作。但现在还没有见到这种工作的报道。

(二)人工生态膜

龋病是在生态膜这样一个微生态环境中产生的，人们利用某些已经证明有致龋作用的细菌，在实验室内产生人工生态膜，观察它对牙体组织的破坏性能。到目前为止，已经报道的国外资料，多属于单一菌种人工生态膜。此种生态膜与自然生态膜完全不一样，无论是其结构或其中进行的代谢均不相同，不能代替自然生态膜。周学东等人(1989)在实验室内利用常见的几种致龋菌在牙釉质块上建立了多菌种人工生态膜，这种生态膜的结构，其中的代谢过程，以及其在牙釉质块上产生的“龋”损害形态，均与自然生态膜相似，是一个研究龋病的有价值的模型。

(三)人工龋

关于人工龋的研究，将在本书专章论述，此处从略。

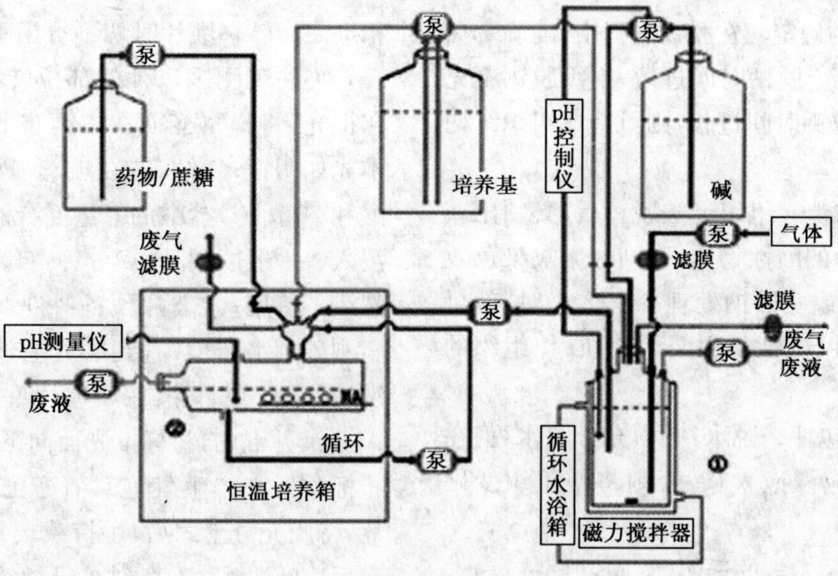

图 2-1 人工口腔流程模式图

第三节 龋病研究方法和手段

在过去 100 多年时间内，人们应用许多方法来从事龋病的研究，牵涉的面很广，应用的手段也很多，不少方面与许多边缘科学有关。

一、牙片制作技术

牙齿作为一种硬组织器官，由于无机物含量、硬度都很高，无法用常规组织学切片方法观察，一般采用磨片观察其组织学结构。牙本质的硬度比牙釉质低，比牙骨质稍高（牙骨质的硬度和骨组织一样），牙本质的矿化并不均匀，在不同区域因其矿化差异而形成一些特殊的结构，如球间牙本质、托姆斯颗粒层等，这些结构也必须在磨片上观察。牙骨质中的有机物、无机物含量和骨组织相近，既可用磨片观察，也可用切片观察。切片主要用来观察牙体硬组织中有机物含量相对较高的部分，如牙本质中牙本质小管、前期牙本质、牙骨质、牙髓等结构。所以，牙体组织中的釉质组织结构必须用磨片观察，观察牙本质的全部组织结构必须将磨片和切片结合起来，牙骨质组织结构既可用磨片观察也可用切片观察，牙髓组织结构必须用切片观察。制作牙齿磨片是研究牙体组织结构最重要的技术之一，对于局部小范围、单层面上结构的研究尤为重要。磨片的厚度一般在几到几十个微米，因此，其制作精度远高于一般的牙齿切片，具有耗时长、难度大的制作特点。此外，在教学中，将磨片和切片结合起来观察牙体硬组织，有助于学生理解牙体硬组织各种结构之间的关系。

（一）切片法

用切片法制作的牙齿组织切片又称为脱钙牙切片。牙齿组织为坚硬的硬组织。一般切片机无法切片。必须经过脱钙，使组织变软方能切片。

取材、固定　将新拔除的牙齿立刻用牙科电机从中间分切成两半，充分暴露牙髓组织，然后放入固定液中固定 48～72 小时，固定液可采用 10%甲醛液或 10%AF（95%酒精 90 ml，甲醛 10 ml）液。此步骤中，牙髓必须充分暴露，组织固定要充分，这样才能使组织和细胞保持生活时的形态结构，并可减轻酸性脱钙液对组织的损伤。

脱钙　脱钙是通过各种脱钙方法使钙盐溶解、脱出，使组织变软的过程。脱钙是制作脱钙牙切片最为关键的步骤。

1. 脱钙方法及脱钙剂的选择　①是否能完全脱钙；②不损伤组织；③不妨碍组织染色；④方法简

便易行。

2. 脱钙终点的确定　在脱钙过程中，准确掌握脱钙时间十分重要。脱钙时间过短，组织脱钙不充分，则无法切片；脱钙时间过长，则可造成组织结构的损伤。

酸的中和与水洗　组织经酸脱钙后，必须用碱性溶液中和组织中的酸性物质，否则会影响染色效果。用5%硫酸锂或硫酸钠处理6～12小时，就可除掉组织中的酸性、碱性及甲醛等物质、使组织的染色效果较好。

脱水、透明及包埋　脱水：必须充分脱水，但在高浓度酒精中不应浸泡太长，否则将使组织变硬变脆。

透明：二甲苯是常规的透明剂。

浸蜡包埋：包埋时温箱温度应控制在60～64 ℃，过低影响蜡的浸入，过高可使组织变焦，然后用58～60 ℃的石蜡包埋。

切片、染色、封片　切片时刀刃必须锋利，组织与刀刃之间角度不大于5°，HE染色，脱水、透明、中性树胶封片。

(二)磨片法

牙齿硬组织磨片的制作工序繁琐、耗时多，尤其是将牙体组织从2～3 mm磨成将近15～25 μm时，容易破损，造成前功尽弃的后果。但是，磨片法制出的磨片可以观察牙体组织完整结构及各组织间的相互关系。目前磨片的制作方法主要是手工法和锯式切片机法两种。

1. 手工法　牙科用砂轮片将立体牙切割成1000～1500 μm厚切片，手持切片于涂有液体石蜡的360目、500目、1000目磨石上依次磨至约70～100 μm厚，100%酒精冲洗掉污浊液体石蜡后，酒精梯度脱水，中性树脂封固。

附贴磨片制作法　①牙齿处理：彻底清洗表面，尤其是色素附着；②粗磨：以打磨机砂轮磨去那些不需要的组织，从牙齿近观察部位一侧开始向观察部位方向逐渐打磨，注意要不断向砂轮滴水使砂轮和标本保持湿润(既防止标本磨焦，又防异味产生)，即将磨到观察部位时停止，然后从标本的对面开磨，将标本磨成1.5 mm左右的片状，然后用砂轮平面将观察侧磨平；③精磨：将标本光面(观察面)在粗、中、细油石上分别摩擦50、50、100次，注意在精磨之后转移磨片时切不可用手，一定要用玻片镊轻轻夹住观测区以外的部位转移，以免产生划痕；④擦光：将标本光面在白绸布上摩擦100次，使标本光如明镜；⑤蚀刻：在玻璃皿中加入20 ml/L甲酸和20 ml/L盐酸的等量混合液，将标本光面向上浸入。一般蚀刻3－5分钟，自来水冲洗5分钟，自然风干待用；⑥玻片预备：将厚玻片在粗油石上加金刚砂蘸水摩擦，直到磨成毛玻璃状，无水乙醇清洗后待用；⑦贴片：在厚玻片毛面上涂适量302胶A、B液并混匀，将标本光面向下放置，匀力轻压(防止标本下方产生气泡)，置于通风处1小时；⑧制片：待胶充分干固后，手持载玻片，重复步骤2～4，最后边磨边观察，直到在显微镜下看清结构为止。一般厚度应在15 μm左右；⑨用步骤5相同方法蚀刻1～2分钟，自来水冲洗3分钟，晾干；⑩序列脱水、透明(二甲苯透明20秒左右即可，对新鲜牙透明时间过长容易发生磨片卷曲，导致封片困难)，封片。

2. 锯式切片机法　以粉液比10∶6调合树脂材料，面团期将离体牙按预定角度包埋入预制的包埋框内。完全结固后应用锯式切片机(刃厚280 μm)600 r. p. m速度进行切片，将牙切成70～100 μm厚薄片，用酒精梯度脱水，中性树脂封固。

锯式切片机(图2-2)制备牙磨片与手工法相比，具有节约成本，缩短制片周期，成功率高等特点。由于机器运行平稳，重复性好，能有效提高切片的质量，增加了切片的可读性，使镜下可清晰显示正常牙体硬组织学结构、龋齿的组织学改变以及充填材料与牙体组织的界面情况等。

正常操作切片机还应注意：①树脂包埋应充

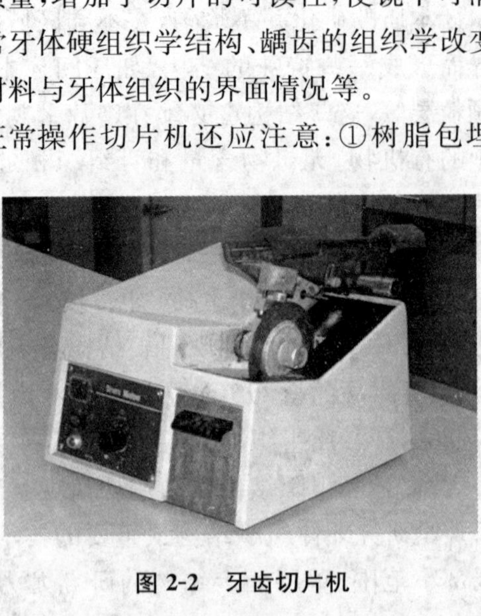

图2-2　牙齿切片机

分;②切削速度宜慢;③切片厚度应以 80～100 μm 是较好的,但因切片厚度与可读性呈负相关,故认为 80～90 μm 的厚度较好,而过薄导致切片的过多碎裂;④制备牙纵磨切片时,应使用牙长轴与锯刃切线方向一致,并与锯片运行方向相反。做到以上几点,可减少切片碎裂,提高切片的完整性,有利于镜下的观察。

在没有硬组织切片机时,只有用手工磨制法。手工磨制法很费时间,可以先用电动打磨机,安装上金刚砂片,将患牙按一定方向片切为 1 mm 左右的厚切片,切片方向一定要通过病变区。这样,一颗龋坏牙可能磨成 2 张以上的切片。

将几张厚切片用粘蜡裱在一小块厚玻片上,以后再在不同粒度的磨石或水砂纸上沾水磨制。先磨一面,然后再用酒精灯火焰将粘蜡烤融,将标本翻面,磨制另一面。每面均用从大至小的粒度磨石或水砂纸磨制。这样,磨片的时间就会大为缩短。

手工磨制的标本切片最薄者可磨到 30 μm 左右的厚度,再薄就会磨坏标本了。

标本磨制好后,用清水漂洗干净,然后放入酒精内脱水(由 80%～100%),再放入二甲苯内浸泡一夜,然后用胶裱于玻片上,盖上盖玻片。

在观察牙本质龋或牙骨质龋标本时,可用脱钙后包埋切制的切片。

当用 TEM 观察龋病标本时,特别是牙釉质龋,必须制作超薄切片。现在制作超薄切片的方法是用氩离子减薄法。这种方法是一种专门技术,在需要时,可请有关专家协作进行。

3. 半脱矿超薄切片制作法　将切成 0.5 mm 厚的牙片洗净,用乙醇脱水,氧化丙烯内过一次;然后用环氧树脂包埋,干后,将标本表面的树脂小心地用 600 目碳化硅砂纸打磨掉,放入 pH 3.4 的硫酸铬钾(1%)内脱矿 14 天,每天更换脱矿液一次;在显微镜下见到牙釉质全部变白时,即将标本用蒸馏水洗 24 小时,然后用剃须刀片将标本切成 0.5 mm×3 mm×4 mm 的小块,用酒精脱水,再在氧化丙烯内过两次,每次 30 分钟;然后放入氧化丙烯与环氧树脂混合包埋物内,直到用纯环氧树脂包埋,并使之固化。

二、样品的萃取

在进行组织样品的化学分析(包括生物化学分析)时,必须将样品进行分离、提纯。例如前述的用气相色谱仪分析生态膜内的有机酸时,必须把生态膜打碎、匀化,用水溶出其酸,但在溶出的酸性物质中还含有其他水溶性物质,因此还要将酸酯化,这样才能用进样器输入分析仪器内,但当用离子色谱分析时,则只需将生态膜中的固体物质分离出去即可测定。

色谱仪也是一种萃取装置,如常用的气相色谱仪即可将某些物质提纯,达到相当高的纯度。

(一)离心

离心是实验室用得最多一种分离样品的方法。通过离心力将比重不同的各种物质分离开来。生物组织中有些成分不能用一般的离心机来分离,必须在低温下进行,这样才能把需要的成分保留下来。有些物质比重很小,与其它物质不易分开,必须要用离心力大的机器才能分开,特别是生物组织成分。现在已经有低温高速离心机,它在生化分析中用得很多,在分离细菌体表面的蛋白质就需要在低温高速下离心。

分离生物组织内的核糖体、内浆网、线粒体等成分时,常先在蔗糖内制备样品,以后按下表所列的离心条件分离(表 2-1)。

表 2-1　细胞器的离心分离条件

	离心条件	
	重力加速度(×g)	时间(min)
核	700	10
线粒体	5000	10
微粒体	50 000	60

蔗糖使多数线粒体浮起而细胞核则形成小团块沉于离心管底部。在浮起的线粒体中可分出约 80 %的线粒体。微粒体则需要更大的离心力(可达 50 000×g 或更大)。微粒体内含有核糖体和内浆网的膜。

(二)细胞匀化

有些组织在进行萃取前必须匀化,通常用一种带旋转杵的匀浆器(图 2-3)进行,杵用钢或塑料制成,每分钟旋转速度可达 1000 转,搅拌时,不时将杵上提下落几次,使组织在管壁与杵间被撕断。至

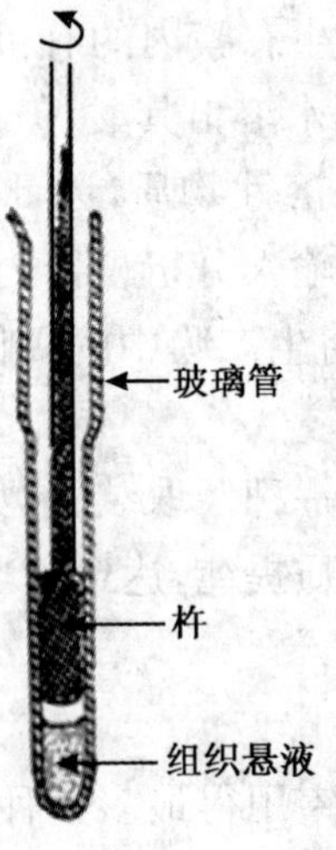

图 2-3　软组织匀浆器

于要提取细菌细胞内容物时，不能用这种匀浆器，因为细菌的细胞壁很厚而且坚硬，必须用超声波打碎机处理。打碎时要注意降温，因超声波在粉碎细胞时会产生热。另外一个打碎细菌的办法是用大量很小的玻璃球或钢珠快速震荡，一般需要 20 分钟，但这种方法也会产热，要注意降温。

另一种办法是用 Biox 压力机，它是用一不锈钢筒制造的，下端被一有小孔的底座封闭。筒内有一活塞，在粉碎组织时，将组织悬液冷至－25 ℃，放入筒内，在活塞上加压，约为 2000 kg/cm^2，这样使冰冻的组织受压而将细菌压碎。

（三）电泳

用直流电根据生物物质在缓冲液内的分子净电荷，在电场作用下将它们分离的方法就是电泳。小分子物质在电泳场中扩散很快，需用较高电场强度（20 V/cm），使纸上电泳的速度超过扩散速度。双向电泳法可用于分离蛋白水解后产生的肽。

蛋白质的分子量大，其扩散速度不如氨基酸，因而可用低强度电场电泳，用聚丙烯酰胺或琼脂作底物，其分辨力更好。

（四）等电聚焦法

一个物质在等电点时不带电荷。等电聚焦（isoelectric focusing）就是碱性电极溶液（NaOH）和酸性电极溶液（磷酸）之间组成一个 pH 梯度，这个梯度是在冷却套筒间的环形间隙内通以直流电建立的，内外套筒间含有两性电解质载体（ampholines），即聚氨基聚羧酸，这种物质具有 pH 3～9 之间的宽幅度等电点，它们在柱内移动到它们的等电点上时停止下来。被测的蛋白质混合样品将在此 pH 梯度上移动，直到到达并停止在其本身的等电位置上。

三、牙面生态膜的细菌研究方法

牙面生态膜微生物的研究方法主要涉及以下几个方面的问题。

（一）标本收集

1963 年前，多数细菌学家认为口腔菌群在口腔中的分布是一致的，多以唾液的细菌培养来反映口腔菌群。这种作法忽略了口腔各部位细菌的异质性。唾液的细菌来自所有的口腔表面，不能真实地反映口腔不同部位的细菌分布。如变异链球菌族在唾液中的数量仅小于 1%，根据此比例很难理解该菌是主要致龋菌，但实际上，变异链球菌族占 殆面沟裂细菌的 25%左右。

随着对口腔不同部位细菌的异质性的了解，目前多采集不同部位的标本来作相应部位的细菌学研究。

在采集标本中，一些口内装置的应用使生态膜中细菌的排列和空间关系得以保存。如将牙片置于口腔中，直接收集完整生态膜的标本。

在细菌的定量研究中，生态膜的量是很重要的。从多个牙齿收集的集合生态膜的重量容易称量，但从单个牙齿的某一位置收集的生态膜由于量很少，定量是很困难的。对这一类标本的定量往往不是以绝对数量，而是以相对数来表示。如用某一特殊细菌在培养出的细菌总数中所占的百分比来表示。

为了分析牙面生态膜内的化学组成、代谢产物、细菌种类及其组成比等，必须收集生态膜样品。但在平时，牙面生态膜内除了含有细菌外，还含有其他物质，如食物残渣、矿物质等，而且不同部位组成不同，为了使分析的样品更“纯净”一些，必须采取较为纯净的生态膜，通常是先给受试者做全口牙的龈上洁治，以后嘱咐受试者几天内只漱口不刷牙直到收集样品进行实验为止。

在收集供细菌分析的样品时，可以按研究目的，进行牙列某一部位收集局部的生态膜，如要作化学分析、代谢物分析，一个牙面的生态膜量太少，必须收集全口或较多部位的样品，把全口的或大部分牙齿上的样品收集起来，进行试验，这种样品称为集合生态膜或集合面生态膜。

在进行化学分析时，还必须把生态膜的固体物质如细菌、膜内有形基质（固相）和液体（液相）分开。为了能将样品中被分析的物质完全分析出来，先用去离子水将样品乳化，然后离心，分开收集液体和固体物质，以后再在固体物内加入去离子水，再乳化，再离心，将先后离心所得的液体混合起来，进行分析实验，这样才能获得较为准确的数据效果。

（二）生态膜标本的保存和分散

由于生态膜含厌氧菌和微需氧菌较多，标本的传送很重要。一般标本需置于传送培养基中送到实验室。使用传送培养基的目的是将所采集的标本保持在无氧环境中使其中的细菌生存但不繁殖，从而使生态膜标本中的细菌得到最好的复现。常用的传送培养基有硫乙醇酸盐和 RTF 液体培养基。

生态膜标本一般是很黏稠的，细菌多集聚在一起，所以生态膜标本的分散就显得特别重要了。只有经过分散处理，细菌团块才能得到适当分散。一般用超声分散或漩涡混合器分散。

（三）分离、培养与鉴定

生态膜细菌主要由微需氧菌和厌氧菌组成，需根据所研究细菌对氧的耐受性而建立培养条件。与龋病有关的细菌用微需氧条件，而与牙周病有关的细菌用厌氧条件。为分离培养细菌所用的培养基有选择性和非选择性培养基。非选择培养基用来了解总的细菌：种类和细菌量，选择培养基用来分离不同种类的细菌。

对细菌的鉴定，除了常用的方法如：菌落形态、革兰氏染色、生化反应、代谢产物的鉴定等外，SEM 和 TEM 可用来观察细菌的细微结构——分子生物学和遗传学技术的应用也大大地促进了细菌分类的研究。

四、变异链球菌族菌体物质的提取法

变异链球菌表面蛋白（surface protein antigen of S. mutans，Pac）又称为表面蛋白 P1、Ag Ⅰ/Ⅱ、PAg、SpaA、SA 等，是一类结构和功能十分相似的蛋白质家族，是致龋变链菌族（mutans streptococcus）的重要毒力因子之一，细菌在牙面的初始黏附中起着重要作用，并且具有良好的免疫原性，可诱导机体的保护性免疫应答。近年来，在 Pac 及其类似蛋白的研究工作对其基因和蛋白分子结构、结构与功能的关系有不少的研究。

（一）菌体表面蛋白质 P1

P1 的纯化首先是将变异链球菌离心收集，在 pH 7.5 环境下，用 Tris 缓冲液洗涤细胞一次，悬浮细胞，在菌细胞悬浮液中加入 EDTA 和苯甲基磺酸化氟，该混合物在环境温度中反应 10 分钟，离心收集细胞。加入菌细胞裂解液，收集细胞碎片。在含 EDTA 和苯甲基磺酸化氟的冰水中重悬细胞，离心后上清液中含有菌细胞间质，加入 pH 8.0 的 Tris 缓冲液，同时用孔径为 0.2 μm 的过滤器或通过一个凝胶过滤棒，收集含 P1 的蛋白成分，再进一步纯化获得 P1。

（二）葡糖基转移酶

变异链球菌产生至少三种葡糖基转移酶：GtfB，GtfC，GtfD。在溶液中，GtfB 主要催化合成水不溶性葡聚糖（WIG），也称变聚糖，主要含有 α-1,3 键，另含有少量 α-1,6 键和 α-1,3 键；GtfD 合成 α-1,6 键为主的水溶性葡聚糖（WSG），也称葡聚糖；GtfC 则合成水不溶性及水溶性葡聚糖的混合物。

葡糖基转移酶的分离与纯化方法国外学者已经做了较多研究，目前陶瓷羟基磷灰石层析法是比较成熟的方法，能取得较满意的结果。

粗酶液的制备：①菌种接种于含有红霉素的无蔗糖液体培养基中，37 ℃下厌氧培养过夜；②将菌液在 4 ℃下高速离心，收集上清液；③将细胞沉淀溶于 KPO_4 缓冲液中，超声振荡后再次高速离心；④收集汇总2 次离心所得上清液；⑤用 KOH 将上清液 pH 调至 6.5 备用；⑥所有纯化过程中所用缓

冲液均含有终浓度为 0.1 mM 的蛋白酶抑制剂 PMSF 和 0.02% NaN_3

酶的纯化：①将粗酶液缓慢注入 80 μm 颗粒的陶瓷羟基磷灰石层析柱；②用 KPO_4 梯度洗脱；③收集峰值部分的洗脱液，冻干浓缩；④过柱前，将样本及缓冲液均通过 0.22 μm 滤器；⑤在 Hoefer Mighty Small SE245 系统中，经 7.5%聚丙烯酰胺凝胶 SDS-PAGE 的分析获得酶纯度。

（三）葡聚糖结合蛋白

胞外多糖的合成是变形链球菌属对牙齿表面的蔗糖依赖性黏附所需的。在探索牙面生态膜形成机制过程中发现葡聚糖结合蛋白（GBPs）的存在。一部分葡聚糖结合蛋白，如葡糖基转移酶，催化合成葡聚糖；另一部分仅具葡聚糖结合能力，与不同形式的葡聚糖具有亲和力。这种 GBPs 的功能包括葡聚糖依赖性集聚，葡聚糖酶抑制，细菌聚积，可能与细胞壁的合成有关。

近来研究显示，一部分葡聚糖结合蛋白可调节微生物毒性，而另一部分则作为动物的保护性免疫原。

GBPs 的多样性及其上述特性显示了其重要性。目前，从变形链球菌族中分离出至少十种 GBPs，主要菌种是变异链球菌和表兄链球菌。

粗酶液的制备：①细菌在含氨苄青霉素的无蔗糖培养基中厌氧培养过夜；②将菌液离心；③上清液为胞外蛋白部分；④细胞沉淀以 Tris-HCl 缓冲液清洗，悬浮于醋酸钠缓冲液中；⑤震荡破碎细胞后再次高速离心，上清液作为全细胞蛋白。

酶的纯化由亲和层析，分子筛层析混合方法完成：①将上述上清液合并，用醋酸钠缓冲液调 pH 至 5.5；②将上清液通过盛有 Sephadex G-100 的层析柱，以盐酸胍洗脱黏附蛋白；③收集峰值部分的洗脱液，冻干浓缩，最后溶于去离子水；④用 Sephadex 黏附部分进一步由分子筛层析分离；⑤洗脱全过程由紫外吸收分析仪以 280 nm 吸收峰值监测。以 SDS-PAGE 分析蛋白纯度。

五、病理组织学方面

（一）透射光学显微镜

透射光学显微镜是常规用于观察龋病病变组织的工具。它在观察病变范围、深度和形态上是有用的，在区分早期病变上，往往和其他一些表象混淆，不易区别。如牙釉质内表层的色素渗透，轻度的氟斑，尤其是点隙裂沟内的损害，有时很难作出诊断。为此，必须借助于其他一些工具。

（二）偏光显微镜

透射光显微镜进入标本的光线是各个方向振动的横波，而偏光显微镜下进入标本的光线是单一方向振动的波。后者在观察以矿物晶体破坏为主的龋病病变上特别有用，这是由于进入标本内的光线，振动方向只有一个。当这束光线通过晶体时，如果晶体被破坏，则这束单方向振动的光线的折射就会发生变化。由于它是单方向振动，折射的方向也就单纯，不会受到其他方向振动光线的干扰。

在光学上，将透光物质分为两种，一种是各向异性物质，即当光线自不同方向（除该物质的光轴方向外）进入该物质时，会在其中发生两次或两次以上的折射。矿物中如方解石、磷灰石等，生物组织中的牙釉质、胶原、角蛋白都是各向异性物质。另外一种称为各向同性物质，当光线自不同方向进入这种物质时，只有一次折射。气体、玻璃、各种溶液都是各向同性物质。各向异性物质又称为光性非均质物质，各向同性物质则又称为光性均质物质。

光轴又称主轴。光线沿光轴方向进入物体时，其向各个方向的折射都是对称的。当光线从除光轴以外的方向进入非均质物体时，会产生两个方向的折射（对一轴晶来说），一个方向垂直于光轴，称为常光，另一个方向与光轴方向平行，称为非常光。这两种折射光有两种折射率（也就是折射光的振动速度），两种折射率的差，就构成双折射率。通常用非常光折射率减去常光折射率来代表一种物质的双折射率，即 n_e-n_o。对羟磷灰石晶体来说，其双折射率为 1.646－1.651＝－0.005，也就是说，羟磷灰石的双折射为负性。正常牙釉质也是这样。胶原和角蛋白则是正性双折射。

当龋病发生时，牙釉质的晶体结构被破坏，晶格紊乱，病变中还有其他物质渗入，原来是负性双折射的牙釉质的折光性也发生变化。这种变化在偏光显微镜下观察就更为清晰，用折光率不同的各种浸渍物浸渍龋损标本，浸渍物进入龋损内后，产生不同的形成双折射(form birefrigence)。所谓形成双折射就是由于病变内产生的孔隙，或者外界物质进入此空隙后形成的双折射，此种双折射不同于原来非均质物质的内在双折射。根据此种双折射的大小即可按下式计算出病变区的孔隙容量，也就是正常组织被破坏的容量：

$$\text{总形成双折射(观察双折射}-\text{内在双折射)}\times 2N_1=\frac{V_1V_2(N_1^2-N_2^2)^2}{V_1V_2^2+V_2N_1^2+N_2^2}$$

上式中：N_1＝被观察物的折射率(牙釉质为1.62)；N_2为浸渍物的折射率；V_1为被观察物体积；V_2为浸渍物体积，也就是病变区孔隙容量。

(三)显微放射照相及测量

显微放射摄像(Microradiography)(图 2-4)通过低能量(0.1－10 keV)的局限X线照射，将获得的影像用显微光密度定量计算矿物质的容量百分比。在龋病的研究中，显微放射摄像主要通过牙体硬组织矿化程度的改变，进行龋损区域的鉴别和观察，最后用光密度计定量计算出矿物质含量，配合计算机软件分析得到矿物含量和深度关系的图表数据，通过光学显微镜观察底片。

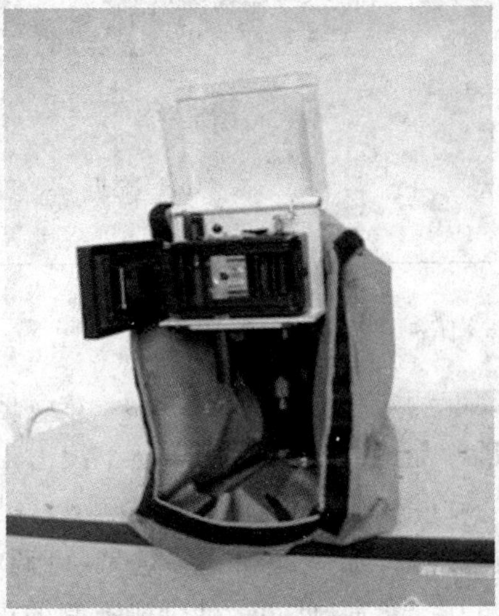

图 2-4a　显微放射照相仪

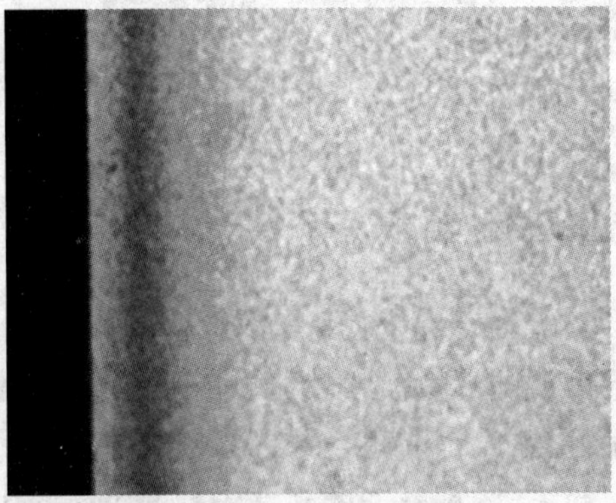

图 2-4b　显微放射照相仪摄下的牙釉质切片图像由左至右：牙面→深层

纵向显微放射摄影(Longtitudinal Microradiography，LMR)可以测定牙齿标本上纵向的块状面积内的平均矿物质含量和单位矿物质含量。

不依赖波长的显微放射摄影(Wavelength Independent Microradiography，WIM)测定整个标本的单位矿物质含量。这两种方法均可直接表现牙体矿物含量的变化，不损伤标本。

采用显微放射摄影技术研究龋病，其读片诊断准确率低于立体显微镜，高于肉眼观察和普通X线片。同时，这种技术目前难于分辨因龋而造成的脱矿和发育因素引起的脱矿。

(四)电子显微镜

透射电子显微镜(transmission electron microscope，TEM)用于观察物质的内部结构；扫描电子显微镜(scanning electron microscope，SEM)用于观察物质的表面形态。如将二者结合起来，就可以观察到病变区的全貌。

SEM 观察龋病病变时，一是从损害的表面观察；二是将牙齿通过病变中心剖开，观察剖面上显示的病变形貌。在 SEM 下观察的标本，制作简单省时。

TEM 下观察龋病病变时，必须将标本制成超薄切片。过去是先将标本磨成薄片，以后再在此标本上制作复型。现在是将标本磨制成 30 μm 厚的切片，以后再用氩离子减薄法将标本制成超薄切片，这种标本制作需要花很长时间，而且要不断观察。

两种电子显微镜现在已有分辨率很高的产品问世。用高分辨电子显微镜观察，可以见到病变组织内晶体破坏的情况，高分辨 TEM 还可观察到晶格内的改变。

有些扫描电子显微镜还装有电子探针，可以分析标本内的物质和元素含量。

六、病变区的物性分析

龋病病变组织的物性分析包括很多内容，但总的来说分为物理性质分析和化学性质分析两大类。现将过去在这方面研究用的主要手段和方法介绍如下。

（一）X线衍射分析

X线衍射分析（X-ray diffraction analysis）需用专门的仪器即X线衍射仪来进行。这种分析法的用途是：①鉴定晶体粉末：如分析牙釉质内的磷灰石晶体粉末，各种不同的磷灰石晶体显示不同的衍射图像；②测定晶格常数和指示离子置换情况；③区别晶体和无定形物质；④测量晶体大小；⑤测定晶体上的原子位置。

观察生物晶体的最简便方法是将样品的粉末装于一只壁很薄，直径约0.2 mm的毛细玻管内，放在Debye Scherrer柱形粉末摄像机（Debye-Scherrer cylindrical powder camera）中，X线通过仪器上一针尖大小的孔射向样品，当一束单色（即波长一定者）X线射向晶体时，即会产生衍射线，投射到环形底片上，将底片取出冲洗后即是该样品的衍射图。由于不同种类的晶体具有不同的晶格大小和形状，因此产生的衍射图像不同。测量衍射图上显影部位（线）间的距离，即可计算出衍射角，进而计算出晶格常数。不同物质的晶格常数不同。

X线衍射法可用于测量和鉴定羟磷灰石、磷酸八钙、白磷钙石、水合酸性磷酸钙等。

（二）红外吸收光谱分析法

对鉴定不含水的有机物和固体无机物，红外光谱分析（in-frared absorption spectroscopy）是一个重要手段。在口腔医学研究中，可用于探测硬组织中无机物的组成和结构。在观察分析结晶程度差的粉末中的特殊离子方面，红外吸收光谱法比X线衍射法优越。

红外吸收光谱法用于分析离子或分子最有效的区域是波数为400～4000 cm^{-1}，相当于波长为2.5～25 μm的范围。其吸收机制可以用一离子做比喻，如OH^-离子是由小的H原子和一大的氧原子借一弹簧样的键连接起来的。如果射入的红外线的波数与离子振动的共振频率匹配，离子就会把射线吸收。这样，能量就会从入射线束转到离子上，实际上是作为热被样品消耗，因而，它在红外光谱上就会产生特征性谱象，至于结构更为复杂的分子则会显示更多的吸收带；这样就可对样品的成分进行分析了。

Elliott（1984）曾经用红外吸收光谱对牙釉质进行分析，得出如表2-2所示的吸收带排列情况。

表2-2　人牙釉质的红外吸收带的排列

带的频率（cm^{-1}）	排列
872	CO_3^{2-} 置换 PO_4^{3-}
879	CO_3^{2-} 置换 OH^-
960	PO_4^{3-}
1000～1100	PO_4^{3-}
1410	CO_3^{2-} 置换 PO_4^{3-}
1450	CO_3^{2-} 置换 PO_4^{3-}，CO_3^{2-} 置换 OH
1541	CO_3^{2-} 置换 OH^-
1642	水
2600～3600	水
3500	OH^- 靠近 Cl^-
3570	OH^- 靠近 OH^-

（三）微硬度测量法

微硬度测量法（microhardness test）是用微硬度计测量样品的硬度。对牙齿硬组织由于各种原因发生的硬度变化，均可使用此法测量。测量的原理是当在被测样品表面加上一定量（可调节，一般为50～200 g）负荷，此负荷使金刚石制的正方角锥探头压在标本上，在标本面上压出一正方形痕迹。由于样品的硬度不同，痕迹大小也不同，硬度小者痕迹大，硬度大者痕迹小。在仪器装置的显微镜下观测痕迹的对角线长度，根据下列公式，计算出硬度大小：

$$HV=2P\sin\frac{\alpha}{2}/d^2$$

上式中：HV代表硬度；P为负荷大小，其单位g；α为探头四方形锥体两相邻面间的夹角；d为压痕对角线的长度，其单位为μm。

微硬度计可以测出很小范围内的硬度,如牙齿发生龋病时,可以在仪器的显微镜下,选择一固定方位,由表面至深处,按一定距离测出病变组织各层的硬度。

七、物质成分分析

在很多情况下,必须对产生病变的物质,病变组织内的各种产物等进行分析,确定被分析物质的性质和量,这样才能深入理解病变发生的机理和性质。

(一)色谱分析

1. 气相色谱分析　气相色谱仪在龋病研究中是一种应用较广的仪器,灵敏度高,可以测出 $10^{-12}\sim10^{-14}$ g 的物质,分析速度快,样品用量少,能分析成分复杂的混合物和性质相似的化合物。例如分析牙面生态膜中产生的各种酸、细菌的代谢产物都可以用气相色谱法分析。气相色谱法不能定性,必须用标准品(纯度高者)对照才能确定所分析的成分。

气相色谱仪的中心组件是色谱柱,色谱柱的工作原理与一般层析柱一样,主要发挥将不同物质进行分离的作用。气相色谱仪内的色谱柱可用玻璃管或金属管制成,管径有一定规定,全管的内径要求均匀一致。柱内装填高沸点液体或固体作为固定相,另外在工作时通以气体如氢、氮、氦、氩等,称为流动相。当将很少量(常是几微升)样品注入仪器的进样口时,样品在柱内随流动相向前移动,同时固定相又对分析物质产生一定吸附力,在流动相的推动和固定相的吸附下,不同物质就被分开。如固定相是液体则将被分析成分溶解,吸附与推动互相作用,形成对抗的力量,最后还是把各种物质移向检测器进行分析,再通过记录器描成图谱。根据图谱上描记的各种峰的高度和宽度,就可以计算出被测物质的量。现在已将气相色谱仪与电子计算机联接,各成分的量可由计算机直接报出。进行气相色谱分析时,必须先将被测样品进行较为复杂的处理。例如分析生态膜内的各种酸时,必须先将酸提取得比较纯,以后还要进行酯化。所有这些程序都比较花时间费人力。

2. 离子色谱分析　利用柱内装满的各种离子交换树脂(通常有四种类型;即弱酸性阳离子型,强酸性阳离子型,弱碱性阴离子型和强碱性阴离子型)将被分析物质中的电荷相反的离子吸住,而使电荷相同的离子逸出。分析细菌代谢产生的酸时,由于这些酸都是弱酸,所以柱内应装填弱酸性阳离子树脂。

3. 氨基酸分析法　生物样品中常需进行氨基酸分析,借以确定生物样品中的蛋白质性质或蛋白质分解后的情况。氨基酸分析仪专供分析各种氨基酸。仪器本身实际上属于离子色谱分析仪,工作原理也与之一样。柱子内装的是磺化聚苯乙烯小球体,被分离的氨基酸与茚三酮液(色剂)混合,藉一泵压向一加热线圈,在这里,茚三酮与氨基酸反应并形成带色的产物,然后再进入比色计测量颜色产物的量,其结果被记录于一记录纸上。

4. 高压液相色谱分析法　高压液相色谱分析法的分离效率高,速度快,由液相色谱仪加高压缓冲溶液或有机溶媒混合物于离子交换物质或吸附底物或凝胶过滤底物上构成。仪器的心脏是一具可产生 2700 kg/cm^2 压力的高压泵。将要分析的样品注入一特制的阀,使之进入分离管,后者接通泵的输出流内以使样品进入柱内。分离底物必须在高压下不被压缩而且装置元件不会在高压下产生逸漏。另外,使用的溶媒必须纯净,至少不含被溶的气体(通常可将溶媒在减压条件下过滤),也不要含有悬浮的杂质。

5. 亲和力色谱法　亲和力色谱法(Affinity chromatography)根据蛋白质的特殊生物学性质来进行分析。在分析柱内装有对特殊蛋白质有特异亲和力的小分子作为固定相,此小分子物质可以是一特殊酶的底物或辅酶,或是一种抑制物或结合到它的活性位点上的同类物质。或者,如被提纯的蛋白质系一激素受体,则激素就会附在柱上与受体蛋白质反应或结合。

提纯与大分子结合在一起的蛋白质,可以用适当的方法将 DNA 或特殊蛋白质(如免疫球蛋白)或多糖(如植凝素、肝素)结合到不溶性底物上。有时,亲和力物质可表现出意想不到的但却颇为有用的性质。例如,肝素琼脂糖可用于纯化结合到 DNA 上的限制性核酸内切酶(restriction endonuclease),为什么这种酶能与肝素结合则尚不清楚。

在很多场合下，通过改变盐的浓度，改变温度或改变在柱子上流动的液体的 pH 就可以将蛋白质洗下来。有一种更特殊的洗提结合蛋白质的方法，就是用一种能与蛋白质上结合的配体(1igand)竞争的物质的溶液，例如用一梯度系列的辅酶 I(NAD)(酶的天然辅因子)可以将结合 Cibacron 兰柱上脱氢酶洗提下来。

6. 分子筛色谱法　用于分离大小不同分子的物质的柱层析法称为分子筛色谱法。这种方法所用的底物为水化凝胶物质，如交联的葡聚糖，交联的丙烯酰胺。由于物质是交联的，其中有许多孔，交联程度愈大，孔愈小。利用大小不同的孔将大小不同的分子分离开。这样每一个级别的 Sephadex(葡聚糖型)分离一定大小的分子物质。如在分离一蛋白质的混合物时，当过柱时，有些蛋白质透过柱子，有些则不行，以后用缓冲液将它们洗出来，大的分子被先洗出，这种色谱法曾被称为凝胶过滤。这种方法对提纯蛋白质有很大用途，而且与已知分子量的蛋白电泳图比较，可以测定近似的分子量。

(二)分光光度计法

分光光度计和光电比色计的工作原理相同，后者现在已很少使用。测量前要先测量一系列标准溶液的吸光度，绘成标准曲线；以后将被测样品测出的吸光度，在标准曲线上相应位置求出其浓度。由于分光光度计测量时要用滤光片，使进入样品的光线为纯度较高的单色光(一般在作记录或写报告时都要记上使用光的波长，如 540 nm 等)。应用分光光度计可以十分精确地测量物质的量或浓度。

在龋病的微生物学研究中，常常需测微生物的含量或浓度。此时，一般都用分光光度计测量。

(三)原子吸收分光度测量法

原子吸收分光度测量法(atomic absorption spectrophotometry)常用于测量样品中的无机物含量。测量时用特殊的仪器——原子吸收分光光度计进行。这种仪器的灵敏度、准确度和选择性都很好。它的工作原理是根据物质在原子化器(有火焰与非火焰两种)内原子化时产生的原子蒸气对特定谱线的吸收作用来进行定量分析。用火焰原子化器时，对大部分金属元素的灵敏度约为 10^{-8} ～ 10^{-10} g/ml；用非火焰原子化器时，对锌、镉和镁等元素的灵敏度可达 10^{-14} g/ml。但是这种仪器一般不能同时分析几种元素。

在龋病学研究中，对病变组织中的矿物质变化，如钙、镁、锌等，就可以用原子吸收分光光度计测量，对牙体组织的痕量元素也可以用这个方法。

八、特殊分析方法

(一)酶活性测量

口腔内的酶有很多种。在龋病的发生和发展过程中，有很多酶参与，如蔗糖酶、糖基转移酶、烯醇酶、葡聚糖酶、淀粉酶等。在研究这些酶时，除了将这些酶分离出来以外，还须测定其活性。测定原理是将待测的酶加入此酶作用的底物(用饱和量)，在一定时间内的反应产物量或反应速度(即将底物完全耗完所需的时间)即代表其活性。通常以 Vm 表示之。在反应时，辅酶和激活物质也必须是饱和，这样反应速度除了受酶作用的影响外，不会有其他因素的干扰。反应混合物必须调整于适当的 pH；反应时的温度也应严格控制，因 1 ℃的变化就会改变反应速度 5%～10%，通常在两种标准温度即 25 ℃与 30 ℃下进行反应。

酶促反应后技术包括压力测量(如果使用气体或反应中产生气体)，用特殊电极测量 CO_2，O_2，NH_3或 H 放射技术或荧光测量。最常用的方法是分光光度法(spectrophotometry)或光度法(colorimetry，又称吸收比色法 absorptiometry)。例如测量脱氢酶活性时就用分光光度法。很多脱氢酶利用辅酶 I 作为底物的氧化剂，产生辅酶 I H_2，它在 340 nm 时产生特异的最大吸收带。例如在测定乳酸脱氢酶活性时：

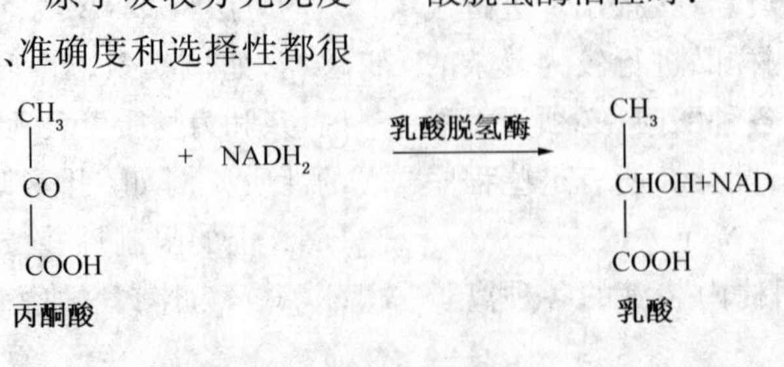

将丙酮酸与辅酶Ⅰ H_2(NADH$_2$)在缓冲液内混合，加入酶开始反应。如果底物和辅酶均为饱和量，增加酶的量就成比例地增加反应线的斜度，从而吸收率的变化(反应速度)就与酶溶液容量成正比。当给的 NADH$_2$ 浓度的吸收率是已知时，1 mol NADH$_2$ 氧化每 1 mol 丙酮酸，则反应速度可以计算为每分钟每单位容量的酶溶液还原的丙酮酸 mol 数。通常酶检测结果用国际单位(IU)表示，1 IU 是指 1 分钟内在规定条件下能转变 1 μmol 底物的酶量。

(二)DNA 核苷酸序列测定

在龋病微生物学研究中，对细菌遗传物质的研究正在兴起。例如，对致龋链球菌按菌体中 DNA 的碱基对鸟嘌呤(G)和胞嘧啶(C)的含量分析进行分类；又如，探索致龋菌中与致龋作用有关的基因的 DNA 序列组成，并设法加以消除或改造，从而达到防治龋病的目的。

在 DNA 的研究中，DNA 片段上核苷酸序列的测定很重要。通常，有两种方法适用于测定单股 DNA 片段上的核苷酸序列，直到几百个核苷酸序列。在两种情况下，测量都要依靠在核苷酸电泳中 DNA 片段在薄层聚丙烯酰胺凝胶内的流动力，而与片段上的碱基序列无关。多核苷酸愈短，移动就愈远。为了更清楚地看出多核苷酸的移动，常用^{32}P 标记核苷酸的 5’终端，电泳后，将凝胶在 X 线片上作自动放射显影(过夜)，即可见到核苷酸。应用 Maxam-Gilbert 的化学降解序列化法，每个 DNA 样品作四种平行的处理，每一种显示一个碱的位置。有两种反应对嘌呤和嘧啶是特异的。肼(hydrazine)攻击嘧啶，留下对碱裂解敏感的脱氧核糖(de-oxyribose)。这个反应在胸苷嘧啶和胞嘧啶处裂解，但当有 2 mol/L 氯化钠时，反应就只对胞嘧啶敏感。当这两个带有 5’-标记的核苷酸的反应在凝胶上相邻轨道上移动时，C＋T 反应出现带而 C 反应不出现，即表明该点有 T 残余物；C＋T 和 C 反应都出现带，说明该点也有 C 残余物。硫酸二甲基酯可以使之与鸟嘌呤和腺嘌呤反应，这样磷酸糖主键就易于水解。此法也可用于 G(鸟嘌呤)。这样，在测定核苷酸序列时，四个反应都进行了，而且是平行地电泳。将条件调整到使任何位点上的裂解都是不完全的。当任何单一的多核苷酸分子被裂解时，只有 5’终端带有放射性而在放射自显影时形成一条带。显示核苷酸 5’ACTGTAATC 序列。

第二种 DNA 序列化的方法称为双脱氧法(dideoxy)或链终止法(chain termination)，此法系用多核苷酸条带作模板以便从三磷酸脱氧核苷合成一反向条带，至少其中一个带放射性。在 4 个平行反应中的每一个都加入一种核苷酸以使链随时终止。这些核苷酸是 dATP，dCTP，dGTP 和 dTTP 的双脱氧同类物，它们在 3’以及 2’缺少 OH$^-$，因而不能再有任何链的延伸，显示 A 残余物序列的反应混合物将含有 dCTP，dGTP，dTTP，dATP 以及作为链终端的 ddATP。

每一脱氧和双脱氧三磷酸核苷都被调整到只有一小部分分子发生链终止反应，这样就可以得到一整套放射性产物，其中有一些在每一个含有 dA 核苷酸的部位上终止。这样，从四种合成的系列在电泳和放射自显影时，彼此都靠近了。

(三)组织化学法

组织化学法(histochemical method)是用一般组织学方法和特殊染色方法结合，以显示正常的或病理的组织内某种特殊成分的方法。这种方法的基本技术程序与一般组织学法基本相同。但是为了能观察到组织内某些物质在体内的变化，必须在采样时将所取标本进行一些特殊处理，在制作标本的过程中也有严格的要求。

一般活体组织在离开机体后，很快就发生一些不同于机体内发生的变化，这样在作组织化学观察时，就不能准确反映组织在体内的变化。因此，在采样时必须立即将标本放入低温贮藏器内，这种贮藏器用液氮来降低温度。迅速冷却的目的在于中止组织内的酶活动。

在制作标本过程中，无论是包埋、切片或染色以及其他处理都要求在高度清洁的条件下进行；所用各种试剂、药物也要求纯度高，特别是染料或参与显示被测物质或成分的药物，不能有污染。

所切组织切片要求厚薄均匀。这样可以将标本用微密度计(microdensitometer)进行定量测量以定出被观测物质的浓度或相对浓度。

在研究龋坏牙本质中的物质变化时，过去曾有不少人(如 Larmas,Laikko,Anneroth 等)用组织化学方法研究了病变组织中的酶和脂肪等,对探索牙本质龋病变中组织崩解的机理很有帮助。

在口腔医学领域中,组织化学法的用途很广泛。组织中的糖类物质、蛋白质、脂肪、酶(过氧化物酶、脱氢酶、碱性及酸性磷酸酶、脂酶等)都可以用组织化学方法显示,它们都各有特殊的染色方法。

(四)放射性同位素的应用

放射性同位素在科技领域中的应用范围很广。在医学研究中,同位素常被用于标记某种物质,借以观察该物质在体内代谢运转的情况。例如用^{32}P标记磷酸盐,将它输入体内,标记物即进入骨、牙等组织内;用^{3}H标记胸苷,引入细菌体,可以追踪此种细菌的活动情况。

在研究口腔细菌的黏附现象时,常用^{3}H胸苷标记各种细菌,这样对测量细菌对某物体(牙、修复体)的黏附量更为准确。

用^{3}H标记脯氨酸,将它注入动物的三叉神经内,神经活动时可以利用脯氨酸,将标记的脯氨酸带到各微细神经末梢。用这种方法可以显示神经末梢的分布状态。这种方法比过去用的传统方法——银染色法更为灵敏。

应用放射性同位素来显示组织内的某种成分时,常须将组织进行包埋、切片,以后将切片放在X线底片上,使底片感光,再经冲洗,显示出放射性物质的所在部位,在显微镜下观察,称为放射自显影(autoradiography)。

(五)微量样品的 pH 测定

这里特别着重介绍生态膜内的 pH 测量。生态膜内的糖发酵后产酸,常使膜内的 pH 下降。测量膜内 pH 变化情况,在龋病研究中占有很重要的位置。

测量生态膜内的 pH 值有两种方法,一是直接法,即在牙面直接测量;一是间接法,就是将生态膜取下,在试管内进行测量。后者在早期的研究中用得较多。

直接测量法是在电子技术发展后才出现的。主要是要用一种微型电极,由于技术发展现在已可制成相当微小的电极,如美国制造的蜂式电极(图2-5a,b)。直接测量也有两种方法,一种方法是将测量电极插入牙面生态膜内,参比电极放于邻近的唾液内,这种测量方法多不准确,但操作简单。如能将插的部位选择好(如邻面牙间隙内),电极保持干净和灵敏度,所测数值也有参考价值。另外一种办法是用半导体物质(如锗)制成特别小的电极,装在义齿的底板上(常放在义齿的殆支托的下方),电极表面有一薄层覆盖物,常用羟磷灰石制成,此薄层羟磷灰石直接暴露于口腔内,其上面可以滋长生态膜。半导体电极及其附近的参比电极均藉导线连接到 pH 计上。此种电极特称埋藏电极(indwelling electrode)。已经有报道将测的 pH 信号放大,用另一个记录仪将生态膜内的 pH 值描记下来,这种测量方法称为遥测法(telemetric method)。

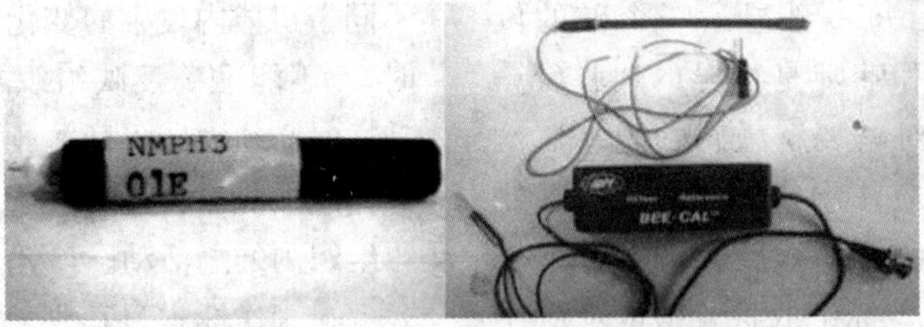

a　　　　　　b

图 2-5　a、b 蜂式电极

(六)激光扫描共聚焦显微镜

激光扫描共聚焦显微镜分析法(confocal laser scanning microscopy,CLSM)是利用激光共聚焦显微镜成像原理发展而成的新技术,具有灵敏度高及可观察三维空间结构的特点。该技术将物体检测从原先表面、单层、静态的局部观察提高到立体、多层、动态的水平。

CLSM系统主要由六部分组成：计算机系统、激光照射系统、显微镜系统、检测系统、X-Y平台系统和Z轴步进马达。其基本原理是利用照明点和探测点共轭的独特结构放置来自样品非焦平面的散射光、反射光、荧光进入探测器，从而降低非焦平面光线对图像的干扰，获得焦平面清晰的图像。其共聚焦光路具有深度辨别能力，可对样品作无损伤的“光学切片”，清楚地显示细胞或组织各个横断面的图像，扫描最小步进距离为0.1 μm，利用软件对观测对象进行三维重建，还可将图像旋转，从不同角度观察。共轭光路激光扫描还克服了普通共轭光路不能对快速运动和变化的样品进行观察的缺陷，可对细胞结构和内容物进行动态观察。该方法分辨率高，最小观察厚度为0.5 μm，分辨率是普通显微镜的1.4倍。且灵敏度好，扫描速度快，扫描范围大，图像存取方便。此为，CLSM对荧光样品的观察具有明显的优势，只要能用荧光探针进行标记的样品就可用其观察(图2-6)。

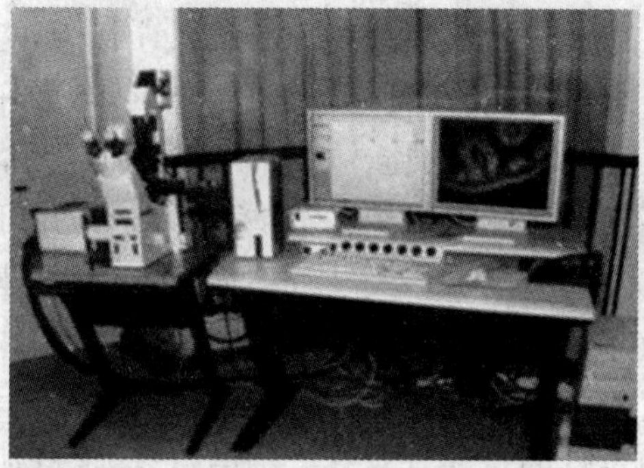

图2-6a　CLSM工作台全貌

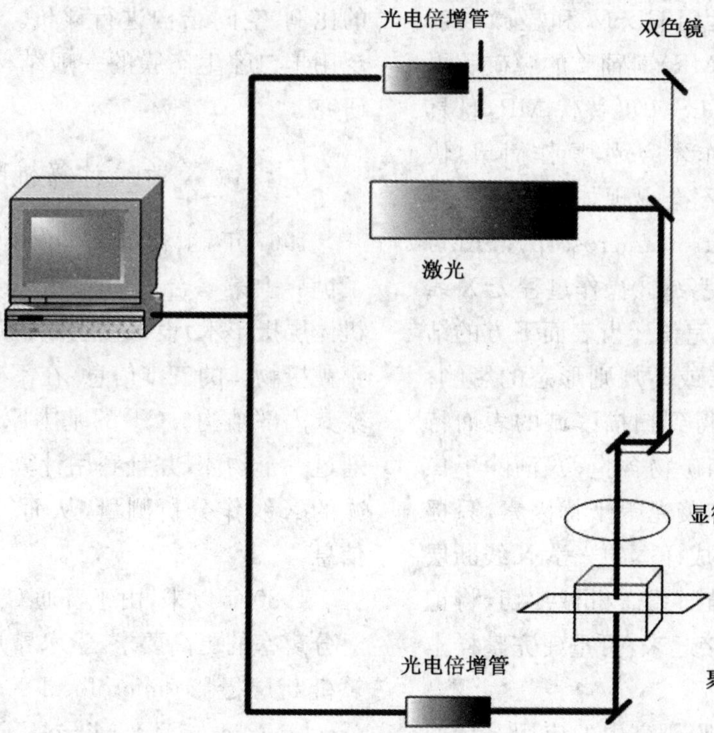

图2-6b　CLSM结构示意图

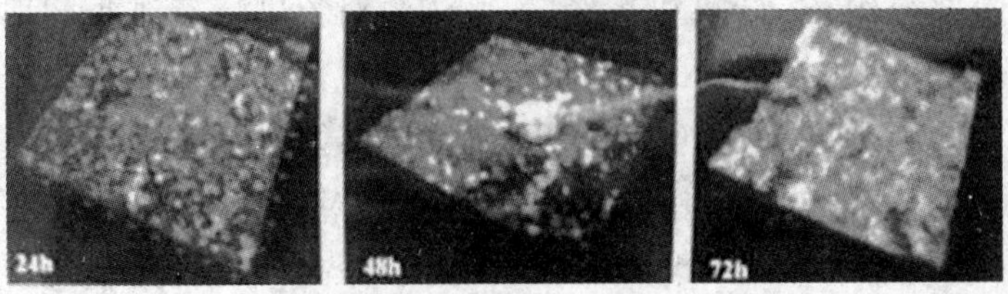

图 2-6c　CLSM 下不同时间的变链球菌生态膜及胞外多糖的 voltex 三维重建

以下主要介绍 CLSM 在龋病研究中的作用：

1. CLSM 在脱矿和再矿化研究中的应用　有关脱矿和再矿化的研究方法已有数十种，包括：显微硬度法、湿化学分析法、偏光显微分析法、碘吸收分析法以及显微镜放射摄影术等。20 世纪 80 年代末，CLSM 首次被用于龋病研究，因其简单、快捷、无放射污染等特点得以发展，主要用于牙体硬组织的研究，其方法为：将牙磨片或完整的离体牙经 0.1 mmol/L 碱性蕊香红溶液染色 1 小时，用波长为 529 nm 的氩激光，经 10 nm 宽的共聚焦缝隙和对波长为 550 nm 的激光具有高通过性的过滤器对样本进行扫描，扫描区域为样本表面下 10～50 μm 处，与之平行的平面，获所测区的荧光水平，再经数字影像技术分析牙齿矿物质含量。

Gonzalez-Cabezas 等运用 CLSM 和显微放射摄影法(microradiography，MR)对釉质的脱矿和再矿化进行比对研究，认为 CLSM 可替代 MR，且具有以下优点：①不需要制作牙磨片，操作简单、快捷；②样本无需特殊处理，不会出现如扫描电子显微镜分析法(scanning electron microscopy，SEM)那样因标本脱水而失真的现象；③操作过程无 X 线辐射污染；④检测的对象是完整牙齿表面下方的结构，不受牙齿表面的污染层或不规则形态的影响；⑤运用数字影像分析可以得到扫描区域的表面特征、任意角度的三维结构和矿物含量；⑥消除了焦点外平面散射光、反射光和荧光等干扰因素，只提供表层下聚焦层的影像，形成样本的光学 X 线断层片，厚的样本可以逐层扫描而无需机械片切，将记载不同深度的光学切片连接起来，可重建完整样本的三维结构。

2. CLSM 在牙面生态膜研究中的应用　牙面生态膜是一种复杂的生物膜，是致龋微生物生存的微环境，与龋病的发生、发展及预防密切相关。多年来，光镜、透射电镜、扫描电镜等技术被用于观察口腔生物膜的结构，但这些技术要求标本需要采集、脱水、固定、包埋、染色等一系列处理过程，这样会破坏生态膜的完整结构，甚至影响组成成分之间的关系，因此不能得到生态膜完整三维结构。

CLSM 对牙面生态膜的检测在自然水化状态下即可进行，无需脱水、固定、染色等，不会破坏生物膜的结构，并可对不同深度的结构进行连续断层扫描，经三维重建获得牙面生态膜的完整结构。此外，结合使用特殊的荧光探针步进可以观察生态膜内物质转运过程，还可检测生态膜中特殊的基质和细菌，定性定量观测生态膜中的细菌活性状态。荧光标记的单抗与 CLSM 联合使用，可以实时监控口腔生态膜的动态变化，不对生态膜结构造成影响，同时还可对体外或体内生长的口腔生态膜中菌群的比例、空间结构进行评价。目前，CLSM 已被广泛用于口腔生态膜的一般结构及致龋菌动态变化研究。

(七)微 X 射线计算机断层摄影

1967 年，工程师 Godfrey N. Hounsfield 发明了世界上第一台 CT (computed tomography，计算机体层摄影术)设备，能够从多个角度拍摄 X 片，采集被摄物体的三维信息，在不破坏物体的情况下观察其内部结构。CT 的基本原理是 X 线，各个方向通过一个物体，并且利用计算机程序对所有这些衰减的 X 线作分析测量，从而得到这个物体内部的信息。

1980 年以来，由于普通 CT 无法满足科学研究对分辨率的更高要求，学术界开始研发微 X 射线计算机断层摄影(microfocal X-ray computed tomography，Micro-CT)，Micro-CT (也称为显微 CT、微焦点 CT)。Micro-CT 是一类采用 X 线成像原理进行超高分辨率三维成像的设备，它与普通临床 CT 不同点在于微焦点 X 线球管，分辨率高达几个微米，仅次于同步加速 X 线成像设备的水平，具有良好的“显微”作用。与临床 CT 普遍采用的扇形 X 线束(Fan Beam)不同的是，Micro-CT 通常采用锥形 X 线束(Cone Beam)。采用锥形束不仅能够获得真正各向同性的容积图像，提高空间分辨率，提高射线利用率，而且在采集相同 3D 图像时速度远远快于扇形束 CT。Micro-CT 分辨率高，但是扫描样品的体积很小，只有几个厘米，体现其“微型”的一面，仅用于科学研究，包括离体和活体两类，前者用于骨骼等标本，后者用于活体小动物扫描。其基本设备包括微聚焦的钨质阳极 X 线球管和高分辨率的 X 线接收系统，这两大设备极大地提高了它的分辨率，在三维重建时显微 CT 采用了锥形束方法和卷积反射影方法相结合以获得更为逼真的图像，同时特定的立体分析软件支持也使得它可以在形态学研究中实现定量的目标。Micro-CT 主要提供两类基本信息：几何信息和结构信息。前者包括样品的尺寸、体积和各点的空间坐标，后者包括样品的衰减值、密度和多孔性等材料学信息。Micro-CT (图 2-7) 能够在不破坏样品的情况下，对骨骼、牙、活体小动物和生物材料等进行高分辨率（< 10 μm）X 线成像，获取样品内部详尽的三维结构信息，从而显示各部分的三维图像。同时 Micro-CT 拥有强大的图像处理软件，可以观察任意角度的断层图像和三维图像，定义任意数量和三维形状的感兴趣区，分割或合并多个三维图像，定量计算样品内部选定区域的体积、面积、孔隙率、连接密度、结构模型指数、各向异性程度等等。根据已知密度的标准品（体模），Micro-CT 还可以得到样品的密度值，分析物质的种类、组成、强度和完整性等参数。凡是具有密度差异的组织样品，如骨骼、牙等硬组织，钙磷陶瓷等生物材料都可以成为 Micro-CT 技术的应用领域。

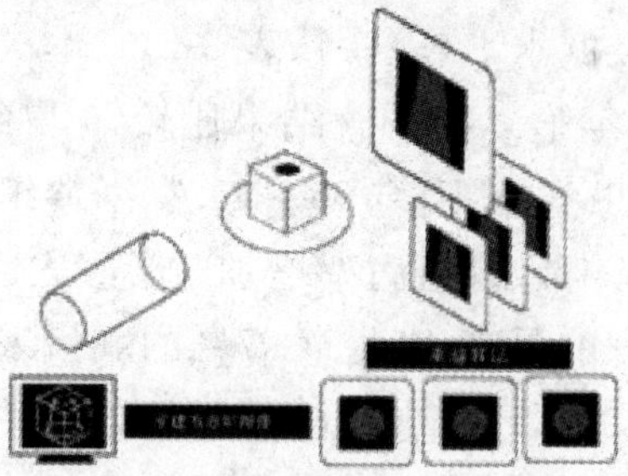

图 2-7a　Micro-CT

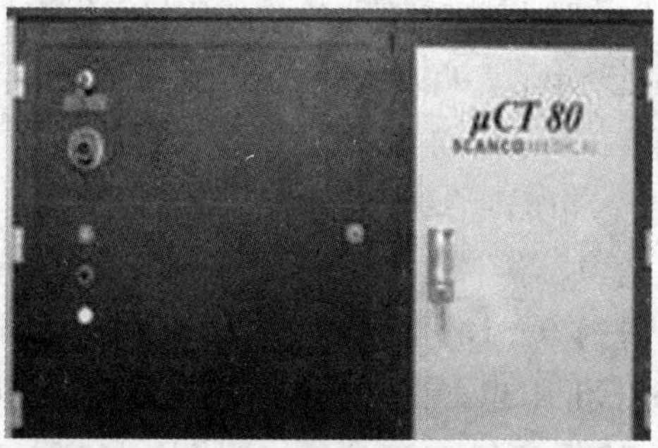

图 2-7b　Micro-CT 设备组件及成像原理

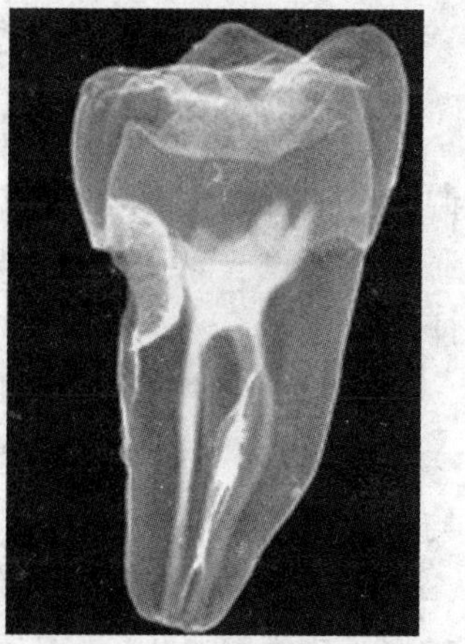

图 2-7c　Micro-CT 重建后图像

牙齿硬组织脱矿是龋病的一个重要临床表现，缺乏高分辨率且无创伤性的技术来准确反映牙体硬组织破坏的实际情况制约了对龋病的研究。Micro- CT 由于可准确地辨别不同的组织，能精确定位和实现三维图像的重建，可以通过测定脱矿和再矿化前后龋损部位的密度变化，评估矿化程度的影响因素，更加准确地评价牙体硬组织的破坏状况，利用 Micro- CT 重建后的图像，可进行多种计算和测量，为形态的定量评价提供了大量的精确数据。

Micro- CT 的龋病诊断准确度和组织学切片法相同并且无损内部牙体结构，替代了龋齿诊断的“黄金标准”组织学切片法。Micro- CT 是龋病学研究的理想工具，具有广泛的应用前景。

（岳松龄　吴红崑　李继遥　胡　涛）

第三章　龋病流行病学

龋病是人类最常见的口腔疾病。现在，龋病已成为世界性问题，任何种族、年龄、性别的人都可能患龋病。世界卫生组织(WHO)已将此病列为人类重点防治的疾病之一。本章主要介绍龋病在我国的流行情况以及龋病的流行病学调查方法。

第一节　我国人群患龋情况

我国人民的患龋情况如何，关系到如何开展口腔预防、医疗设备研制和专业人员的培训，如何提高我国人民的口腔健康水平等问题。因此，了解龋病在我国的流行情况，包括分布和严重程度，对于口腔医务工作者极为重要。

一、患病率和流行趋势

患病率(prevalence)指在某一特定时间内，人群中有某种疾病的病例数目。人群中患龋的人数通常用患龋率表达，它反映了龋病在人群中分布情况。

1982—1984 年全国 29 个省、市、自治区中、小学生龋病、牙周病抽样调查显示，12 岁学生加权龋均 0.67，城市恒牙龋均 0.95，农村 0.64；恒牙患龋率城市 40.54%，农村 29.7%；乳牙患龋率城市 79.55%，农村 58.48%。根据 1995 年第二次全国口腔健康流行病学调查结果，我国 11 个省市的 5、12、15、18、35～44、65～74 岁 6 个年龄段的龋均分别是 0.01、1.03、1.42、1.60、2.11 和 2.49(DF 均数)。

2005 年第三次全国口腔健康流行病学抽样调查共调查了 30 个省、市、自治区，调查对象包括 4 个年龄组，分别为 5 岁、12 岁、35～44 岁、65～74 岁城乡人群的常住人口。调查显示，我国 5 岁儿童乳牙龋病的患病率为 66.0%，12 岁儿童恒牙龋病的患病率为 28.9%，35～44 岁中年人龋病患病率为 88.1%，65～74 岁老年人龋病患病率为 98.4%。各年龄段龋均依次为：3.50、0.54、4.51、14.65。按 WHO 规定的龋病患病水平的衡量标准，我国青少年患龋情况尚属极低水平(表 3-1，表 3-2)。本次调查的结果与 1995 年第二次调查结果比较，5 岁组，12 岁年龄组龋病患病率下降，35～44 岁年龄组略有下降，65～74 岁年龄组患病率增加，严重程度有所加重。值得注意的是，5 岁儿童 97%的龋齿未经治疗，12 岁组为 89%，中老年人群患龋的牙齿中有 78.9%～91.7%的龋齿未治疗(表 3-3)。

12 岁组作为 WHO 全球监控龋病的年龄，利于对龋病趋势进行国际性比较和监测。因此以下系列图表中均以 12 岁组患龋情况为主要内容。

表 3-1　WHO 12 岁人群患龋水平的衡量标准

等级	龋均 DMFT	等级	龋均 DMFT
极低	0～1.1	高	4.5～6.5
低	1.2～2.6	极高	6.6 以上
中	2.7～4.4		

表 3-2　全国各省市 12 岁人群恒牙患龋情况(2005 年)

地区	受检人数	DMFT		龋补充填比(%)	患龋率(%)	窝沟封闭率(%)
		$\bar{\chi}$	SD			
安徽	794	0.31	0.73	5.3	19.3	0.1
北京	791	0.47	0.94	33.2	26.3	10.6
福建	791	0.67	1.21	10.1	34.9	0.3
甘肃	791	0.32	0.77	10.8	19.1	0.8
广东	773	0.61	1.13	13.6	32.9	0.3
广西	785	1.00	1.63	3.1	42.4	1.8
贵州	790	0.32	0.81	5.6	18.9	1.1
海南	777	1.08	1.52	8.7	49.9	0.4
河北	791	0.42	0.84	12.1	26.2	2.0
河南	789	0.29	0.69	4.3	19.3	0.5
黑龙江	791	0.77	1.23	11.6	39.2	3.2
湖北	791	0.40	0.97	2.5	23.9	3.7
湖南	732	0.42	0.89	6.1	24.6	0.1
吉林	790	1.06	1.70	9.6	43.7	1.0
江苏	792	0.47	0.92	4.6	27.0	0.0
江西	791	0.43	0.82	6.3	27.8	0.5
辽宁	792	0.51	0.98	16.7	30.1	2.7
内蒙	782	0.51	1.06	11.7	28.1	0.6
宁夏	787	0.33	0.87	6.2	20.7	0.5
青海	792	0.41	0.97	2.4	23.5	0.0
山东	781	0.55	0.97	15.9	33.4	3.8
山西	791	0.42	0.82	8.7	26.4	0.4
陕西	788	0.33	0.80	5.4	21.2	0.0
上海	788	0.64	1.14	36.2	34.6	0.6
四川	769	0.49	1.07	6.7	25.7	0.7
天津	774	0.55	1.06	8.4	31.5	0.1
新疆	785	0.63	1.11	7.4	34.1	1.7
云南	785	0.36	0.85	8.1	20.6	0.0
浙江	784	0.83	1.38	18.4	39.3	5.9
重庆	751	0.49	1.10	4.4	23.8	0.1

表 3-3　1995—2005 年各年龄组龋病患病状况和龋补充填的比较

年龄(岁)	患龋率(%)		龋均		龋补充填百分比(%)	
	1995 年	2005 年	1995 年	2005 年	1995 年	2005 年
5	76.6	66.0	4.48	3.50	3.8	2.8
12	45.8	28.9	1.03	0.54	10.8	10.7
35～44	63.0	64.2	2.11	2.42	27.6	23.3
65～74	64.8	71.8	2.49	3.22	13.3	8.2

注：1. 35～44 岁和 65～74 岁两个年龄组均不包括第三磨牙

2. 65～74 岁年龄组患龋率和龋均的计算只包括龋坏和充填，不包括失牙

3. 龋补充填比＝FT/DFT×100%

2005 年的调查的 93 826 个受检者中，共查出龋失补牙 540 145 个，已充填的牙齿只有 19 481 个，占 3.6%，而大多数患牙有待治疗。龋失补的构成比数据反映我国学生的口腔保健工作做得不够。以 12 岁年龄组为例，已充填的龋齿占龋失补比例最高的是上海（36.2%）、北京（33.2%）、浙江（18.4%），最低有湖北（2.5%）、青海（2.4%）、广西（3.1%）。这也反映出不同发展程度的地区龋齿防治水平的差异。

二、龋病的年龄特征

龋病发生具有一定的年龄特征。任何年龄的人都可能患龋，但不同年龄的人对龋的敏感程度不同。年龄特征的基本规律是随年龄的增加，龋病发病率增加。乳牙一经萌出便可患龋，3 岁后患龋率迅速上升，6～8岁达到高峰。随着乳牙脱落，恒牙萌出，在混合牙列时期，患龋率下降。恒牙龋发生随年龄增加而上升，25 岁左右趋于平稳状态。人到中年，由于牙龈退缩使牙根暴露，根面龋发生明显增加，患龋率又上升（图 3-1）。美国的调查资料也表明，20%的劳动人口患根面龋，63%的老年人（65 岁以上）患根面龋。表 3-4 的资料也说明，随着年龄增加，我国学生恒牙患龋率明显上升。

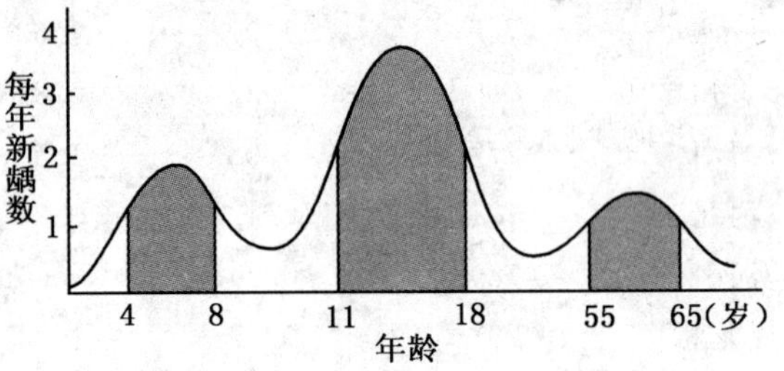

图 3-1 龋病的年龄变化特征

表 3-4 1995 年全国五个年龄组学生恒牙龋齿调查

年龄(岁)组	受检人数	患龋人数	患龋牙数	患龋率(%)	龋均
7	76 653	12 189	13 231	15.90	0.17
9	76 653	17 735	31 026	23.14	0.40
12	76 653	24 616	51 477	32.11	0.67
15	76 653	30 937	73 280	40.36	0.96
17	76 653	31 163	78 070	40.65	1.02
合计	383 265	116 640	247 084	30.43	0.64

引起龋病发病这一年龄特征的主要原因可能是与以下因素有关：①牙齿咬合面的点隙沟裂及光滑面龋存在继续发生的可能性；②早期充填体的周围有发生继发龋的可能；③牙周组织退缩，根面龋发生。

三、龋病的性别特征

从大多数龋病流行病学调查资料分析，龋病有一定的性别特征，一般女性的患龋率高于男性，也有资料认为二者差别不大。

1995 年和 2005 年两次全国口腔健康流行病学调查显示，我国 5 岁儿童乳牙列患龋率男性和女性十分接近，男性和女性儿童分别为 76.4%、76.7%（1995 年）和 66.4%、65.6%（2005 年）。而恒牙龋患病率则女性明显高于男性。这与女性生理发育早于男性有关，乳牙脱落和恒牙萌出均早于男性，即女性恒牙接触口腔环境时间早于男性（表 3-5）。

表 3-5 2005 年我国不同年龄人群不同性别患龋情况

年龄	性别	龋均(dmft，DMFT)	患龋率(%)
5 岁(乳牙)	男	3.5	66.4
	女	3.5	65.6
12 岁	男	0.5	25.4
	女	0.6	32.6
35～44 岁	男	1.9	44.7
	女	2.9	66.1
65～74 岁	男	11.0	68.6
	女	12.1	75.1

四、龋病的民族特征

中国是一个多民族的国家，56 个民族有着各自不同的生活习惯和生活环境，龋病的流行情况也不尽相同。主要特征是生活方式和条件相同的不同民族，患龋率没有明显的区别，而生活在不同地区的同一民族，患龋率明显不同。对云南德宏地区8787名汉族、阿昌族、景颇族和傣族人群的龋病调查结果发现，除景颇族患龋率稍低以外(48.98%)，阿昌族和傣族的患龋率与汉族相近，分别为67.79%、68.04%和61.81%。1983年全国中小学生龋病调查资料表明，我国少数民族中患龋率最高的是彝族，最低的是回族。在同一省内，汉族高于回族、维族、哈萨克族；但低于朝鲜族、苗族、彝族等。不同民族患龋率的比较见表3-6。

表3-6　不同民族学生恒牙患龋情况(1983年)

民族	受检人数	患龋人数	患龋牙数	患龋率(%)	龋均
彝族	300	168	455	56.00	1.52
朝族	450	251	613	55.78	1.36
藏族(西藏)	1000	5161	1955	1.60	1.20
维族	600	272	651	45.33	1.09
哈族	150	65	135	43.33	0.90
苗族	300	126	245	42.00	0.82
蒙族	600	234	475	29.00	0.79
藏族(四川)	450	154	348	34.22	0.77
傣族	450	142	310	31.56	0.69
回族	600	109	199	18.1	70.33

五、龋病的地区特征

龋病也具有地区性差异，不同地区，人群的患龋率不同。生活在某一地区的人对龋的敏感性高，而生活在另一地区的人则可能低。其原因可能有：①不同地区水氟浓度或其他含氟食物(如茶)的摄取量不一；②食物、水中各种元素的含量不同；③不同地区人饮食习惯不同，有爱吃甜者，也有爱吃酸者；④海拔高度不同，不同地区所受到的日照时间不同，如北方的日照时间多于南方，受日照的时间长便可合成更多的维生素D，促进机体钙、磷吸收，增强牙齿和机体的抗龋能力。表3-7资料说明龋病的地区差异性。

表3-7　2005年我国不同地区12岁年龄组人群恒牙患龋情况

地区	受检人数	患龋率(%)	龋均	
			$\bar{\chi}$	S.D.
东部	6274	33.8	0.62	1.13
西部	8605	28.0	0.51	1.06
中部	8629	25.3	0.47	1.05

六、龋病的城乡特征

城市居民的饮食习惯与生活方式与农村不同，糖摄入量较多，吃甜食的频率较农村居民高，如果口腔卫生状况仍然较差，口腔预防措施不力，则患龋病的可能性较大。但在社会经济状况较好的城市地区，情况已经发生改变，如居民建立早晚刷牙的良好习惯，局部用氟被推广实行，基本口腔保健得到保障，这些措施使得龋病状况得到一定控制。而郊县或者农村的居民由于预防保健措施未能与经济发展同步，出现龋病患病率高于城市居民的现象。在我国目前社会经济情况下，这种现象越来越明显(表3-8)。

表3-8　2005年我国不同年龄组人群城乡患龋情况

年龄	龋均(dmft,DMFT)	
	城	乡
5岁(乳牙)	3.1	3.9
12岁	0.5	0.5
35～44岁	1.9	2.0
65～74岁	3.3	3.9

七、口腔卫生与龋病

口腔卫生与龋病的关系问题一直有争论。从众多的调查资料分析，基本上有三种情况：一是口腔卫生良好者患龋率低，不好者患龋率高；二是口腔卫生好者患龋率高；三是二者差异不大（表 3-9）。表中大多数资料均反映出第一种情况，即口腔卫生好者患龋率低最多见。口腔卫生差者，口腔、牙面上堆积大量的细菌、牙面生态膜和食物残渣，是龋病发生的理想环境。

表 3-9　口腔卫生状况与龋病的关系

地区	受检人数	患龋率(%)		地区	受检人数	患龋率(%)	
		口腔卫生好	口腔卫生差			口腔卫生好	口腔卫生差
佛山	3212	39.20	59.60	济南	10 284	34.10	52.10
北京	2713	19.94	80.05	淮南	47 921	2.40	25.30
阿坝	3000	40.33	58.70	徐州	1848	20.60	48.80
景德镇	1033	42.30	47.30	烟台	17 293	37.80	41.80
德州	3770	19.20	25.70	成都	10 712	43.30	40.60
太原	3380	42.10	48.40	兰州	4511	58.00	57.00

第二节　龋病在国外的流行情况

龋病是一种在世界范围内广泛流行的疾病，可以危害全世界不同肤色、不同民族、不同年龄的人。本节拟从一些有代表性的国外调查资料中，介绍当今龋病在国外的流行情况。

世界卫生组织口腔卫生国家/地区项目（country/area profile programme，CAPP）搜集全世界 180 多个国家的龋病流行资料，结果显示，尽管高度工业化国家的患龋率和严重程度仍然相对高于亚洲和非洲地区；即使在亚洲，经济发达的韩国、日本等国家患龋也相对较高。但这些区域与发展中国家差距明显缩小。资料同时表明，在发展中国家，龋病发病呈逐渐上升的趋势。其原因可能是人们生活水平的改善，食品结构发生变化以及口腔预防保健工作没有跟上（表 3-10～表 3-12）。

表 3-10　全球不同区域 12 岁年龄组恒牙患龋情况（2004 年）

区　域	DMFT
非洲	1.15
美洲	2.76
地中海沿岸	1.58
欧洲	2.57
东南亚	1.12
西太平洋	1.48
全球	1.61

表 3-11　全球 12 岁青少年龋均相对较高的 10 个国家（截止 2004 年）

国家/地区	数据年代	DMFT	国家/地区	数据年代	DMFT
巴拉圭	1999	3.8	玻利维亚	1995	4.7
波多黎各	1997	3.8	文莱	1999	4.8
斯洛伐克	1998	4.3	危地马拉	2002	5.2
加蓬	2000	4.4	沙特阿拉伯	2002	5.9
多米尼加共和国	1997	4.4	圣卢西亚岛	2004	6

表 3-12　部分发展中国家龋病流行趋势

国家	年代	龋均	年代	龋均	年代	龋均
乌干达	1966	0.4	1982	1.5	2002	0.9
伊拉克	1967	0.7	1976	3.5	2003	1.7
越南	1959	2.0	1970	6.3	2001	1.9
泰国	1960	0.4	1977	2.7	2000—2001	1.6
			1986	6.7	2002—2003	2.8
伊朗	1959	1.9	1987	3.0～3.5	2003	1.15

随着数十年来多种口腔保健措施特别是氟化物的有效应用，世界范围内龋病的发展逐渐进入相对稳定和缓慢的平台期，绝大多数龋患集中于相对少数的个体、人群和地区。这是当今无论国内还是国外龋病流行的重要特征之一。根据 CAPP 资料，2004 年全世界 188 个国家的 12 岁人群加权龋均为 1.61；其中 74%的国家（139 个）龋均小于或者等于 3；这 139 个国家代表了全球 86%的人口。换个角度，全球约 14%的人口处于更高的患龋水平。

近 20 年来，一些发达国家的龋病逐步得到了控制，出现下降的趋势（表 3-13）。在美国，无论从局部或全国水平看，儿童和青少年的患龋率均下降；瑞典 12 岁青少年的患龋率从 1986 年的 77%下降到了 1998 年的 38%，无龋人口增加近 3 倍；丹麦经 23 年的调查观察发现，无论是高氟区或低氟区，其龋病流行均呈下降趋势；荷兰连续近 40 年的观察表明，1965 年 12 岁儿童 DMFT 为 8.4，1982 年下降到 3.9，至 2002 年下降到 0.8。5 岁儿童 dmft 指数下降 85.7%，12 岁儿童的 DMFS 指数下降 90 %。

表 3-13　发达国家龋病流行情况及发展趋势

国家	年代	龋均	年代	龋均	年代	龋均
比利时	1967	7.4	1984	3.5	2001	1.1
丹麦	1973	14.0	1989	1.6	2006	0.8
英国	1963	10.72	1983	2.9	2004—2005	0.7
爱尔兰	1961	4.7	1984	2.9	2002	1.3
芬兰	1975	5.5	1988	1.5	2000	1.2
法国	1974	5.4	1985	3.7	2006	1.2
挪威	1984	3.7	1988	2.7	2004	1.7
波兰	1960	5.1	1989	3.7	2003	3.2
瑞典	1985	3.1	1988	2.4	2005	1.0
瑞士	1983	2.4	1988	1.8	2004	0.86
美国	1971	3.8	1987	1.8	1999—2004	1.19
荷兰	1965	7.8	1980	3.8	2002	0.8
新西兰	1950	7.9	1980	5.1	2006	1.6
捷克	1955	4.4	1987	3.6	2002	2.5
日本	1957	2.8	1987	4.9	2005	1.7

从以上资料可以看出近 20 年来，发达国家的龋病发病的确得到了有效地控制，患龋率呈逐渐下降的趋势，其主要原因：

1. 氟化物特别是含氟牙膏的应用　氟的抗龋

作用被广泛承认,用氟防龋是一种行之有效的方法。氟化物的具体使用方法很多,如氟化水源、氟化食盐、氟化牛奶、含氟食品、口服氟片、含漱氟化物液、局部涂氟等。近半个世纪的研究表明,全世界龋病下降与含氟牙膏广泛使用有关,含氟牙膏防龋是有效的,这一观点为全世界口腔专家所认同。使用含氟牙膏防龋是经济的。含氟牙膏在众多的口腔保健品中价格比较低廉。健康的牙不再花费高额治疗费,因此在人口众多、口腔科医师少、经济上不富裕的我国,应大力推广使用含氟牙膏刷牙。

2. 良好的口腔保健服务网的建立　大多数发达国家已基本健立健全了口腔预防保健制度和三级预防网络,定期对人群的口腔状况进行检查,同时进行口腔卫生宣传教育,基本上做到对龋病先防后治,早发现、早诊断、早治疗。加之,粘接性裂沟封闭剂的使用,以及各种化学机械方法控制牙面生态膜,采用糖的代用品等措施,也对控制龋病起到了充分的作用。

第三节　龋病流行病学调查方法

流行病学是研究疾病在人群中的分布规律,探索其病因、研究预防措施的一门学科,它以调查分析为最基本的手段。龋病因流行较广,且发病率高,构成社会性问题,所以,在对龋病采取具体防治措施之前,必须对人群的患龋情况进行流行病学调查。进行龋病流行病学调查需要制定周密的调查计划,按步骤进行以下工作。

一、明确调查目的

龋病流行病学的调查目的大致可以归纳为以下四个方面:

1. 了解龋病自然发展史　即了解龋病的发病情况与该地区、种族、性别和年龄的关系,掌握人群中患病情况和分布规律。

2. 探索病因　了解哪些因素可能与龋病的发生和流行有关。

3. 评估预防效果　了解或检验所采用的预防措施的实际效果,以便推广或改进。

4. 提供依据　为卫生行政管理部门制定防治龋病的全面计划提供依据。如怎样进行全民口腔卫生宣传教育,培养专业人才,建立口腔保健机构等。

明确目的是搞好流行病学调查的关键。不仅组织者、调查者应明确,同时也要求被调查者以及卫生行政部门明确。只有这样,才能有的放矢,做好调查。调查目的不同,所要说明的问题也不同,采用的调查方法和内容也不相同。因此,明确目的是龋病流行病学调查的首要环节,切不可忽视。

二、统一调查标准

开展调查工作之前,要求参加此次调查的人员对所选用的调查标准有统一的认识,用统一的尺度去检查、记录,这样才可能准确真实地反映出该地区一般或特定人群的患龋情况。目前龋病调查中,广泛根据的标准为世界卫生组织口腔健康调查基本方法第四版(1997 年)。调查者可以根据不同地点,不同人群等实际情况做一些因地制宜的修改。

WHO 龋病诊断标准将龋病划为 11 度,以阿拉伯数字记录恒牙患龋情况,英文字母记录乳牙患龋状况。

1. 无龋牙(A 或 0)　牙冠健康,无因龋所做的充填物,也无龋坏迹象的完整牙冠。龋洞形成前阶段及其类似的早期龋情况,因诊断不可靠,故都不作为龋坏记录。

2. 龋牙(B 或 1)　牙齿硬组织出现了色、形、质的改变,损害的特征是查到龋洞,软化的洞底或牙齿上有暂时充填物列入此类。

3. 已充填牙有龋(C 或 2) 牙冠上有一个或多个永久充填物且伴有一个或多个部位龋坏者。无须区分原发龋或继发龋(即不管龋损是否与充填体有关均使用同一代码)。

4. 充填牙无龋(D 或 3)　牙冠有一个或多个永久充填物且无任何部位龋坏。因龋而做冠修复的牙齿也记这个记分。

5. 因龋缺失(E 或 4)　因龋而拔除的恒牙或乳牙。

6. 因其他原因失牙(X 或 5)　因先天缺失，或因正畸、牙周病、外伤等丧失的乳恒牙。

7. 窝沟封闭牙(F 或 6)　牙冠的咬合面已做窝沟封闭或咬合面窝沟用圆钻或"梨形"钻扩开并放置复合树脂材料。

8. 桥基牙、特殊冠或贴面(G 或 7)　牙齿成为固定桥的组成部分，即桥基牙。此记分也用于那些非龋原因而进行的冠修复、覆盖牙齿唇面的贴面，这些牙齿无龋或充填物存在。

9. 未萌牙(—或 8)　这一记分仅用于恒牙未萌且没有乳牙存在的缺牙区。

10. 外伤牙(T)　牙冠因外伤而使部分牙面缺失且无龋坏的证据。

11. 除外牙(X 或 9)　这一记分用于任何原因(如正畸带环、严重发育不良等)造成的已萌出的牙无法被检查。

三、调查对象的选择

调查对象和范围的选择是根据调查的目的而确定。要求其时间范围、空间范围和调查对象的数量均应明确，才可能保证调查的代表性。也就是说一个有效的社会调查，必须能真实地反映该地区全部居民的情况。但是，任何调查不大可能在全民中进行，因既费时费力，也无必要。适当的选择调查对象同时保证有足够的数量，才可能使调查结果具代表性，有说服力。因此，在进行调查对象选择时，必须遵循随机抽样的原则，以保证每一个观察单位都有被抽取的均等机会，以估计总体的情况。

为了使调查结果有足够的代表性，要求调查对象应有一定的数量，即足够的样本数。这样也可以提高结果的可靠性，减少误差。调查样本含量的大小取决于：

1. 评价居民口腔保健状况所需要的精确度　要求精确度愈高，样本含量就愈大。精确度为 DMFT±0.5，样本含量最好 400 人，DMFT±0.7，为 200 人，DMFT±1.0 时，为 100 人。

2. 口腔疾病预期的变动范围或变异程度　指疾病在人群中的患病情况是否比较一致。如果预期变动不大，所需调查样本数量可以适当少些；变动如大，则需加大样本数量。样本含量计算公式如下：

$$n=\frac{4s^2}{d^2}$$

式中：n—样本含量；d—精确度；s—总体标准差的估计值；4 为常数。

四、调查前的准备工作

(一)培训调查人员

对专业人员、记录人员和辅助人员进行培训，使他们充分认识调查目的和重要性，熟练掌握统一的调查标准和记录方法，熟悉记录内容和符号，准确无误地将检查情况记录下来，对于确保调查质量至关重要。为了考核调查者对调查标准的掌握程度，可以做标准的一致性检验。

标准一致性试验也是可靠度的检验，包括检查者本身可靠度检验和检查者之间的可靠度检验。由多种方法可以用来评估检查者之间和检查者本身的一致性，最简单的方法是几分之间一致的百分比，即 2 名检查者对受试者检查时，给予相同记分的百分比。

更为可靠的评估检查者一致性的方法是 1997 年 WHO 在第四版口腔健康调查基本方法中推荐的 Kappa 计算法。其做法是：选 15～20 名受检者，又由检查者及一名参考检查者对受检者各做一次龋病检查，检查者隔日上午再做一次检查，然后每个检查者检查结果按照相同牙位与参考检查者比较，观察检查者之间的技术误差大小，检查者 2 次检查结果比较，观察本身误差大小。

Kappa 值的计算

Kappa 统计量的计算公式：

$$\text{Kappa}=\frac{P_A-P_e}{1-P_e}$$

式中 P_A 为实际观察到的一致率，$P_A=\frac{\text{实际观察一致数}}{\text{总检查人数}}$，用符号表示可改写为 $P_A=\frac{\sum A}{N}$，$\sum A$ 为两次观察结果一致的观察数，P_e 为期望一致率，即两次检查结果由于偶然机会所造成的一致率。简称期望率。Kappa 值的大小与检查者可靠度的关系为：

K 值　0.4 以下	不合格
0.41～0.60	中等

0.61～0.80	优
0.81～1.0	完全可靠

例：2 名口腔医师对 20 名儿童 200 颗乳牙患龋情况的诊断结果见表 3-14。

表 3-14　200 颗乳牙患龋情况的诊断结果

		参考者		合计
		正常	患龋	
检查者	正常	78	5	83
	患龋	6	111	117
	合计	84	116	200

200 颗乳牙中两次检查结果一致的乳牙数：正常 78，患病 111，总计为 189 颗，即表中两条斜线中的数字的总和。一致率 $P_A=\frac{\sum A}{N}=189/200=0.945$。假设两次检查结果一致的患者数是偶然机会造成的，其第二次检查结果各期患者数占总合计数的比例应与第一次检查各期患者数的比例相同。即检查结果为正常：$84/200\times83=34.86$，患病：$116/200\times117=67.86$。$\sum E=34.86+67.86=102.72$。

带入期望率计算公式 $P_e=\frac{\sum E}{N}$，本例的期望一致率 $P_e=102.72/200=0.5136$。

按 Kappa 统计量的计算公式本例：

$$\text{Kappa}=\frac{0.945-0.5136}{1-0.5136}=0.89$$

Kappa 值＝0.89，说明两次检查的一致程度完全可靠。

（二）调查表格设计

根据调查目的、对象、要求和工作条件，将调查目的有次序地排列，即可制成调查表格。

（三）牙列记录公式和符号

牙列中各牙齿的记录符号有各种不同的记载方法。一种是用阿拉伯数字（1、2、3 等）表示恒牙，以罗马数字（Ⅰ、Ⅱ、Ⅲ……）表示乳牙，以“＋”字划分区域，分别记录 A、B、C、D 四个区：

A	Ⅴ Ⅳ Ⅲ Ⅱ Ⅰ	Ⅰ Ⅱ Ⅲ Ⅳ Ⅴ	B
	8 7 6 5 4 3 2 1	1 2 3 4 5 6 7 8	
	8 7 6 5 4 3 2 1	1 2 3 4 5 6 7 8	
C	Ⅴ Ⅳ Ⅲ Ⅱ Ⅰ	Ⅰ Ⅱ Ⅲ Ⅳ Ⅴ	D

1970 年国际牙科协会（Federation Dental International，FDI）提出二位数记录法。每个牙齿用二个阿拉伯数字表示，第一位数表示牙齿在口腔中上、下、左、右四个象限，恒牙的象限用 1、2、3、4，自右上方顺时针方向转。乳牙的象限用 5、6、7、8，也由右上方顺时针计算。第二位数代表牙齿在牙列中的具体位置。

下面列举两个牙列公式符号：

右上 18 17 16 15 14 13 12 11	21 22 23 24 25 26 27 28 左上
右下 48 47 46 45 44 43 42 41	31 32 33 34 35 36 37 38 左下

举例：17 即右上第二恒磨牙，24 即左上第一双尖牙。

乳牙列：

右上 55 54 53 52 51	61 62 63 64 65 左上
右下 85 84 83 82 81	71 72 73 74 75 左下

左下举例：54 即右上第一乳磨牙，74 为左下第一乳磨牙。

五、调查结果的统计分析

调查完毕，首先需对所得原始资料整理，再做统计学分析。因此，资料的整理极为重要。分组设计是做好资料整理的关键，分组是否合理，直接关系到统计分析的准确性和正确性。合理分组要求在同质的原则下，用确定的指标将全部调查资料进行归类，便可获得基本数据，供统计分析。例如，可以按照年龄、性别、地区、城乡、种族进行分组。

调查资料进行统计学分析的目的是为了解疾病的现状和规律性，并用一些特定的指标加以说明。龋病调查中常用的表示法：

（一）患龋率

用人群中患龋人数与全体人数的总数计算的

百分率，公式如下：

$$患龋率=\frac{患龋人数}{受检人数}\times 100\%$$

患龋率只表示龋病的发生情况，不说明人群的患龋严重程度。

(二)龋均

分为全民龋均和患龋者龋均二种。

1. 全民龋均　又称受检者龋均，以患龋者的总龋牙数被受检者总数所除得到的商值，公式如下：

$$全民龋均=\frac{患龋者总龋牙数}{受检者总数}$$

全民龋均也只反映人群的总患龋状况，不说明患龋人数，无法制定防治计划。

2. 患龋者龋均　患龋者的总龋牙数被总患龋人数所除，公式如下：

$$患龋者龋均=\frac{患龋者总龋牙数}{患龋人数}$$

此指标只反映患龋者的龋病流行情况，不反映受检人群的总体状况。因此，最好将患龋率和龋均二者并用，才能真实全面地反映受检人群的患龋情况，提供可靠的调查数据。

(三)恒牙龋指数

用龋失补牙数(Decayed Missed Filled Teeth，简称 DMFT)或龋失补牙面数(Decayed Missed Filled Surfaces，简称 DMFS)。龋(D)指已发生龋坏尚未充填的牙齿；失(M)指因龋而失去的牙；补(F)指因龋而做了修复治疗的牙齿，不包括因非龋性疾病所做修复的牙)。DMFS 表示法更能反映出患龋情况的严重性，前牙有四个牙面，后牙有五个面，用牙数就反映不出损害的范围。

无论 DMFT 或 DMFS 表示法，失牙数在调查时均不易问明究竟是因龋或因其他疾病而失牙。因此，有人主张成年人的龋齿指数可以用龋补牙数(DFT)或龋补牙面数(DFS)表示患龋情况。

(四)乳牙龋指数

由于乳牙的生理性脱落特性，不易与因龋失牙区分开，乳牙龋指数多用龋失补牙数(decayed missed filled teeth，缩写 draft)，龋拔补牙数(decay extract filled teeth，缩缩 deft)，龋拔补牙面数(decayed filled surfaces 缩写 dfs)来表示。龋、补的定义相同于恒牙龋指数，拔(e)指重度龋坏，临床上无法修复而拔除的乳牙。

有关调查资料的详细统计学方法请参考医学统计学书籍。

六、龋病调查中应注意的问题

为了使调查结果能准确，真实地反映实际龋病在人群中的流行情况，要求在从事此项工作之前或调查进行之时注意以下问题：

(一)明确调查目的

遵循随机抽样的原则，选择好调查对象和样本数量，以保证每一个人都有同等的机会被抽取，正确地估计总体的患龋情况。常用的抽样方法有以下几种。

1. 单纯随机抽样　可用随机数字表或抽签法进行，适用于受检者在总体中分布比较均匀。

2. 系统抽样　又称机械抽样，是按一定顺序机械地每隔若干观察单位抽取一个受检者。

3. 分层抽样　将总体按与研究现象有关的因素分成不同组，再按比例从各组中随机抽样。可以根据受检者的年龄、性别、城乡、饮水氟浓度等进行分组。

4. 整群抽样　是从总体中随机抽取若干群体，再对每一群体中的所有人进行调查，适用于群间差异较小者。

(二)试点性调查

在调查工作开始之前，为了初步了解受检人群的患病状况，可先进行小规模的试点性调查。通过试点调查，可以帮助估计调查样本大小，及时发现哪些项目尚未列出，可以统一调查人员掌握调查标准，取得实地调查经验，为正式大规模的调查打下基础。

(三)捷径调查

这是 WHO 推荐的一种调查方法。当调查的时间有限或人力不足，又需在短时期内了解某一群体的患病情况时，可采用此项调查，为拟定卫生工作计划和估计所需人力提供依据，乃是一种经济实用的调查方法。此调查是在指定年龄组的人群中进行，6 岁代表进校时，12 岁代表小学毕业，35～44 岁代表成年人，65～74 岁代表老年人。在调查时，为了保证精确度，每个调查年龄组至少 20 人。

（四）选择调查对象

应考虑被查对象的住地（城市或农村）、社会经济状况、教育文化水平、饮食习惯、职业特性等。这些因素都可能影响调查样本的分组。由于龋病具有一定的年龄特征，也可以按年龄、性别分组。按 WHO 建议，19 岁以前，按每一岁分组，19 岁以后，则按 20～24 岁、25～29 岁、30～34 岁、35～44 岁、45～54 岁、55～64 岁和 60 岁以上划分年龄组。分组是否合理直接影响调查结果的正确性。合理分组是坚持在同等的原则基础上，用明确的指标将全部调查资料进行归纳。

在进行调查工作的同时，应该对受检者进行口腔卫生宣传教育，普及口腔卫生常识，使其懂得维护口腔健康的重要性，同时也得到他们的合作，以确保调查资料的可靠性和完整性。

调查结束后，整理资料过程中，需对全部调查资料进行严格复查、核对、弃去有疑问不全的资料，保证结果的准确性。

（周学东　范　旭）

第四章　龋病病因与发病机制

公元前二世纪，亚述人和巴比伦人认为龋病是虫子将牙齿腐蚀的结果。在古埃及和印度也流传着牙虫致龋和用巫术、涂药、烟熏等方法来驱赶和杀灭牙虫的故事。烟熏术（fumigation）在英格兰一直用到19世纪。

中国古代也认为龋齿是由虫引起的。我国最早的文字——殷墟甲骨文（公元前1324～1269）就已经有"龋"的象形文字出现，它是由虫的象形文字和齿的象形文字构成的。巢元方（公元610）著的"诸病源候总论"中写道"虫食于牙齿，则齿根有孔，虫居其间"。

虫致龋的认识在人类历史上持续了相当长的时间，就是现在也有"挑虫牙"的江湖医生，说明龋齿是由虫蚀所致这一认识在民间仍有一定的市场。

"虫牙"的传说说明了在科学不发达的古代已注意到龋病与外界生物体入侵有关。由于当时科学不发达，没有显微镜，细菌学得不到发展，不可能知道此生物体是什么，只有在显微镜发明后，细菌学得到了发展，才把龋病病因学的研究推向前进。

第一节　早期龋病病因学说

整个龋病病因学的研究经历了长期、复杂而艰巨的过程，提出了很多理论和学说，为了更好地理解现代病因理论，有必要对早期龋病病因学说作一简要回顾。早期提出的龋病病因理论大体可分为两大类，即内因论和外因论。下面选择几种具有代表性的理论加以介绍。

一、内因论

内因论（endogenous theories）认为龋病是由于牙齿或/与机体内部的变化造成的，例如公元二世纪时，Galen就认为龋病是由于机体的营养缺乏所致。主要代表学说有：

（一）磷酸酶学说

Eggers-Lura 1949年提出磷酸酶学说（phosphatase theory）认为整个牙齿有血浆通过，血浆从牙髓经牙本质到牙釉质，并与唾液相通。研究发现血液中的一些重要酶，如磷酸酶、蛋白酶等在唾液、牙本质和牙釉质内均存在，这些酶对牙齿的钙、磷代谢很重要。血液—牙齿—唾液中的钙、磷必须保持平衡，当唾液有足够的磷酸盐时，牙齿就不发生病变。如果唾液中的磷酸盐缺乏，牙釉质就是唯一提供磷酸盐的来源。酶的作用是使不溶性的钙变成可溶性的钙。此作用不一定在酸性环境内进行。酶是牙齿组织固有的，所以Eggers-Lura认为龋病产生是血源性的。他把龋病看成是生理钙化的相反过程，即不溶性钙变成可溶性的了。

支持者Csernyei（1950）对磷酸酶的作用作了进一步阐述。他指出牙齿内的磷酸酶可将牙齿硬组织的磷酸盐分离，与此同时钙亦被解离出来。镁离子可激活磷酸酶活性，氟离子使磷酸酶活性受到抑制。当牙髓内的镁、氟代谢紊乱时，镁、氟失去平衡，可导致牙髓内淋巴的磷酸酶活跃，进而使牙齿硬组织发生脱矿。Csernyei认为龋病是牙髓源性的，是牙齿内部代谢障碍的结果。

无论是Eggers-Lura，还是Csernyei都认为龋病的发生是牙齿内部代谢障碍的结果。但他们的结论没有组织学的支持。因牙釉质内的有机物通道并不是细胞结构，由牙髓经牙本质进入牙釉质的体液循环是否存在也未得到确证。此外，此学说也不能解释龋病病变总是由外向内发展及在牙齿萌出后才发生等现象，而且引发牙齿内部代谢障碍的原因是什么也不清楚。

（二）结构论

Mummery 等人提出结构论。他们认为龋病的发生是由于牙齿结构上的缺陷所造成的。事实上，当食物中缺乏某种要素或矿物质代谢发生紊乱时，均可使牙齿结构发生缺陷，但这种缺陷本身并不是龋病。结构上的缺陷只不过为龋病的发生提供了条件，所以与其说它是致病病因，毋宁说它是致病因素。

（三）糖原学说

1959 年 Egyedi 提出糖原学说（glycogen theory）。他认为龋病的发生是由于进食过多的糖类时，体内其中包括牙齿组织中的糖原含量增加所致。进入牙齿内的糖原不易被带走，因而牙齿对外界刺激的抵抗力降低，容易患龋。

Stack（1956）的研究也发现牙釉质的有机基质中含有多种糖类，这可为龋病发生提供物质基础，因而在营养不良时，龋病就减少。

王巧璋（1964）对龋牙进行的组织化学研究也证明早期龋病变区有糖原存在。

Egyedi 的糖原学说曾一度引起人们的注意，但未得到发展。因他的学说只说明了龋病发病的内在因素，并未阐明它发病的确切原因。

内因论的几种代表学说都把牙釉质、牙本质看成是与机体有联系的生活组织，注意到了机体自身内在的一些因素与龋病发生有关，并未阐明龋病的原发致病原因，不能解释龋病的发生。

二、外因论

外因论（exogenous theories）认为，龋病的发生主要是由于外界因素的刺激造成的。属于外因论的两种理论是酸脱矿理论和蛋白溶解理论。现将这两种理论的主要代表学说分别介绍如下。

（一）化学细菌学说

化学细菌学说（chemicobacterial theory）是酸脱矿理论的代表，1890 年由 Miller 提出。

早在 19 世纪中叶就提出了酸脱矿理论。很多人对口腔内发酵产酸现象给予了特别重视。Parmly（1818）提出的防龋措施就是建立在这个基本认识上的。他认为，如进行常规的清洁牙齿和牙龈，牙齿就不会发生龋病。Linderer（1837）认为：龋病是由于口液的化学破坏作用将牙齿破坏所致，内部疾病不会产生龋病，只能起到加重致病因子的作用。1867 年，Leber 和 Rottenstein 认为龋病是由于酸和颊纤毛菌的寄生所造成的。继后，Underwood 和 Milles（1881）认为龋病的发生有两种可能：有机物的破坏和酸的脱矿。

在上述认识基础上，到 1890 年 Miller 才将酸脱矿理论进行了系统的阐述，提出了具有历史意义的化学细菌学说（又称化学寄生学说，Chemicoparastic theory）。

Miller 所做的经典实验可简要表示如下：

$$\text{牙齿}+\text{面包（或糖）}+\text{唾液}\xrightarrow{\text{孵育}}\text{牙齿脱矿}$$

$$\text{牙齿}+\text{脂肪（或肉）}+\text{唾液}\xrightarrow{\text{孵育}}\text{牙齿不脱矿}$$

$$\text{牙齿}+\text{面包（或糖）}+\text{煮沸的唾液}\xrightarrow{\text{孵育}}\text{牙齿不脱矿}$$

从这些实验清楚地说明了，细菌酵解碳水化合物产生的酸是龋病发生的根本原因。

Miller 从唾液和龋损害部位分离出了 30 多种细菌，其中多数是能发酵碳水化合物的产酸菌，少数是能溶解蛋白质的细菌。他认为不是一种细菌引起龋病，龋损过程是由能产生酸的和消化蛋白质的微生物所调节的。1905 年，他提出龋病的破坏过程分为两个阶段：一是酸使硬组织脱矿，二是脱了矿的有机物被细菌的蛋白酶所溶解。在牙釉质内，因有机质非常少，只有脱矿过程，几乎没有有机物的溶解。

对于在相同条件下，有的人容易患龋，有的人却不患龋，Miller 认为这与牙齿对酸的抵抗力和牙齿所处的环境有关。在牙齿所处的环境中，很多因素都可影响牙齿的抗龋力。如涎液的量、物理化学性质和杀菌力，食物的性质，牙的形态和相关位置，口腔内的细菌数量和种类等。

化学细菌学说的中心思想是龋病是由寄生于牙面的产酸细菌与口腔内的碳水化合物作用产生酸，酸作用于牙齿，使牙齿中的无机物溶解而开始的，而后蛋白水解酶将残留的有机物溶解而使牙齿崩溃。

化学细菌学说第一次阐明了口腔微生物、食物、酸与龋病发生的关系，抓住了龋病发生的本质，为进一步的研究指明了方向。在此学说的基础上，到20世纪60年代才发展成为现今为人们广泛接受的三联因素论。所以Miller学说在龋病病因研究史上具有重大贡献，为龋病病因现代理论奠定了基础。

Miller学说仍具有一定的局限性。此学说没有阐明牙面微生物存在的形式，和局部龋损是如何形成的。1937年，Fosdick等人对Miller的化学细菌学说作了重要的补充。他们证明细菌对糖的发酵过程主要发生在牙面的生态膜内，在这特定的环境内，细菌产生的酸才能维持一定的时间和浓度，才能将牙齿破坏。1940年，Bunting认为，所有初期龋都是由于黏附在牙面上的生态膜内的糖类发酵产酸达到一定量时，使牙面脱矿所造成。

Bunting的研究还明确了龋病与乳酸杆菌的关系，此后将近30年，人们都把主要力量集中到嗜酸乳杆菌上。

1940年，Stephan作了一个有意义的工作，他用电极测量牙面生态膜在食用糖后pH值的变化，发现pH很快下降到4.3，在随后的20～60分钟恢复到原状。Stephan还发现牙面上的白色和金色葡萄球菌能产生尿素酶(urease)，将唾液内的尿素转变为碳酸铵，后者能中和生态膜内的酸。Stephan的研究成果被其后的很多人所重视，特别是产酸活动，而对产氨活动则在较长时间未受到重视。

此外，Miller对龋病细菌学的研究仅仅是开始，由于受到细菌学发展的限制，未分离出引起龋病的恒定细菌，他认为口腔内产酸和溶解蛋白质的细菌都可造成龋损，即龋病是由非特异性细菌所引起的。

(二)蛋白溶解学说

Miller的化学细菌学说未全部被人们所接受，1944年Gottlieb和Frisbie等对龋病的发生提出了一种新的解释，即蛋白溶解学说(proteolysis theory)。

早在19世纪末，Wedl，Abbott和Heitzmann等人就观察到在牙釉质的一些部位，如釉板和釉柱鞘存在有机物。后来，一些学者对牙釉质内的有机成分进行了研究，证明牙釉质内含有0.56%的有机物，其中0.18%系角蛋白，0.17%为可溶性蛋白，其余是枸橼酸和肽类。Boedecker(1878)指出，牙釉质内的有机物与龋病的发生密切相关。釉板在龋病病变中，可作为微生物进入牙釉质的通道。20世纪初，Baumgartner和Fleischmann证明微生物可侵入牙釉质的釉板，在其中产酸，将牙釉质中的无机物溶解。Gottlieb和Applebaum(1944，1946)认为龋病实质上是一个蛋白溶解过程，微生物侵入有机物内，并将它们破坏。他们提出了许多组织学证据，强调龋病的初期变化是在有机物部位。如他们用硝酸银染色法染色早期牙釉质龋的磨片，发现在有机质部位改变明显；另外他们认为在早期牙釉质龋所看到的黄色色素沉着是龋病的特征，此色素是由蛋白溶解微生物产生的。Frisbie、Saunders和Nuckolls等(1944，1947)在研究早期龋病变时发现，在表层完整的龋损下有细菌存在。用X线观察光滑面早期釉质龋磨片时，可看到釉质表层有一阻射区，表层下为透射区。所以，他们认为早期龋病是牙釉质内有机物发生分解，以后才是无机盐被产酸菌产生的酸所溶解。

根据以上一些观察，Gottlieb和Frisbie等提出了蛋白溶解学说。此学说的中心思想是：龋病的早期损害首先发生在牙体的有机物存在部位，即牙釉质内的釉板、釉柱鞘、釉丛和牙本质小管。牙面微生物产生的蛋白水解酶使这些区域的有机物分解，晶体分离，结构崩溃，犹如灰浆软化和破碎的砖墙，从而打开了细菌侵入的通道，致使细菌侵入、产酸使无机盐溶解。

一些学者对蛋白溶解学说作了进一步的研究。Pincus(1948，1949)认为牙釉质中的蛋白质含有硫酸粘蛋白，口腔内的革兰氏阴性菌产生的硫酸脂酶可水解牙釉质中的硫酸黏蛋白，释放硫酸而使牙釉质溶解并与钙结合成硫酸钙。在龋坏牙釉质中可找到此种化合物，但在健康牙釉质中却找不到。Sognnaes等人(1949—1950年)研究证明，在成熟牙釉质的釉柱间质有机物中有酸性黏多糖存在，但在龋坏组织中未找到硫酸脂酶。

蛋白溶解学说描述了龋病发生时有机物的破坏过程，说明了为什么在有机物较多的地方龋病容易发生，弥补了化学细菌学说的不足。该学说认为龋病早期变化不是在牙齿的无机物中，而是在有机物存在的部位，即有机物的分解是原发的，酸脱矿是继发的，事实上，蛋白溶解学说也承认化学细菌学说的主要观点，即细菌产酸脱矿的观点。这两个学说的主要分歧是对牙体龋损的发生过程有相反的看法，蛋白溶解学说反对把酸的作用说成是龋损破坏的最初因素，而主张釉质中蛋白质的溶解才是最早的变化。

蛋白溶解学说也具有较大局限性，不能解释的现象包括：①将未脱矿的牙本质放在蛋白水解酶中，其有机胶原并不破坏，而先用酸将牙本质脱矿，再用蛋白水解酶处理，胶原则被溶解。这说明牙本质内的钙盐有保护胶原的作用。可以推断，牙釉质也是同样情况。②无菌动物身上只接种有蛋白溶解能力的细菌，不会产生龋，而只接种一种无蛋白溶解能力的链球菌则产生龋。③从形态的改变来推断病变的过程，缺乏病理学和生物化学的实验依据和支持，迄今，还没有人能证明蛋白溶解学说提出者提出的龋病是从釉板开始的。再者，牙釉质中的蛋白质主要是角蛋白样物质，在口腔中尚未发现可以破坏此种蛋白质的酶。

1990年起，岳松龄等先后进行了蛋白水解酶（木瓜蛋白酶、胰蛋白酶和胶原酶）对形成人工龋的影响，这些酶对人牙釉质脱矿的影响以及牙面生态膜液对牙釉质脱矿影响的系列研究。研究结果证明这三种酶对人工龋的形成和在体人牙釉质脱矿，面生态膜液对牙釉质粉末的脱矿均无影响，从而推断牙釉质龋的发生中，不存在蛋白溶解现象。

蛋白溶解学说虽流行一时，但现已不受人们重视。值得提出的是，在牙本质和牙根部的龋病过程中，有机质的溶解还是一个不可忽视的过程。

（三）蛋白溶解螯合学说

1955年Schatz和Martin等人提出龋病病因的蛋白溶解螯合学说。

螯合是络合的一种特殊形式，即金属离子通过配位键与具有两个或两个以上键合原子的配位体结合，形成具有环状结构的稳定络合物。结构中的环叫螯环，此络合物叫螯合物。能形成螯环的配位体叫螯合剂。螯合过程可在中性，甚至碱性环境中发生，不受pH的影响。口腔中有大量的螯合剂，如乳酸、枸橼酸、氨基酸、糖发酵产生的羟酯和三羧酸循环的中间产物等。

钙离子的化合价为2，其配位数为4或6。钙离子在水溶液中时，水分子与钙离子通过配位键络合，钙离子周围的水分子叫配位层，螯合剂可以取代配位层中的水分子，形成螯合物，下面表示乳酸与钙的螯合：

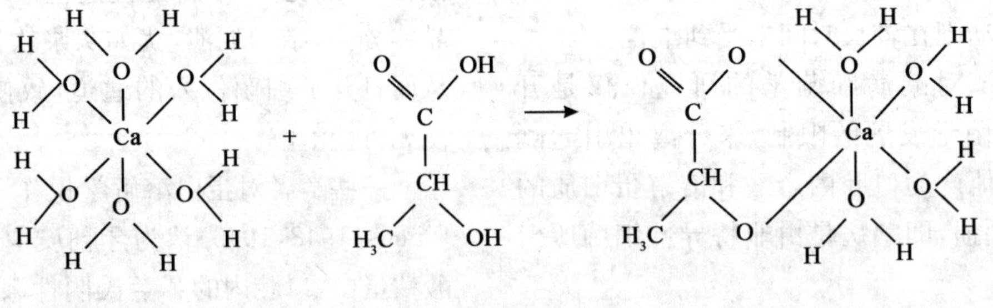

水溶液中的钙　　乳酸　　乳酸钙螯合物

由于螯合作用不受pH的影响，生物钙—磷系就有可能在中性或碱性环境发生脱钙。

基于以上对螯合作用的认识，Schatz和Martin等人提出了蛋白溶解—螯合学说。他们认为：龋病的发生是由于牙面的蛋白溶解性细菌（如角蛋白溶解性微生物）产生的蛋白酶将牙釉质的蛋白质和其他有机成分分解，其产物包括各种酸根阴离子、胺基、氨基酸、肽等，具有螯合特性，在牙齿局部形成高浓度的螯合剂，它们与牙齿中的钙螯合，形成可溶性的螯合物，这样牙齿就脱矿并溶解了。所以，牙齿的脱钙不一定在酸性环境中才发生，在中性，甚至碱性环境也能发生。

Schatz等人从蛋白溶解螯合学说的角度对糖、乳杆菌与龋病发生的关系和氟化物在控制龋病发生上的作用作了如下的解释：

他们认为糖在龋病发生中的作用可能与下列因素有关：①刺激或增加蛋白质溶解；②产生使角蛋白不太稳定的条件；③络合钙；④促进白色念珠

菌的生长，此种真菌具有溶解角蛋白的性质。

Schatz 认为龋活跃者口腔中乳杆菌计数的增加可能是龋病发展的结果，而不是它的原因。由于螯合作用，从羟基磷灰石中释放出钙，可促进乳杆菌生长。

氟化物可促进氟磷灰石的形成，增强牙釉质的有机物与无机物的结合，这样就减弱了螯合作用，从而控制龋的发生。

长期以来，关于龋病是从牙釉质无机物溶解开始，还是从有机物的破坏开始一直争论不休。蛋白溶解螯合学说将这两种看法统一起来了，认为两者同时存在。此学说的提出者们认为细菌将牙釉质的蛋白质破坏，而蛋白分解产生的螯合剂又与牙釉质的无机物螯合，形成可溶性螯合物，致使牙齿脱矿。似乎此学说可以圆满地解释龋病发生中矿物质与蛋白质破坏的机制，但遗憾的是缺乏有力的科学依据，引起病变的螯合剂和蛋白酶还有待证实。

Jenkins(1961)认为牙釉质内的有机物是很少的，无机物是大量的，少量有机物分解产生的有限螯合剂不能引起大量无机物的破坏。虽然牙面生态膜和唾液内有螯合剂，但生态膜和唾液中有高浓度的钙存在，它们可被螯合剂所络合，这样螯合剂就会被消耗掉，所以牙齿能被螯合剂溶解到多大程度是值得怀疑的。Jenkins 和 Dawes(1964)将唾液与牙齿一起培养，如不加入糖类，经过几天，pH 上升到 8.0，未见到牙齿溶解的现象。

根据以上分析，多数学者认为，不能把螯合作用看成牙釉质溶解的主要过程，可能只是在生态膜 pH 回升到中性时起很小的作用。

第二节　龋病病因的现代理论

20 世纪 50～60 年代口腔微生物学研究快速发展，特别是龋病微生物学的研究受到重视，对变异链球菌族和牙面生态膜的深入、广泛的研究，龋病病变的超微结构的观察及免疫、生物化学等相关学科的发展，人们对龋病的认识有了很大的进步。

标志着龋病病因研究史上的重要里程碑包括：①细菌在龋病发生中的重要作用被肯定下来了。1955 年 Orland 等在无菌鼠作的有名的诱龋实验证明了没有细菌的参加，即使饲以高糖致龋饲料，龋病也不会发生。②糖在龋病发生中的作用得到了充分的证实。无论动物实验和对人的研究都有力地说明了糖是重要的致龋底物。用含糖多的致龋饲料饲养动物，产生的龋比含糖低的饲料产生的龋多。现今用于动物实验的致龋饲料，其含糖量都很高。糖在龋病发生中作用的最有说服力的证据是，如果用胃管将致龋饲料给以动物，则不发生龋。这充分说明了糖的局部作用，即糖必须经过口腔才能致龋。③对牙面生态膜的深入研究揭示了牙面生态膜的性质、结构和其中的物质代谢活动。这对龋病发生机制的阐明起了很大作用。④建立了人工龋模型。人工龋模型是仿生学的研究，它模拟自然龋产生的条件造成类似自然龋损的病变，这促进了人们对龋病病变过程的认识。

以上龋病病因学研究史上的重大发展极大地补充和丰富了 Miller 的化学细菌学说。在此历史背景下，60 年代初 Keys 提出了三联因素论，认为龋病是由细菌、食物和宿主三方面的因素共同作用产生的，三者缺一不可(图 4-1)。

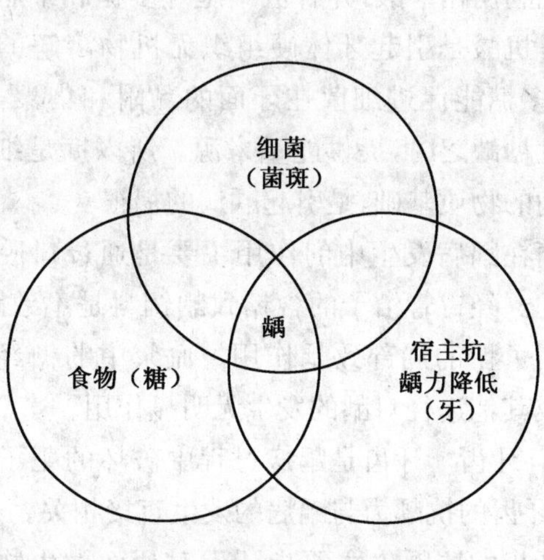

图 4-1　龋病病因的三联因素

一、三联因素论

Nikiforuk 认为这三个因素是龋病发生的主要因素(primary factors)，或必须因素(essential factors)，是龋病发生所必须具备的条件(prerequisites)，没有这三个因素龋病就不能发生。而其他影响龋病过程速度的因素为次要因素(secondary factors)。

（一）龋病发生的主要因素

1. 致龋细菌(cariogenic bacteria) 主要是指黏附于牙面的具有致龋能力的细菌。它们是产生和分泌有害化学物质，如有机酸、多糖、螯合剂和蛋白水解酶等的因子。这些物质可引起牙釉质的无机物溶解和随后有机成分的分解。所以可以认为，细菌是一个攻击性因素，没有细菌的参与龋病是不会发生的。

能引起龋病的细菌很多。与龋病发生关系密切的细菌是变链球菌族，其次是乳杆菌、放线菌、其他口腔链球菌、韦荣氏菌、奈瑟氏菌等。

牙面生态膜是细菌在牙面代谢和致病的生态环境，它为细菌的作用提供了条件，在龋病的发生中非常重要。

2. 适宜的底物(suitable substrate) 食物因素中糖与龋病的发生密切相关，糖是细菌代谢的主要底物，它为牙面的细菌提供营养和能量，使它们得以在牙面定居、生长、繁殖。

糖，特别是蔗糖，在龋病发生中是很重要的。细菌能利用糖产酸，并合成细胞外多糖和细胞内多糖。有机酸是引起牙体硬组织无机物溶解的直接因子，多糖能促进细菌在牙面的黏附和集聚，并在外源性糖缺乏时，提供能量来源。所以糖是细菌产生龋病的物质基础，是引起龋病的祸根。

糖在龋病发生中的作用主要是通过口腔局部发挥的。经胃管给予的含糖致龋饲料是不致龋的，这说明了糖的局部致龋作用。血浆中的糖经唾液分泌或其他途径对龋的发生无明显作用。

3. 牙齿 牙齿是龋病过程中破坏的靶子(target)，牙齿的抗龋力与龋病的发生直接相关。

牙齿的抗龋力主要指牙齿对牙面微生物产生的有害代谢产物的抵抗能力，它包括牙齿的抗酸性和抗细菌黏附的能力。

牙齿抗龋力的表现形式包括：①整齐的排列、完整光滑的外形能增强牙齿的抗龋能力，防止食物残渣和细菌的滞留；②致密的表面结构可降低其表面自由能，减少细菌的黏附；③高度矿化，特别是一些痕量元素(尤其是氟，参看第十章)能提高牙釉质的抗酸力。

由于牙齿发育的特点，牙齿抗龋力的建立分两个阶段：①萌出前牙齿抗龋力的建立；②萌出后牙齿抗龋力的增强。

在牙齿萌出前，牙冠的发育和钙化已完成，所以一个外形完整、光滑、矿化程度高、抗龋力强的牙齿在牙萌出前就形成了。换句话说，牙齿抗龋力的建立主要在牙齿萌出前。一般来说，在1岁前，所有的乳牙；六七岁前所有恒牙牙冠的发育和钙化都已基本完成。

正常牙冠的形态取决于造釉器的三个发育阶段(蕾状期、帽状期和钟状期)，即造釉器的形态分化和造釉细胞分泌釉质基质的过程是否正常，而晶体的排列与矿物质的沉积则与釉质的矿化过程直接有关。任何影响釉质发育和矿化的因素，如营养状况(特别是维生素A，维生素D，矿物质钙、磷和氟)、全身疾病、局部感染、内分泌和遗传因素等都可影响牙齿的抗龋力。

新萌出的与萌出已久的牙齿相比，致密度较低，牙面有许多微孔，表面自由能较高，钙化程度也相对较低，所以刚萌出的牙抗龋力相对来说是较低的，牙齿萌出后，与口腔环境的物质交换一直在进行。当口腔中有足够的钙、磷和氟时，就能以羟磷灰石或氟磷灰石的形式沉积在牙面，从而增强了牙齿的致密度和矿化程度，提高牙齿的抗龋力。另外一些痕量元素，如锌、锶、钼等的摄入也能增强牙齿的抗龋力。此外，含氟牙膏、局部涂擦氟制剂、矿化液、饮水加氟等措施都有利于提高牙齿的抗龋力。

（二）龋病发生的次要因素

影响龋病发生的次要因素在龋病的发生中，除了与以上的主要因素密切相关外，还有一些次要因素能影响龋病发展过程的速度。主要因素与次要因素相互作用，决定龋病的发生和发展(表4-1)。

影响龋病发生的次要因素主要来自宿主的唾液。唾液是生态膜细菌营养的主要来源，通过它的机械清洗作用、缓冲作用、矿物质成分及抑菌物质(如溶菌酶、免疫球蛋白、过氧化物酶、乳铁质等)来减慢龋病的发展速度；另一方面唾液中的一些成

表 4-1　龋病的发生因素和发生机理

主要因素	影响因素	与龋病发生有关的代谢产物	牙齿破坏的机理	在龋病过程的作用

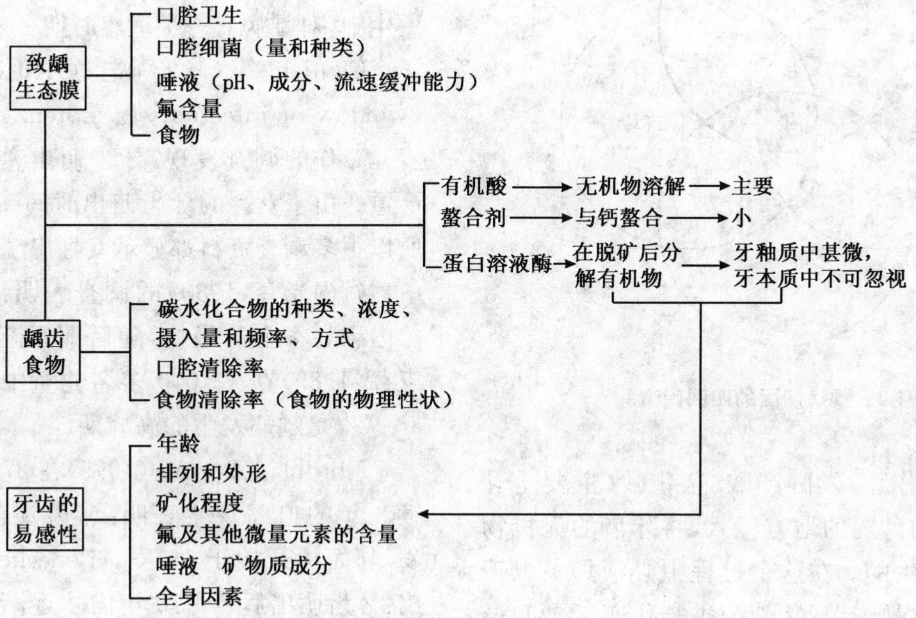

分，如富脯蛋白，富酪蛋白、黏蛋白和葡萄糖基转移酶(GTF)可吸附于牙面，作为某些细菌在牙面的受体，从而促进细菌的黏附，加速面生态膜的形成，使龋病容易发生。

唾液与龋病的关系是很复杂的。唾液的抗龋力与其流率、成分、pH 值密切相关，而很多因素可影响唾液流率和成分，如精神神经因素、内分泌、药物、食物、年龄、性别和全身疾病等。而且唾液的抗龋作用在牙面自洁区强，而在非自洁区弱。

除了唾液以外，影响龋病发生、发展的次要因素还有：口腔卫生、饮食组成和习惯、痕量元素、全身疾病、内分泌、遗传等。

影响龋病发生、发展的因素很多，宿主的抗龋力主要表现在口腔局部的牙齿和唾液，而全身因素所起的作用都不是直接的，也不是决定性的。它们通过影响牙齿和唾液的抗龋力而间接影响龋病的发生发展。所以，可以这样认为：龋病发生的主要原因是局部的，也就是说以外因为主所致的病变。

二、龋病四联因素论

任何病的发生、发展过程都含有时间的因素，但在龋病中尤具特殊意义，因龋病的发生是需要很长的时间。从初期龋到临床可查出龋洞，一般需1.5～2 年。所以，尽管有了以上三个主要因素，即致龋细菌、代谢产酸的底物和易感的牙齿构成了使牙齿发生龋病的高度危险性和可能性，但龋病不会立即发生。要产生龋，必须使以上三个因素构成的高度致龋攻击力持续存在相当长一段时间。然而，在牙面的局部环境中，三个因素不是一成不变的。三个因素中，任何一个因素的作用减弱或消失，都会导致它们构成的高度致龋性降低，从而使龋坏不发生，或龋损过程变慢，甚至停止。

龋病流行病学资料显示，龋病发生中时间因素的存在。对儿童患龋情况的调查表明，所有牙齿都非常明显地显示了相同的周期性患龋曲线。一般在牙齿萌出后 2～4 年患龋率达顶点，以后逐渐下降。这可能表明牙齿萌出后牙釉质继续矿化，使牙齿抗龋力增强，而萌出后 2 年患龋率才达到高峰，乃是由于龋病病程缓慢所致。这也提示，对任何一种防龋方法效果的评价，应于开始使用该方法至少2 年后才能进行。

鉴于上述情况，Newbrun 于 70 年代，在三联因素论的基础上增加了时间因素，提出了龋病病因的四联因素论(图 4-2)。

龋病病因的四联因素论的基本论点是：龋病是含糖食物(特别是蔗糖)进入口腔后，在牙面生态膜

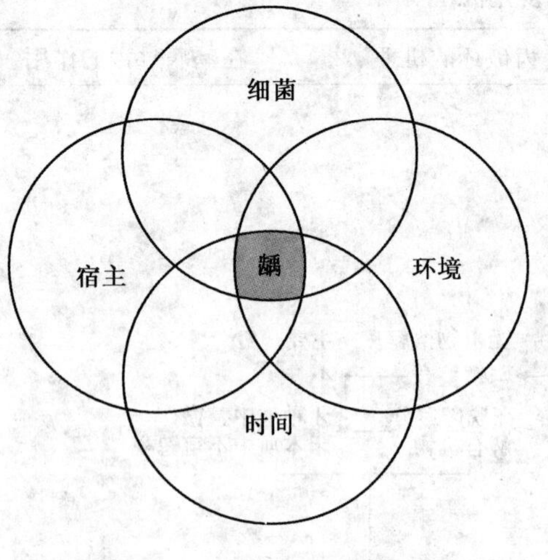

图 4-2　龋病病因的四联因素

内经致龋菌的作用，发酵产酸，这些酸（主要是乳酸）从牙面结构薄弱的地方侵入，将牙齿的无机物溶解破坏而产生的。在这个过程中必须具备以下重要条件：①致龋细菌；②细菌进行代谢活动和形成牙面生态膜的物质基础——糖类；③细菌在牙面代谢和致病的生态环境——牙面生态膜，牙面生态膜使细菌发酵糖产生的酸在牙面达到一定的浓度（在临界 pH 以下）和维持相当长的时间；④易感的牙齿。

三、龋病发生中的时间因素

1976 年，Newbrun 在 Keyes(1962)的三联因素论上增加了一个时间因素，他认为频繁多次摄取糖是一个重要因素，Cowson，Odell(2002)指明应对时间因素的策略是：①避免频繁摄取糖食。②刺激唾液分泌以清除糖在口腔内的停留。由此可见，糖在口腔内的停留时间是时间因素的主要内容。Newbrun(1989)在一篇专题论文中比较了 Northumberland(England)、Michigan(America)为期 2 年和 3 年的纵向研究，对象为 12 岁左右的儿童。两地的水氟含量均为 0.1 mg/L。摄糖量，英国儿童为 113 g/d，美国儿童为 142 g/d，但英国儿童两餐间摄糖次数平均为 6.8，而美国儿童为 4.3。结果显示：英国儿童牙齿龋失补牙面增长数明显高于美国儿童。这说明摄糖食次数的重要性。

根据近年来口腔医学研究的进展，在龋病发生的时间因素中，还应该包括以下内容：

1. 从龋病的流行病学调查来看，虽然患龋率（%）或龋失补指数（DMF，dmf；DMFT，dmft；DMFS，dmfs）都有一个随年龄增长而逐渐增加的趋势，但却呈现出一个发病的高峰期，说明在人的一生中，对龋病有一个敏感时期。

Caufield 等（1993）把这个时期称作感染窗（window of infectivity）。Lorenz（1963）对 6～14 岁儿童作的调查发现：牙齿萌出愈早，患龋情况愈严重。由于女性的牙齿萌出时间一般都比男性早，所以很多调查资料都显示女性患龋率高于男性。

竹内光春(1980)的调查表明：牙齿萌出 1～3 年内患龋率上升最快，随后即逐渐减慢。刘琨翔、王芬(1989)在 13 000 多名儿童中作的调查，表明 3～9 岁是龋病发生的高峰期。

Nordblad、Larmas(1995)在 272 名小学生中连续 3 年的追踪观察表明：牙齿咬合面龋开始于 7 岁，邻面龋开始于 13 岁。Bodecker(1960)曾经指出：牙齿萌出后 5～10 年内才逐渐成熟，在这个时期却是龋病的好发时期。

2. 从龋病发生的背景来看，龋病是在牙面生态膜的掩蔽下发生的。这个生态膜从细菌定植到具有致龋力也需要一定的时间。不像其他细菌感染性疾病，细菌一进入宿主机体即易引发疾病。

3. 从龋病病变的发展过程来看，也需要相当长的时间，虽然有所谓急性龋，但大多数龋损，无论是从生态膜的形成到出现白垩斑或从釉质表面破坏到形成洞都需要相当长的时间。

4. 龋病发生的直接原因是细菌产生的酸将牙齿破坏，但龋病的损害绝不是一两次产酸就会完成的，而是需要多次反复产酸侵蚀才能出现。

5. 龋病损害的过程是牙齿的脱矿与再矿化交替进行的过程，这个过程的进展需要很长的时间才能出现龋洞的形成或损害的愈合。这个问题将于以后专题论述。

四联因素论虽已被人们广泛接受，但还不够完善，还存在一些问题，如关于致龋菌的特异性、病变过程的条件和机理等。

第三节　龋病病因的新认识

1985 年 Larmas 重新审理了过去的理论，提出了新的看法。他将龋病的发病因素归结为两个方面：①宿主的易感性；②细菌的活跃性。而将其他因素，如唾液、食物、内分泌、遗传、口腔卫生等都看作或多或少与以上两方面有关的因素。

Larmas 认为，宿主的感受性中，牙齿抗龋力的高、低是主要的，其次是唾液因素。在细菌的活跃性中，细菌对牙面的黏附是主要的，其次是产酸。

Michalek、Katz 和 Childers(2002)认为龋病和牙周病都是口腔常住菌与宿主之间的平衡被破坏所致。

黄力子(1997)对龋病的发生提出一个新的看法，认为龋病是由于牙齿内的生物电化学变化引起的。

Kleinberg(2002)注意到牙面生态膜的代谢活动中，除了产酸代谢外还有精氨酸被水解的代谢，其结果是产生一种碱性物质。如果生态膜内的产酸菌活动比溶精氨酸菌(arginolytic bacteria)活动强，则有发生龋病的可能。

Marsh(2003)提出“生态菌斑假说”(ecological plaque hypothesis)解释龋病的发生。认为当牙面生态膜内的菌群向产酸和耐酸的革兰氏阳性菌转移(shift)并占优势时就会产生龋病。这种假说提出，与疾病相关的微生物也可能在健康部位存在，但因为水平太低以致与临床表现无关。疾病是由于局部环境条件变化导致常驻微生物群平衡发生改变的结果，即频繁射入蔗糖或因唾液分泌减少使蔗糖清除率下降，有利于产酸菌和耐酸菌生长，使该部位患龋。

虽然如此，无论是已被人们普遍接受的四联因素论或是 Larmas 提出的观点，都不能说明龋病发生的实质性背景。四联因素所阐明的四种主要因素对很多人来说都是一样的，比如在龋病高发的一些国家，人们都爱好糖食，他们中很多人口腔内的微生物组成差别也不大(至今还没有人报道过龋敏感者面生态膜内的致龋微生物非常显著地高于无龋者)，近年来，这些国家由于口腔预防保健工作的增强而患龋率下降，但还没有充分证据表明这些国家的居民口腔内微生物组成发生了明显变化，或牙齿及机体的抗龋力有明显增强(如前述的牙齿结构、矿化程度以及牙齿的排列)。

从 20 世纪 80 年代起，人们对牙面定居的细菌群体—牙面生态膜给予了很大的关注，并投入很大精力研究生态膜的很多方面，从构造、发育、细菌分析、各种代谢活动，致病机理与能力(包括致龋病和致牙周病两个重要口腔疾病)等，从这些研究中人们逐渐认识到龋病的发生不是四联因素或三联因素就能够解释的，龋病的发生是在牙面生态膜这样一个生态环境中产生的，关于其详细情况，本书第六章将予一一介绍。

周学东等(1985)通过口腔微生物、人工生物膜、人工龋系列研究，提出正常情况下，口腔微生物与宿主口腔处于生态平衡状态。由于体内外环境因素的影响，可导致菌群失调。生态失调与口腔疾病的发生密切相关，龋病是口腔生态失调的结果。

岳松龄及其同道们(1995)历时 30 余年对龋病的发病因素，好发牙面位点及致病牙面生态膜的一系列研究，根据龋病在牙面上的好发部位，即龋敏感部位的调查研究，结合国内外的相关研究成果，认为龋病的发生除了应具备牙面生态膜这个生态环境外，还应当注意到致病环境部位的解剖特性，并不是所有牙面生态膜的牙面都会产生龋病，只有那些位置比较隐蔽的地方才容易产生。人们很难，甚至是没有见到光滑而又暴露的牙面产生龋病。另一个有力的证据就是牙齿邻接面上产生的龋损害，一旦相邻牙被拔除，则此一患有龋损的牙的邻面龋就会中止，变为静止龋(arrested caries)，因此龋病发生的部位是一种隐蔽性的。

如果这些隐蔽部位能够隐蔽得很完全，那也不会产生龋病，20 世纪 70 年代曾经研制出一种封闭剂(sealant)，将牙齿咬合面的点隙沟裂(pits and fissures)封闭起来，这些被封闭得很紧的点隙沟裂就不会发生龋损害，这从另外一方面证明了产生龋损害的牙面生态膜生态系是一种半隐蔽性质的。

因此，岳氏提出半封闭生态系(semi-closed ecosystem)理论来阐明龋病的发生原因，这个认识是以四联因素为基础，使龋病病因更充实完满。

牙面半封闭生态系，必须具有以下特性：

(1)它们位于牙面上较为隐蔽的部位，如咬合面的点隙沟裂，邻面的接触点(或面)的龈方。

(2)这些部位不易被口腔卫生措施(刷牙、漱口)所达到。

(3)这些部位不易被唾液的防御性能(冲洗、缓冲、稀释、免疫因子等)所清除。

(4)这些部位却能容许糖类物质和细菌进入。

(5)由于这些部位的半封闭性，内部细菌代谢产生的酸，不易被排除，从而酸类物质在其中停留的时间延长。

(6)由于酸类物质停留的时间延长，口腔内和牙面上的脱矿—再矿化平衡就偏向脱矿一方，从而加重了病变的发展。

(7)这些部位由于其隐蔽性的缘故，其内环境经常处于缺氧或微氧状态，这样更有利于厌氧菌或微需氧菌的生长和酸的产生。

第四节　龋病病变机制

龋病病变机制的研究主要包括三个方面的问题：①病变过程中，牙齿的无机物质先被破坏还是有机基质先被破坏？②病变破坏的途径是怎样的？③为什么牙釉质龋会出现表层下破坏的形式？还有一个釉质龋在纵切片标本上呈现外宽内窄形式的问题。

关于牙齿发生龋病是无机物先破坏还是有机基质先破坏的问题，前面提到的 Miller 的化学细菌学说和 Gottleib 的蛋白溶解学说代表了两种不同的观点。这两个人的看法并未排斥另一个人的看法，不过是哪个过程在先哪个过程在后的问题。

Gottleib 提出蛋白溶解学说以前，1914 年 Fleishmann 就认为细菌先侵入牙齿的有机物基质内。Dreizen 等(1949，1951)曾经在实验室用糖代谢的中间产物——丙酮酸盐类物质与乙酰甲醇(acetyl carbinol)在离体牙产生了黄色素，证明糖代谢中有破坏釉质内有机物的物质。Sognnaes、Wislocki(1950)用组织化学方法证明早期龋损害中有酸性黏多糖的异染反映，说明龋病病变中有蛋白溶解现象。但是他们却没有证明这些现象是否是本质性的，即是否就是造成龋病病变的根本原因或引发病变的基础。

Hoffer、Fasoli(1960)认为在龋病发生中，脱钙比细菌进入更早发生。后来，Johansen(1962)在电子显微镜下观察到釉质龋病变组织中仍然存在有机物质，牙本质龋损害中也有大量胶原基质。

在研究龋病病变机制时，不少人采用人工龋模型(artificial caries model)来探讨问题，特别是用化学方法，Coolidge(1955)，Soni、Brudevold(1960)，Gray(1962)等研究结果都表明釉质龋与牙本质龋的损害主要是由酸性物质将牙齿内的矿物质破坏造成的。

第二个问题是龋病病变破坏的途径，很多人有不同的看法。但是，他们都有一个共同的观点，就是釉质龋的破坏不是单纯像化学实验那样的酸溶解现象，而是从釉质组织中某些结构开始。

20 世纪早期，有人认为龋病发生时最初是釉质的釉柱鞘和釉柱间质(Williams，1898；Anderson、Rettger，1937)。一些人强调釉质裂缝和釉板(lamella)在龋病发生中的重要性(Boedecker，1951；Hodson，1953)。他们把这些牙齿发育中产生的缺陷作为细菌入侵的主要途径。但 Wolf 和 Neuwirt(1948)、Scott(1952)则持不同观点，认为裂缝或釉质中出现细菌不过是偶然现象。

Darling(1956，1959，1963)用偏光显微镜和显微放射照相法对早期釉质龋损害作了一系列研究。观察到早期龋损从釉质结构的薄弱部位(如小的发育不全，小的钙化不全等)开始，以后沿锐兹线和釉柱间质进行，并往深处扩大。这种与化学实验中酸对矿物质的溶解现象不同的方式被 Gustafson 称为选择性脱矿。

郑麟蕃(1964)在偏光显微镜下观察釉质的早期龋病变，也认为早期龋的破坏开始于结构的薄弱环节，如釉质、生长线、裂隙等。

Awazawa(1963)在电子显微镜下观察到釉质的早期龋损害开始于釉柱、釉柱间质和釉柱鞘内的矿物晶体溶解，病变区见不到细菌，釉柱的外形也消失。Sognnaes(1963)也证明釉质龋病变中主要是磷灰石晶体的广泛破坏，而且是釉柱的中心部分先被破坏。

Frank(1973)的研究也得到同样结果。Lustman等(1974)在扫描电子显微镜下也观察到釉质龋损害的表面呈蜂窝状，釉柱中心先被破坏。对于中心先被破坏的可信解释是由于磷灰石晶体在釉柱不同微观部位的排列(substructural arrangement)不同。在釉柱周围，晶体与釉柱长轴斜的晶体在受到酸的攻击时就会很快折断而崩溃。

Haikel等(1983)在电子显微镜下观察人恒牙和乳牙的早期釉质龋病变时，发现有两种形式的破坏：一种是釉柱型，先是釉柱鞘加宽，然后出现釉柱中心的破坏，最后是釉柱间质的破坏；另一种是不规则型，其损害先从釉质表面的小孔开始。

Thylstrup等(1987)在观察不同时期的早期牙釉质龋损害的表面形态时，发现釉质表面有一些小孔穴，他们称之为灶孔(focal holes)。他们认为这些灶孔就是龋病入侵的入口，是龋病破坏的起点。

岳松龄等(1978—1986)对早期釉质龋的病变形式和破坏途径作了探讨，经过偏光显微镜、显微放射和扫描电子显微镜观察，证明早期龋的破坏是先自牙面的某些点隙或裂缝开始，以后沿釉柱间质和锐兹线深入。朱烈昭等(1990)在扫描电子显微镜下观察到正常的牙面(邻面)有很多排列不规则的小孔穴，而且其中有细菌停留。

(刘天佳)

第五章 龋病的微生物学

龋病是一种最常见的发生于牙齿硬组织的感染性疾病。口腔的温度、湿度和唾液、龈沟液及残留在口腔内的食物为微生物的生长、繁殖提供了良好的条件，口腔是微生物生长、繁殖的适宜环境。

第一节 口腔生态系

口腔内微生物的种类和数目很多，它是动物体细菌最多最复杂的地区。除了种类繁多的细菌外，还有真菌、支原体和病毒等。这些微生物在口腔内不同的部位共栖、竞争或拮抗，与宿主口腔的健康密切相关。这些组成复杂的口腔微生物和宿主口腔构成了复杂的口腔生态系。

在口腔生态系中，口腔微生物之间、口腔微生物与宿主之间处于动态的生态平衡。影响这一生态的因素很多。口腔生态可因不同年龄时期口腔结构的改变、饮食和卫生习惯的不同、宿主健康状况、抗菌药物的使用及微生物之间的相互作用等而发生变化。

一、口腔菌群的演替

在不同的年龄时期，口腔结构和生活习惯的改变使口腔环境也发生变化。由于口腔环境不同，在此环境中存在的菌群随之发生演替。

人出生之初，口腔内一般是无菌的。随着与外界环境的接触，口腔内的细菌数量和种类明显增加。牙齿萌出前，口腔内没有隐蔽的厌氧环境，主要的菌群是需氧的，厌氧菌很少，只有扁桃体可隐藏一些厌氧菌。

出生后第一个月内口腔内微生物的多样性增加，最早的定植菌称先锋菌种（pioneer species），如链球菌，特别是唾液链球菌，轻链球菌和口腔链球菌。随着时间延长，革兰氏阴性厌氧菌出现，包括产黑色素普氏菌，具核梭杆菌和韦荣球菌属。牙列的萌出，创造了新的微生物定植环境，因为牙齿提供了人体唯一不脱落的表面，有利于微生物正常定植。

在幼儿期，由于乳牙的萌出，增加了细菌定植的环境，口腔微生物的数量明显增加，种类更为复杂。牙齿邻面、咬合面点隙裂沟、龈沟等滞留区利于细菌的附着和厌氧菌的生长。可分离出血链球菌和变异链球菌族，而在无牙的新生儿口腔中是分离不出的。血链球菌和变异链球菌族主要定植于牙面，随牙齿的存在而存在。革兰氏阳性杆菌和丝状菌也增加，如放线菌、乳杆菌和 Rothia 菌。在滞留区可分离出少量梭杆菌和类杆菌。

某些细菌的获得仅仅是在最佳年龄段发生，有学者提出变异链球菌特异性"感染窗口"为 19～31 个月年龄段。这就提出了一种旨在针对这一敏感时期进行预防战略的可能性，可以减少幼儿时期细菌定植的倾向。当然，"窗口"期不一定作为绝对的"时间框架"。目前也已证实减少母亲们变异链球菌的携带量能够阻止这种潜在致龋菌对其子代的传播，从而延缓龋病的发生。

恒牙萌出后，由于恒牙的点隙裂沟、龈沟较乳牙深，相邻面的空间也较乳牙大，这些滞留区域适宜厌氧菌的定植，所以类杆菌、梭杆菌和螺旋体数量增加。随着年龄增长，牙龈退缩，牙列变化和义齿的使用等使口腔菌群的组成更加复杂。牙龈退缩，牙根暴露，利于放线菌的定居。白色念珠菌和乳杆菌容易附着在丙烯酸脂托牙的表面。随着口腔内龋齿的增多，变链球菌族和乳杆菌也增加。如有牙周炎存在，菌群的组成将随之改变。

二、口腔微生物的分布状况

口腔内各部位如唾液、黏膜表面和牙齿，由于解剖结构和理化性质的差异，形成了不同的生态小生境(Ecologic Niches)。在这些不同的小生境中定居的微生物是不一样的。表 5-1 中列出了口腔各部位微生物的分布情况。

表 5-1 部分微生物在口腔内的分布(%)

细菌	牙面	舌背	颊黏膜	涎液	龈沟	细菌	牙面	舌背	颊黏膜	涎液	龈沟
唾液链球菌	<0.5	20	11	20	<0.5	韦荣氏菌	2	12	1	10	10
缓症链球菌	15	8	60	20	8	奈瑟氏菌	<0.5	<0.5	<0.5	<1	<0.5
血链球菌	15	4	11	8	8	口腔类杆菌	5	4	—	—	5
变异链球菌族	0~50	<1	<1	<1	—	产黑素类杆菌	<1	<1	<1	<1	6
肠球菌	<0.1	<0.01	<0.1	<0.1	0~10	弧菌	1	<0.5	<0.5	—	5
革兰氏阳性丝状菌	42	20	—	15	35	螺旋体	<0.1	<0.1	<0.1	<0.1	2
乳杆菌	<0.005	<0.1	<0.1	<1	<1	梭杆菌	4	1	—	<1	3

从表 5-1 中可看出,牙面主要含革兰氏阳性解糖菌,而龈沟内主要含革兰氏阴性解糖菌和水解蛋白质细菌。变异链球菌族和血链球菌主要分布于牙面,其他地方很少。舌、颊黏膜和唾液中的细菌是类似的,唾液链球菌占优势。

三、口腔生态系的动力学

口腔内不仅不同部位生态膜中细菌的组成不一样,而且在同一位置生态膜的细菌组成随时间的不同亦有差异。这是由于口腔微生物与宿主口腔构成的生态系不是静止的,经常处于变动状态,受到机体内、外环境因素的影响。正常情况下,口腔微生物与宿主口腔处于平衡的生态状态,称生态平衡。这种平衡是动态的,口腔内存在着调节和维持这一平衡的环境因素。

(一)影响生态变化的因素

1. 口腔卫生　养成良好的口腔卫生习惯对于维持口腔微生态系的生态平衡是很重要的。口腔卫生习惯良好者,口腔内细菌的总量则少,而且主要是需氧菌。口腔卫生不好者,牙面生态膜量增加,氧化还原电势(Eh)下降,口腔内细菌增多,且很多是厌氧菌和腐败性细菌。

2. 唾液分泌　口腔内细菌的量在一天时间中变化很大,这与唾液的分泌有关。一般说来,在一天中,起床前口腔内细菌最多,餐后口腔内细菌最少。入睡后,唾液的分泌减少或停止,细菌增多。进食时,唾液分泌增加,加上咀嚼和吞咽作用,使口腔内细菌暂时减少(图 5-1)。

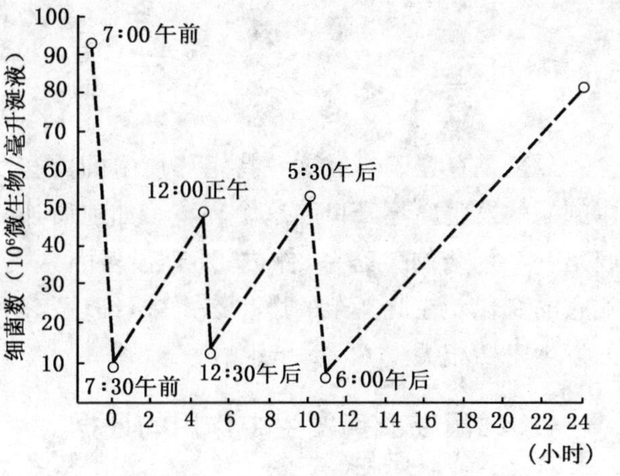

图 5-1 口腔内一天中细菌数量的变动

由于口腔干燥综合征、颌面部放射线治疗所致的唾液分泌减少,使口腔内产酸菌和耐酸菌大量增殖而致的"猛性龋"也说明了唾液分泌对口腔生态的影响。

3. 食物　宿主摄入食物的种类、频率和方式都会引起口腔微生物的变化。如摄入蔗糖多会使口腔内变链球菌族的数量明显增加,限制蔗糖的摄入可减少变链球菌族、乳杆菌和其他糖原合成细菌的数量。改变其他食物成分同样能影响口腔菌系。如给鼠饲以高蛋白食物,则使其兼性革兰氏阳性杆菌增加 2 倍多。

4. 微生物间的相互作用　口腔微生物与体内其他微生态系的微生物一样,各种不同的微生物间都存在不同的相互关系。在正常的生态平衡中，口腔微生物之间的共生占主要地位。包括提供黏附因子和重要的生长因子。而微生物间的相互拮抗在调节和维持口腔生态平衡中也是很有意义的。除了通过竞争营养物质和空间位置外，微生物还产生一些抗菌物质，如 H_2O_2、酸和细菌素(bacteriocin)。这些抗菌物质不仅对抗外袭菌的侵入，而且对于同一生态环境的微生物也有一定的抑制能力。

5. 其他　宿主的生理变化、嗜好(吸烟、喝酒等)、药物和龋齿的修复等也会改变口腔菌系的状态。

(二)生态失调和口腔疾病

正常情况下，口腔微生物与宿主口腔处于生态平衡状态。由于体内外环境因素的影响，可导致菌群失调。生态失调与口腔疾病的发生密切相关，龋病是口腔生态失调的结果。

龋病是宿主、食物和微生物相互作用所引起的牙齿硬组织的疾病。实质上，是牙齿局部生境、细菌和食物相互关系失调的表现。龋活跃者，局部环境因素，包括滞留区的增加，唾液分泌减少使牙面集聚的细菌增加，再加上大量蔗糖的摄入使牙面微生态发生明显变化，变异链球菌族和其他产酸菌数量明显增加，产生大量有机酸，使牙面 pH 下降，而致羟磷灰石溶解，形成龋损害。

第二节　口腔细菌与龋病

牙齿是存在于口腔这一特定环境中的器官，所以龋病的发生离不开口腔这个环境。如前所述，口腔是一个复杂的生态系，体内、外有很多因素可影响它的变化。在此复杂的微生态系中，细菌与龋病的发生密切相关。

一、细菌在龋病发生中作用的证据

细菌在龋病发生中作用的确经历了一相当长的时期。关于龋病细菌学的研究可追溯到 17 世纪。Leeuwenhoek 首先在显微镜下观察到，牙面的刮取物中有微生物存在。到 19 世纪，Erdl 发现牙釉质龋损害的表面有丝状寄生物。Ficinus(1847)观察到同样现象。他们都没有说明这些牙面寄生物在龋病发生中的作用。

Underwood 和 Milles(1881)第一次明确指出龋病是由细菌和细菌产生的酸所造成的。他们在龋坏牙本质小管内观察到微球状、卵圆形和棒状细菌，提出必须有微生物的存在和增殖才能发生龋病。1889 年 Miller 从唾液和龋损害内分离出了 30 多种细菌，认为能够产酸和分解蛋白质的细菌都可以产生龋病。以后通过对人体和动物的大量研究，肯定了细菌在龋病发生中的作用。主要证据如下：

(一)无菌动物实验

1955 年由 Orland 等无菌鼠实验证实只有在有细菌存在时才发生龋。当接种革兰氏阴性杆菌和肠球菌，或只接种肠球菌可使鼠发生龋，不接种细菌，即使喂高蔗糖致龋食物无菌鼠也不发生龋。Orland 等这一经典实验，有力地证明了无细菌存在就不会发生龋，平息了长达 1 个多世纪的细菌在龋病发生中作用的争论。

(二)未萌出牙齿不发生龋齿

有在萌出后才产生龋。牙齿在萌出前，未与口腔环境接触，是不会发生龋的；只有在萌出后，接触了口腔环境，感染了细菌，才能发生龋。

(三)抗生素可降低龋病的发生和减轻其严重程度

早在 1946 年，McClure 和 Hewitt 在鼠的龋实验中，在饲料和饮水中加入青霉素，可以明显地减少鼠龋的发生及其严重程度。以后在人龋流行病学的调查中也发现，长期使用抗生素的病人，龋病的发病率明显较未接受抗生素治疗者低。显然，抗生素能减少龋这一事实清楚地表明，细菌是龋病的发病因素之一。

（四）龋损牙本质和牙釉质中可找到细菌

组织学的研究表明，在龋损的牙釉质和牙本质内有细菌存在。扫描电镜和透射电镜的观察发现，在龋损牙釉质和牙本质小管内有大量细菌。

（五）细菌在体外能引起龋样损害

早在19世纪，Miller就在体外，将牙齿、唾液和面包一起孵育，产生了牙齿的脱矿。如将加热后的唾液与牙齿、面包一起孵育，牙齿则不会脱矿。此实验表明，唾液中的细菌发酵碳水化合物产酸而使牙齿脱矿。如加热唾液，其中的细菌被杀死，没有细菌的作用就不会产生龋。20世纪以来，不少学者将牙面生态膜与牙齿在体外孵育，同样产生了龋样损害。

二、非特异性细菌感染的假说

龋病细菌学的研究比较困难，因为口腔是一个复杂的生态系，在此生态系中，细菌的种类繁多，细菌之间存在着共生、拮抗等复杂的关系。各种细菌有各自的代谢活动，也有复杂的代谢产物。口腔内的细菌只有1/10可培养出来。所以，细菌在量和质上与龋病的关系就很难确定。虽然细菌在龋病发生中的必要性已很少令人怀疑，然而，在复杂的口腔菌丛中，哪种细菌是龋病的特异性致病菌，迄今尚未得到一致的结论。

龋病细菌学的研究随口腔微生物学的发展而发展。直到1890年，Miller提出的化学细菌学说仍停留在非特异性细菌感染假说阶段。开始，Miller曾希望能找到一种或几种与龋病发生密切相关的细菌，但由于当时分离、培养技术的限制，他没有分离出引起龋病的恒定细菌。他从唾液和龋损害内，分离出了30多种细菌，其中多数细菌能发酵碳水化合物，有一些可溶解蛋白质。最后，他放弃了对特异致龋菌的探索，认为引起龋病的细菌是非特异的，任何产酸和分解蛋白质的细菌都可以产生龋病。

非特异性细菌感染的假说意味着所有生态膜无质的差异，它们诱龋的能力与聚集的生态膜量有关。

三、特异性细菌感染的假说

龋病是特异性细菌感染的证据继Miller以后，许多学者对龋病的细菌学进行了深入的研究，一些现象使人们对龋病是非特异性细菌感染的假说产生了怀疑。例如，McClure和Hewitt（1946）做的动物实验证明，加入青霉素明显抑制了鼠龋的发生。特殊抗生素抑制龋的作用提示，龋病的发生可能与一些对抗生素敏感的细菌有关。生态膜的致龋能力与其细菌的组成有关，含有较多致龋菌的面生态膜的致龋力较强。后来，通过一系列人和动物的实验证实了龋病是特异性细菌感染。

（一）动物诱龋实验中细菌的特异性

在20世纪50年代建立起了诱龋实验的动物模型。常用的有两种动物系统。一种是无病原菌动物（specific pathogen free 即 SPF），即无致某种特定疾病的病原体，但有其他细菌；另一种是无菌动物（germ free animal），无任何细菌。动物模型的建立大大地推动了龋病细菌学的研究。

鼠（Rat）和仓鼠（Hamster）是龋病实验研究常用的动物。灵长类（如猴）牙列与人很相似，由于昂贵，且不易得到，所以很少采用。

1960年，Keyes等实验证明龋病在动物之间是可传播的。他将抗龋的与龋活跃的仓鼠合笼喂养，或将踽活跃鼠的粪便放入饮水中，喂抗龋鼠，这两种方法都使原来抗龋的无龋仓鼠患了龋。后来，Fitzgerald和Keyes等人（1962）从龋活跃鼠的粪便中分离出了一纯的链球菌菌株，将此菌株接种到无龋仓鼠口腔中，结果使被接种的鼠发生了很多龋损，并且从其口腔和粪便中分离出了相同的菌株。Keyes和Fitzgerald的实验是龋病细菌学研究上的一重大突破，实验结果不仅说明了龋病是可传染的，而且说明了致龋细菌的特异性。

Gibbons和Van Houte等（1978）在动物模型上所做的细菌致龋能力的实验也表明，各种细菌的致龋能力是不一样的（表5-2）。

表 5-2　不同细菌对动物各牙面的致龋力

细菌	动物	光滑面	点隙裂沟	根面	细菌	动物	光滑面	点隙裂沟	根面
变异链球菌	鼠、仓鼠、猴	+++	+++	++	肠球菌	鼠	2	+	2
血链球菌	鼠	+	++	2	干酪乳杆菌	鼠	2	+	2
唾液链球菌	仓鼠、鼠	2	+	+	嗜酸乳杆菌	鼠	2	+	2
缓症链球菌	鼠	2	+	2	黏性放线菌	仓鼠、鼠	2	±	++

在仓鼠，牙的咬合面点隙裂沟不明显，仅有少数细菌能致龋。变异链球菌族能恒定地引起龋损，一些放线菌能引起根面龋，而大多数细菌不能使仓鼠产生龋。与仓鼠比较，鼠磨牙咬合面有点隙裂沟，与人的磨牙相似。变异链球菌族不仅能引起点隙裂沟龋，也能引起光滑面和根面龋。相反，所试验的血链球菌、缓症链球菌、肠球菌和乳杆菌中很少菌株能致龋，即使致龋也仅限于咬合面点隙裂沟。放线菌主要引起根面龋。

在动物模型上所做的细菌致龋实验表明不同细菌具有不同的致龋力；引起不同部位（点隙裂沟、光滑面和根面）龋的细菌种类是不同的；所有能致龋的细菌都能发酵糖产酸，但并非所有的产酸菌都是致龋的。

（二）人龋细菌的特异性

要了解哪些细菌可引起人龋损的发生，不能在人体上做实验，只有通过龋病细菌学的流行病学研究，才能获得这方面的信息。由于人牙面细菌组成很复杂，这使确定龋病特异性致病菌非常困难。随机人群龋病流行病学调查发现，一些细菌与人龋的发生密切相关。横向流行病学调查发现：变异链球菌族与龋病之间存在着正相关关系，在生态膜中的数目随龋病的发生而增加；而血链球菌、韦荣氏菌则减少。从龋损部位分离出了较多的放线菌、乳杆菌和酵母菌。横向流行病学调查说明了一些细菌与龋病的关系，对于确定病原菌的研究只靠横向调查的资料是不足的，纵向流行病学研究才能较正确地评价某种细菌与龋病发生的关系。定期从健康牙面采集生态膜标本，如某种细菌与龋病发病有关，则在龋病发生之前，该菌的数目增加，或该菌的阳性检出率与随后龋病的发生呈平行关系。

横向和纵向的流行病学研究结果表明，人龋的发生与变链球菌族密切相关，变链球菌是主要致龋菌。致龋菌不是单一的一种细菌，而是几种或多种产酸和耐酸的细菌。

（三）确定致龋菌的标准

从动物和人龋的研究都清楚地表明了致龋细菌的特异性。一些细菌能引起龋，而另一些细菌不致龋；一些细菌能引起光滑面龋和点隙裂沟龋，而另一些细菌只能引起点隙裂沟龋。即不同的细菌具有不同的致龋能力。

R. Koch 提出了确定感染性疾病病原菌的标准，即 Koch's 原则（Koch's postulates）。主要内容是：此微生物在疾病的任何时期都存在；从患者可分离出此微生物，且能得到纯培养；将分离得到的微生物接种到健康人可引起同样的疾病；从感染了此微生物的健康人可再分离出同样的微生物；在正常情况下，此微生物可引发特异性抗体表达反应。

龋病是一感染性疾病，所以确定致龋菌的标准除有高的致龋力外，还应符合 Koch's 原则。结合 Koch 原则，高度致龋菌应符合以下标准：

1. 细菌量与龋病的发生密切相关　在龋病患者口腔中致龋菌的数量较无龋者多。与健康牙面比较，从龋损部位分离出致龋菌的数目和频率都较多。在龋损部位总是有致龋菌存在。阳性检出率与随后龋病的发生呈平行关系。

2. 能引起实验动物的感染性龋损　能否引起动物感染性龋损是确定致龋菌的标准之一。致龋菌的纯培养接种到动物口腔中能产生龋损害。20 世纪 60 年代早期，Keyes 和 Fitzgerald 证实发生在仓鼠和鼠的龋损均有感染性，感染原为致龋链球菌，即现在称的变异链球菌族。60 年代晚期，Zinner，Krasse 和 Gibbons 等用人类变异链球菌族诱发了啮齿动物的实验性龋损。从人类天然菌丛诱发的龋损类型来看，唯有变异链球菌族能诱发光滑面龋。点隙裂沟龋可被变异链球菌族、乳杆菌、血链球菌、唾液链球菌、黏性放线菌、米勒氏链球菌和肠球菌等诱发，但除变异链球菌族外，其他几种细菌并不经常引起点隙裂沟龋。变异链球菌族、黏性放线菌和内氏放线菌能引起根面龋。

3. 产酸性和耐酸性　细菌的产酸性和耐酸性是致龋菌的重要特征。牙面生态膜中，高度产酸菌有乳杆菌、链球菌，特别是变异链球菌族，以及其他革兰氏阳性杆菌。乳杆菌的耐酸性最强，变异链球菌族比其他口腔链球菌更耐酸。产酸菌发酵碳水化合物产生的酸是牙齿脱矿的直接原因，只有能产酸的，并且在低 pH 值环境中能存活，并继续产酸的细菌才能致龋。

4. 能合成细胞内多糖和细胞外多糖　细菌合成细胞内多糖和细胞外多糖的能力与其致龋性密切相关。在外源性碳水化合物缺乏时，细菌可利用细胞内多糖作为能源。细菌合成细胞外多糖，特别是水不溶性多糖的能力与诱发光滑面龋密切相关。

5. 细菌对牙面的黏附能力　细菌要致龋，必须黏附到牙面上，在牙面定居下来，生长、繁殖。所以细菌对牙面的黏附能力与其致龋性密切相关。

6. 能产生特异性抗体　在正常情况下，用致龋菌制成的疫苗免疫人体，可产生特异性抗体，而使人体获得抗龋力。

7. 选择性限制该菌可减少龋病的发生。

第三节　口腔链球菌与龋病

在口腔天然菌群中，链球菌占的比例最大。在唾液的总菌数中，链球菌约占 1/2，在舌背中占 45%。在牙面和龈沟中，链球菌占 1/4 以上。口腔链球菌是口腔中的常住菌，它们在维持口腔生态平衡中起了重要作用。

一、口腔链球菌的生态学

根据细菌的生理学和生物化学特征，口腔链球菌可分为很多种，口腔中常见的有血链球菌、缓症链球菌、米勒氏链球菌、唾液链球菌和变异链球菌族。现将它们的鉴定特征列于表 5-3 中。

口腔链球菌在口腔内有其不同的定居部位（表 5-3）。血链球菌主要分布于牙面，占牙面生态膜内链球菌的一半，是牙面生态膜的原始定居菌，首先黏附到牙面，然后其他细菌才集聚上去。变异链球菌族也主要分布于牙面。实验证实在牙齿萌出前的婴儿和牙齿全部拔除后的患者口腔中未发现这两种细菌。这说明它们在口腔内的定居实际上需要牙齿的存在。从唾液中也可检出变异链球菌族。唾液中的变异链球菌族可能来自牙面面生态膜。从龋活跃者粪便中也可分离出变异链球菌族。从同一个人口腔和粪便中分离出的变异链球菌族的血清型一般是相同的。唾液链球菌在唾液中和舌背上较多，占细菌组成的 20%。缓症链球菌分布较广，从牙面、唾液和颊黏膜都可分离出。

表 5-3　口腔链球菌的鉴定特征

菌种	酵解反应						水解	水解	产生	由蔗糖合成多糖	
	葡萄糖	蔗糖	乳糖	菊糖	山梨糖	甘露醇	精氨酸	七叶苷	H_2O_2	葡聚糖	果聚糖
变异链球菌族	+	+	+	+	+	+	2	+	2	+	+
血链球菌	+	+	+	±	2	2	+	+	+	+	2
缓症链球菌	+	+	+	2	2	2	2	2	+	±	2
唾液链球菌	+	+	+	±	2	2	2	+	2	±	+
米勒氏链球菌	+	+	+	2	2	2	+	+	2	2	2

口腔链球菌系产酸菌，能很快酵解糖产酸，24 小时内最终 pH 可达 4；而乳杆菌产酸较慢，3～6 天才能达到同样的 pH。由于链球菌的产酸速度较口腔其他细菌快，因而认为链球菌与龋病的关系密

切。自20世纪60年代起就对链球菌与龋病的关系作了大量研究。

链球菌致龋的动物实验发现，各种链球菌的致龋能力是不一样的(表5-2)。从表中可看出变异链球菌族致龋力最强，只有它才能致光滑面龋，不仅如此，它也是点隙裂沟和牙根部的主要致龋菌。

Drucker等人(1977、1978)研究了米勒氏链球菌的致龋能力。在无菌鼠上作的实验证明，米勒氏链球菌也有一定的致龋能力，且比缓症链球菌、唾液链球菌和血链球菌强，但不如变异链球菌族。

血链球菌虽在动物模型中具有一定的致龋性，但人类患龋者口腔中的血链球菌的检出率并不比无龋者高。在动物和人类中均证实，血链球菌数量与龋损害的发生呈负相关。目前尚无证据表明血链球菌是人类龋病的主要致病菌，可能与点隙裂沟龋的发生有关。

目前尚无报告证实缓症链球菌与龋病的关系，但缓症链球菌能合成细胞内多糖，这一特性使该菌在牙面生态膜缺乏碳水化合物时能继续产酸。

唾液链球菌能造成动物的实验性龋，但从现阶段研究结果表明它在人类龋病中的作用甚微。

由于变异链球菌族的致龋力较其他口腔链球菌强，所以自20世纪60年代后期起，人们把龋病细菌学的研究集中到变链球菌族上，对变异链球菌族的生理、生化、免疫、分类及与龋病的关系作了大量的研究。

二、变异链球菌族的生物学特性

1924年Clarke就从一个心脏病患者的心脏和口腔中分离出了变异链球菌，但当时并未注意到与龋病的关系。直到20世纪60年代初研究龋病的致龋菌时，变异链球菌才被学术界重视起来。

1960年Fitzgerald和Keyes在仓鼠实验性龋中证实了某些链球菌有致龋作用，且能在动物之间传播，称此菌为诱龋链球菌(caries-inducing S.)。以后，Zinner(1965)、Gibbons(1966)等人从人龋中也分离出了几株链球菌。直到1967年，Carlsson确认这些链球菌就是40年前Clarke所描述的细菌，并称之为变异链球菌。

(一)形态

变异链球菌族由于在不同培养基中生长时形态可发生变异而得名。革兰氏染色阳性，菌体呈球形，直径为0.5～0.75 μm。在偏酸性的肉汤培养基中生长，菌细胞呈短杆状或球杆状。成对或链状排列，链长中等或短，不活动。在轻唾琼脂平板(MS)上生长，形成的菌落大多数呈粗糙型，高凸、坚硬、嵌于琼脂内，边缘不整齐，色淡蓝或灰蓝，直径1 mm左右，表面呈毛玻璃样，顶端有圆形透明的细胞外多糖水珠；久放后，菌落周围有多糖外溢。少数菌落呈光滑型或黏液型。在血琼脂平板上菌落呈圆形，乳白色，稍凸起，表面光滑，直径为0.5～1 mm，周围有窄的α(绿色)或β(无色)溶血圈，偶尔产生γ溶血圈(图5-2)。

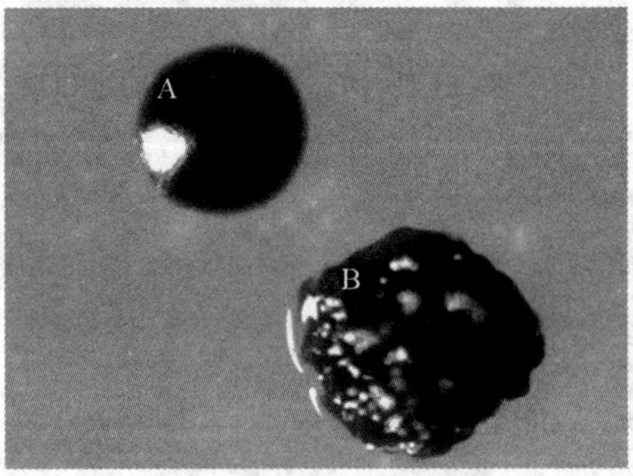

图5-2　变异链球菌菌落(MS琼脂平板，37 ℃、95%N_2+5%CO_2培养24小时，然后在室温下培养24小时)

A. 粗糙型；B. 光滑型

SEM观察，变异链球菌在不含蔗糖的液体培养基上生长，单个菌细胞清晰可见，菌细胞靠丝状物彼此连接(图5-3a)。这些丝状物似乎来源于细胞壁，可能对牙面的黏附有关。一般来说，生长在不含蔗糖的培养基中的变链球菌族的菌细胞表面是光滑的，与在含蔗糖培养基中生长的细胞完全不同。在含蔗糖的培养基上生长，菌细胞被葡聚糖所覆盖，加大放大倍数，可见从细胞表面伸出一些囊状突起和一些无定形物质，由不溶性葡聚糖组成。另外，在细胞表面还可见到一些球形突起，可能是果聚糖，因缺乏果糖基转移酶的变种未见到有此突起(图5-3b)。

TEM观察，变异链球菌族具有革兰氏阳性菌

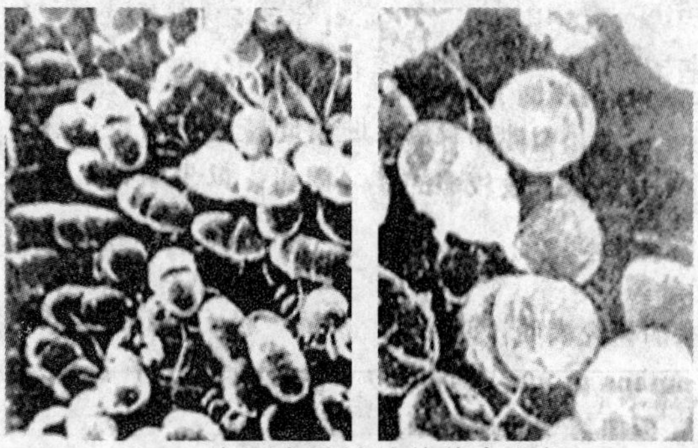

a. 在不含蔗糖培养基中生长

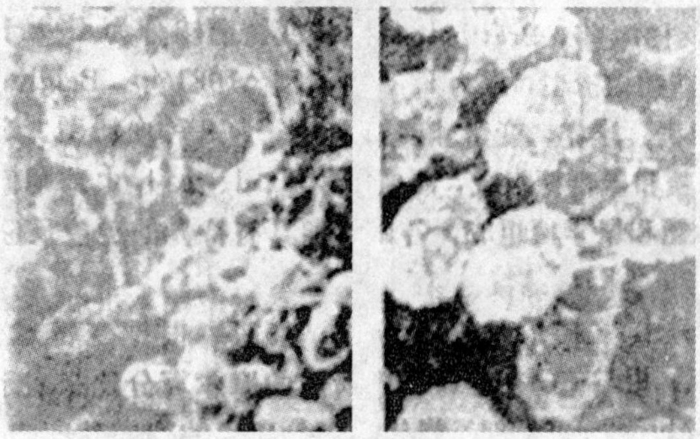

b. 在含蔗糖培养基中生长

图 5-3　SEM 下变异链球菌

的一般结构。细胞表面有一层薄的、电子密度的绒毛套(fuzzy coat)。此绒毛状物质有时呈丝状，伸到细胞之间，将细胞连接起来。细胞内可见到电子密度的颗粒，这些颗粒是细胞内嗜碘多糖。在含蔗糖培养基中生长的变异链菌族可形成细胞外多糖，不溶性葡聚糖为电子密度的条形结构，而果聚糖呈球形(图 5-4)。

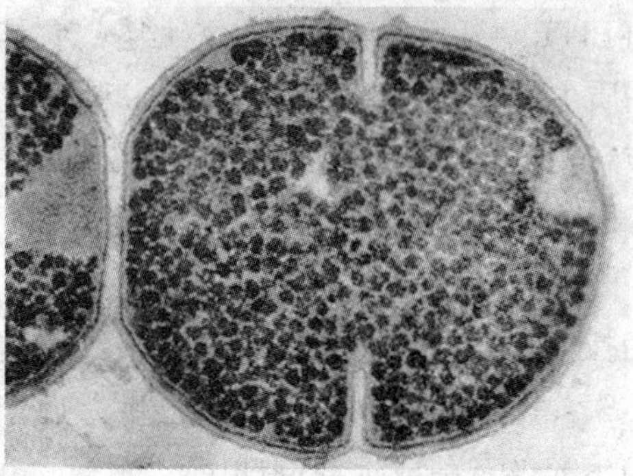

图 5-4　TEM 下的变异链球菌(50000×)

(二)生长条件

变异链球菌族是兼性厌氧菌(facultative anaerobe)，在含 5%CO_2，95%N_2 的大气条件下生长良好。生长最适 pH 是 7，与其他链球菌相比，变异链球菌族更耐酸，在 pH 4.3 也可生长。耐盐试验发现只能在 4.5%NaCl 中生长，6.5%NaCl 中不能生长。多数变异链球菌族不受杆菌肽(bacteracin)和磺胺噻唑的抑制。

变异链球菌族是化能异养菌(chemoheterotrophic bacteria)，生长的营养要求较高，通过分解碳水化合物获得主要的能源。另外需要特殊生长因子——对氨基苯甲酸。

(三)生化反应

变异链球菌族能发酵葡萄糖、乳糖、麦芽糖、蔗糖、菊糖、山梨醇和甘露醇，而其他口腔链球菌不发酵山梨醇和甘露醇，借此特点可将变异链球菌族与其它口腔链球菌鉴别开来。变异链球菌族能从蔗糖合成较多的葡聚糖和少量果聚糖，多数菌株能合成和利用细胞内多糖。

三、变异链球菌族的分类

20 世纪 70 年代以来的研究表明，变异链球菌族是一族(或组)异源性细菌，在许多文献中，常使用 streptococcus mutans group 或 Mutans streptococci 来表示。虽然表型特征(phenotype)相同，但血清型和遗传型是不同的。

血清学上，根据变异链球菌族细胞壁碳水化合物抗原成分的不同，学者们将变异链球菌族分成 8 种血清型(ah)。1970 年，Bratthall 提出将变链菌族分为 ae 五种血清型。1974 年，Perch 等又发现了两种新的血清型，定为 f、g 血清型。1981 年，Beighton 将从猴子中分离出的变异链球菌定为 h 血清型。这样，变异链球菌族就共分为 8 种血清型。血清型 c、e、f 的变异链球菌细胞壁多糖由葡萄糖和鼠李糖组成，血清型 a、d、g、h 由葡萄糖、鼠李糖和半乳糖组成，血清型 b 则由半乳糖和鼠李糖组成。各血清型具有特异的免疫反应，但其中一些血清型可发生交叉免疫反应。

遗传学上，Coykendall(1971、1974、1976、1977)根据变异链球菌族 DNA 中鸟嘌呤(G)和胞嘧啶(C)含量(用 G+C 在总碱基中所占的摩尔百分比来表示)的不同分为 5 种遗传型，即 Ⅰ ～ Ⅴ 型。Beighton 等(1984)将从猴中分离出的变异链球菌定为 Ⅵ 型。根据 DNA-DNA 分子杂交，即细菌

DNA 碱基顺序同源性的分析表明，同一遗传型中的菌株，其 DNA 同源性值达 90%以上，而不同遗传型之间，DNA 同源性值就比较低。遗传型Ⅰ与Ⅱ为 45%，遗传型Ⅲ与Ⅳ仅为 25%。

在人和动物中，各种变异链球菌族的检出率是不同的。人的口腔中，c 型变异链球菌最多；而 a、b 型主要从鼠口腔中分离出来。现将变异链球菌族的命名、分类、血清型与遗传型之间的关系，在人类的检出率列于表 5-4 中。

表 5-4 变异链球菌族的命名、分类和在人类的检出率

菌种	致龋性		G+C DNA 含量(mol%)	血清型	产多糖性质	人口腔的检出率(%)			
	动物	人				国外	上海①	北京②	广州③
变异链球菌	+	+	36～38	c	D>M	80	61.16	73.45	78.87
				e		6	6.01	4.83	9.85
				f		4	8.18	1.72	4.22
大鼠链球菌	+	2	41～43	b	D>M	<1	0.44	1.38	
							29.33△		
表兄链球菌	+	?	44～46	d、g、h	M>D	9		0.35*	0.70*
							27.69*		
仓鼠链球菌	+	2	42～44	a	M>D	<0.1			1.40
野鼠链球菌	2	2	43～45	c		?			
猕猴链球菌	?	?	35～36	c		?			

说明：D，葡聚糖(水溶)；M，变聚糖(水不溶)；△，g 型；*，d 型

从表中可看出，人们通常所称的“变异链球菌”仅是变异链球菌族中的遗传Ⅰ型。各型变异链球菌有其各自的特征，且与其致龋性密切相关。

(一)变异链球菌(S. mutans)

变异链球菌在人类口腔中检出率高，尤以血清型 c 为最，可达 80%。据乌爱菊、刘守芝等在上海、北京、广州的调查，血清型 c 变异链球菌在学前儿童口腔中，阳性检出率为 61.16%～78.87%。此菌种多数与 Bratthall c 抗血清反应，一些与 Lancefield e 抗血清反应。分别冠以血清型 c、e；少数菌株不与两种血清反应。定为血清型 f。

变异链球菌能发酵密二糖(除一些血清型 e 外)和棉籽糖，不水解精氨酸，不产 H_2O_2。刘天佳和 Gibbons(1991)的研究证明，唾液的黏蛋白与淀粉酶有明显促进变异链球菌黏附牙面的作用。

(二)大鼠链球菌(S. rattus)

主要来自大鼠口腔而得名。在人口腔中；此菌不如变形链球菌多见，但在某些人群中检出率也较高。从人分离出的 BHT 菌株与从鼠分离出的菌株 FAL 是同源的。虽然大鼠链球菌首先是从实验室鼠分离出来的，但在野生鼠中未分离出，所以可推测，实验室鼠可能是从人感染来的。该菌种可以与 Bratthall b 抗血清反应。

大鼠链球菌的生化反应除可水解精氨酸产氨外，其余与变形链球菌相同。刘天佳和 Gibbons (1991)研究发现唾液明显地促进了大鼠链球菌 LBI、FAI 和 BHT 对牙面的黏附，同时对组成牙本质和牙骨质基质主要成分的胶原有很强的亲和力。此菌种对唾液和胶原的亲和力与其致龋性密切相关。

(三)表兄链球菌(S. sobrinus)

为拉丁文“sobrinus”意为表兄弟，从遗传学上来看。S. sobrinus 与 S. mutans 之间为远亲关系，故称为表兄链球菌或远缘链球菌。

电镜观察发现，S. sobrinus 的一些菌株的细胞表面有一层绒毛套，而在其他变异链球菌菌株中毛状外膜不明显，据此，樊明文等将 S. sobrinus 命名为“茸毛链球菌”。

生化反应与其他变异链球菌不同的是，该菌种不发酵密二糖和棉籽糖，一些血清型 d 的菌株不发

酵山梨醇；能产生 H_2O_2（变异链球菌族中唯一能产生 H_2O_2 的菌种）；不能合成和代谢细胞内多糖。该菌种产生的 GTF 中，合成水不溶性葡聚糖的 GTF 较其他变异链球菌多，合成水不溶性葡聚糖的能力强，这与其致龋性密切相关。

刘天佳和 Gibbons（1990）最近的研究表明，表兄链球菌对牙面的黏附不受唾液的影响，而被原位形成的葡聚糖所促进。

（四）仓鼠链球菌（S. cricetus）

从仓鼠分离而得名。典型菌株 HS6 是由 Fitzgerald 和 Keyes（1960）从仓鼠龋牙本质中分离出来的。生化特征与变异链球菌类似。该菌种中多数菌株与 Bratthall a 抗血清反应。从人口腔中也可分离出此种菌，但不如变异链球菌常见。从人口腔中分离出的菌株对杆菌肽敏感（2 μ/ml）。从野鼠中分离出的，与典型菌株 HS6 DNA 同源的菌株不具有 a 抗原。像大鼠链球菌一样，首先分离出仓鼠链球菌的仓鼠可能已经从人那里感染了此菌。

唾液中的酸性富脯蛋白和淀粉酶能明显地促进对牙面的黏附，而且对胶原有很强的亲和力。此菌对胶原的明显亲和力提示，可能在根面龋的发生中起重要作用。

（五）野鼠链球菌（S. ferus）

自野生鼠分离，从人口腔中未发现此菌。该菌与 Bratthall c 抗血清反应，与变异链球菌 DNA 不同源。

该菌不发酵棉籽糖和密二糖，对杆菌肽敏感（0.2 μ/ml）。其余生化特征与变异链球菌相同（表 5-5）。

表 5-5　变异链球菌的鉴别特征

菌种	需氧生长	发酵反应				水解精氨酸	产生 H_2O_2	杆菌肽敏感	合成胞外多糖	合成胞内多糖	胞壁多糖	胞壁肽聚糖
		山梨醇	甘露醇	棉籽糖	密二糖							
变异链球菌	+	+	+	+	±[①]	2	2	2	+	+	葡[③]、鼠[④]	赖[⑥]、丙[⑦]
大鼠链球菌	+	+	+	+	+	+	2	2	+	+	半[⑤]、鼠	赖、丙
表兄链球菌	+	±[②]	+	2	2	2	+	2	+	2	葡、半、鼠	赖、苏[⑧]、丙
仓鼠链球菌	2	+	+	+	+	2	2	+	+	+	葡、半、鼠	赖、苏、丙
野鼠链球菌	+	+	+	2	2	2	2	+	+	+	葡、鼠	赖、丙
猕猴链球菌	+	+	+	+	2	2	2	+	+	+	葡、鼠	—

注：①一些血清型 e 不发酵密二糖　②一些血清型 d 不发醇山梨醇　③～⑧系缩写：葡＝葡萄糖；鼠＝鼠李糖；半＝半乳糖；赖＝赖氨酸；丙＝丙氨酸；苏＝苏氨酸

（六）猕猴链球菌（S. macacae）

从猴口腔中分离出来的，与 Bratthall c 抗血清反应。生化反应除不发酵密二糖外，与变异链球菌相同，对杆菌肽敏感。

上述各型变异链球菌的特征，除生化反应、免疫学特征和黏附性能外，它们的组成也有些不同。如胞壁肽聚糖的组成是不同的，细胞的脂肪和脂肪酸组成也有区别。变异链球菌族的鉴别特征见表 5-5。

自 1977 年 Coykendall 提出上述变异链球菌族的新命名和分类后，已逐步得到口腔学界的承认，近期的研究报告也越来越支持上述观点。

四、变异链球菌族的致龋特征

人和动物的实验都表明，变异链球菌族是主要的致龋菌，致龋能力较其他产酸菌强。变异链球菌族有如此强的致龋性与其糖代谢的特点和对牙面的黏附有关。

（一）产酸力和耐酸性

变异链球菌族能发酵多种碳水化合物产酸，主要的发酵产物是乳酸，占 90% 以上。环境条件不同，可形成不同的终末产物，如葡萄糖浓度低时，发酵除产生乳酸外还可产生甲酸、乙酸和乙醇等。在含葡萄糖或蔗糖培养基中生长，最终 pH 可在 4.5 以下。变链球菌族菌落表面的 pH 较其他口腔链球菌低。这种产酸力直接与细菌对牙面的破坏有关，在临界 pH 以下，则引起牙面脱矿。缺乏乳酸脱氢酶的变种不产酸，也不致龋。

变异链球菌族利用糖产酸的速度较其他口腔

细菌，如血链球菌、缓症链球菌、黏性放线菌、内氏放线菌等快。

变异链球菌族不仅产酸力强、产酸迅速，而且耐酸。变异链球菌族的耐酸性较其他口腔链球菌强，仅次于乳杆菌(表5-6)。变异链球菌族的耐酸性使它能在面生态膜的酸性环境中生存，发挥其致龋作用。

表5-6　不同pH培养基牙面生态膜细菌的生长情况

细菌	在不同pH培养基的生长情况*		
	7.0	5.5	5.0
唾液链球菌	0.9	0.2	—
血链球菌	0.9	0.4	—
缓症链球菌	0.7	0.04	—
黏性放线菌	1.3	0.2	—
变异链球菌族	1.1	0.5	0.2
干酪乳杆菌	0.8	0.7	0.6

*厌氧培养53小时后细菌悬液的OD(光密度)

耐酸性系指细菌能在低pH环境中生长和代谢的性能。在多数细菌中，酶的活性与细胞内pH密切相关，最适pH的范围较窄。酸性pH会损害酶和细胞壁。一种耐酸菌应有一有效的释放H^+的系统，以缩短胞内处于酸性pH的时间，使酶和细胞壁的损害能恢复。虽然目前对变异链球菌族耐酸性的分子生物学机制尚不清楚。变异链球菌族的酶系统在酸性环境中是能正常运转的，这样才能使变异链球菌族在较低pH时仍能生长，且发酵糖产酸。有一些产酸菌在低pH时产酸速度很慢，甚至不产酸。

变异链球菌族的产酸性和耐酸性都较其他口腔细菌强，但不同遗传型菌种间的产酸和耐酸能力是有差异的。凌均棨等(1990)对变异链球菌族不同遗传型菌种产酸能力的分析发现，遗传Ⅰ型(S. mutans)和Ⅲ型(S. sobrinus)菌种具有较强的产酸和耐酸能力。

(二)合成细胞外多糖

变异球菌族的致龋能力与其合成多糖的能力密切相关。变异链球菌族不仅能合成细胞外多糖，也能合成和降解细胞内多糖，并且产生的GTF最多，合成的葡聚糖含α-1,3键多，变异链球菌族的致龋能力较其他细菌强。

变异链球菌族能产生两种胞外糖基转移酶，即葡糖基转移酶(GTF)和果糖基转移酶(FTF)。GTF和FTF是在变链球菌族细胞内合成，然后分泌到细胞外，或存在于细胞表面，能利用环境中的蔗糖合成细胞外多糖，分别叫葡聚糖(glucan)和果聚糖(fructan)。合成反应式如下：

$$\underset{\text{蔗糖}}{nC_{12}H_{22}O_{11}} \xrightarrow[\text{自由能}]{GTF} \underset{\text{葡聚糖}}{(C_6H_{10}O_5)_n} + \underset{\text{果糖}}{nC_6H_{12}O_6}$$

$$\underset{\text{蔗糖}}{nC_{12}H_{22}O_{11}} \xrightarrow[\text{自由能}]{FTF} \underset{\text{果聚糖}}{(C_6H_{10}O_5)_n} + \underset{\text{葡萄糖}}{nC_6H_{12}O_6}$$

葡聚糖可作为引物，使GTF将葡萄糖残基加入正在生长的多糖链上。

$$\underset{\text{蔗糖}}{X\,(C_{12}H_{22}O_{11})} \xrightarrow[GTF]{\text{引物葡聚糖}(C_6H_{10}O_5)} \underset{\text{葡萄糖}}{(C_6H_{10}O_5)_{n+x}} + \underset{\text{果糖}}{x\,(C_6H_{12}O_6)}$$

GTF和FTF在面生态膜的复杂环境中能保持活性，与其下述特性有关。

1. 蔗糖有高度特异性，只能利用蔗糖为底物合成细胞外多糖，不能利用其他糖，如葡萄糖、果糖、麦芽糖等。这是因为蔗糖的两个组成部分，葡萄糖和果糖是由还原官能基团——糖苷键连接在一起的。此键容易破坏，变成稳定的葡萄糖和果糖。此键裂解时能释放出高达6600卡/mol的自由能。此自由能被GTF和FTF利用，分别将葡萄糖和果糖合成葡聚糖和果聚糖。由于自由能的释放使利用蔗糖合成多糖的酶促反应一直向右进行。即只要有蔗糖存在，就能自发合成多糖。

2. 有广泛的pH适应度(pH5.2～7.0)，此pH的适应范围与牙面生态膜pH相符。GTF的最适pH为5.5，当pH降到4.5以下则失去活性。

3. 酶是变异链球菌族自发合成的、固有的，合成不需诱导。它的量与培养基有关,在含蔗糖的培养基中,酶的产量较在含葡萄糖的培养基中多。

目前对变异链球菌族产生的 GTF 催化葡聚糖形成的机制尚不清楚,对这一问题研究的难度较大。GTF 是一复杂的酶系统,GTF 和合成的葡聚糖都具有异源性,即不同菌株产生的 GTF 和葡聚糖的分子结构及特性均有明显差异。从变异链球菌族中分离出纯化的同源性酶制剂较困难。随着遗传工程技术的发展,国外学者已成功地将遗传工程技术应用于这方面,用分子生物学手段对 GTF 进行研究。国内樊明文等(1990)在这方面也做了有意义的探索。他们利用重组 DNA 技术将控制葡聚糖形成的变异链球菌基因克隆至没有 GTF 活性的大肠杆菌中,这样可以大量获得一种单独的酶,以便对其进行深入的研究。

变异链球菌族至少具有三种 GTF,合成水溶性葡聚糖的 GTF-S 和合成水不溶性葡聚糖的 GTF-I,最近 Hamada 等(1987 年)发现了另一种 GTF-S,此种 GTF 催化葡聚糖合成时不需要葡聚糖引物。

GTF 结构上存在着差异,形成的葡聚糖的性质和结构也不同,可以认为 GTF 的结构和含量在一定程度上决定了葡聚糖的键型结构、分子量、分支程度及产量。

根据其溶解性,细胞外葡聚糖有水溶性和水不溶性两种,其溶解性与分子结构有关。水溶性葡聚糖以 α-1,6 糖苷键为主,占分子中总糖苷键的65%~96%,分支程度低,呈线型分子结构,而水不溶性葡聚糖的 α-1,3 键比例相对高些,可达 35%~75%,分支程度高,呈高度多链结构。果聚糖是 D-呋喃果糖通过大量的 β-2,6 糖苷键构成主链,及少量 β-2,1 糖苷键构成侧链聚合而成。果聚糖的分支较少,且为水溶性。葡聚糖和果聚糖的结构如图 5-5。

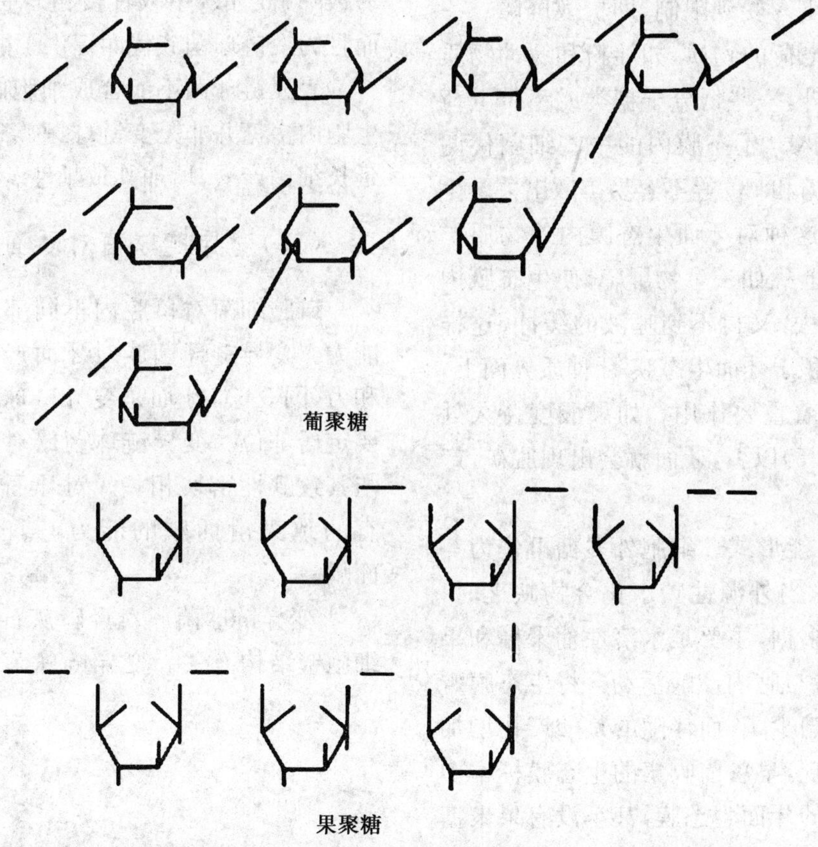

图 5-5 葡聚糖和果聚糖的结构

变异链球菌族各血清型产生的 GTF 的结构和性质是有差别的,因而它们合成的葡聚糖无论在量和结构上都是不同的。血清型 a、c、d、g 合成的总葡聚糖量明显高于 b、e、f 型,c 型合成的水溶性葡聚糖多,而 d 型合成的水不溶性葡聚糖远比其他型多。变异链球菌族各血清型中只有 b、e 型合成较多的果聚糖。

细胞外多糖的合成与细菌的致龋性密切相关，在龋病发生中的作用主要有以下方面：

(1)促进牙面生态膜的形成并参与牙面生态膜基质的组成　细胞外多糖，特别是水不溶性葡聚糖能促进细菌黏附于牙面和细菌之间的集聚，从而加速了牙面生态膜的形成。细胞外多糖参与了牙面生态膜基质的组成，至少有1/3的基质是由细胞外多糖组成的，其中葡聚糖占95%，果聚糖占1%。水不溶性葡聚糖由于具有更强的黏附凝集作用和更高的生物稳定性，不易被降解，在牙面生态膜中既起着“粘合剂”的作用，介导细菌黏附在牙面，同时起着“骨架”的作用，有助于维持牙面生态膜的基本结构。

(2)生物屏障作用　水不溶性葡聚糖是带电荷的多分支大分子团，在水中形成胶体溶液，使生态膜内外各种物质的出入受到限制，即扩散屏障。一些大分子物质或带电荷的物质，如淀粉和缓冲物质被阻止在面生态膜外，一些低分子糖类或不带电荷的简单分子很易渗入。生态膜内的一些细菌代谢产物，如有机酸、多糖和CO等不容易扩散出去。生态膜内细胞外多糖这种对牙面生态膜内外物质扩散的限制作用实际上犹如一生物屏障，使生态膜内的酸既不能扩散出去，又得不到唾液的缓冲，这样使大量的有机酸堆积于牙面生态膜-牙釉质界面上，在龋病的发生中起着重要作用。如果酸度持久处于临界pH(5.2～5.5)以下，牙面就会出现脱矿，产生龋损。

(3)作为胞外贮能形式　细胞外多糖可作为一种胞外的贮能形式，当外源性碳水化合物缺乏时，水解酶可使细胞外多糖，主要是水溶性葡聚糖和果聚糖降解成单糖，参与胞内产酸活动。将生态膜孵育后水溶性胞外多糖少了，而伴随的是酸产物增加了。电镜观察也发现，早餐前收集的生态膜标本中多糖明显少于饭后的牙面生态膜，甚至没有果聚糖存在，说明已被代谢了。

水溶性葡聚糖的作用主要不是参与构成生态膜基质，而是作为一种暂时性的胞外能源贮存形式。细胞内贮存的多糖毕竟是有限的，而细菌代谢所需的能源很大部分得依靠细胞外水溶性多糖的分解。生态膜中胞外水溶性多糖的含量明显高于水不溶性多糖(70%:30%)，而且含漱蔗糖后水溶性胞外多糖增加的比例大于水不溶性胞外多糖。如此大量的胞外水溶性多糖使生态膜中能源储备十分丰富。水溶性多糖的分解产物和能量用来维持细菌的代谢、生长，同时延长生态膜内细菌的产酸时间。产酸时间的延长实际上等于延长了致龋因素对牙齿的作用，从而增加了龋病发生的机会。

(三)细胞内多糖的合成

变异链球菌族除了合成细胞外多糖外，在外源性糖丰富时可合成细胞内多糖。主要是糖原和支链淀粉。对a-淀粉酶敏感，具有嗜碘性，又叫嗜碘性细胞内多糖。与合成细胞外多糖不同之处是不仅可以利用蔗糖，也可利用葡萄糖作为底物。

细胞内多糖在菌细胞内作为一种能源物质储存起来，当外源性糖供应不足时，细胞内多糖很容易被降解产酸，不仅使变链球菌族产酸时间延长，而且为变链球菌族代谢提供了能量。

表兄链球菌不能合成细胞内多糖，可以认为产生胞内多糖并非是变链球菌族致龋的先决条件，可延长细菌产酸，增加其致龋性。

(四)变异链球菌对牙面的黏附

口腔细菌对口腔内不同部位具有选择性黏附能力。变异链球菌族对牙面羟磷灰石有很高的亲和力(图5-6)，牙面是变异链球菌族在口腔内的主要定居部位。变异链球菌族对牙面的选择性黏附与其致龋性密切相关。对牙面的黏附使其具有特有的致光滑面龋的能力，其他细菌很少致光滑面龋。

变异链球菌族对羟磷灰石有高的亲和力与其细胞壁结构有关。变异链球菌族的细胞壁主要含

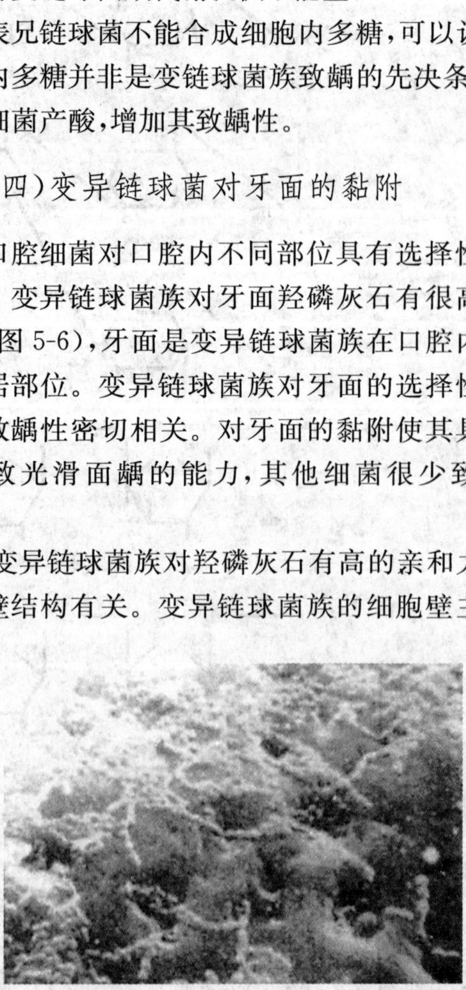

图5-6　变异链球菌对牙面的黏附(SEM)

多糖、肽聚糖、表面蛋白和脂磷壁酸(LTA)。

胞壁多糖决定变异链球菌族的抗原特性，肽聚糖和表面蛋白起免疫调节和抗原作用，一些表面蛋白在对牙面的黏附中起了重要的作用。Russell(1989)用表面蛋白Ⅰ/Ⅱ与唾液包被的羟磷灰石黏附实验，变异链球菌族的一些表面蛋白作为特异的"配体"(即粘结素)与牙面获得性膜中的"受体"成分结合，介导细菌在牙面的黏附。

变异链球菌族的表面蛋白有增强细菌疏水性，提高黏附能力的作用。脂磷壁酸是磷壁酸与脂质的共价化合物，在胞浆膜上合成后穿过细胞壁。脂磷壁酸含有大量带负电荷的磷酸基团，对羟磷灰石有高的亲和力。脂磷壁酸在黏附中的作用尚待进一步研究。LTA与细胞表面疏水性有关，并促进GTF结合到菌细胞表面。

变异链球菌族合成的细胞外水不溶性葡聚糖对细菌的黏附起了重要的作用。能介导细菌对牙面或细菌之间的黏附。变异链球菌族所固有的GTF不仅能催化葡聚糖的合成，还能黏附到牙釉质表面或获得性膜上，作为细菌在牙面黏附的受体。

牙面获得性膜中的一些唾液成分对变异链球菌族的大多数菌株在牙面的黏附也有明显的促进作用。

变异链球菌族中的一些菌株对组成牙本质和牙骨质基质的主要成分——胶原有很强的亲和力(图5-7)，这促进了它们在根面的黏附。

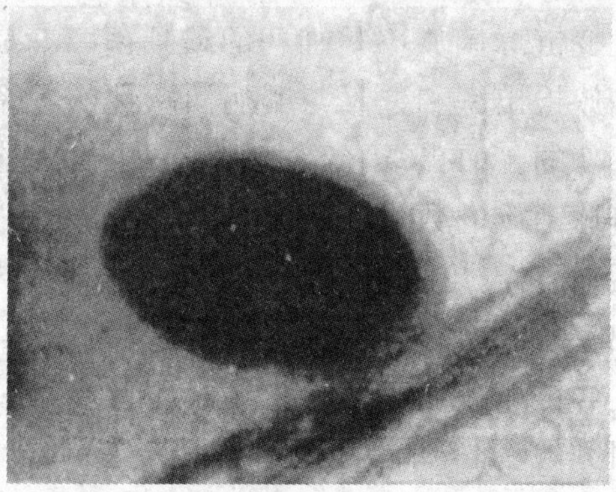

图5-7 变异链球菌对胶原的黏附(TEM)

多年以来一直认为变异链球菌在初期菌群中占有很大比例，因为他们具有由蔗糖制造粘性细胞外多糖的能力，但研究表明变异链球菌仅占初期链球菌菌群的2%或更少，不管其个体摄入蔗糖量为多少，也不管远缘链球菌具有结合至葡聚糖的附着体的能力。很明显，由蔗糖产生的葡聚糖产物并不能促进变异链球菌对牙面新的定植，在早期牙菌斑中变异链球菌比例偏低反映了这些菌种在唾液中浓度偏低，唾液中可吸附的特异性微生物与实际附着的微生物数量呈正相关，变异链球菌附着至牙面的能力远逊于血链球菌。单个变异链球菌附着至牙面前，唾液中变异链球菌浓度必须达到10^4～10^5，而血链球菌要求的相应浓度只为10^3。

五、变异链球菌族与龋病关系的研究

由于变异链球菌族特有的致龋力，近30多年来，人们对该菌与龋病的关系作了大量的研究。随机人群的横向流行病学调查表明变异链球菌族与龋病的发生呈正相关关系。证据如下。

1. 牙面生态膜中变异链球菌族的检出率与患龋情况成正比，即龋齿多，变链球菌的检出就高。变异链球菌族在链球菌总量中的比例增高(图5-8)。

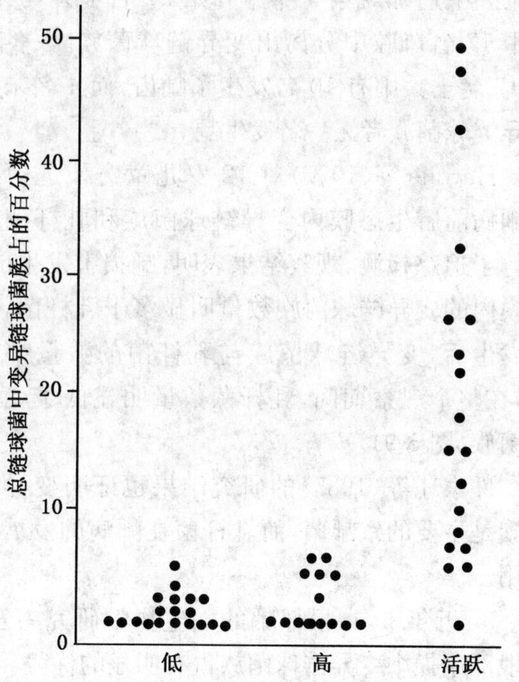

图5-8 变异链球菌族在低MF、高MF和龋活跃(高DMF)者牙面生态膜中的检出情况

我国上海和广州均曾对儿童乳磨牙咬合面裂沟内的细菌作了检测，证明有龋儿童沟裂内变异链球菌族的阳性检出率显著高于无龋者。

2. 龋损部位生态膜中变异链球菌族所占总菌量的比例显著高于健康牙面(表 5-7)。Meiers 等(1982)也发现了此种差异。

表 5-7　有龋和无龋沟裂中变异链球菌族的检出情况

	变异链球菌族占总菌量中不同百分比的例数				合计
	0	<1%	1%～10%	>10%	
无龋裂沟	70	10	17	26	123
有龋裂沟	30	3	32	65	130

从表中可以看出,在有龋裂沟中,生态膜内变异链球菌族的比例在 10%以上者占一半,而在无龋沟裂中仅占 1/5。在无龋点隙沟裂内,有一半以上未发现变链球菌族。

3. Schklair 等(1972)变异链球菌族分布与龋损距离的分析发现,无论链球菌的阳性检出率或是变异链球菌族在链球菌中占的百分率,龋损害内>近龋部位>远龋部位。

4. 流行病学追踪观察进一步说明变异链球菌族与龋病的关系。例如 Keene 等(1971)在 21 名海军士兵中追踪观察一年。开始 21 名士兵均无龋,其中 17 名口腔中分离出变异链球菌族。一年后,这 17 名士兵中有 10 名发生了龋齿,而 4 名未查出变异链球菌族者无一名发生龋。

Harolie 等(1977)对 12 岁儿童磨牙远中面发生龋病前后生态膜内变异链球菌族和乳杆菌数量进行了追踪检测,观察结果表明:龋损害发生前,生态膜内的变异链球菌族数量明显多于乳杆菌,龋损害发生后,变异链球菌族与乳杆菌的数量都有增加,在整个观察期间,乳杆菌数量明显低于变异链球菌族(图 5-9)。

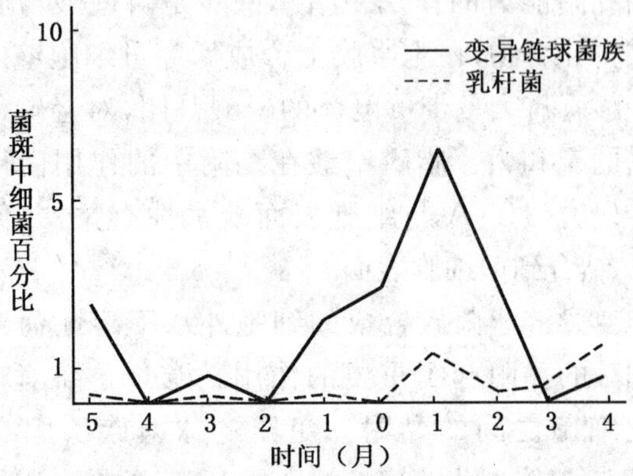

图 5-9　变异链球菌族和乳杆菌与龋病发生的关系

(横坐标中 0 位表示 X 线检查发现龋损的时间,其左、右分别表示发现龋损前后的时间)

邵家珏等(1985)的研究结果也证明变异链球菌族是主要的致龋菌,而乳杆菌在龋病的发展中起作用。

5. 近年来,在根部龋的微生物学研究中发现,在根部龋损中变异链球菌族占有明显的优势。

6. 龋病免疫学方面的研究也有力地说明了变链球菌族与龋病的关系。在动物体上,特别是灵长类,已能利用变异链球菌族制成的疫苗使动物获得龋病的免疫力。近期又有人报道,将自血清型 c 变异链球菌获得的 3.8 kD 分子量的抗原注射于猴牙龈上获得了显著的抗龋力。

变异链球菌族与龋病还有很多问题值得进一步探讨。主要有以下两个问题:一是动物致龋实验中,除了变异链球菌族可诱发龋病外,其他细菌,如肠球菌、缓症链球菌、黏放菌、唾液链球菌等也可产生龋。变链球菌族不是唯一的致龋菌。二是变异链球菌族检出率和数量与龋病活跃性的关系不是恒定不变的。如有些学者的观察表明,面生态膜中变异链球菌族的数量在龋活跃者与抗龋者之间的差异无显著性。在龋病的不同时期,变异链球菌族的检出率是波动的。

变异链球菌族的致龋作用是很复杂的。从现在的研究,我们可以得出以下结论:变异链球菌族与龋病的发生和发展的关系极为密切,但不是唯一的致龋菌。

第四节　口腔乳杆菌与龋病

乳杆菌是口腔的正常菌群。作为口腔的早期定植菌，可能是出生时从母亲阴道，或出生后接触乳制品所致。乳杆菌可定植在口腔各个部位，但数量很少，仅占口腔细菌的1%。它的数量受到食物成分的影响，随着碳水化合物摄入增加，唾液中该菌的数量也增加。即使如此，乳杆菌在口腔菌丛中的数量和检出率还是很低的。

一、口腔乳杆菌的生物学特性

人类口腔中的乳杆菌种类较多，根据发酵葡萄糖的反应分为纯发酵型和异发酵型两种。纯发酵乳杆菌主要菌株有：干酪乳杆菌、嗜酸乳杆菌、唾液乳杆菌、胚芽乳杆菌等。异发酵乳杆菌有：发酵乳杆菌、短乳杆菌、布赫内氏乳杆菌等。

乳杆菌是革兰氏阳性杆菌，菌体细长，直径0.6～0.9 μm，不分支，无芽胞，不活动（图5-10）。在陈旧性培养基中生长，可变为革兰氏阴性。

其菌落呈圆丘形，表面光滑或粗糙，不透明，干酪样白色或淡褐色。

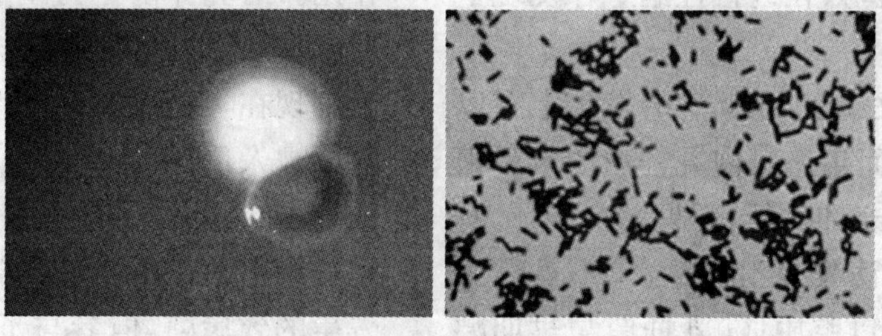

图5-10　嗜酸乳杆菌的菌落和菌体形态

乳杆菌是兼性厌氧或专性厌氧菌。该菌耐酸性很强，能耐受使其他无芽胞细菌死亡的酸度。该菌的选择性培养基是Rogosa培养基，是根据细菌特有的强耐酸性配制的。此培养基的pH为4.7～4.8，在此pH条件下，只有乳杆菌能生长。

多数乳杆菌无蛋白分解作用，不产生吲哚，不还原硝酸盐。触酶阴性。能发酵多种糖，产酸能力强，能使牙面生态膜pH降低至5以下。对糖的发酵反应视菌型而异，纯发酵型只产生乳酸；异发酵型除产生乳酸外，还产生其他的酸和乙醇、CO_2等。

一些乳杆菌，如干酪乳杆菌和嗜酸乳杆菌能合成细胞外多糖，Loesche（1980）报道干酪乳杆菌还可以合成细胞内多糖。

二、乳杆菌与龋病关系的研究

1915年，Kligler就已报道，在龋损部位的乳杆菌数目较非龋损部位多。20世纪20年代后期对乳杆菌，特别是嗜酸乳杆菌在龋病中的作用进行了广泛的研究。Bunting等人（1926）曾指出，几乎所有的抗龋者口腔中都找不到嗜酸乳杆菌，而在龋活跃者口腔中却常找到。多年来，不少人都认为乳杆菌是人类致龋菌，后来，甚至提出用唾液内嗜酸乳杆菌计数来代表个体的龋敏感性。

把乳杆菌作为致龋菌的主要依据有以下几方面：①乳杆菌是产酸和耐酸性都很强的细菌；②一些乳杆菌能诱发无菌动物产生点隙裂沟龋；③唾液中乳杆菌数目与龋损数成平行关系。即龋损害数量和大小增加时，乳杆菌数量也增加，特别是在进行性龋损中乳杆菌数量明显增加（表5-8）；④在龋损害的各个时期均可发现乳杆菌；⑤摄取糖增加，乳杆菌也增加。

从表中可看出，变异链球菌族、乳杆菌、龋齿放线菌和产碱性韦荣氏菌与进行性龋呈正相关关系，而米勒链球菌、血链球菌、黏性放线菌和内氏放线菌与之呈负相关。

表 5-8　进行性与非进行性龋损和邻近健康牙面生态膜中分离出的细菌

细菌种类	进行性龋损(n=14)		非进行性龋损(n=18)		邻近健康釉质(n=32)	
	占总菌量的%	分离频率	占总菌量的%	分离频率	占总菌量的%	分离频率
变异链球菌族	9.7	100	3.3	75	6.6	75
米勒氏链球菌	3.9	50	5.4	100	3.6	67
血链球菌	6.1	100	8.5	87	6.4	100
唾液链球菌	5.7	100	6.3	100	8.5	100
黏性放线菌	28.9	100	32.8	100	32.3	100
内氏放线菌	0.3	50	4.5	50	2.3	80
龋齿放线菌	0.8	50	0	0	0	0
乳杆菌	0.7	75	0	0	0	0
产碱韦荣氏菌	10.6	100	8.9	100	9.4	100

特别值得注意的是，只在进行性龋中才发现了乳杆菌和龋齿放线菌。

乳杆菌作为主要致龋菌，在龋病的发生上有以下现象不能解释：①牙面生态膜内乳杆菌的数目很少；②乳杆菌对牙面的亲和力低，不易黏附到牙面；③在动物实验中，不能诱发光滑面龋；④不具传染性，难于接种到无龋者口腔中；⑤乳杆菌与早期龋损——白垩斑无明显关系。

这些现象使人们怀疑乳杆菌在龋病发生中的作用。对乳杆菌作为龋病的致病原始因素提出了质疑，认为龋病的发生与乳杆菌没有必然的联系。直到现在，虽然在龋病细菌学的研究中，乳杆菌已很少被人重视，但由于乳杆菌的很强的产酸力和耐酸性，及在龋洞中的大量存在，还不能完全排除它在龋病中的作用。多数学者认为，乳杆菌不是龋病发生的致病菌，但参与了龋病的发展，主要涉及牙本质龋。

第五节　口腔放线菌与龋病

放线菌是口腔中最常见的革兰氏阳性丝状菌，也是口腔正常菌群的主要成员。主要定植在牙面，其次是龈沟和舌背，而唾液和其他口腔黏膜表面较少。

口腔内定植的放线菌种类随宿主的年龄和定植部位而异。内氏放线菌在幼儿口腔内占优势；黏性放线菌的比例随年龄而递增，在成年人的牙面生态膜中占优势。内氏放线菌在舌和颊部较多，黏性放线菌比内氏放线菌更易定植于牙面。

一、口腔放线菌生态学

人类口腔中主要的放线菌有：黏性放线菌（A. viscous）、内氏放线菌（A. naeslundii）、龋齿放线菌（A. odontolyticus）和衣氏放线菌（A. israelii）。1984 年，Cato 从人龈沟中分离到梅氏放线菌（A. meyeri）。

（一）生物学特性

放线菌为革兰氏阳性菌，无鞭毛和芽胞，菌细胞末端较膨大。形态不规则，为丝状或杆状，长短不等。呈丝状者常很长并有分支，可达 10～50 μm；短的杆菌仅为 1.5～5 μm。衣氏放线菌菌细胞多为分支的丝状体，内氏放线菌除分支丝状体外，常有短的分支体，黏性放线菌、龋齿放线菌和梅氏放线菌很少形成丝状体，多为杆状（图 5-11）。

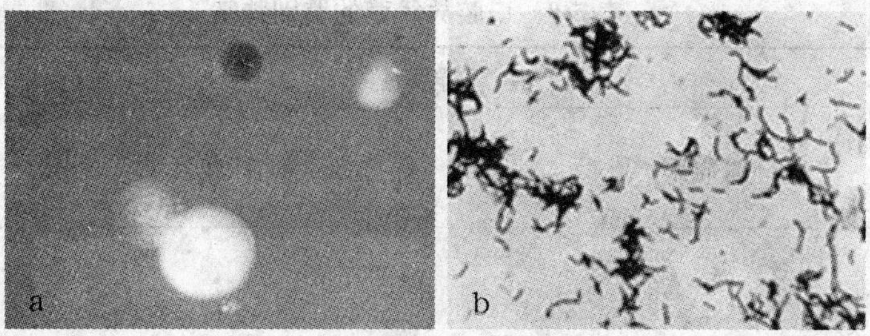

图 5-11　放线菌菌落和菌体形态

a. 光镜下所见；b. 透射电镜下所见

透射电镜下观察，放线菌有菌毛（pilli 或 fimbria），各放线菌的菌毛成分不一样，黏性放线菌有Ⅰ型和Ⅱ型两种类型的菌毛，而内氏放线菌只有Ⅱ型菌毛。菌毛与放线菌的黏附性能密切相关。

（二）培养特性

放线菌为兼性厌氧菌，但对氧的敏感性有一定差异。衣氏放线菌、牛放线菌、梅氏放线菌和龋齿放线菌在厌氧环境中生长更好。有些菌种，如黏性放线菌、内氏放线菌和齿放线菌为嗜碳酸菌种，补充 CO_2 可明显促进其生长。

放线菌为化能异养菌，生长需要有机氮、可发酵的碳水化合物、维生素和其他生长因子。培养基中加入血清可明显促进其生长。

放线菌在液体培养基中生长，形成散在的、大小不等的致密团块，或呈颗粒状或絮状沉淀，混悬在培养基中，或黏附在管壁上。

在牛心脑浸汁血琼脂上，18～24 小时的微菌落形态有助于鉴别放线菌种。衣氏放线菌形成典型的由交织的丝状体组成的蛛网型菌落；内氏放线菌也形成蛛网型菌落，但不如衣氏放线菌的典型；龋齿放线菌、黏性放线菌、梅氏放线菌和牛放线菌则形成光滑的小菌落。孵育 7～8 天后的成熟菌落很少有丝状体交织的蛛网形，一般形成直径为 0.5～5 mm 大小的粗糙型菌落，或黏软、凸起的光滑型菌落。黏性放线菌多为直径为 4～5 mm 的黏软型菌落，衣氏放线菌为粗糙型，而龋齿放线菌和内氏放线菌粗糙和光滑型均可见，梅氏放线菌为点状到直径为 1 mm 的光滑型小菌落。多数放线菌不产生色素，菌落为瓷白色或奶白色。龋齿放线菌产生深红色色素，而齿放线菌产生粉红色色素。这些色素有利于菌种的鉴别。

（三）细胞壁的组成和抗原性

放线菌细胞壁主要由肽聚糖和各种糖类组成。肽聚糖的氨基酸包括：赖氨酸、丙氨酸、谷氨酸、天门冬氨酸和鸟氨酸等。不含二氨基庚二酸和甘氨酸。糖类主要是：葡萄糖、半乳糖、鼠李糖、6-脱氧塔罗糖、果糖和甘露醇。不含阿拉伯糖和木糖。

各放线菌种的细胞壁成分是有差异的。如内氏放线菌的细胞壁不含赖氨酸。

放线菌的抗原物质主要来自细胞壁成分，包括两类：一类是多糖抗原，由细胞壁的碳水化合物或多糖组成，具热溶性，耐受蛋白酶，能释放到培养基中，具有种和血清型的抗原性；另一类由多肽或含多肽的化合物组成，对链霉蛋白酶敏感，能抵抗胰蛋白酶消化，具有种的特异性。

根据细胞壁抗原成分的不同，各放线菌分为不同的血清型。牛放线菌、衣氏放线菌、黏性放线菌、龋齿放线菌各有两种血清型，内氏放线菌有三种血清型。

对放线菌抗原成分和血清学的研究还有待进一步深入。

（四）生化特性

所有放线菌都发酵葡萄糖、蔗糖、麦芽糖和果糖，产生乳酸、乙酸、琥珀酸和甲酸，不产生丙酸，不水解蛋白质。对其他碳水化合物，如棉籽糖、海藻糖、甘露醇、阿拉伯糖等的发酵类型，及是否产生 H_2O、还原硝酸盐、水解尿素等生化反应在鉴别菌种上有一定的意义。口腔放线菌的主要生化反应总结于表 5-9 中。

表 5-9　口腔放线菌的鉴别特征

	G+C (mol%)	耐氧性	发酵反应						产生 H_2O_2	尿素酶	还原硝酸盐	PYG 中的代谢酸产物
			葡萄糖	乳糖	甘露醇	棉籽糖	海藻糖	阿拉伯糖				
衣氏放线菌	57～65	专性	+	+	+	+	+	−	−	−	+	A、L、S、F*
龋齿放线菌	62	专性	+	+	−	−	−	−	−	−	+	A、S、F
梅氏放线菌	64.4～67.7	专性	+	+	−	−	−	−	−	−	−	A、S、F
内氏放线菌	63−68.5	兼性	+	+	−	+	+	−	−	+	+	A、L、S、F
黏性放线菌	59～69.9	兼性	+	+	−	+	±	−	+	+	+	A、L、S、F

* A：乙酸；L：乳酸；S：琥珀酸；F：甲酸

不同血清型的放线菌生化反应有一些差异。黏性放线菌血清Ⅰ型不发酵核糖，分离自仓鼠口腔。血清Ⅰ型发酵核糖产酸，从人的口腔中检出。内氏放线菌血清Ⅲ型不分解尿素，不还原亚硝酸盐。血清Ⅰ型黏性放线菌与内氏放线菌生物学上很相近，一些学者提出它们应归于一个种，合称黏性/内氏放线菌。黏性放线菌和内氏放线菌可合成细胞外多糖和细胞内多糖。

（五）对牙面的黏附

黏性放线菌、衣氏放线菌和龋齿放线菌对牙面有很高的亲和力，以很高的数目黏附到牙面上。牙面获得性膜中的一些成分明显地促进了黏附。它们对组成牙本质和牙骨质基质主要成分的胶原也有很强的亲和力，这促进了它们在根面的黏附，与其在根面龋中的作用密切相关。

牙面生态膜中放线菌常作为球菌黏附的支架，形成谷穗状结构，加速了生态膜的形成。

二、口腔放线菌与龋病关系的研究

口腔放线菌可发酵糖类产酸，使牙面生态膜 pH 降到 5 以下，主要定植在牙面，特别是牙根面。一些放线菌还可合成细胞外和细胞内多糖，这些特性决定了在龋病发生中的作用。

动物实验表明黏性放线菌和内氏放线菌能诱发鼠、仓鼠发生根面龋和点隙裂沟龋。根面龋细菌学的研究也发现，根面龋中黏性放线菌和内氏放线菌的数目增加。

桂和明等人（1989）在体外用黏性放线菌造成了人牙根部的早期龋损。与变链球菌族相比，所致的龋损较轻。

放线菌与龋病发生关系的研究资料较少，有待进一步探讨。但它在牙根部龋发生中的作用已引起了人们的注意。

第六节　其他细菌与龋病

除上述与龋病发生有关的细菌外，口腔还有很多细菌可能与龋病有关。

Goadby 把口腔细菌分成两大类，一是发酵的；二是液化的。发酵细菌能酵解碳水化合物产酸，使牙齿组织脱矿；液化的细菌则能破坏牙齿组织的有机物。

口腔内发酵的细菌很多，它们的产酸和耐酸的能力不同。葡萄球菌、酵母菌、肠球菌、放线菌和奈瑟氏菌等的许多菌株降低 pH 的能力都比变链球菌族、纯发酵型乳杆菌低得多。这些细菌中，很多种在 pH5 以下时，产生酸的速度很慢，甚至停止产酸。不能认为凡是能产酸的口腔菌都是致龋的。

动物实验表明，肠球菌能使无菌鼠产生龋，但在人体上却未发现肠球菌与龋病的发生有关。

一、奈瑟菌

奈瑟菌（Neisseria）是革兰氏阴性需氧球菌。虽从口腔中大部分部位可分离到此菌，但数量较少。与血链球菌一样，奈瑟菌是最早定居于牙面的细菌。目前将口腔奈瑟氏菌分为三组：不酵解糖亦不产生多糖类，如乳奈瑟菌；不酵解糖但产生多糖类，如黄色奈瑟菌；酵解糖且产生多糖类，如咽奈瑟菌。口腔中以 1、3 组较多。奈瑟菌产生多糖这一特征在口腔生态学中的作用尚不清楚。一些奈瑟菌能代谢乳酸，减少变链球菌族等产酸菌的降低面生态膜 pH 的作用。

二、韦荣菌

韦荣菌是口腔中最多的一种革兰氏阴性专性厌氧球菌。在牙面生态膜中占 2%以上，随着生态膜的成熟，生态膜内厌氧程度增高以及其他微生物代谢变化，韦荣菌的比例可高达 6%。目前韦荣菌可分为两种：极小韦荣菌（V. parvula）和产碱韦荣菌（V. alcalescens）。由于韦荣菌缺乏葡萄糖激酶（glucokinase）和果糖激酶（fructokinase），不能代谢碳水化合物和多元醇，可以利用一些碳水化合物代谢的中间产物，特别是乳酸盐，作为能源。除甲酸外，乳酸是口腔细菌产生的最强的酸。

韦荣菌能将乳酸转变成较弱的乙酸和丙酸，使生态膜 pH 上升，在牙面生态膜生态系和龋病的发生中起重要作用。李杰等人（1990）自人的牙面生态膜中成功地分离出了小韦荣菌。与变异链球菌族、血链球菌、唾液链球菌、干酪乳杆菌、黏性放线菌分别或混合一齐培养，结果使这些致龋菌培养液的 pH 值上升（唾液链球菌除外）（表 5-10），培养液内的乳酸含量大为减少，乙酸和丙酸含量增加（表 5-11）。他们做的黏附实验表明，单一的韦荣菌的黏附力很弱，但与上述细菌（干酪乳杆菌除外）混合培养时明显增加了这些细菌的黏附量（表 5-12）。

表 5-10　韦荣菌与其他菌混合培养 24 小时后的 pH 值（$X\pm SD, n=9$）

菌　　种	不加韦荣菌	加入韦荣菌
变异链球菌(C)	4.32±0.043	5.13±.120*
唾液链球菌	4.47±0.087	4.50±0.141
血链球菌	4.57±0.096	5.57±0.067*
干酪乳杆菌	4.38±0.131	5.49±0.137*
黏性放线菌	4.85±0.186	5.47±0.153*
变＋唾＋血＋乳＋黏	4.40±0.090	5.44±0.103*
韦荣菌		6.96±0.213
空白培养基	7.06±0.057	

* $P<0.01$

表 5-11　韦荣菌与其他菌混合培养 24 小时后的产酸情况

培养菌种	产酸量(mmol)					培养菌种	产酸量(mmol)				
	乳酸	甲酸	乙酸	丙酸	丁二酸		乳酸	甲酸	乙酸	丙酸	丁二酸
变(MT6R)	23.27	0.67	4.27	—	—	黏＋韦(CDC33060)	0.24	0.44	6.40	10.89	—
变＋韦(CDC33060)	0.68	0.47	8.28	11.38	—	黏＋韦，分离株	3.80	—	4.90	9.20	—
变＋韦，分离株	5.55	1.99	5.59	12.06	—	混合菌株	12.01	—	8.43	—	—
乳(8810)	22.86	—	4.68	—	—	混＋韦(CDC33060)	0.22	—	6.93	12.47	—
乳＋韦，CDC33060	0.89	—	11.11	13.60	—	混＋韦，分离株	0.86	0.90	4.98	11.26	—
乳＋韦，分离株	5.11	0.35	8.61	—	—	韦，CDC33060	—	—	2.56	5.49	—
黏(ATCC19246)	12.77	0.80	3.45	—	1.95	韦，分离株	—	—	3.38	6.47	—

表 5-12　韦荣菌与各致龋菌混合培养黏附量的变化

菌种	黏附量(OD, $\overline{X}\pm SD$)		菌种	黏附量(OD, $\overline{X}\pm SD$)	
	无韦荣氏菌	加韦荣氏菌		无韦荣菌	加韦荣菌
变异链球菌(C)	0.146±0.030	0.420±0.037*	黏性放线菌	0.232±0.024	0.576±0.014*
唾液链球菌	0.076±0.011	0.249±0.010*	混合菌株**	0.157±0.017	0.375±0.012*
血链球菌	0.273±0.036	0.426±0.010*	韦荣氏菌		0.021±.001
干酪乳杆菌	0.058±0.010	0.046±0.011			

* $P<0.01$；**混合菌株：变链球菌＋唾液链球菌＋血链球菌＋干酪乳杆菌＋黏性放线菌

三、颊纤毛菌

颊纤毛菌(Leptotrichia buccalis)是牙面生态膜的常住菌，其体积大，常作为球菌依附的支架，形成谷穗状结构。此菌系革兰氏阴性专性厌氧梭状杆菌，能发酵碳水化合物产生乳酸和乙酸。该菌毒性小，除在生态膜中作为球菌的支架外，在龋病的发生中占什么位置尚不清楚。

当龋损发展到牙本质，由于牙本质含的有机质较多，加之局部生态环境的改变，牙本质龋的发展中不仅产酸和耐酸菌很重要，溶蛋白细菌也参与了此过程。不少学者都发现，牙本质龋中的溶蛋白细菌较牙釉质龋多。Edwardsson(1974)和Loesche(1973)等对牙本质龋损中细菌分布的研究(表5-13)表明，牙本质龋损中，革兰阳性菌(G^+)占总培养细菌的90%以上，其中革兰氏阳性杆菌的比例较高，特别是乳杆菌的数目较多，革兰氏阳性球菌较牙釉质龋中低。

表 5-13　牙本质龋损中细菌的分布

		在总培养细菌中的平均百分比(%)	
		牙本质龋表层	牙本质龋深层
G^+兼性厌氧杆菌	乳杆菌	21	33
	放线菌	18	5
G^+厌氧杆菌		22～27	
	蛛网菌		12
	双歧杆菌		9
	优杆菌		9
	丙酸杆菌		11
G^+兼性厌氧球菌	链球菌	26	6
	变链球菌族	24	<1
G^+厌氧球菌	链	—	7
G^-球菌	韦荣氏菌	7	<1
G^-杆菌	类杆菌和螺旋体	—	<1

龋病微生物学的研究表明，用一种特殊细菌来解释龋病的发生是不可能的。变异链球菌是与龋病发生十分密切的细菌，不是唯一的致龋菌。致不同部位龋的细菌和在龋病过程中不同阶段细菌的种类和比例也是有差异的。龋病是口腔多细菌和多因素参与、相互作用引起的。

第七节　关于致龋细菌感染的特异性和感染途径

龋病是一种细菌感染引发的疾病，任何一种细菌、寄生虫或病毒的感染都必须明确它的病原体，致病物质（细菌本身或其毒素物质等）和感染途径，这样才能采取有效措施有针对性地去预防它。

引发龋病的病原菌是什么？变链球菌（MS）是龋病的致病菌，但不是唯一的细菌，引发龋病时，是否具有高度特异性呢？

Miller 提出化学细菌学说以后，人们对龋病的致病菌还是一个笼统的概念。到 1930 年 Bunting 的论文才提出将龋病作为一种特殊感染性疾病，而这种认识是在 Michigan 大学经过 5 年多的研究才把乳杆菌与龋病的关系确立起来。后来甚至把计算唾液中乳杆菌数量作为衡量个体龋病活跃性的方法。

到了 20 世纪 60 年代，人们才逐渐认识到链球菌与龋病的关系。

1960 年 Keyes 在田鼠身上证明子代鼠可以从母代鼠获得致龋微生物，但是他用的是多种微生物，其中包括链球菌、类白喉杆菌和乳杆菌。

Hunt 与 Goodman（1962）指出嗜酸乳杆菌和产酸链球菌均与龋病发生有关。Orland（1954）、Gibbons（1952）、Giodano 与 Shaw（1962）、McDonald（1962）的研究均表明很多细菌均可在实验动物身上致龋。Levine（1977）指出口腔内的很多产酸菌均具有致龋力。

McDonald（1962）认为从细菌学的观点看，产生龋病的细菌不具特异性。Merchant 等人（2001）、Michalek 等人（2002）均认为产生龋病的细菌没有特异性。Michalek 等人还明白指出龋病的发生是口腔菌群与宿主之间失去平衡所致。很显然变异链球菌并不是特异的致龋菌。

很多感染性疾病在病原体引发感染时，都必须通过一定的手段来危害宿主，这种手段必须依赖一定的物质基础，比如是通过细菌本身呢还是靠细菌产生的毒素来达成破坏效果。变异链球菌的毒力因子是表面蛋白 P1 和该菌的葡糖基转移酶（包括 Gbp 蛋白质），这两种物质都不具备直接的杀伤力，更谈不上它们与破坏牙齿硬组织的直接或间接关系，这两种物质的作用，不过参与细菌在牙面的定植与集聚而已。

细菌感染的感染途径未能得到很明确的答案，虽然已有一些关于变链球菌通过母子传递、父子传递或其他方式传递的研究报告，但都未明确具体的传递途径是什么？是通过食物进入消化道呢，还通过空气传播呢，还是通过接触来感染呢？这个问题的正确解答也将对龋病的防治带来益处。

口腔中很多细菌都具有使碳水化合物发酵产酸和产生多糖，变异链球菌族产酸和产多糖的能力更强一些而已，如果没有糖的参与，这些细菌无法产生这两种物质，这样，细菌和糖在龋病发生中的作用很难判断。这一点在解决龋病的预防问题中，具有很重要的意义。

（刘天佳）

第六章 牙面生态膜

在19世纪后期，人们利用显微镜观察到牙齿表面有一种软而黏稠的沉积物，其中含有大量细菌，1897年Williams把它叫做牙菌斑（dental bacterial plaque）。1963年，Dawes等提出牙面生态膜是一种附着牙面的软而黏稠，含有大量细菌且不易被清除的物质，给牙面生态膜作出了一个比较准确的定义。

对于牙面生态膜的认识是逐步深入的，它经历了一个相当长的时期，到20世纪80年代，人们对细菌在自然界的生存状态进行了多方面的研究，逐渐认识到细菌是集聚群居的，不是散在的，以至于很多研究者把细菌的生存状态叫做生物膜（biofilm）。1980年Trulear曾经报导了生长在环形反应器（annular reactor）内的生物膜形成的动态。1981年Bryers研究论述了在急流中腐臭生物膜的初期形成。1987年Costerton，Hamilton分别论述了自然界与疾病中的生物膜内细菌的代谢活动。到了20世纪90年代口腔医学界的研究者认为牙面生态膜也是一种生物膜，称之为牙齿生物膜（dental biofilm）或牙面生态膜（dental plague biofilm）。

根据近10余年来的不断深入研究，人们已经逐渐认识到牙面生态膜是牙面上寄生的微生物群本身及其与宿主产生的多聚物包围的多样性细菌群体（diverse microbial community，Marsh，2004）。在这个群体中，生存着多种细菌，它们彼此间相互影响，并在一定条件下对宿主产生危害。它们的存在实质上已构成一个微生物生态系统（microbial ecosystem）。因此，生物膜这个名称已经不能完全表达其实质内容，本文作者建议称之为生态膜（ecofilm）更为恰当。位于牙面的生态膜则称之为牙面生态膜（dental ecofilm）。

20世纪70年代Bilbrie等人就认识到龋病发生的关键是牙面寄生的微生物与牙面之间的相互作用。微生物组成一个生物丛（biotope），它是一个独特的生态系统（biosystem），鉴于近年来人们对它的研究更为深入，更为广泛，显然不是一种“膜”所能包涵。况且，生物膜这个名称容易与生物体内也被称作为生物膜的其他膜性结构，如细胞膜、器官膜、胸膜、腹膜、核膜等相混淆，因此，作者认为生态膜更为合适。

第一节 牙面生态膜的结构

牙面生态膜是牙面所有细菌组成的牙菌斑生物膜的总称。根据所在部位分为龈上生态膜、龈下生态膜。龈上生态膜位于牙颈部龈缘上方，包括位于咬合面点隙裂沟的窝沟面生态膜和位于咬合面和邻面的光滑面生态膜。龈下生态膜位于龈缘下方，被牙龈覆盖。

生态膜的结构很复杂，随部位、发育程度、饮食和口腔卫生不同而有差异。目前对龈上生态膜研究较多，同时龈上生态膜与龋病的关系密切，下面就重点介绍龈上生态膜。

临床上，少量生态膜不能用肉眼看到，可借助染色显示（图6-1）。生态膜达到一定厚度时肉眼即可看见。

在光学显微镜下观察，生态膜的基本结构分为三层（图6-2）。

一、基底层

此层紧贴牙面，是一层无细胞的均质结构。苏木素伊红（HE）染色呈粉红色，表示为嗜酸性染色结构。主要由吸附于牙面的唾液糖蛋白，即获得性膜构成。有一些部位可能包括了牙齿发育遗留下来的釉小皮。在显微镜下很难将它们区分开来。

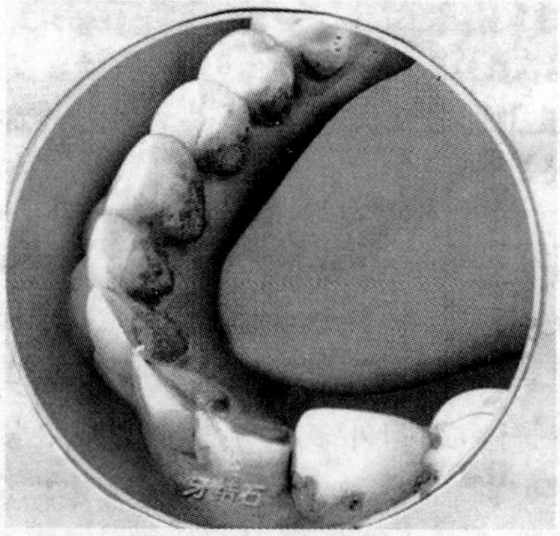

图 6-1　牙面生态膜

（用四碘荧光素染出，呈浅红色）

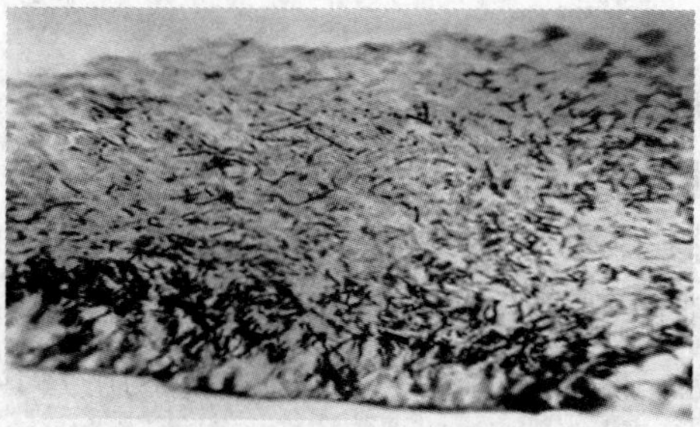

图 6-2　生态膜的基本结构（光镜）

二、中间层

这是生态膜的主要组成部分，由球菌、丝状菌和杆菌组成，结构致密。革兰氏染色切片见丝状菌彼此平行排列，与牙面垂直，其间堆积了大量的革兰氏阳性和阴性球菌、短杆菌，形成栅栏状（palisade）结构。

三、表层

这是生态膜的最外层。主要由革兰氏阳性、阴性球菌、短杆菌和一些食物残渣、脱落的上皮细胞组成。细菌排列不规则，结构疏松，厚度不一。

在透射电子显微镜（TEM）下观察，可见到牙面生态膜内细菌的分裂、增生和衰亡现象。衰亡细胞的胞浆固缩，形态不完整，称为血影细胞（ghost cell）（图 6-3）。也有呈葡萄样者，在扫描电镜（SEM）下观察，可见到膜内一些细菌集聚成谷穗状结构（corncob structure）（图 6-4）。

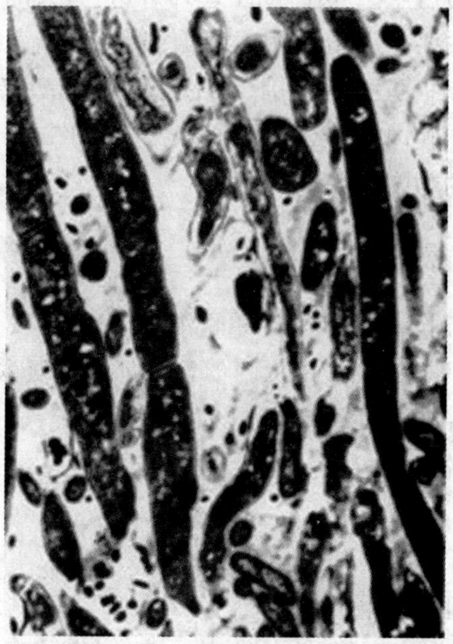

图 6-3　生态膜（TEM）

牙面生态膜中的细菌存在着分裂、增生和衰亡

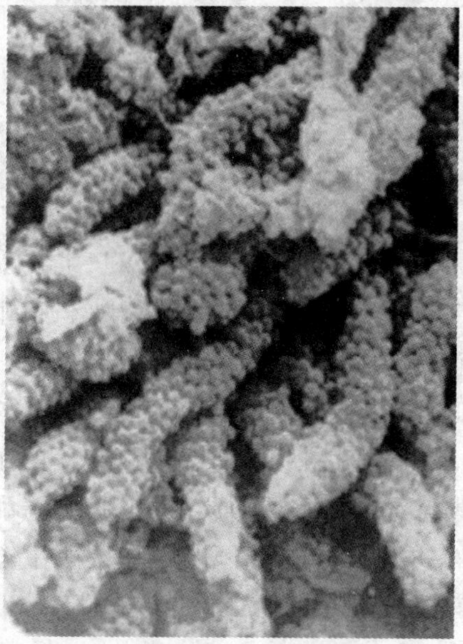

图 6-4　生态膜中的谷穗状结构（SEM）

第二节　牙菌斑生态膜的组成

作为细菌的生态系，生态膜可分为微生物群体和为微生物生长提供环境条件的基质两大部分。

微生物群体占牙面生态膜容量的60%～70%，主要由细菌组成，每毫克湿重生态膜含有10^8个以上的细菌。除了细菌之外，还有少量的酵母菌、霉菌、病毒和支原体等。

基质主要由细菌合成的细胞外多糖和来自唾液、龈沟液的物质组成。另外还含有少量的脱落上皮细胞、白细胞、吞噬细胞和食物碎屑等。

生态膜中微生物群体和基质的化学组成不是恒定不变的，往往因不同部位、个体而有差异，也容易受到食物成分的影响，特别是糖类对生态膜成分的影响更为明显。在生态膜发育过程中，其化学组成也会发生改变。

生态膜的化学组成中绝大部分是水，固相中以蛋白质、糖、脂肪为主。主要化学成分有：

一、水

水占膜体积的30%～50%，占膜重量的80%，其中50%的水在细胞内，其余30%在基质中。基质中的水部分与蛋白质分子结合，游离水少于25%。

二、蛋白质

蛋白质占膜干重的40%～50%。主要来自宿主的唾液和龈沟液，少量来自细菌。来自宿主的蛋白质有唾液糖蛋白；免疫球蛋白，主要是IgA、IgG，也有人发现了IgM；此外还有一些酶，如淀粉酶、过氧化氢酶、溶菌酶和乳铁质等。来自细菌的主要是酶，如蔗糖酶、蛋白酶、透明质酸酶、胶原酶和葡糖基转移酶(GTF)等。这些酶的存在说明生态膜内的物质代谢是很复杂的。

三、糖

糖占膜干重的13%～18%。除低分子可溶性糖，如单糖、双糖、低聚糖外，还有由细菌合成的多糖。多糖有两种形式，一种是细胞外多糖，其平均含量超过膜干重的10%，是膜基质的主要成分；另一种是细胞内多糖，存在于菌细胞内。膜内的细胞外多糖主要有葡聚糖、果聚糖和少量杂聚糖。根据对水的溶解性，细胞外多糖分为水溶性和水不溶性两种。果聚糖和含α-1,6键为主的葡聚糖(又称右旋糖酐，dextrans)是水溶性的，而含α-1,3键为主的葡聚糖(又称变聚糖，mutan)是水不溶性的。膜内的细胞内多糖主要是糖原和支链淀粉。

生态膜中糖的成分明显受到食物的影响，如食物中含蔗糖多，则膜中葡聚糖多。

生态膜中的糖，特别是细胞外水不溶性多糖与龋病关系密切。膜中糖的主要功能有：①作为菌细胞的结构成分，如胞壁多糖和胞内多糖；②作为牙面生态膜基质的主要成分，构成膜的基本骨架；③作为细菌代谢所需的能源；④促进细菌对牙面的黏附和细菌之间的集聚。

四、脂肪

脂肪占生态膜干重的10%～14%，大部分在基质内。主要是磷脂类物质及糖脂、中性脂。中性脂包括游离脂肪酸、甘油脂、胆固醇和胆固醇脂等。

生态膜内的脂类物质对生态膜的矿化和细菌对牙面的黏附有一定作用。

五、氨基酸

生态膜内含有一定量的氨基酸。已发现有甘氨酸、脯氨酸、谷氨酸、丙氨酸、天门冬氨酸、赖氨酸、丝氨酸、亮氨酸、苏氨酸、缬氨酸、蛋氨酸、酪氨酸和苯丙氨酸，及少量腐氨酸和尸氨酸等。

六、无机盐

无机盐占生态膜干重的5%～10%，其中一半分布于细胞外，即膜细胞外液中。主要有钙、磷、氟、镁、钠、钾及少量铜、铁等。膜内的钙、磷、氟、镁、钠和钾的浓度明显高于唾液，因为这些离子在膜中可与蛋白结合。同时膜中的细菌具有结合这些离子的能力，特别是钙。生态膜中钙、磷、氟多以非离子形式存在，如羟磷灰石($Ca_{10}(PO_4)_6(OH)_2$)、氟磷灰石($Ca_{10}(PO_4)_6F_2$)、氟化钙(CaF_2)。这些化合物在pH降低时可离解成离子形式，Ca^{2+}、F^-、HPO_4^{2-}。

氟可抑制生态膜细菌的代谢，特别是在pH降低时，细菌对氟更敏感。另外，氟能促进釉质再矿化，增加釉质对酸的抵抗力。

生态膜中钙、磷、氟含量与龋病的发生和再矿化有密切关系。生态膜中钙、磷、氟浓度高的个体龋损少，钙、磷、氟低的则龋损多(表6-1)。增加生态膜中的钙、磷、氟浓度在抗龋和使初期龋逆转是有利的。

生态膜中还含有少量尿素、氨和有机酸。

表6-1　生态膜矿物质含量与龋损的关系

	F(ppm)	Ca(%)	Mg(%)	P(%)
高DMFS	12.4	0.416	0.156	1.58
低DMFS	36.0	2.158	0.185	2.11

第三节　牙菌斑生态膜的形成和发育

生态膜的形成和发育是一很复杂的动态过程。虽然早在19世纪末就认识到生态膜的存在，但对它的形成和发育过程的研究则是在本世纪60年代后期随着超微结构研究手段的应用才逐渐开展起来的。

从组织学上观察，生态膜的形成大致分为以下三个阶段。

一、获得性膜

Bowen、McDougall和Gibbons等人认为生态膜的形成开始于获得性膜(Acquired pellicle)。获得性膜是细菌定居前，在牙面上最初沉积的一层唾液膜。牙面清洁后，唾液中的一些成分很快就黏附到牙面上。获得性膜一般在1～2小时内即形成，其厚度为1～10 μm。

(一)获得性膜形成的机制

获得性膜是唾液糖蛋白选择性吸附于牙面形成的。吸附主要靠牙面和唾液成分之间的静电相互作用。一些唾液糖蛋白对釉质羟磷灰石有很高的亲和力，因羟磷灰石表面是双性的，可与酸性和碱性蛋白结合。

唾液蛋白吸附到羟磷灰石表面实际过程可能是：羟磷灰石表面电荷排列是磷酸基团接近表面，钙离子或多或少被体积大的磷酸基团所覆盖，羟磷灰石表面的净电荷是负的。任何带电荷的表面一旦浸入液体中，立即吸引相对电荷，这一相对离子层叫水合层(hydration layer or Stern layer)。浸入唾液中的带电荷的牙釉质表面立即就有水合层形成。组成牙釉质表面的水合层主要是钙离子，占90%，仅有少数磷酸基团，约10%，可能也有一些其它的阴离子和阳离子，唾液蛋白对牙面的吸附实际上是与牙釉质表面水合层的静电相互作用。Juriansee等(1980)用同位素标记技术证明，唾液中的酸性蛋白与水合层中钙离子结合，碱性蛋白与水合层和牙釉质表面的磷酸基团结合(图6-5)。除蛋白所带的电荷外，蛋白分子的形状和电荷的分布也影响对牙釉质表面的吸附。

(二)获得性膜的成分

获得性膜来源于唾液，但其成分不完全同于唾液的成分。

获得性膜的主要成分有糖蛋白、酸性富脯蛋白、富酪蛋白、白蛋白、氨基酸、脂类物质、碳水化合物、一些酶和免疫球蛋白等。糖蛋白主要是酸性磷酸糖蛋白、黏蛋白。氨基酸分析表明，获得性膜含有较高比例的甘氨酸、谷氨酸、丝氨酸和低比例的碱性和含硫氨基酸。获得性膜中含有25%的脂类物质，其组分与唾液中脂质相似，即有磷脂、糖脂、中性脂。但各种脂所占的比例不一样，唾液中，中

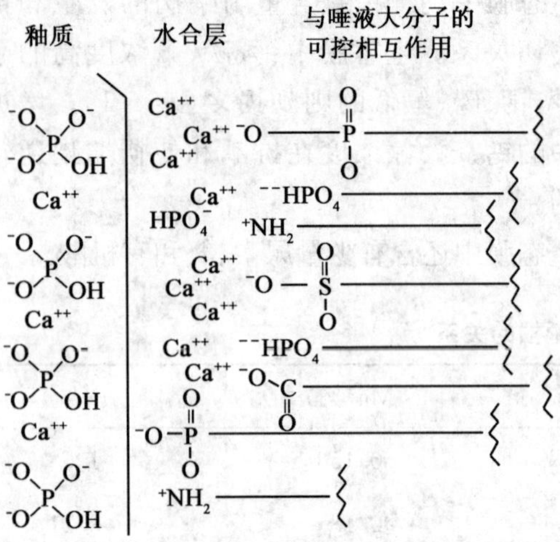

图 6-5　唾液与羟磷灰石的静电相互作用

性脂含量占优势；而获得性膜中糖脂是主要脂质，糖脂由中性和硫化糖基甘油脂组成。获得性膜中的碳水化合物有一半(重量比)是葡萄糖，因葡萄糖容易与钙结合。其次有葡糖胺、半乳糖、麦芽糖。酶主要有淀粉酶、溶菌酶和 GTF。免疫球蛋白主要是 IgA、IgG。

获得性膜的成分与下列因素有关：

1. 牙齿表面化学成分　牙齿表面化学成分不同，获得性膜的成分也不同。在牙釉质、牙骨质和不同充填材料表面形成的获得性膜成分是有差异的。牙骨质表面含有较多的磷酸基团，较牙釉质有更强的负电荷，吸附的溶菌酶较牙釉质多，牙骨质吸附的酸性富脯蛋白较牙釉质少。阮梅生等(1986)的分析研究表明牙釉质上沉积的唾液蛋白质比牙骨质上沉积的多，尤以富脯蛋白和富半胱氨酸蛋白质最明显。

2. 不同个体　比较抗龋者和龋易感者牙面上形成的 2 小时获得性膜的成分，总脂质和糖脂含量相同，抗龋组中性脂和磷脂所占的百分比明显低于龋敏感组，中性脂中，抗龋组的胆固醇、胆固醇脂含量高于龋易感组，但游离脂肪酸较少。

3. 时间　2 小时内形成的早期获得性膜与 2 小时以上的晚期获得性膜成分是不完全相同的。磷蛋白在获得性膜成熟时就开始逐渐减少。

(三)获得性膜的结构

牙面上形成的获得性膜不易被咀嚼或刷牙清除掉。在生态膜的组织学切片上容易显示。在光学显微镜下，获得性膜为一无细胞的均质结构，HE 染色为粉红色，有的地方获得性膜伸入牙釉质表层内部，形成所谓的齿状层。

透射电镜观察，获得性膜显示为一无细胞的，低电子密度的颗粒层。

(四)获得性膜的作用

获得性膜主要作用包括：

1. 作为选择性离子透过屏障　获得性膜中的脂质与此作用有关。Lucit 等人对获得性膜脂质对选择性透过作用影响的研究表明，获得性膜可降低乳酸的透过性。与对照组相比，抗龋组获得性膜的乳酸透过性降低 78%，龋易感组降低了 60%。萃取获得性膜的脂质后，其阻碍乳酸透过性的作用随之减小。获得性膜中的脂质可使牙釉质免受酸的侵蚀。

2. 在牙面形成离子保护库　获得性膜中所含的蛋白质、氨基酸可结合钙、磷和氟等矿物质，有利于牙齿矿化和再矿化。

3. 改变牙面的性质，影响细菌对牙面的黏附　唾液蛋白吸附到牙面后，使牙面的性质发生改变，从而影响细菌在牙面的黏附。获得性膜中的某些成分是一些细菌的特异受体，有利于这些细菌的黏附。有时，可遮蔽一些细菌的受体，减少这些细菌的黏附。如获得性膜不利于变链球菌族对牙面的黏附，而有利于血链球菌的黏附。获得性膜对细菌黏附的影响与其成分有关。龋敏感者获得性膜中的中性脂和磷脂较抗龋者多，含脂质多的高分子粘蛋白增加了牙面的疏水性，磷脂使 GTF 的活性增强，从而促进了细菌的黏附。

二、细菌对牙面的黏附和集聚

细菌在牙面的黏附是生态膜形成的主要过程，包括两个过程：一是细菌对牙面的黏附；二是细菌之间的相互黏附，即细菌的集聚(aggregation)。

(一)细菌黏附

获得性膜形成后，细菌很快就黏附上去，并在其中生长、发育，形成小菌落。多数人认为细菌对牙面的黏附，最初是通过获得性膜，这是完全符合口腔实际情况的。牙齿是浸在唾液中的，牙面清洁后几秒钟内唾液又覆盖上去了。唾液成分的分子较细菌小，唾液分子吸附到牙面的速度较细菌快得多，所以往往获得性膜形成在先，细菌对牙面的黏附实际是对牙面获得性膜的黏附，获得性膜是细菌对牙面黏附的基础。

大量的研究已证实，最初定居于获得性膜的细菌多是球菌，以后丝状菌、杆状菌和其他细菌逐渐黏附上去。不少报道指出，血链球菌首先黏附到获得性膜上，它对羟磷灰石有较大的亲和力。放线菌，特别是黏性放线菌也是早期定居于获得性膜上的细菌。

（二）细菌集聚

黏附到获得性膜上的细菌迅速生长、繁殖，并集聚其他细菌。

1. 细菌之间的特异结合　一种细菌黏附到另一种细菌的表面（图 6-6），这对那些不能直接黏附到获得性膜上的细菌很重要。如韦荣氏菌可借黏附到黏性放线菌上而黏附到牙面上，一些球菌可黏附到丝状菌上，形成谷穗状结构。产黑色素类杆菌能黏附到放线菌和链球菌上，这说明革兰氏阳性菌对革兰氏阴性菌在牙面的定居起了重要作用。

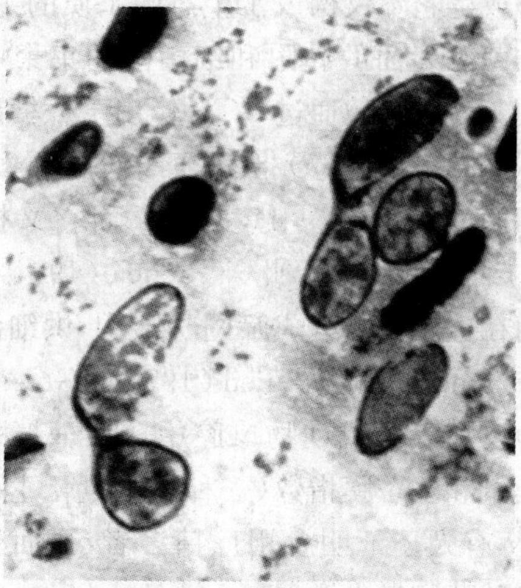

图 6-6　菌斑细菌间的特异结合（TEM）

Sanz 等（1988）将口腔细菌之间的集聚反应总结如下：①革兰氏阳性链球菌属和放线菌属，可与革兰氏阳性黏性放线菌、内氏放线菌、龋齿放线菌、马氏丝杆菌、丙酸杆菌以及革兰氏阴性的类杆菌、二氧化碳噬纤维菌、具核梭杆菌、埃肯氏菌、韦荣氏菌发生集聚反应；②革兰氏阴性产黑色素类杆菌可与具核梭杆菌和二氧化碳噬纤维菌发生集聚反应。

2. 生态膜基质成分促进细菌的集聚　随着糖，特别是蔗糖的摄入，一些细菌利用蔗糖合成细胞外多糖，特别是水不溶性葡聚糖凝集口腔细菌和诱导菌细胞黏附于牙面。

葡聚糖诱导细菌集聚和黏附的可能机制是菌细胞表面存在有葡聚糖的特异受体。菌细胞表面结合的 GTF 对葡聚糖有很高的亲和力，被认为是菌细胞表面的葡聚糖受体部位，能特异结合葡聚糖，引起细菌的集聚。Landale(1987)的研究揭示葡聚糖与 GTF 的特异结合部位是 α-1，6 糖苷键区域而不是 α-1，3 糖苷键区域。提纯的 GTF 制备的抗体不能完全抑制葡聚糖诱导的细菌集聚这一事实提示，在菌细胞表面除了结合的 GTF 外，可能还有其他葡聚糖受体存在。现已从变链菌族中分离出了缺乏 GTF 活性、具有凝集素样作用的葡聚糖结合蛋白（glucan binding proteins，GBP，Gbp），也能特异地结合葡聚糖。

Landale 从表兄链球菌 6715 分离出了此种蛋白，其分子量为 7500，可特异地与具有 α-1，6 糖苷键的葡聚糖结合，结合部位可容纳 8 个己糖残基。Drake(1988)也从仓鼠链球菌 AHT 中分离出葡聚糖结合蛋白，同样对含 α-1，6 糖苷键的葡聚糖有亲和力，其结合部位可容纳 9 个异麦芽糖残基。

Banas 等（1990）将 Ingbritt 菌株的葡聚糖结合蛋白的基因克隆，并测定其核苷酸序列，有二组氨基酸重组序列，分别由 32～40 和 17～20 个氨基酸组成。有意义的是葡聚糖结合蛋白的氨基酸序列与 GTF 的氨基酸序列间有相同区域存在，氨基酸组成与 GTF 的活性基团组成相似，提示葡聚糖结合蛋白可能具有与 GTF 相似的结合葡聚糖的机制。

葡聚糖与细菌表面的葡聚糖受体结合，引起细菌之间的集聚。葡聚糖带负电荷，可黏附到牙面和获得性膜上。葡聚糖一端与牙面结合，另一端与细菌表面的葡聚糖受体结合，结果使细菌黏附到牙面上。唾液中游离的 GTF 能黏附到釉质表面和获得性膜上。黏附状态的酶仍有生物活性，能有效地合成葡聚糖，促进细菌对牙面的黏附。由此可见，葡聚糖在细菌与牙面、细菌与细菌之间起了一个桥梁作用,明显地促进了细菌的集聚和细菌对牙面的黏附,加速了生态膜的形成。其作用模式如图 6-7。

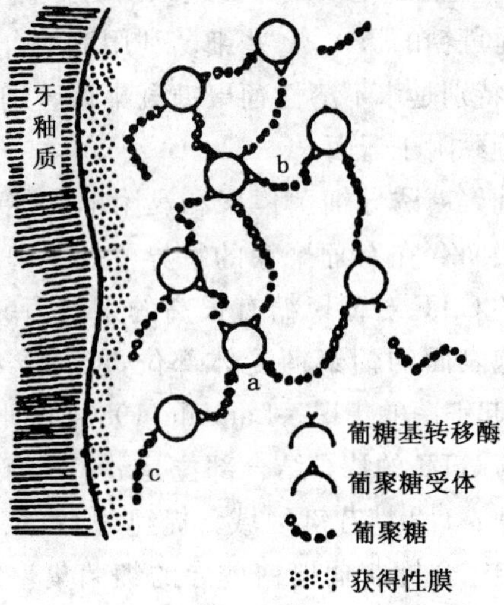

图 6-7　葡聚糖在细菌对牙面黏附中的作用模式图

a. 葡糖基转移酶一旦合成表面葡聚糖,就同其他菌体葡聚糖受体结合而发生细菌的集聚;b. 葡聚糖与菌体表面葡聚糖受体结合引起细菌彼此集聚;c. 葡聚糖引起细菌向获得性膜吸附

除了细菌合成的细胞外多糖外,基质中来自唾液的一些成分,如硫酸糖蛋白、免疫球蛋白、血型反应性物质等也有集聚细菌的作用,这些物质叫凝集素(agglutinin),对细菌的作用有高度特异性,选择性影响细菌在牙面的集聚。

生态膜中细菌之间的集聚增加了细菌对牙面的黏附,加速了膜的形成。这里值得特别提出的是唾液凝集素也可促使唾液中的一些细菌发生凝聚,但唾液中细菌之间的凝聚可使细菌容易排出口腔,减少对牙齿的黏附。

三、生态膜的成熟

早期形成的生态膜质地比较疏松,随着生态膜内细菌的繁殖和集聚,生态膜内的细菌数量越来越多,细菌的密度增大,渗透性降低,同时代谢底物减少,有毒代谢产物增加,膜深处的氧化还原电势(Eh)降低,呈厌氧状态。膜生态环境的改变使膜内的结构也随之发生改变进行重组。位于膜深处的细菌,特别是丝状菌为了获得营养和氧气,与牙面垂直排列,形成栅栏状。栅栏状结构是成熟生态膜的形态学特征,此栅栏状结构利于细菌获得营养和氧,并扩大了微生物的定居面积。

第五天生态膜进入成熟阶段。成熟生态膜内的细菌数量由迅速增加转向稳定,菌谱也趋于稳定。

岳松龄等(1981)对口腔内咬合面生态膜的发育进行了观察。结果发现,在 5、10 分钟𬌗面沉积的是类似粘液丝的物质,以后逐渐有细菌黏附上去;到两天时,牙面有较多的丝状菌出现,形成较成熟的生态膜;在成熟生态膜内也观察到了谷穗状结构(图 6-8)。

细菌生态膜的成熟过程,不是细菌任意堆积的结果,而是细菌之间相互协调所构成的具有高度分化结构的群体。细菌从浮游生长状态到形成生态膜,通过多种信号传导通路来协调细菌间的生理活动。

四、影响生态膜形成的因素

生态膜的形成速度和组成成分随个体而有差异。影响因素主要来自细菌、宿主和食物。

(一)细菌因素

1. 细菌聚合物　生态膜中一些细菌利用蔗糖合成的细胞外多糖,特别是水不溶性葡聚糖加速了膜的形成。它不仅构成了生态膜基质的主要成分,且在细菌对牙面的黏附和细菌间的集聚中起了很大作用。口腔细菌通过 GTF 作用于蔗糖形成葡聚糖。Rolla 等人(1985)指出,葡聚糖一方面巩固和加强细菌对牙面的黏附,另一方面它又提供具有 GBP 的细菌以受体。此外,Scheie(1994)还指出,葡聚糖在生态膜内构成筛网状结构,供细菌黏附定植。Scheinen 与 Makinen(1971),Greenby 等人(1974)均在人体或动物口腔中证明蔗糖可以增加生态膜量和生态膜指数(一种用于量化生态膜量的指数)。有人还证明食用蔗糖多者,牙面生态膜内的变链球菌数量也增加。

Mitchell(1976)提出细菌与蔗糖产生的多糖对细菌的不可逆黏附起到重要作用。Mattos-Grener 等人(2000)在 101 名 12～30 个月儿童中作的研究也指出由蔗糖产生的水不溶性多糖是重要的致龋毒力因子。

此外还有很多人都作了蔗糖对牙面生态膜形

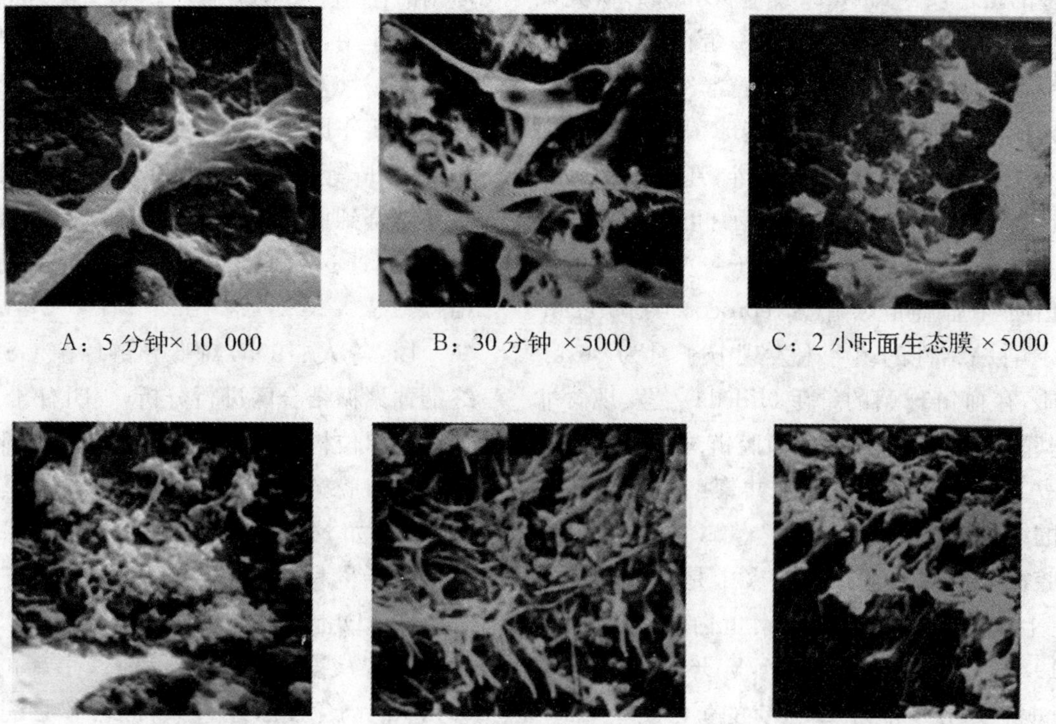

A：5 分钟×10 000　B：30 分钟 ×5000　C：2 小时面生态膜 ×5000

D：1 天生态膜 ×5000　E：2 天生态膜 ×5000　F：5 天生态膜×5000

图 6-8 人牙咬合面生态膜的发育

成有明显促进作用的研究。Bowen 等(1991)研究还表明蔗糖促进缺乏表面蛋白质的变形链球菌变异株在有葡聚糖覆盖的表面定植。

有学者(1991)在人体做的实验表明蔗糖有促进革兰氏阳性,甚至革兰氏阴性细菌早期黏附的作用。

Spatafora 等研究发现变链 vicX 基因产物能调节 gtfB/C 的表达和生态膜的形成。

2. 细菌的相互作用　是一种细菌黏附到另一种细菌的表面,这种细菌之间的直接黏附作用使缺乏黏附能力的细菌可黏附到牙面。

Okada 等应用 PCR 检测发现变异链球菌和表兄链球菌同时出现时,龋齿患病率高于变异链球菌单独出现时,提示二者在致病过程中可能存在协同作用;血链球菌(S. sanguinis)与变异链球菌之间存在着拮抗作用,因此被认为其是一种常居的、甚至是有益的细菌。流行病学调查显示婴幼儿早期高水平血链球菌的聚集会阻碍变异链球菌的后续附着;反之亦然。Corby 等用棋盘杂交(reverse-capture checkerboard hybridization)证实了龋活跃儿童牙菌斑中的优势菌为放线菌属(Actinomyces)、变异链球菌和乳杆菌属(Lactobacillus),而副血链球菌(Streptococcus parasanguin is)、轻链球菌(Streptococcus mitis)、口腔链球菌(Streptococcus oralis,S. oralis)与龋病的状态呈明显的负相关。

3. 菌体结构在牙面生态膜形成中的作用　细菌在参与黏附过程中起作用的主要是细菌的外层结构,如细胞壁、菌毛、鞭毛等。革兰阳性菌的细胞壁中含有大量脂磷壁酸。此外还有蛋白质、多糖等,它们都能参与黏附过程。细菌表面的蛋白质是一种很重要的参与黏附的物质,这些蛋白质被称为粘结素(adhesin)。

变异链球菌的毒力与变异链球菌的表面蛋白质(P1)有关系。除了蛋白质 P1 外,还有其他一些蛋白质也参与细菌黏附。Ackermans 等人(1986)从变异链球菌 OMZ175(f 血清型)细胞壁提纯分子量为 74 kD 的粘结素蛋白质。Lehner 等人(1992)的研究结论认为 SAⅠ/Ⅱ(即 P1)是口腔链球菌的粘结素家族。其他口腔细菌也具有蛋白质粘结素,例如 Taylor 与 Thomson(1986)在副血链球菌(Streptococcus parasanguis)的具有粘结性的菌毛上发现分子量为 36 kD 的蛋白质。Morris 等人(1987)在血链球菌的纤毛(fibrils)上发现含非极性氨基酸多的蛋白质。Jenkinson(1992,1994)研究证明口腔链球菌体上有一种 FIM-A 蛋白质,它参与细菌共聚或与纤维蛋白、唾液的结合。

变异链球菌的毒力与变异链球菌的表面蛋白质(P1)有关系。除了蛋白质 P1 外,还有其他一些蛋白质也参与细菌黏附。研究显示:可从变异链球菌 6715(f 血清型)细胞壁提纯分子量为 74kD 的粘结素蛋白质,在副血链球菌(Streptococcus parasanguis)的具有粘结性的菌毛上发现分子量为 36 kD 的蛋白质,在血链球菌的纤毛(fibrils)上发现含非极性氨基酸多的蛋白质,此外口腔链球菌体上有一种 FIM-A 蛋白质,它参与细菌共聚或与纤维蛋白或唾液的结合。

口腔黏性放线菌在细菌共聚中是一个重要成员,菌毛上就含有充分的粘结素蛋白质。Cisar 与 Vater(1979)分析黏性放线菌 WVU627 的菌毛粘结素,证明它是分子量为 64×10^3 的蛋白质。

细菌体上参与黏附的好些蛋白质(包括下面提到的葡糖基转移酶)粘结素都具有免疫原性,也就是可以被作为抗原来制备疫苗。除此之外,细菌体上还有非免疫原性蛋白质或糖蛋白,具有两个或更多能与特异性碳水化合物受体结合的位点,被称为凝集素(lectin)或凝集素样物质(lectin-like substances)。

Sandberg 等人(1986)的研究发现黏线放线菌 T14V 与内氏放线菌 WVU45 的菌毛上有凝集素样物质,可以与链球菌结合。

Ofek 与 Doyle(1994)的研究表明很多细菌的菌毛上都含有凝集素。从 1982 年到 1995 年间,很多人对口腔细菌的凝集素及其受体作了分析研究,其中包括放线菌、梭杆菌、链球菌、韦荣氏菌。Komiyama 与 Gibbons(1984)的研究表明:黏性放线菌、内氏放线菌与轻链球菌和血链球菌发生的共聚是依靠放线菌菌毛上的半乳糖结合凝集素(galactosyl-binding lectin)与链球菌的受体相结合来完成的。

变异链球菌能产生葡糖基转移酶(GTFs),此酶至少具有两个功能域(domains):一个域参与分解蔗糖;另一个域参与合成多糖,是一个葡聚糖结合域(Ferretti 等人,1987)。在蔗糖浓度低时,GTFs 也能与细菌体结合,并起到结合其他口腔链球菌的作用。这证明 GTFs 中的一部分能发挥粘结素的作用,这一部分被称为葡聚糖结合蛋白质。Ciardi(1976)证明 GTFs 对变链球菌在牙面的黏附起到重要作用。

Rolla 等人(1985)研究表明 GTF 的游离分子容易结合到固体(如 HA 或 SHA)表面,也可以将细菌,或通过 α-1,3 葡聚糖与宿主细胞表面强力结合。

Lis 等人(1995)对变异链球菌 GS5 的 GTFC-终端葡聚糖结合区进行分析,表明有 4 个 C-终端直接复制单位构成结合葡聚糖的最小一部分。

在口腔链球菌菌体中还有不属于与 GTF 结合的 GBP,如 Ma 等人(1996)在表兄链球菌中鉴定出几种分子量为 16～145 kD 的 GBP,其中分子量为 58～60 kD 蛋白质与细菌的共聚有关。Smith 等人(1994)曾从变异链球菌提纯一个新的、分子量为 59 kD 的高免疫原性 GBP,但它不是 GTF 的一段。

将 GBPs 中通过多糖来凝聚细菌者称作葡聚糖结合凝集素(glucan-binding lectin,GBL)。Sato 等人(1997)证明在一株变异链球菌因受热或抗生素作用时产生的一种分子量为 59 kD 的 GBL,能与 α-1,6 葡聚糖微弱地结合。

我国学者对变异链球菌的 GBP 的基因作了分析研究。孙汉棠等人(2000)成功地克隆了变异链球菌 OMZ175 的 GBP 基因(gbpc)的特异性 1105～1654bp 片段。卫克文等人(2004)将变异链球菌 gbpB 基因在大肠杆菌中成功表达,并对 gbpB 进行了克隆和排序分析。苏凌云等人(2004)用基因重组方法构建变异链球菌 GBPA 真核表达质粒 pcDNA3.1/GBD,将它转染 COS-7 细胞,显示此质粒表达良好。

对口腔致龋细菌的 GBPs 或 GBLs 的研究为免疫学防龋开辟一个新的途径。

除了蛋白质结构外,在较长时间内人们还对革兰氏阳性细菌的组成部分——脂磷壁酸(Lipoteichoic acid,LTA)在细菌黏附中的作用作了研究。Wicken 与 Knox(1970)在乳杆菌菌体上发现了与胞浆膜结合的脂磷壁酸。

各种细菌的 LTA 的化学结构不同,其主体结构是含有 25～35 个磷酸甘油残基的 1→3 磷酸二酯链,磷酸甘油残基可被糖基(glycosyl)或 D-丙氨酰基(alanyl)所替换(Bleiweis 等人,1976)。

脂磷壁酸具强负电荷,对 HA 和牙釉质都具有高亲和力。口腔链球菌在蔗糖内生长时能产生多量 LTA(Rolla,1980)。

Gibbons 对口腔链球菌的黏附现象作了长期研究,认为 LTA 是一种粘结素。Ciardi 等人(1977)认为 LTA 的黏附力增强效应是由于 LTA 内有多量磷酸基团之故,能与葡聚糖链结合。Ciardi 等人(1983)从金色葡萄球菌提出的 LTA,发现它对唾液链球菌、血链球菌、变异链球菌在口腔黏膜的黏附有抑制作用。Stashenko 等人(1986)用抗 LTA 的抗体检验 LTA 对 HA 的黏附,发现低浓度的 LTA 对细菌黏附无影响,只有高浓度 LTA 才能促进细菌黏附。

李鸣宇等人(1993,1994)从表兄链球菌 6715 提纯 LTA,并发现它对变形链球菌在含纤维连蛋白的人工获得性膜上的黏附有抑制作用。

除了细菌之间直接黏附外,生态膜中细菌的代谢产物,如有机酸、H_2O_2 等均可改变细菌的生长环境。一些细菌产生的毒素,如细菌素(bacteriocin)可干扰细菌的代谢活动,抑制细菌的生长、繁殖,从而影响生态膜形成的速度和细菌组成。

(二)宿主因素

1. 牙齿的外形和排列　生态膜在牙齿隐蔽的地方,如沟裂、邻面等不易清洁的地方容易沉积,所以牙齿的外形和排列与生态膜的形成有关。粗糙的表面和排列不整齐的牙齿利于生态膜的沉积。

2. 唾液的作用　唾液的机械冲洗作用可影响生态膜的形成。如口腔放射治疗后的口干症患者,生态膜很容易形成。唾液在牙面生态膜形成发挥了重要的作用。

有学者(1976)早就指出在口腔内无论是牙面或细菌表面都是被唾液覆盖着的,这种情况会改变牙面或细菌表面的性质,使细菌容易黏附于牙面或被此集聚成团。况且唾液中还富含钙离子,钙离子在细菌黏附中也起到不容忽视的作用,即所谓钙桥(calcium bridge)。Mandel(1989)提出唾液中含有促进细菌黏附的物质,也含有抑制黏附的物质。唾液中促进细菌黏附的物质主要是蛋白类物质,如黏蛋白(mucin)、糖蛋白(glycoprotein,SAG)、富脯氨酸蛋白(proline-rich protein,PRP)等。

腮腺液中与牙釉质或羟磷灰石结合力很大的成分是酸性肽、分子量小的蛋白质和 PRP。唾液中的 PRP 有很多种,PRP3 对羟磷灰石(HA)、氟磷灰石(FA)和氟羟磷灰石(FHA)的结合力比富酪氨酸蛋白(statherin)强。唾液或腮腺、颌下腺液中的 PRP_1 与 PRP_2 对黏性放线菌 LY7 或变链球菌(MS)对 HA 上的黏附有重要作用。腮腺液的 PRP 能与黏性放线菌Ⅰ型菌毛结合。腮腺液中的 36 kD PRP 能与具核梭杆菌结合。

唾液 PRP 可促进变异链球菌对 HA 的黏附。腮腺液的酸性 PRP 与变异链球菌表面蛋白质 P1 相结合。

Douglas 与 Russel(1994)从人唾液中分离出 6 种可以与变异链球菌结合的蛋白质。其中有:溶菌酶、IgA、分子量大于 400 kD 的蛋白质,150 kD 蛋白质,11～13 kD 和 20～25 kD 蛋白质。Russel 与 Rahemtulla(1989),Ray 等人(1999),Akintoye 等人(2002)均曾分析了唾液中促进口腔链球菌黏附的蛋白质。

唾液中的糖蛋白也是人们关注的重要内容,Wilkes 与 Leach(1979)的研究证明唾液糖蛋白在形成牙面获得性膜中的重要性。Hogg 与 Embery(1979),Babu 等人(1986)均对唾液的糖蛋白对细菌的黏附现象作了研究,发现不同分子量的糖蛋白对不同细菌具有凝聚作用。

Murray 等人(1986)研究证明唾液糖蛋白含涎酸低聚糖,可以与细菌表面的糖蛋白结合。Cowan 等人(1987)研究证明唾液内的涎酸可促进血链球菌的黏附。樊明文等人(1993)研究发现唾液中的神经氨酸苷酶可促进变链球菌 Ingbritt 对 HA 的黏附。

唾液对很多口腔细菌都具有明显地促进黏附和共聚的作用,但是这些作用有一定选择性,Ligtenberg 等人(2000)、刘天佳等人(1991)的研究均证明此一特性。Appelbaum 等人(1982)发现抗龋者唾液对细菌的凝集活性为龋敏感者的 2～3 倍。Somiamy 等人(1993)的分析发现抗龋者唾液黏蛋白对变异链球菌和血链球菌的凝集活性为龋敏感者的 128 倍。

Ligtenberg 等人(1990)报道指出:不同血型人

的唾液对鼠链球菌、变形链球菌与唾液链球菌的凝集作用不同。A型血者的唾液对鼠链球菌的凝集作用比B型血者大，B型血者唾液对变异链球菌和唾液链球菌的凝集活性较大。

Simonson与Glantz(1988)用生态膜量多和生态膜量少的人的非刺激性唾液加入血链球菌KRF3和唾液链球菌CY1的菌悬液，发现生态膜量少人的唾液使血链球菌悬液的稳定性下降，对唾液链球菌悬液则无影响。

Van der Mei等人(1989)的研究证明唾液可使细菌表面的成分发生改变，如N∶C比值，O∶C比值，等电点等。

唾液对口腔细菌在牙面的黏附以及细菌间的共聚是起到促进作用的。但是也有相反的资料出现，1989年Pratt-Terpstra等人发现有唾液膜覆盖的牙釉质表面黏附的细菌比无唾液膜覆盖者少。细菌在牙面的黏附是一个很复杂的过程，要受到很多因素的影响，而且前面已经提到唾液对细菌的作用具有一定特异性，出现不同的结果是很自然的，具体原因需要进一步探讨。

3. 宿主年龄　口腔环境随年龄而发生变化，从而影响生态膜的形成。如4～5岁儿童的生态膜形成速度较成人慢，比老年人更慢。

（三）食物因素

食物的种类和性质对生态膜的形成有一定的影响。进食精制的、软而黏的食物者，口腔中的生态膜较吃硬而粗糙、含纤维多的食物者多。食用糖类多者，特别是含蔗糖的饮食，口腔内菌斑较多。因蔗糖是细菌合成胞外多糖的底物，胞外多糖的合成加速了牙面生态膜的形成。

第四节　细菌在牙面的黏附和定居

许多固有的和致病的细菌要在人体内定居(colonization)，首先必须黏附在相应的组织表面，然后定居并繁殖，方得以在局部发挥其致病力。所以细菌对组织的黏附对其致病性是很重要的。

一、细菌对口腔表面的选择性黏附与其在定居中的作用

细菌对口腔表面的黏附具有很高的选择性。血链球菌和变异链球菌主要黏附于牙面。相反，唾液链球菌主要黏附于舌背，缓症链球菌对牙面和颊黏膜的黏附都较好。龈沟内则以产黑色素类杆菌为主。牙冠各部位细菌的分布也不一样，咬合面沟裂、邻面和龈缘变异链球菌较多，但在牙的颊面、舌面则较少。与各种疾病有关的生态膜内的细菌组成也是不同的。龋病部位易发现变异链球菌，牙骨质龋损处还有黏性放线菌；牙龈发炎部位，则以放线菌、韦荣氏菌、梭杆菌、圆形单核菌和类杆菌较多；而进行性牙周炎患者则常发现非糖酵解类杆菌、梭杆菌和螺旋体等。

细菌具有一高度发育的识别系统，能识别口腔上皮细胞或牙齿表面的特异大分子，与其相互作用，黏附于相应的组织表面，进而定居下来。否则，这些细菌将被唾液流冲掉，而后被吞咽下去。细菌对口腔组织的选择性黏附可解释为什么口腔细菌对组织的黏附有一定趋向性和口腔不同组织对细菌的定居和感染具有不同的易感性。

二、细菌黏附到牙面的机制

龋病是牙面生态膜所致的感染性疾病，细菌对牙面的黏附是生态膜形成的首要条件。对生态膜形成过程的研究揭示细菌对牙面的黏附是一非常特异而复杂的过程，对其黏附的机制尚未阐明。目前认为有以下几种可能的机制：

（一）钙桥静电作用

牙面获得性膜内的糖蛋白含硫酰基团($—SO_3$)和羧基(—COOH)，所以带负电荷。而细菌细胞壁的脂磷壁酸的终末磷酸基团($—PO_3$)也是带负电荷的。牙面和细菌带负电荷的基团通过唾液中最丰富的双价阳离子——钙的搭桥作用而结合起来(图6-9)。

此理论的有力证据是某些螯合剂如依地酸

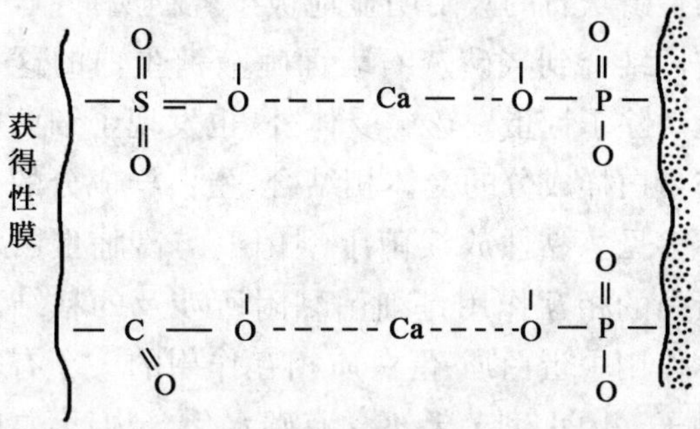

图 6-9　钙桥的作用

(EDTA)、植酸能络合钙离子,使获得性膜与细菌的结合减弱或消除。

(二)氢键结合

细菌多糖与获得性膜中唾液糖蛋白的羟基可通过氢键结合起来(图 6-10)。

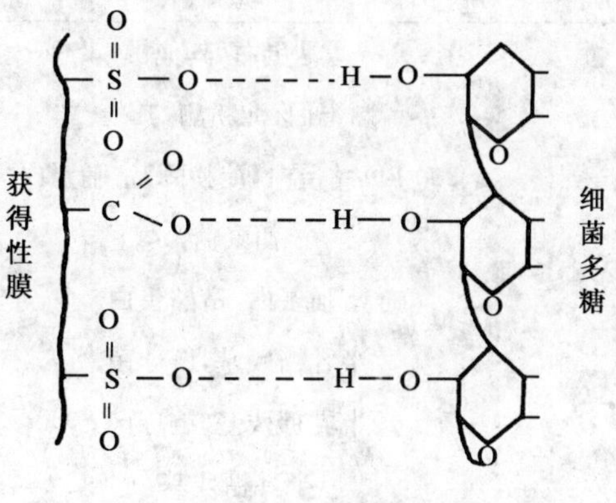

图 6-10　氢键结合

(三)疏水作用

疏水作用是以分子间彼此相近结构的配合为基础。细菌表面的疏水蛋白与获得性膜中的疏水基团结合(图 6-11)。表面疏水性越强的细菌黏附力越强。新分离的菌株一般疏水性较强,反复转种培养后其疏水性减小。

细菌表面的疏水性与其疏水蛋白有关。目前对与疏水作用有关的细胞壁成分尚不清楚。脂磷壁酸(LTA)与细菌的疏水性有关,认为 LTA 有一亲水的磷酸甘油多聚体和一脂肪酸的非极性尾状物,后者提供了一长的疏水区。

也有研究认为能合成 LTA 的乳杆菌、唾液链球菌对牙面的黏附少,不能合成 LTA 的黏性放线菌和缓症链球菌却大量黏附到牙面。血清型 c 变

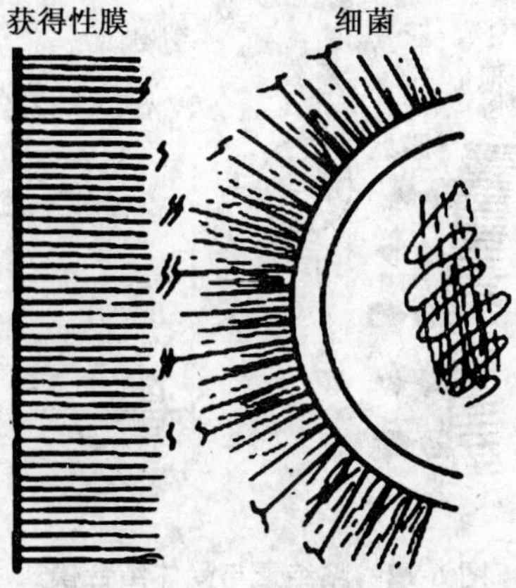

图 6-11　疏水作用

异链球菌的疏水和亲水菌株的 LTA 成分没有差异。这说明 LTA 在细菌黏附中并非重要。有人对变异链球菌疏水菌株提取液的 SDS-PAGE 分析表明,含有大量分子量为 190 000 的蛋白质,亲水菌株则缺乏此蛋白。获得性膜的疏水性与脂质含量有关。脂质能增加获得性膜的疏水性。

(四)细菌表面的粘结素与获得性膜中受体的特异结合

细菌可以通过钙桥、氢键和疏水作用黏附到获得性膜上,但这些力量很弱,且特异性很低,不足以抵抗口腔的机械清洁作用,容易被唾液流或咀嚼、进食、刷牙而清洗掉。同时,以上介绍的机制也不能解释口腔细菌对牙面黏附的特异性。

人们在探讨细菌黏附机制时已集中于发挥具体作用的物质基础,即供体与受体的定性研究。只有将黏附现象深入到物质的分子水平才能揭露黏附现象的本质。

细菌表面具有与黏附有关的蛋白样成分,这些成分能辨认和与宿主表面的受体相结合。这些细菌表面与黏附有关的成分取名叫粘结素(adhesin)。宿主表面与粘结素起作用的成分叫受体(receptor)。许多粘结素存在于细菌表面的附属器中,如菌毛(pili 或 fimbrae)中,也存在于糖结合蛋白和各种表面结合酶中,如 GTF。多数粘结素是植物凝集素(lectin)样的成分,以立体化学的方式结合到组织表面的受体上(图 6-12)。

口腔组织表面受体的确切性质尚不明了,但有证据表明糖蛋白或糖脂中的糖是主要的受体.糖

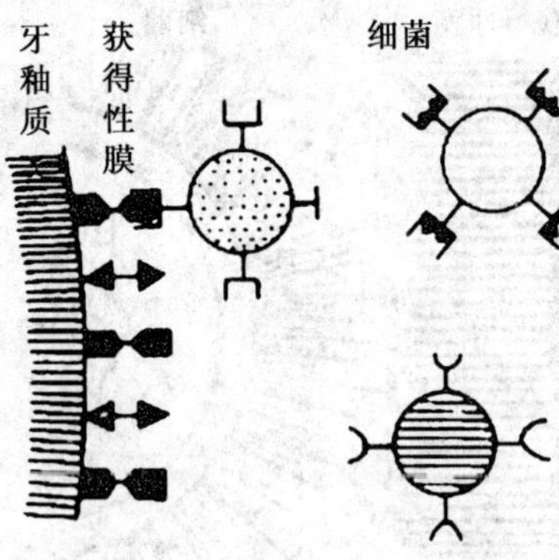

图 6-12 粘结素与受体结合模式

有更多的结合途径，为细菌的识别系统提供了更多的分子信息，所以糖很适于作为细菌识别系统的支架。黏性放线菌和变异链球菌族对覆盖有唾液被膜的羟磷灰石的吸附明显地被半乳糖所抑制，这表明它们结合到羟磷灰石表面唾液糖蛋白的这类受体上。除了糖蛋白这类受体外，也发现了细菌粘结素与蛋白样成分的受体相结合，蛋白样成分的受体并不多见。黏性放线菌Ⅰ型菌毛与富脯蛋白和富酪蛋白的相互作用是细菌黏附所涉及的粘结素—受体作用中蛋白质-蛋白质相互作用的一个有代表性例子。因Ⅰ型菌毛不含有碳水化合物，而富脯蛋白和富酪蛋白也是非葡糖基蛋白。

细菌表面的复杂性和所作用表面的异质性使黏附变得非常复杂。从表 6-2 中看出，不同的细菌具有不同的粘结素，不同的粘结素调节细菌对不同表面的黏附。

表 6-2 主要口腔细菌的粘结素和受体

细菌名称	粘结素	受体
血链球菌	结合唾液酸的蛋白，其他	黏蛋白，其他
缓症链球菌	结合唾液酸的蛋白，其他	黏蛋白，淀粉酶，其他
变异链球菌	几种蛋白	300 kD 黏蛋白，淀粉酶，富脯蛋白
表兄链球菌	结合葡聚糖的蛋白	葡聚糖
黏性放线菌	Ⅰ型菌毛	富脯蛋白，富酪蛋白
	Ⅱ型菌毛	半乳糖残基，链球菌
内氏放线菌	Ⅱ型菌毛	半乳糖残基，链球菌
颊纤毛菌	结合半乳糖的蛋白	半乳糖残基
具核梭杆菌	结合半乳糖的蛋白	半乳糖残基
中间型类杆菌	结合半乳糖的蛋白	半乳糖残基，胶原
牙龈类杆菌	菌毛，血细胞凝集素	富脯蛋白，精氨酸，多肽，胶原

获得性膜中的成分为细菌提供了很多受体，即很多结合位。近期的研究发现，不同种，甚至不同型的菌株对获得性膜的黏附模式是不一样的，这是因为细菌表面的粘结素不同，结合到获得性膜中的不同成分上。细菌对获得性膜成分相互作用的特异性从黏附竞争实验得到了证实。

具有不同粘结素的细菌彼此不在唾液处理的羟磷灰石表面竞争结合位，具有相同粘结素的细菌就要竞争。如血链球菌、唾液链球菌、缓症链球菌彼此不竞争，相同血清型的变链球菌族就要竞争。

用事先被表兄链球菌 6715 吸附过的唾液处理羟基磷灰石，对随后表兄链球菌 6715 和变异链球菌 JBP 的黏附无影响；而事先被变异链球菌 JBP 吸附过的唾液处理羟磷灰石则减少了随后变异链球菌 JBP 的黏附，而对表兄链球菌 6715 的黏附无影响。这是由于变异链球菌和表兄链球菌具有不同粘结素的缘故，变异链球菌 JBP 具有与唾液成分结合的粘结素，表兄链球菌 6715 没有。

酶处理对细菌黏附的影响也证实了细菌粘结素与获得性膜中受体相互作用的特异性。如用神经氨酸苷酶处理唾液实验性膜，移去了唾液酸活性，使血链球菌、缓症链球菌的黏附减少，对变异链球菌的黏附无影响。相反，用半乳糖氧化酶处理唾液实验性膜，使黏附的变异链球菌数目明显减少，不影响血链球菌和缓症链球菌的黏附。用麦芽凝集素或伴刀豆球蛋白 A(Concanavalin A)处理唾液实验膜减少了变异链球菌的黏附，不影响黏性放线菌的黏附。

口腔细菌表面粘结素与获得性膜中受体的特异结合能较圆满地解释细菌对牙面的选择性黏附，即为什么一些细菌能黏附在牙面，而另一些细菌不黏附于牙面而黏附于口腔其他部位。

三、细菌在牙面的黏附

从牙面，或将人牙釉质片置于牙的窝洞内或托牙内收集标本，了解口腔内细菌在牙面的黏附情况(图 6-13)。将抗生素的菌株引入志愿者口腔中，以后从口腔的各个面取拭子培养于含抗生素的培养基内。体内研究的方法能真实地反映口腔内细菌的黏附情况，影响因素很多，很难控制。

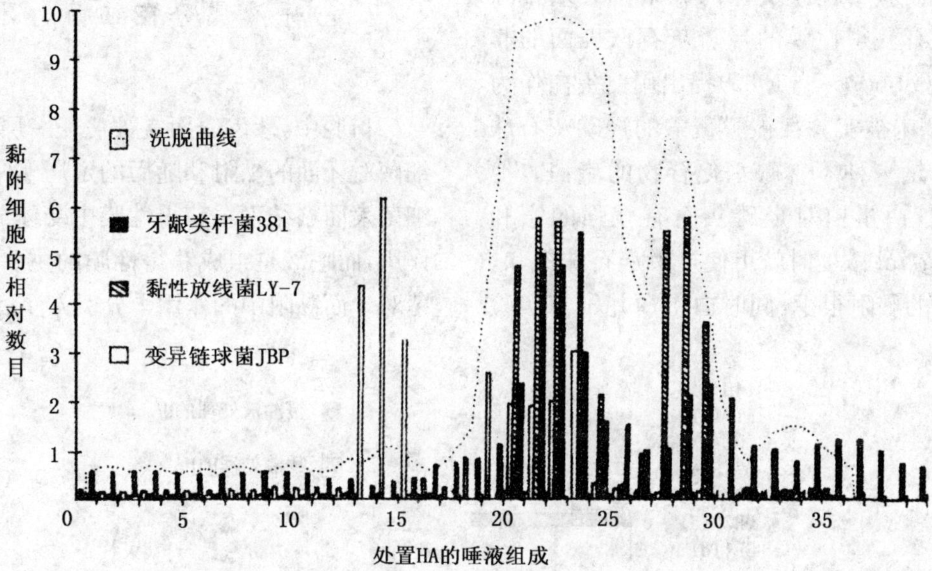

图 6-13　口腔不同细菌对唾液成分的选择性结合

目前，更多的是体外研究细菌对牙面的黏附。几种体外研究模式已用来模拟细菌对牙齿的黏附。合成的粉状羟磷灰石过去曾被使用，但表面积大，难于制备模拟口腔中自然细菌浓度与表面面积的关系。另外，羟磷灰石晶体很小，难于与未附着的细菌分开。此外，人牙釉质粉、片，牛牙釉质片和鲸鱼牙本质片等也被使用，但来源困难，且不同个体釉质成分的差异对细菌的黏附也有影响，所以现已很少采用。

目前使用较多的是椭圆形的羟磷灰石珠(hydroxyapatite beads)。此珠直径 75～185 μm，表面积较小(0.63 cm^2/mg)，沉降迅速，容易与未附着的细菌分开，含有钙 38.3%，磷 19.7%。它的吸附和色谱特征与羟磷灰石很类似，即具有类似的钙、磷结合大分子的位置。

细菌对羟磷灰石珠吸附的定量研究可用测定细菌浊度法、被黏附细菌洗脱培养法和同位素标记法等。前两种方法存在着测量值和阳性率较低，精确度和重复性较差，误差大等缺点，并且所需标本量多。后一种方法目前使用最多。同位素标记的方法测得的结果准确可靠，误差小，重复性好，简便快速，且所需标本量很少。

细菌的黏附性能可受到很多环境因素的影响，如 pH、离子浓度、培养基、细菌生长相、细菌浓度和所使用菌株的历史等。0.05 mol KCl 缓冲液(含 0.05 mol KCl，1 mmol 磷酸盐，1 mmol $CaCl_2$ 和 0.1 mmol $MgCl_2$，pH6)与唾液离子浓度相似。在黏附实验中常用此缓冲液，减少离子浓度可增加细菌的黏附，增加离子浓度则减少黏附。一般早期对数生长相的细菌吸附性能较好，新分离的菌株有较强的吸附性能，反复培养后则减弱，甚至失去黏附力。细菌浓度对细菌的黏附也有明显影响。口腔中，大约每毫升唾液含 10^7 个血链球菌、唾液链球菌和缓症链球菌，变链球菌族的数目一般较低。为了接近口腔实际情况，在吸附实验中，一般采用的细菌浓度是 $10^{7\sim8}$/ml。口腔内每个牙的平均表面积为 2～3 cm^2，5 mg 羟磷灰石珠的表面积与此大致相同，常以对 5 mg 羟磷灰石珠的黏附来估计细菌的黏附。

在用羟磷灰石珠代替牙面研究细菌与牙面受体的相互作用中有一个麻烦的问题是，许多细菌同样也可吸附到未处理的羟磷灰石珠表面。所以，在确定细菌对牙面获得性膜受体的黏附中必须排除细菌对未覆盖有获得性膜的羟磷灰石珠表面的非特异性吸附。Gibbons 等(1985)提出用白蛋白作为阻塞剂，以阻塞未被实验性被膜覆盖的羟磷灰石珠表面。白蛋白是一种不含碳水化合物的蛋白。他们的实验证明，白蛋白对羟磷灰石有较强的亲和力，在 2～5 mg/ml 浓度时就可使羟磷灰石珠饱和。细菌对白蛋白的黏附很少，同时白蛋白并不与实验性被膜中与细菌黏附有关的成分作用。

在羟磷灰石珠表面形成的实验性膜后再用白蛋白处理，既可阻塞羟磷灰石珠上未被实验性膜覆盖的裸露部分，又不影响细菌与实验性膜中受体成分的结合。白蛋白作阻塞剂对辨认实验被膜中促进细菌黏附的特殊成分是很有用的。在细菌对牙面黏附的研究中，人白蛋白和牛白蛋白已广泛地用作阻塞剂。

（一）唾液成分在细菌对牙面黏附中的作用

口腔中，牙齿表面常被覆盖一层获得性膜，所以细菌对牙面的黏附和随后的定居实际上总是涉及到细菌表面粘结素与获得性膜中受体成分之间的相互作用，而唾液是组成获得性膜的主要成分，唾液在细菌对牙面黏附中的作用十分引人注目(图 6-14)。

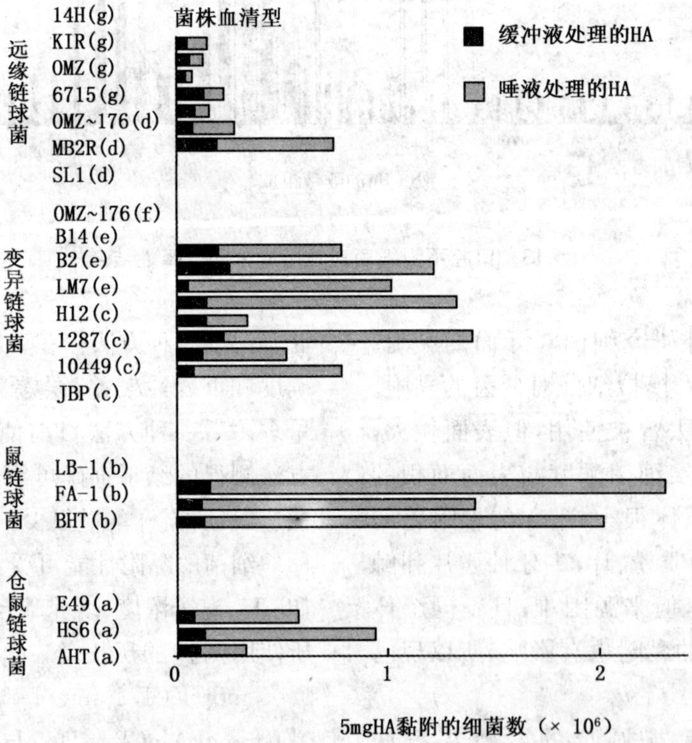

图 6-14　变异链球菌族对唾液实验膜的黏附

Gibbons 和 Hay(1988)关于口腔细菌对唾液成分黏附的研究表明，不同口腔细菌对用唾液或唾液经三丙烯(trisacryl)GF 2000 柱层析分离的各组分处理的羟磷灰石的黏附展示了不同的模式(图 6-14)。从图中可看出，两种分离的唾液成分促进了黏性放线菌的黏附。聚丙烯酰胺凝胶电泳(PAGE)分析证实它们分别是富脯蛋白(proline-rich proteins 即 PRPs)和富酪蛋白(statherin)。变异链球菌 JBP 的黏附也被两组成分所促进，其中之一含高分子量的黏蛋白。牙龈类杆菌主要被 PRPs 所促进。

刘天佳与 Gibbons(1990)对不同血清型变异链球菌对唾液成分黏附的研究进一步说明了这一问题。即使有相同表现型的变异链球菌由于其血清型不同和遗传上的异源性使它们在黏附性方面存在着差异。除表兄链球菌(血清型 d、g)菌株外,唾液促进了其他变异链球菌族菌株(血清型 c,e,f,a,b)的黏附。而且这些菌株对唾液层析分离后的各组分的黏附展示了明显差异。含黏蛋白和淀粉酶的唾液组分促进了变异链球菌菌株(血清型 c,e,f)的黏附。仓鼠链球菌(血清型 a)主要被富脯蛋白和淀粉酶的组分所促进。大鼠链球菌(血清型 b)被含富脯蛋白和 IgA 的组分促进。

口腔细菌与唾液成分相互作用具有特异性,不同的唾液成分促进了不同口腔细菌的黏附。

放线菌中,除黏性放线菌对牙面的黏附明显地被唾液的处理促进外,龋齿放线菌和衣氏放线菌的一些菌株也以很高的数目黏附到唾液处理的羟磷灰石表面。然而,内氏放线菌的黏附受唾液的影响较小(表 6-3)。

表 6-3　放线菌不同株对唾液处理的羟磷灰石的黏附

菌株	5 mg 羟磷灰石表面黏附的细菌数($\times10^6$)	
	KCl 缓冲液	唾液
黏性放线菌 LY-7	0.10±0.01	2.78±0.15
衣氏放线菌 ATCC 12597	0.36±0.01	2.36±0.10
龋齿放线菌 ATCC 17982	0.04±0.01	3.17±0.06
内氏放线菌 ATCC 12104	0.13±0.01	0.38±0.08

(二)蔗糖在细菌对牙面黏附中的作用

蔗糖在细菌黏附中的作用是一直有争议的问题。一些学者发现蔗糖对一些细菌的黏附无明显影响,有蔗糖时一些细菌的黏附大大增加。而另外一些学者研究发现表兄链球菌菌株 6715、OMZl76、MB2R、14H 和 SL1 对羟磷灰石的吸附被在有蔗糖时原位形成的葡聚糖所促进、但原位形成的葡聚糖对变异链球菌菌株 JBP、OMZl75、LM7 和 MT3 的黏附却无影响。结果提示原位形成的葡聚糖是表兄链球菌菌株在牙面的受体,而不是变异链球菌族其他菌株的受体。蔗糖对不同细菌的作用可能是不同的。

蔗糖的作用是在促进细菌之间的集聚,而不是细菌对底物的黏附。细菌利用蔗糖合成的葡聚糖,特别是水不溶性葡聚糖在生态膜细菌之间的集聚中起了很大作用。一些细菌在有蔗糖的培养基中生长时,牙面形成的牙面生态膜量明显增加。

在含蔗糖的培养基中生长,变链球菌族能合成大量的 GTF 和 LTA。GTF 利于葡聚糖的合成。一些学者提出,LTA 多包含在变链菌族的葡聚糖外壳中,形成 LTA-葡聚糖复合物,此复合物促进了细菌对牙面的黏附。

蔗糖在细菌对牙面的黏附中的作用是值得进一步探讨的问题。

(三)富脯蛋白对细菌在牙面黏附的促进作用

有不少学者对具有促进口腔细菌黏附活性的唾液成分作了进一步研究。将唾液经三丙烯(trisacryl)GF2000 柱层析分离的、具有促进细菌黏附活性的组分再经 DEAE 琼脂糖层析分离、纯化,用 PAGE 确定其蛋白质的性质。目前对酸性富脯蛋白(PRPs)的研究最多,此种蛋白是唾液中的主要蛋白成分,占唾液总蛋白量的 30%～40%,在唾液中的浓度达 400 μg/ml,具有重要的生物学作用。

酸性 PRPs 是存在于唾液中的一组结构相似的磷酸蛋白,因氨基酸组成中,脯氨酸(proline)的比例高,占 25%～40%,故命名为富脯蛋白。它们的结构已确定,已分离出 6 种 PRP。三种大分子的 PRP 含 150 个氨基酸残基,分子量为 12 300～16 300,等电点 PI 为 4.7l,分别命名为 PRP-1、PRP-2 和 PIFs。它们结构的区别仅是第 4 和第 50 个氨基酸不一样。在 PIFs,第 4 和第 50 分别是天门冬酰胺(asparagine)和天门冬氨酸酯(aspartate);而在 PRP-1,第 4 和 50 分别是天门冬氨酸酯和天门冬酰胺；在 PRP-2，两个都是天门冬氨酸酯。另外三种小分子 PRP 含 106 个氨基酸残基，分子量为 9900～11 000，等电点为 4.43，分别命名为 PRP-3、PRP-4 和 PIF_f，它们的结构分别与 PRP-1，PRP-2 和 PIFs 前 106 个氨基酸相同。

PRPs 所带的电荷很不对称。例如，PRP-1 前 30 个残基含有 13 个负电荷氨基酸，整个 PRP-1 分子仅有 15 个负电荷氨基酸。

Bennick（1976）利用平衡透析方法发现，酸性 PRPs 有结合钙离子的作用。1 mol PRP-1 可结合 3 mol 的钙，1 mol PRP-3 可结合 6.6 mol 钙。酸性 PRPs 对钙的结合不受胰蛋白酶、胶原酶或 60 ℃以上高温的影响，随缓冲液中的 pH、离子强度、钙离子浓度的变化而变化，酸性 PRPs 可结合或释放部分钙，所以酸性 PRPs 在保持唾液中游离钙离子浓度方面起重要作用。

20 世纪 70 年代末已发现酸性 PRPs 对羟磷灰石有很高亲和力，在吸附到羟磷灰石表面的唾液蛋白中，酸性 PRPs 占吸附蛋白总量的 42%。酸性 PRFs 的吸附部位位于 N 端第 3～25 位残基之间，其中第 8 和第 22 位的磷酸丝氨酸是促进酸性 PRPs 吸附于羟磷灰石表面的最重要基团。吸附于羟磷灰石表面的酸性 PRPs 是形成获得性膜的主要成分。可促进生态膜细菌对牙齿的黏附。

Gibbons 和 Hay（1988）的研究表明，用 1～2 μg 纯的 PRP-1、PRP-2 或 PIFs 处理羟磷灰石最大地促进了黏性放线菌的黏附，稍高浓度的 PRP-3、PRP-4 也能有效地促进黏性放线菌的黏附。

许多其他口腔细菌对羟磷灰石的黏附也被 PRPs 的处理所促进。在黏性放线菌中，除了黏性放线菌外，衣氏放线菌和龋齿放线菌对 PRP-1 也有很强的亲和力。血清型 a、b、c 变链菌族的黏附被 PRP-1 所促进，但表兄链球菌的黏附没有受到 PRP-l 处理的影响。一株血链球菌对 PRP-1 也展示了很强的黏附，而另外几株则不黏附。

从以上有限菌株的观察不难看出生态膜中的许多细菌具有与 PRPs 分子作用的粘结素，PRPs 作为生态膜中许多细菌在牙面的受体，从而促进这些细菌对牙面的黏附。也可看出不同菌株可能展示相当不同的黏附性能。

（四）胶原与富脯蛋白结构的类似性和口腔细菌对胶原的黏附

吸附于牙面的唾液成分——PRPs 是许多生态膜细菌的受体，这一事实促使一些学者去发现口腔中是否有另外结构上与 PRPs 相似的蛋白质。根据计算机贮存的蛋白质氨基酸序列数据的分析，发现胶原（collagen）的 α-链的结构与 PRP 很相似。考虑到胶原是牙本质和牙骨质基质的主要成分，胶原纤维是结缔组织、基底膜和牙周膜的主要结构成分，胶原的破坏是进展性龋病和牙周病的主要特征，胶原与 PRP 结构的相似性就显得很有意义了。

PRP 可促进许多口腔细菌的黏附，与 PRP 结构相似的胶原也可能具有促进口腔细菌黏附的活性。刘天佳和 Gibbons（1990）研究表明，一些变链球菌株，特别是鼠链球菌、大鼠链球菌以很高的数目结合到胶原上和人牙本质基质成分上，牙龈类杆菌也有效地结合到胶原上。黏性放线菌、衣氏放线菌和龋齿放线菌对胶原有较强的黏附能力。黏性放线菌具有Ⅰ型和Ⅱ型菌毛，对缺乏菌毛的黏性放线菌对胶原黏附能力的研究表明仅具有Ⅰ型菌毛的变异菌株对胶原仍有较强的黏附能力，缺乏Ⅰ型菌毛者则不黏附到胶原上（表 6-4）。这些观察结果提示，黏性放线菌对胶原的黏附与Ⅰ型菌毛有关，即胶原分子是黏性放线菌Ⅰ型菌毛的受体。黏性放线菌对胶原的黏附实质上是Ⅰ型菌毛所含的粘结素与胶原分子的结合。仅具有Ⅱ型菌毛的内氏放线菌黏附到胶原上的数目很少。

变链球菌族，放线菌和牙龈类杆菌对 PRPs 和胶原的结合能力情况可以看出，对胶原亲和力强的菌株对 PRPs 的结合力也很好（表 6-5），可能与胶原 α 链的结构与 PRPs 分子的结构相似有关。

胶原是牙骨质和牙本质基质的主要成分。根面生态膜的沉积常使根面有不同程度的脱矿，根面脱矿后，胶原便暴露出来。变异链球菌和放线菌对胶原的亲和力使它们易于侵入牙本质和牙骨质中，加速龋病的进展。同时细菌与胶原成分的相互作用也可能干扰基质的再矿化。牙龈类杆菌对胶原的亲和力和它固有的胶原酶使它易于通过基底膜，侵入牙周结缔组织，破坏牙周组织。所以，口腔细菌与胶原的结合能力可以视为它们致病的毒力因子之一。

表 6-4　放线菌对胶原处理的羟磷灰石的黏附

菌株(具有的菌毛类型)	5 mg 羟磷灰石表面黏附的细菌数(×10⁶)	
	KCl 缓冲液	Ⅰ型胶原(250 mg/ml)
黏性放线菌 LY-1(1⁺,2⁺)	0.10±0.01	2.19±0.09
黏性放线菌 5519(1⁺,2⁻)	0.15±0.08	1.38±0.09
黏性放线菌 5951(1⁻,2⁺)	0.19±0.02	0.06±0.01
黏性放线菌 147(1⁻,2⁻)	0.06±0.01	0.06±0.01
衣氏放线菌 ATCC12597	0.36±0.01	2.02±0.20
龋齿放线菌 ATCC17982	0.04±0.01	1.46±0.08
内氏放线菌 ATCC12104(1⁻,2⁺)	0.13±0.01	0.32±0.01

表 6-5　主要口腔细菌对 PRP-1 和胶原的黏附

菌株		5 mg 羟磷灰石表面黏附的细菌数(×10⁶)		
		KCl 缓冲液	PRP-1(50 mg/ml)	Ⅰ型胶原(250 mg/ml)
大鼠链球菌				
	LB-1	0.21±0.04	1.20±0.25	3.16±0.13
	BHT	0.10±0.01	1.23±0.33	2.75±.01
仓鼠链球菌				
	AHT	0.14±0.02	1.44±0.12	2.50±0.09
	HS6	0.11±0.08	1.70±0.62	3.36±0.04
黏性放线菌				
	LY-7	0.10±0.01	2.34±0.09	2.19±0.09
衣氏放线菌				
	ATCC12597	0.36±0.01	2.66±0.18	2.02±0.20
龋齿放线菌				
	ATCC12104	0.04±0.01	3.01±0.03	1.46±0.08
牙龈类杆菌				
	381	0.27±0.01	2.67±0.12	2.10±0.05

(五)隐位受体在细菌对口腔组织黏附中的作用

在黏性放性菌对 PRPs 吸附的研究中发现了一非常有趣的现象,即黏性放线菌能迅速有效地黏附到羟磷灰石表面的 PRPs 上,但并不与溶液中的 PRPs 作用。即使溶液中 PRPs 的浓度高达 1000 μg/ml 也不影响黏性放线菌对仅用几微克 PRPs 制备的实验性膜的黏附。溶液中同位素标记的 PRPs 也不结合到黏性放线菌上。

PRPs 在溶液中和吸附到羟磷灰石表面后所表现出来的不同作用的可能解释如下:如前所述,PRPs 分子中氨基酸残基所带的电荷很不对称,因而 PRPs 分子在溶液中时其多肽链可能折叠。当 PRPs 吸附到羟磷灰石表面后,带负电荷的氨基酸与羟磷灰石表面的钙离子相互作用时,原来折叠的多肽链就展开了,使隐藏的、能与细菌粘结素作用的分子片段得以暴露。对 PRPs 在溶液中和吸附到羟磷灰石表面后所表现出来的不同作用的解释是 PRPs 分子吸附到羟磷灰石表面后构型发生改变,原来隐藏的分子片段暴露出来所致。

Gibbons 用隐位受体(cryptitopes)一词(来源于 cryptic 和 topo 两个词)来代表与细菌黏附有关的隐蔽的受体。

黏性放线菌细胞表面的粘结素辨认 PRPs 分子隐位受体的能力对其在牙面的黏附起着十分重要的作用。PRPs 组成了唾液蛋白的 30%～40%,如果黏性放线菌能与溶液中的 PRPs 分子作用,那么多数黏性放线菌就与唾液的 PRPs 作用而存在于唾液中,这样就只有很少的黏性放线菌黏附到牙面上。事实上,牙面是黏性放线菌在口腔内的主要栖息场所。黏性放线菌识别羟磷灰石表面 PRPs 分子的能力是该菌黏附于牙面的主要原因。

由于分子构型改变形成隐位受体的另一个例子是,血链球菌细胞能黏附到与胶原复合的纤维结合素(fibronectin,又译纤维联接蛋白)上,但不黏附到溶液中的纤维结合素上。

除了分子构型的改变可形成隐位受体,一些酶的处理也可产生隐位受体。如一些具有结合半乳糖的粘结素的细菌,如黏性放线菌、内氏放线菌、颊纤毛菌、具核梭杆菌和中间型类杆菌等对由唾液黏蛋白制备的实验性膜或红细胞、上皮细胞黏附很少。但如将这些表面用神经氨酸苷酶处理移去唾液酸,暴露半乳糖残基,这些细菌的黏附就增加了。这实际上是细菌的粘结素与暴露的半乳糖残基受体,即隐位受体结合。

一些蛋白酶的处理也可以形成隐位受体。用胰蛋白酶或木瓜蛋白酶处理口腔上皮细胞可明显地增加牙龈类杆菌和中间型类杆菌的黏附,而减少血链球菌和缓症链球菌的附着。

缓症链球菌和血链球菌具有结合唾液酸的粘结素,而牙龈类杆菌有结合半乳糖和精氨酸残基的粘结素,中间型类杆菌的粘结素是能结合半乳糖的蛋白质。神经氨酸苷酶和蛋白酶的处理分别暴露了半乳糖残基和精氨酸残基,所以不利于缓症链球菌和血链球菌的黏附,而有利于牙龈类杆菌和中间类杆菌的黏附。

通常口腔黏膜和牙面是浸在唾液中的。神经氨酸苷酶和一些蛋白酶产生隐位受体的能力提示唾液中这些酶浓度的波动可调节口腔细菌的黏附和定居。而口腔卫生状况和牙周情况与唾液中多种酶的水平是有关的。不少实验已发现,在口腔卫生差和牙周炎患者中,唾液和龈沟液中一些酶的水平升高。这些酶包括胰蛋白酶、胶原酶和神经氨酸苷酶等。这些酶来自生态膜细菌和牙周炎症细胞。以上的观察表明,这些酶可能破坏一些细菌的受体,形成另一些细菌的隐位受体,可以调节口腔内细菌的黏附与定居。

第五节　牙面生态膜的微生物学

微生物是生态膜的主要内容物,生态膜微生物的组成是很复杂的。生态膜中的微生物种类繁多生态膜中的细菌有 200～400 种之多,但其中只有 1%～10%可以培养出来。厌氧细菌占优势,厌氧菌与需氧菌的比例大约是 2∶1～12∶1。

值得指出的是,在生态膜中有些细菌虽数量很少,但体积却很大,如丝状菌;而占生态膜中过半数的球菌却只占生态膜体积的一小部分。

一、生态膜的微生物组成

生态膜的微生物组成随不同个体、不同部位和进食不同食物而不同。

在儿童的生态膜中,内氏放线菌占多数,无不酵解糖的类杆菌和螺旋体,随着年龄增大,它们逐渐增加。在成年人的生态膜中,细菌的种类较儿童复杂。

生态膜内细菌的组成常因生态膜所在部位不同而有差异。窝沟内的膜一般以革兰氏阳性球菌占优势,其次是革兰氏阳性杆菌,革兰氏阴性菌很少;在牙齿光滑面的膜,放线菌较多,球菌较少(表 6-6);牙根面生态膜以放线菌为主。龈上膜与龈下膜细菌组成的差异也是显而易见的。龈上膜的需氧菌较龈下膜多,球菌和放线菌占的比例较大;龈下膜中革兰氏阴性厌氧菌多,如类杆菌、螺旋体等。

表 6-6　龄面窝沟和邻面生态膜的主要细菌

细菌种类	占培养细菌总数的百分比(%)	
	殆面窝沟生态膜	邻面生态膜
链球菌	44.9	22.9
变链球菌	24.7	2.2
血链球菌	0.8	5.9
涎链球菌	ND*	0.7
米勒氏链球菌	0	0.5
放线菌	18.2	42.1
乳杆菌	0	0.5
韦荣氏菌	3.3	13.1
奈瑟氏菌	ND	1.5
革兰氏阳性杆菌	ND	7.8
梭形杆菌	ND	0.4

* ND 为未确定

生态膜表层与深层的细菌也不同。表层需氧菌多,如奈瑟氏菌、诺卡氏菌。深层则厌氧菌多,如韦荣氏菌。

食物的种类对生态膜中细菌的组成也有一定影响。食物在口腔内停留的时间短,一般在 30 分钟以内。所以食物与生态膜有限的接触时间不足以直接影响细菌的生长、繁殖,但食物的代谢产物可间接影响生态膜的细菌组成。如蔗糖的摄入使生态膜中变链球菌族数目增多,摄入乳糖和粗制淀粉有利于乳杆菌生长,木糖醇等不发酵产酸的糖醇的摄入可使生态膜中的产酸、耐酸菌减少。

二、生态膜中微生物组成的变化

生态膜中微生物的组成,不是固定静止的,而是变动的。它不仅随位置不同而异,而且,即使同一位置也随口腔环境和生态膜内环境的改变而改变。如生态膜细菌的种类随生态膜年龄而变化。生态膜发育过程中,细菌演替的特点是:早期以需氧的革兰氏阳性球菌为主,随着生态膜的成熟,革兰氏阴性菌的比例增加,兼性厌氧菌和厌氧菌的比例也增加。Ritz(1967)对人牙冠部生态膜的观察结果表明:在生态膜发育的早期以需氧菌为主,其中数量最多的是链球菌、奈瑟氏菌和诺卡氏菌,随着生态膜的成熟,兼性厌氧菌和厌氧菌增多;到 1 周时链球菌仍占绝对优势,其他的细菌依次是:放线菌、韦荣氏菌、棒状杆菌和梭状杆菌,而奈瑟氏菌和诺卡氏菌较早期少见(图 6-15)。

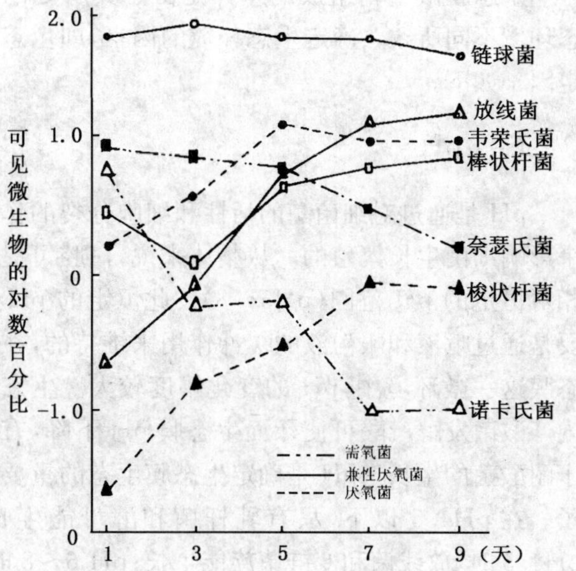

图 6-15　生态膜中各种细菌数量随面生态膜成熟过程的变化

三、生态膜内细菌间存在着共生与抗生

生态膜中的一些细菌可提供另一些细菌生长所需的物质,如变链球菌族需要的生长促进因子——对氨基苯甲酸可由血链球菌提供,棒状杆菌产生的维生素 K 则是产黑色素类杆菌生长所需要的。除营养供给外,细菌的代谢产物可改变环境,以选择或对抗某些细菌。产酸菌产生的酸使环境的 pH 降低,而不利于非耐酸菌的生长。而韦荣氏菌不能用碳水化合物作能源,能利用其他菌产生的乳酸作为能源,使生态膜的 pH 上升,利于非耐酸菌生长;血链球菌产生的 H_2O_2 能抑制乳杆菌和放线菌的生长;变链球菌族产生的细菌素(bacteriocin)能拮抗血链球菌和黏性放线菌。

四、致龋面生态膜与非致龋面生态膜的细菌组成

致龋生态膜与非致龋生态膜细菌组成的种类无明显差异,但各种细菌所占的比例则不一样。与非致龋生态膜相比,致龋生态膜中变链球菌族较多,而非致龋生态膜中血链球菌、韦荣氏菌较多。

五、影响牙面生态膜微生物组成的因素

生态膜微生物组成的差异是由于其所处的生态环境不同所致。确定生态环境的因素，即生态确定因子如下。

(一)pH

pH 是通过对细菌酶的活性和细胞分裂的作用来影响细菌生长繁殖的。从整体来说，口腔可提供相对恒定的 pH 范围(pH5～8)。此恒定的 pH 主要是通过唾液和龈沟液的缓冲作用来维持的，在生态膜这一微环境中，pH 的变化幅度较大。生态膜内产酸菌发酵产酸可使牙面生态膜 pH 下降，有利于耐酸菌的生长。pH 是确定生态膜生态的重要因子。在 pH4.5 以下，只有乳杆菌和酵母能生长；pH4.5 时，放线菌和变链菌族能生长；pH 6～8 时，几乎所有生态膜细菌都能生长；pH9 时，乳杆菌、奈瑟氏菌不能生长；pH9.5 时，放线菌、韦荣氏菌、梭杆菌、酵母菌和一些链球菌能生长，但数目很少。乳杆菌、变链菌族和放线菌的强的耐酸性可解释在致龋生态膜和龋损处这些细菌多的原因。

(二)氧化还原电势

氧化还原电势(Eh)是厌氧状态的测定指标。在正性 Eh 生存的细菌称需氧菌，在负性 Eh 生存者称厌氧菌。不同部位生态膜的 Eh 是不一样的。生态膜表层与深层的 Eh 也是不一样的。在牙龈区域和牙周袋中，Eh 可低到－100 mV，只有厌氧菌和兼性菌如：类杆菌、螺旋体和梭杆菌等才能生存。在舌背和牙冠表面，Eh 较高，耐氧的细菌，如链球菌较多。

细菌代谢形成的还原终末产物可使 Eh 降低，口腔中微生物聚集部位的 Eh 最终多变成负值。体内测量原位生态膜 Eh 实验：第一天，生态膜的 Eh 与唾液相似，为＋200 mV，生态膜成熟后 Eh 降到－112 mV，有的甚至降到－141 mV。此结果表明生态膜随时间的推移，从有氧变成厌氧环境，与此改变相应的是菌群的组成从需氧菌占优势逐渐为兼性菌占优势，最后为厌氧菌占优势。

(三)营养

细菌的生长需要一定的营养，有的还需要特定的生长因子。产黑色素类杆菌、棒状杆菌生长需要高铁血红素(hemin)和维生素 K。有的甚至需要一些激素，所有这些成分都存在于血清中，不存在于唾液中。口腔中唯一能提供这些营养成分的地方是龈沟液。产黑色类杆菌和棒状杆菌多存在于龈下生态膜中。龈上生态膜形成中，多数营养由唾液提供。开始定居的细菌必须具有在低浓度时利用营养的能力。

(四)抑制细菌生长的因子

牙面生态膜中，抑制细菌生长的因子也影响生态膜的生态，抑制因子主要来自宿主和细菌。来自宿主的主要有特异抗体、溶菌酶、乳过氧化物酶系、乳铁质和高分子量黏蛋白。细菌产生的抑制因子主要是细菌素。细菌素是由具有染色体外基因的细菌合成的一种杀菌性蛋白质。通过抑制蛋白质合成、影响 DNA 代谢和能量代谢等作用来杀伤菌细胞。生态膜中既有产生细菌素的细菌，又有对细菌素敏感者，细菌素在调节生态膜生态中可能起了一定的作用。

细菌素分子量低、对蛋白溶解酶敏感，生态膜中含有的大量蛋白溶解酶，可影响细菌素的活性。细菌素在调节生态膜生态中的确切机制有待进一步研究。体外实验发现各血清型变链球菌都能合成细菌素，其中以血清 C 型变链菌合成的细菌素最多。变链菌族合成的细菌素可拮抗血链菌和黏性放线菌。

(五)黏附和集聚

细菌对口腔组织表面的黏附能力是不同的，细菌黏附能力是细菌在口腔内分布的重要生态确定因子。变链球菌族，黏性放线菌和血链球菌等对牙面有较强的黏附能力，这就决定了它们在生态膜中的存在。除了一些细菌可直接黏附于牙面外，细菌之间还可相互黏附在一起，即集聚。细菌间的集聚对生态膜细菌的组成有一定影响，使对牙面缺乏黏附力的细菌参与生态膜生态。

(六)细菌之间的相互作用

生态膜的生态平衡是由许多因素的相互作用来维持的。除了宿主环境的物理化学约束力外，细

菌之间的相互作用也影响着生态膜的细菌组成。如前所述，生态膜中细菌间存在着共生与拮抗的关系，一些细菌相互依存，另一些细菌互相拮抗。

生态膜是一复杂的生态系，各种生态因子相互作用影响生态膜的细菌组成和其致病力。

第六节　牙面生态膜内的物质代谢

牙面生态膜内的物质代谢活动是很复杂的，其中有很多过程尚不清楚。总的来说，包括两个方面，即生态膜内微生物的物质代谢和生态膜内矿物质的转换。

一、生态膜内微生物的物质代谢

生态膜内的物质代谢活动主要是由细菌产生的，这些代谢活动的进行必须有可被细菌利用的物质，即代谢底物存在。这些物质来源于食物、涎液和龈沟液，主要含碳水化合物、蛋白质、脂肪、肽类、氨基酸和尿素等。其中研究较多的，与龋病关系密切的是糖类代谢和碱性物质代谢。

（一）糖的分解代谢

进食蔗糖或其他糖时，这些糖可进入生态膜，被细菌代谢。生态膜内糖代谢包括分解代谢和合成代谢。

进入生态膜内的糖经水解成单糖，如葡萄糖和果糖后进入细胞内，在细菌体内进行着复杂的代谢。此代谢过程经过许多中间过程，其中有一共同的过程是产生丙酮酸盐。在生态膜表层，有氧存在，为有氧分解代谢，丙酮酸盐完全氧化成 CO_2 和水，并产生大量能量。在生态膜深层，由于氧不易进入，同时生态膜外层的需氧菌将氧耗尽而使生态膜深层呈缺氧状态，所以生态膜深层主要是无氧发酵，产生有机酸（图 6-16）。

生态膜内可产生好几种酸，除乳酸外，还有甲酸、乙酸、丙酸、丁酸及戊酸等。细菌种类不同，发酵的终末产物不一样。

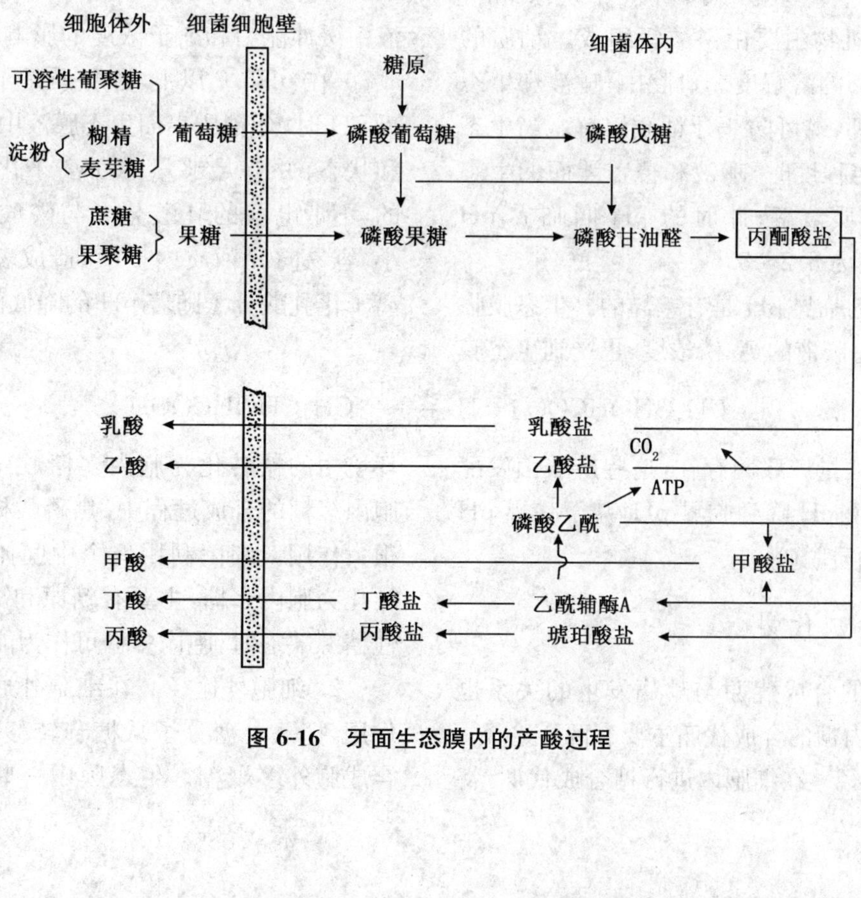

图 6-16　牙面生态膜内的产酸过程

生态膜内糖的分解代谢中，与龋病发生关系密切的是无氧发酵。无氧发酵结果生成有机酸，使生态膜 pH 降低，这是龋病损害产生的直接原因。

进食糖后生态膜内 pH 的变化首先是由 Stephan(1944)的实验所揭示。他用微型锑电极测量吃糖前后原位生态膜内 pH 的变化，建立了吃糖后生态膜 pH 变化动态的曲线，即 Stephan 曲线(图 6-17)，从曲线可看出在静止状态时，pH 是稳定的，吃糖后几分钟内膜内 pH 迅速下降到最低水平，以后逐渐回升，半小时左右恢复原状。

生态膜 pH 的变化提示：吃糖后牙面生态膜的酸有一迅速产生、堆积和缓慢清除的过程。在生态膜深处，缺乏氧气，细菌能发酵糖，在短时间内产生大量有机酸，这些有机酸通过生态膜基质的扩散相当缓慢，经相当长时期才扩散到外环境中。由于酸形成的速度快于向外扩散的速度，酸才堆积于生态膜中使生态膜 pH 下降。当代谢底物耗尽，酸清除速度大于酸形成速度时生态膜 pH 回升。

生态膜内酸的清除可通过以下途径：①由生态膜中扩散到唾液；②由生态膜中形成的碱性物质氨和唾液及生态膜中的缓冲系统缓冲；③强酸转化为弱酸，如韦荣氏菌能将强的乳酸变成弱的丙酸和乙酸。

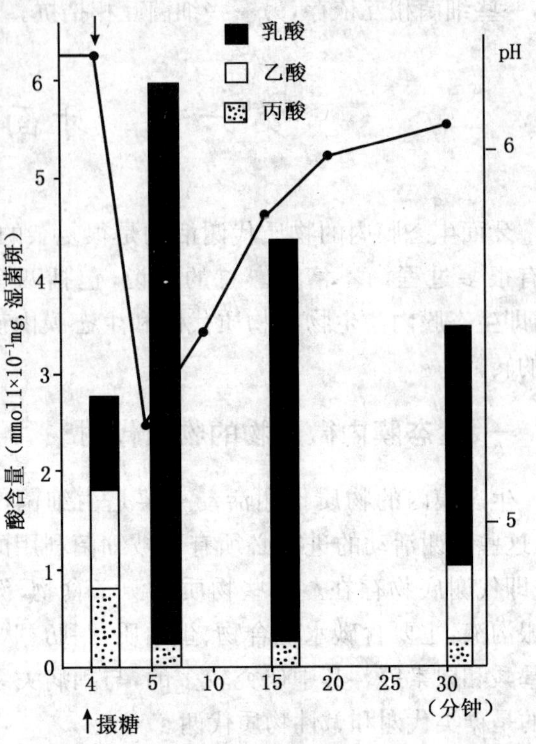

图 6-17　生态膜摄糖后酸含量和 pH 的变化（Stephan 曲线）

$$2CH_3CHOHCOOH \longrightarrow CH_3CH_2COOH + CH_3COOH + CO_2 + H_2$$

乳酸 pKa=3.08　　　　丙酸 pKa=4.87　乙酸 pKa=4.75

牙釉质的无机物主要由磷酸钙组成。釉质的溶解取决于磷酸钙的溶解度。口腔中，唾液和生态膜液中的足够的钙、磷可防止牙釉质溶解。当生态膜 pH 降低到一定程度时，唾液和覆盖牙面的生态膜液不能防止釉质溶解，此时的 pH 叫临界 pH (critical pH)一般为 5.2～5.5。

不同生态膜的临界 pH 是有差异的。生态膜临界 pH 取决于生态膜液的钙、磷浓度，也受到生态膜液中缓冲能力和离子浓度的影响，但一般不得大于 5.7。在 pH5.7 以上，牙釉质是不会脱矿的。在临界 pH 时，牙釉质表面生态膜液中的钙、磷处于不饱和状态，并有足够量的非离子化乳酸。非离子化的，不带电荷的乳酸分子与磷酸钙作用的可能性小，容易向牙釉质内扩散，造成表层下的损害。非离子化乳酸分子随着 pH 的降低而增加。

$$CH_3CHOHCOO^- + H^+ \underset{\text{高 pH}}{\overset{\text{低 pH}}{\rightleftharpoons}} CH_3CHOHCOOH$$

生态膜内有大量产酸菌存在，这些产酸菌发酵糖产酸可使生态膜 pH 降到临界 pH，甚至临界 pH 以下，所以能使釉质脱矿。

(二)糖的合成代谢

生态膜内糖的合成代谢与龋病发生的关系也很密切。生态膜内糖的合成代谢主要有两个途径：

1. 细胞内途径　在细胞内进行糖合成代谢，将环境中的糖转化为胞内多糖贮存于细胞内。在细胞内多糖的合成过程中，焦磷酸核苷糖中间体起了很大作用。细菌利用这个中间体把葡萄糖等单糖转化为胞内多糖，主要有糖原和支链淀粉。在外源性糖源缺乏时，胞内多糖可作为能源，并产酸。

2. 细胞外途径　在细胞外通过糖基转移酶的作用，把一个糖分子从糖苷转移到另一个糖苷上，合成胞外多聚糖。生态膜中一些细菌产生的糖基转移酶,如GTF和果糖基转移酶(FTF),能将蔗糖裂解后产生的葡萄糖和果糖分别合成葡聚糖和果聚糖。有的细菌还能合成杂聚糖(heteropolysaccharides)。

生态膜内糖类的全部代谢过程可用图6-18表示。

在体外变链球菌族等细菌除蔗糖外不能或很少利用麦芽糖、葡萄糖、果糖等合成胞外多糖。尹仕海(1985)的实验表明,在体内用蔗糖和麦芽糖溶液含漱后生态膜胞外多糖的量明显增加,且蔗糖和麦芽糖组合成的多糖量很相近。这提示在体内可能存在着其他利用麦芽糖的细菌和酶系统。

生态膜内细菌合成多糖的能力是不一样的,这与细菌的酶系统有关。链球菌、黏性放线菌和奈瑟氏菌等能合成细胞外多糖,生态膜内多数细菌也能合成细胞内多糖(表6-7)。细菌产生胞内多糖和胞外多糖的能力与其致龋性密切相关。

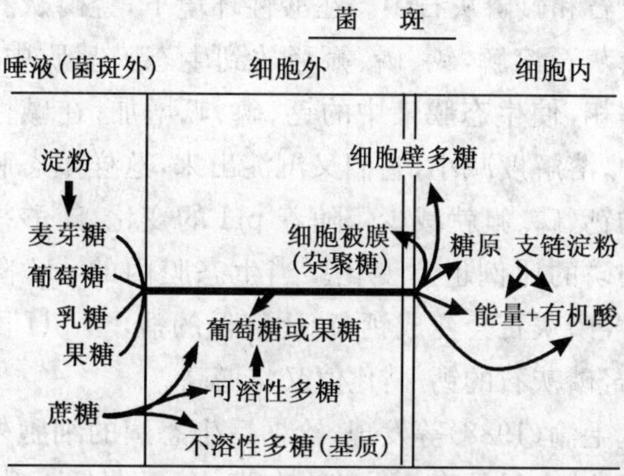

图6-18　生态膜内的糖类代谢过程

致龋生态膜的糖代谢具有消耗蔗糖的速度较快,15分钟内有20%以上的蔗糖被利用;形成乳酸的速度快,且量多;合成的胞内多糖较多;蔗糖形成的胞外多糖较多,且不溶性胞外多糖占的比例较大等特点。

表6-7　生态膜细菌合成细胞外多糖和细胞内多糖的能力

细菌	细胞外多糖				细胞内多糖
	水溶性葡聚糖	水不溶性葡聚糖	果聚糖	杂聚糖	
变链球菌族*	+	+	+	−	+
血链球菌	+	−	−	−	+
涎链球菌	±	−	+	−	+
缓症链球菌	±	−	−	−	+
黏性放线菌	−	−	+	+	+
内氏放线菌	−	−	−	+	+
衣氏放线菌	−	−	−	−	+
干酪乳杆菌	+	−	−	+	+
奈瑟氏菌	±	−	−	+	+

* 表兄链球菌不合成细胞内多糖

(三)碱性物质代谢

生态膜内还有产生碱性物质的代谢活动。生态膜中的尿素酶能将唾液中的尿素水解成CO_2和氨。由于尿素酶和尿素的大量存在,所以尿素的水解是生态膜中提供碱性物质的主要途径。

生态膜中的氨基酸可被细菌所利用。如氨基酸发生脱氨作用,产生氨和酮酸,由于酮酸的酸性较氨的碱性强,结果pH下降。如果氨基酸发生脱羧作用,则产生胺和CO_2,使pH上升。

生态膜内就是这样反复进行着酸性物质和碱性物质的代谢活动,这些酸性和碱性物质对生态膜的pH起决定作用,与生态膜的致龋性密切相关。

二、生态膜内的矿物质转换

生态膜内的矿物质转换主要是牙釉质与牙面生态膜之间的钙、磷和氟的转换。此转换与生态膜pH密切相关。参与这种互相转换的物质主要位于生态膜的细胞外液中。

牙齿内,钙、磷、氟以固体晶相的形式存在于羟磷灰石和氟磷灰石中。在酸性环境下，羟磷灰石和氟磷灰石溶解，钙、磷、氟释放到生态膜基质中，为溶解相，使生态膜液中的钙、磷、氟增加；在碱性环境中，溶解度减小，它们又沉淀出来，这样生态膜液中的钙、磷、氟就减少。随着 pH 的变化，磷酸盐的钙与磷的比例也有变化。当生态膜内的 pH 降低时，羟磷灰石会变成钙/磷比值低的盐，当 pH 回升时，羟磷灰石的钙/磷比值又将增高。

毛渝(1988)等发现，给糖后生态膜的细胞外液中钙、磷含量的变化先随生态膜 pH 的降低而升高，继后随 pH 的回升而逐渐降低(图 6-19)钙/磷比值保持高水平，此变化持续达 60 分钟之久(表 6-8)。

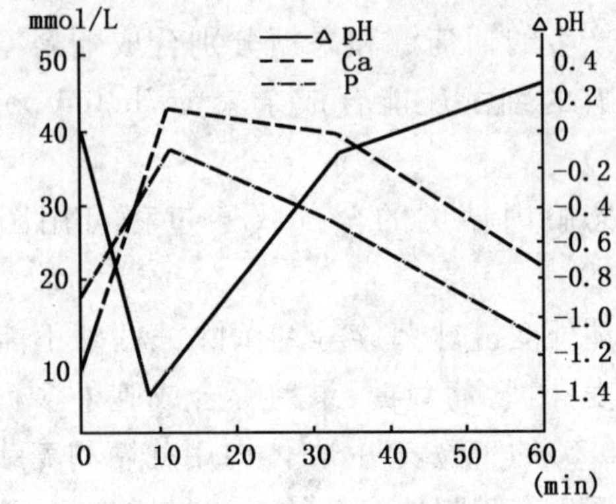

图 6-19　摄糖后生态膜细胞外液钙、磷含量与 ΔpH 值的变化曲线

表 6-8　摄糖后龋活跃者(CA)与无龋者(CF)牙面生态膜细胞外液钙、磷含量(mmol)及其比值的变动

	Ca			P			Ca/P		
	0	5～10(min)	30～35	0	5～10(min)	30～35	0	5～10(min)	30～35
CA	9.26	49.1	41.91	17.47	30.84	31.21	0.532	1.592	1.340
CF	8.87	50.33	39.82	15.65	39.67	27.50	0.566	1.269	1.448

生态膜中这种钙、磷、氟在不同 pH 下的复杂变化对牙面脱矿、再矿化和牙石的形成有密切关系。

三、影响牙面生态膜物质代谢的因素

生态膜是一代谢复杂的微生态环境，生态膜的致病性与其中的代谢活动直接相关。生态膜内的代谢活动受到很多因素的影响，对这些因素的了解帮助控制生态膜的致病性。

影响生态膜代谢的主要因素有：

(一)个体差异不同

不同个体的生态膜代谢是不完全相同的，这可能与生态膜的细菌组成和唾液成分不同有关。如龋活跃者摄取糖后生态膜 pH 较无龋者低，且恢复慢(图 6-20)；无龋者生态膜液的矿物质饱和程度较龋敏感者高。Margolis 等人分析无龋者与龋敏感者一周牙面生态膜的 pH 值和 NH_4^+。含量表明前者较后者高。Vratsanos 与 Mandel 分析 13 名无龋者和 35 名龋敏感者生态膜内的氨基酸含量，发现龋敏感者生态膜内的腐氨酸和尸氨酸含量比无龋者少。Munty 等人分析 3 天牙面生态膜的脂肪含量发现龋敏感者高于无龋者。

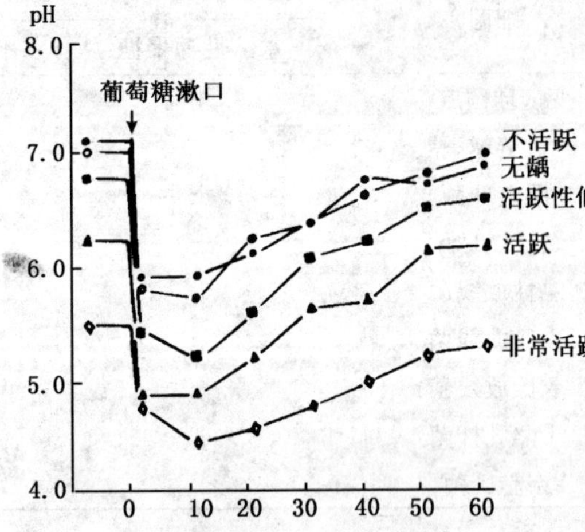

图 6-20　龋敏感性不同个体的生态膜 pH 变化

(二)生态膜的年龄

生态膜越老，生态膜达到低 pH 的时间越长，pH 下降程度也越小。1～2 天的生态膜在食糖后 pH 可降到 4.6～4.8，而 5 天的生态膜 pH 仅降到 5，21 天的生态膜只到 5.7。

(三)生态膜的部位

口腔内不同部位的生态膜在食糖后生态膜 pH

下降的幅度不一样。邻面生态膜 pH 下降幅度较咬合面大，下后牙生态膜的 pH 下降比上后牙低。有人还发现上前牙生态膜 pH 下降比下前牙低。

(四)食物

各种食物中，糖类对龋病的发生起了决定性作用。糖是生态膜细菌代谢的主要底物，细菌利用不同种类的糖所产生的有机酸的量是有差异的。葡萄糖、麦芽糖、果糖、蔗糖形成的酸多，可使生态膜 pH 降到 4.0 或以下，而乳糖、半乳糖产酸少一些，可使 pH 降至 5。糖醇类则使生态膜 pH 下降很慢，甚至不下降。淀粉本身使 pH 下降很少，但含糖淀粉则可使生态膜 pH 下降较多，且持续时间长(图 6-21)。周学东等人(1990)对糖类型对混合致龋菌产酸影响的研究表明：①混合致龋菌利用蔗糖、葡萄糖和果糖产酸类型相同，有乳酸、乙酸、甲酸、琥珀酸和微量丙酸；②蔗糖和葡萄糖产生的有机酸总量无差异，果糖的产酸量明显低于蔗糖；③利用果糖产生的琥珀酸高于蔗糖和葡萄糖。

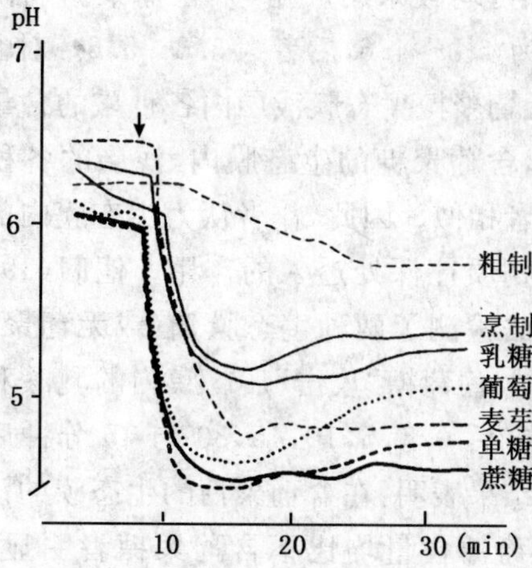

图 6-21　进食不同糖后生态膜 pH 的变化

蔗糖除使生态膜的 pH 下降较多、较快外，还可作为细菌合成细胞外多糖的底物，而且细菌在含蔗糖的培养基中生长产生的 GTF 较多，从而增加了生态膜的致龋性。

一些食物对生态膜 pH 的影响，表明苹果饮料和巧克力糖的产酸力最强，去脂奶粉产酸力较弱。

以上观察可看出生态膜的糖代谢不仅与生态膜微生物的组成有关，且与食物的成分有关。

(五)糖的浓度

糖的浓度对生态膜的产酸有明显影响。一些研究发现 1%～10%的糖液使生态膜 pH 下降大且恢复慢，浓度高的糖液(40%)使生态膜 pH 下降的程度反而小。糖的浓度除了影响生态膜产酸外，对细胞外多糖的合成也显示了明显的作用。周学东(1985)的研究资料表明，当培养基蔗糖浓度为 0.5%～10%时，变形链球菌(血清型 c)合成的不溶性葡聚糖随蔗糖浓度的升高而增加；蔗糖浓度为 10%～20%，合成的不溶性葡聚糖的量变化不大。在此浓度细菌的生长受到明显的抑制，若以细菌干重为基础计算合成的多糖量则更多，这说明能够在高浓度蔗糖培养基内生长的细菌能更有效地利用蔗糖合成不溶性葡聚糖(图 6-22)。

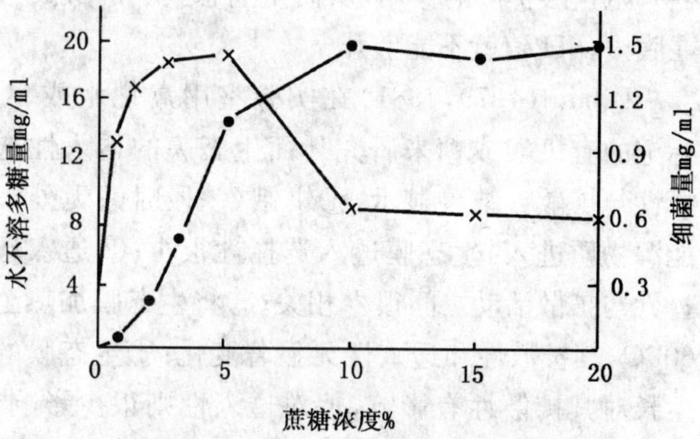

图 6-22　多种蔗糖浓度培养基内变形链球菌生长和不溶性葡聚糖的合成

(六)氟

氟的防龋作用毋庸置疑，其防龋作用与氟对生态膜代谢的影响有关。氟化物能通过抑制与糖分解有关的烯醇酶而抑制糖的分解，减少乳酸的产生。另外，氟即使在低浓度时(2～4ppm)也能抑制细胞内多糖的合成。

第七节　物质在牙面生态膜中的透入与扩散

生态膜是一个有生命力的微生物群体，这个群体需要从外部摄取营养物质以供其维持生存的需要，同时也需要将代谢产物排除出去。因此这种群体结构必然有一定的物理性能，其中最重要的就是透入性和扩散性。

变链球菌的重要毒力之一是通过发酵(无氧代谢)糖类产酸。在生态膜内细菌产生的酸如何流动是人们普遍关注的问题。1976 年 Hojo 等人在实验室内研究了变链球菌 PK1 和它的不产不溶性葡聚糖的子代变异株形成的单菌种生态膜中，当受到 20%蔗糖的“攻击”后，在连续 40 小时内生态膜中的 pH 值变化情况。结果显示变链球菌 PK1 生态膜内的 pH 值下降程度明显大于变异株生态膜。前者 pH 值下降到 4.0，而后者 pH 值下降未到 6.0 以下。作者认为这是由于变链球菌 PK1 产生的葡聚糖有阻止酸扩散的作用，从而使生态膜内的酸集聚在膜内，pH 值就不能上升。

Dibdin(1979，1981)在实验室用氚化水或 ^{14}C 标记的有机酸或糖来研究牙面生态膜的透入性选择性与扩散。结果显示：①饥饿(一段时间无外来能源物质进入)生态膜透入选择性很小；②透入选择性与扩散活动之间很少相关；③将生态膜加热至 60 ℃，其扩散性和透入性无显著变化；④生态膜的生长对其扩散性有影响，但对透入性则很少影响。他们测出的牙面生态膜的氚化水的扩散系数为 $(0.8\sim1.02)\times10^{-9}\,m^{-2}\cdot s^{-1}$，此值相当于在水溶液内的 1/4～1/3。蔗糖为 $(0.1544\pm0.14)\times10^{-9}\,m^{-2}\cdot s^{-1}$，醋酸为 $(0.363\pm0.029)\times10^{-9}\,m^{-2}\cdot s^{-1}$。其后，Dibdin 等人(1983)的研究又表明醋酸、蔗糖和山梨醇在生态膜的扩散受到一定阻力，这种阻力与生态膜的干重成正比，而与膜内的细胞外多糖无关。

McNee 等人(1980)测量了氟离子在人牙生态膜内的扩散系数，其值为 $4.2\times10^{-6}\,cm^2\cdot s^{-1}$，这是氟化钠在水(37 ℃)中的扩散系数的 1/4，说明氟化物在生态膜扩散慢。他们于 1981 年的实验结果也证明生态膜内的多糖不会明显限制 NaF 或蔗糖在其中的扩散。

Fu 等人(1990)在 5 名志愿者的义齿腭板装上覆盖有事先培养好变形链球菌生态膜的牛牙釉质片，戴上义齿后，用 10%葡萄糖溶液含漱。45 分钟后测试生态膜浅层和深层的 pH 值，并将生态膜剥下，分浅层和深层，分别测量其中乳酸、甲酸和乙酸含量。结果显示：牛牙釉质片上生态膜在实验室用蔗糖培养者(其中含葡聚糖)，深层和浅层的 pH 值差别不显著，均较未用蔗糖(不含葡聚糖)者低，前者 pH 值为 4.5～4.6，后者为 5.3～5.6。对酸的分析表明，无葡聚糖生态膜浅层内各种酸的含量均较深层者多，含葡聚糖的生态膜内，浅层的各种酸含量与深层者相似。因此，作者认为生态膜内的葡聚糖有促进物质往深处透入的作用。他们(1991)又用同样方法检测了两种生态膜(有或无葡聚糖者)在受到 50%葡萄糖“攻击”后。膜内的乳酸和葡萄糖在“攻击”后 0，1，5，10，15，30 与 45 分钟后的量的变化。结果表明：在含葡聚糖的生态膜的浅层或深层的葡萄糖含量均比不含葡聚糖者明显地多。两种生态膜的浅层含葡萄糖比深层者多。两种生态膜内的乳酸含量浅层多于深层，有葡聚糖的生态膜内的乳酸含量比无葡聚糖者多。作者据此认为生态膜内的葡聚糖有增加扩散和产酸的作用。

第八节　牙面生态膜内细菌间的相互影响

牙面生态膜是一个复杂的生态系，其中不仅细菌种类多，代谢复杂，而且细菌之间，特别是不同种细菌之间，还存在着相互影响，包括互相依赖，相互拮抗等多种作用。在讨论牙面生态膜的形成中，已经提到过细菌的共聚和互粘现象，这在生态膜的结构上有所表现。对生态膜的成熟也起到重要作用。

20世纪70年代初，Carlsson曾经报告变链球菌JC2生长时，需要对氨基苯甲酸(p-aminobenzoic acid, PABA)，但与血链球菌804共同培养时，则不加PABA也能生长良好，血链球菌可以为变异链球菌提供PABA。

Hinnant等(1983)探讨了血链球菌与黏性放线菌的共生现象。在两菌的共生中，血链球菌的生长和产生IgA蛋白酶都加速了。但当血链球菌生长稳定时，则酶的生产下降。Holmberg与Hollander(1972)的研究发现血链球菌与多种口腔细菌，如唾液链球菌，乳杆菌，变链球菌和放线菌等均存在对抗关系。

韦荣氏菌是牙面生态膜的一种常驻菌。Distler与Kronke(1980)，李杰等(1982)均证实此种细菌能消耗生态膜中其他细菌(变链球菌、乳杆菌等)产生的乳酸。

Mikx等人(1976)在鼠口腔内做的实验表明先接种黏性放线菌与血链球菌，会抑制以后变链球菌的移植，经多次反复接种，此种抑制现象会消失。

Baba(1980)研究发现从变形链球菌ALT-1上清液可分离出一种对血链球菌10558有溶解作用的酶。

Sund等人(1987)从缓症链球菌ATCC903的培养物中分离出一种可以降解变链球菌产生的葡聚糖的酶，即葡聚糖葡糖苷酶(dextran glucosidase)。

朱敏等人(1996)研究发现人口腔内的奈瑟氏菌和韦荣氏菌有减轻变链球菌产生的酸的作用。

Nase等人(2001)研究证明鼠李糖乳杆菌(lactobacillus rhamnosus)GG是很多细菌、包括变链球菌的对抗菌。他们在594名1～6岁儿童中作的研究证明饮用含鼠李糖乳杆菌的牛奶的儿童，患龋情况明显减轻($P \leqslant 0.01$)。

Filoche等人(2004)的研究结果显示放线菌在乳杆菌生态膜形成中起到促进作用，变异链球菌也具有此作用，但韦荣氏菌则没有这种作用。

第九节 牙面生态膜内生物性能的研究

牙面生态膜从细菌黏附、定植到生态膜形成和成熟，都是永远处于两种不同的状态。一种状态是生态膜内各种细菌为了生存的需要，在相互依赖与相互拮抗的对立统一中，建立一种内在稳定(homeostasis)。另一种状态则是与生态膜的外环境、主要是口腔唾液环境保持平衡。这种平衡也包含两个内容，一是对牙面生态膜有利的，即为生态膜的细菌提供适宜生长的水分、温度、营养、有氧或无氧等条件，二是唾液本身的冲洗、唾液内的抗菌及免疫因子，唾液蛋白质对细菌的集聚作用等。

牙体组织的结构，牙齿所在部位对牙面生态膜也有一定影响。例如Kristofferson等人(1984)，Nyvad与Fejerskov(1987，1989)的研究均证明牙位的不同，生态膜的结构与细菌组成也不同。牙根面定植的细菌量比牙釉质面者多。

Busscher等人(1995)研究发现牙面生态膜经常处于唾液流动、咀嚼食物、吞咽、含漱、口腔卫生措施等活动的影响下，对生态膜表面产生一种剪切力，使生态膜表面的细菌经常脱落(detachment)。Cavedon与London(1993)，Lee等人(1996)还证明固着(sessile)细菌产生的一种酶能水解黏附在表面的粘结素从而导致细菌脱落。

Newman与Wilson(1975)用氚化(tritiate)的DNA前体检查生态膜内的细菌活性，发现生态膜浅层细菌的活性比深层者高。Auschill等人(2001)用CLSM结合生/死染色法检查生态膜内细菌活力时，则发现生态膜中心部位和生态膜的管道和空隙旁的细菌活力大。

由于生态膜内有多量胞外聚合物(如多糖)构成的基质，使生态膜内的物质透入和分布呈不均匀状态，Robinson等人(1997)的研究证实了这一点。Vroom等人(1991)的研究发现生态膜内的营养物、pH、氧的量等呈梯度分布，他们用双光子激发显微镜(two-photon excitation microscope)和荧光永久成像(fluorescent life time imaging)证实生态膜内的pH值即使在很短距离也有相当的不均匀分布。

生态膜是细菌群居集体，在同一生存环境内互相影响，显示与散在的单个细菌不一样的表现。

Barry 与 Henry(1977)在实验室观察变链球菌 6715 和 GS5、唾液链球菌和牛链球菌 ZM2 在 HA 上生存 4 小时后产生的乳酸比等量同一菌种在菌悬液中(也就是浮游状态,planktonic)产生的总和还多。

Ellwood 等人(1982)的研究证明黏附在固体表面的细菌比在浮游状态中的细菌生长快。作者认为这是由于细菌的电子运输链产生能量使质子移动到细胞外。这些质子可以通过细胞膜的 ATP 酶的作用,再进入细胞内以增加其总 ATP 产量。而在生态膜中,细菌菌体接近固体表面的那一面就不可能有质子移出,从而使界面上的细菌细胞净得一个 ATP 一克分子底物。

Liljemark 等人(1993)Bloomquist 等人(1996)在人口内研究牙面生态膜的形成,用^{3}H 甲基胸苷(^{3}H methyl thymidine)标记。观察到细菌密度为(8～2.0)×10^5/mm^2时,细菌结合^{3}H 甲基胸苷很少,如细菌密度达到(20～60)×10^5/mm^2时,则细菌结合放射性物质的量显著增加,他们称这种现象为密度依赖性生长(density dependent growth)。

Svensator 等人(2001)用变异链球菌在恒化器(chemostat)内,pH7.5 条件下生长的单菌种生态膜与浮游细菌合成的蛋白质量进行比较,发现生态膜合成的蛋白质的量和种类比浮游细胞合成者多。

Li 等人(2001)的研究发现变形链球菌单一菌种生态膜的耐酸力显著大于同一菌种的浮游细胞。

徐蓉蓉等人(2004)、葛剑平等人(2004)、胡涛等人(2005)分别在变异链球菌、黏性放线菌、表兄链球菌的单一菌种生态膜中,发现生态膜合成的多糖量比同菌种浮游细胞合成的多糖量多。

Boyd 与 Chakrabarty(1995)认为细菌与特异受体结合能激发宿主与细菌细胞的基因表达类型的改变。

Svensator 等人(2001)研究证实变异链球菌的生态膜中有 13 种蛋白质表达。而浮游状态的则只有 7 种。Li 与 Burne(2001)发现变形链球菌的 gtf-BC 基因和 ftf 基因在生态膜中受到不同的调节。在 2 天的生态膜中,细菌的生长还出现差别,但是在 7 天的生态膜中,gtf 的表达明显上升,gtf 的活性则下降。这说明生态膜对基因表达的影响,可能是局部环境(pH、糖的浓度等)的改变引起的。

McNeill 与 Hamilton(2004)研究了酸对单一菌种变形链球菌生态膜的影响,显示生态膜内每一个细胞单位的活性高于浮游细胞 5～13 倍。生态膜内的产酸率和葡萄糖利用率都增加了。3 天生态膜中,在葡萄糖脉冲式供应时,活菌细胞计数下降 51%,按细胞单位计算的全部生理参数都增加了,尤以 RNA 和蛋白质合成最明显,增加 4.6～7.6 倍。

在研究生态膜的总体性能中一个值得注意而且具有重要临床意义的现象是生态膜的抗药性。1997 年 Gilbert 等人就已提出应特别关注生态膜的抗药性,此前 Marsh 与 Bradshaw(1993)和另外一些人均曾观察到牙面生态膜显示对抗菌药物的抵抗力明显增加。

Millward 与 Willson(1989)观察到膜龄大(72 小时)的血链球菌生态膜对氯已定的抵抗力大于 24 小时的血链球菌生态膜。

从上面介绍的各种资料看,生态膜内细菌群体的生长力、活力、耐酸力、抗药性等都显示比浮游细菌大得多。Marsh(2004)指出:生态膜内细菌表现出的性质不是同一细菌在浮游状态下表现的性质,也不是同一细菌表现能力的总和。

无论从实验性生态膜或活体生态膜的研究都显示出生态膜表现出的各种性能远远大于浮游状态下的同种细菌很多倍。其原因可能有以下几个方面:

1. 细菌定植并生长在一个表面(如牙面或宿主器官表面)发生基因表达的改变,Ellwood 等人(1982)、Svensator 等人(2001)的研究均说明这一点。

2. 生态膜内的细菌在应对生态膜内的环境多态性时,产生不同的基因表达形式。细菌与细菌(细胞对细胞)间的交通,通过一种小的、可扩散的分子来实现。根据 Li 等人(2002)的研究,在变异链球菌中,这种小分子物质是一种肽,被称为感受刺激肽(competence stimulating peptide,CSP)。这种物质构成生态膜内细胞间的信息系统,被称作团聚感应(quorum sensing)。这个 CSP 还可以诱导变异链球菌使在膜中生长的细菌转化频率大于浮游变异链球菌 10～600 倍(Li 等人,2001)。Li 等人(2001,2002)的研究还发现:CSP 对生态膜的形成产生直接的影响,CSP 信息系统的基因(comC,

comD，comE，comX）的变异会使生态膜形成不完全，这个团聚感应系统还起到调节生态膜的耐酸力的作用。

3. 生态膜中的胞外多糖构成的生态膜基质会产生对物质分子扩散的阻力，如果物质 分子具有电荷，则更会被相反电荷物质结合而限制内外各种物质的扩散。

4. 生态膜的年龄（天，d）和厚度的影响，前面引述的 Millwood 与 Wilson（1989）的研究就是一个很好的说明。Gilbert 等人也认为生态膜的深度不利于某些药物分子发挥作用。生态膜深处的细菌生长缓慢，其对药物的敏感性也就降低。

从上面介绍的资料不难看出，人们对生态膜的认识在新的手段和方法的帮助下，近年来有了很大的进步和转变。根据已知的资料，很多人已经把生态膜看作是一个主要由细菌组成的菌群结构，其中不仅有多样的细菌，而且还有复杂的物质代谢。这种生态膜已经成为内环境稳定的生态系。对宿主来说，牙面生态膜不但表现有不利于人体健康的一面，也有有利于人体健康的一面。前者在一定条件下诱发龋病和牙周病，在黏膜表面的生态膜，还可诱发口腔粘膜病；后者则在生态膜建成并保持内环境稳定以及与宿主保持生态平衡后，它还可以在一定程度下抵抗外来病原体的入侵和定植。

第十节　关于人工生态膜的研究

在龋病学研究中，应用人工生态膜模型可以在体外进行许多在体内难以进行或无法完成的工作，这种模型可以说是一种仿生学模型。在活体内研究疾病的发生和发展会受到很多变数，如年龄、性别、健康状况、种族、环境、食物营养等的影响，有些因素还不易控制，而用人工生态膜模型则可对某些可变因素加以控制，易于得到比较准确可靠的结果和数据。但是，这些结果也不能生搬硬套用于解释人体或动物体内发生的变化。因为人或动物体内的变化是多样的，动态的和发展的。因此，它们只能作为参考，必须进一步在人体上实践才能得到正确的结论。

人工生态膜的研究由来已久，早在 1943 年 Dietz 首次报告用唾液在体外形成人工生态膜。当时及以后很久都称作人工面生态膜（artificial plaque）。

Pigman（1952）等人设计了人工口腔（artificial mouth），利用它来研究口腔内的各种生理活动。1966 年，Jordan 与 Keyes 设计了一个电动机械系统模仿自然口腔，主要是驱动唾液流动和补充营养，用于研究人工生态膜，他们当时用此系统检测了链球菌、乳杆菌、放线菌、纤毛菌、白喉杆菌形成的生态膜。后来，Wilson（1970）也作了相似的报告。

Miller 与 Kleinman（1974）在实验室研究了以变形链球菌 6715 为主的生态膜形成情况，并分别加入轻链球菌 IUOM10、血链球菌 ATCC10556、唾液链球菌 IUOMC，干酪乳杆菌 IUOMR2，粪链球菌 IUOM8，白色念珠菌 IUOM120 等。结果表明：轻链球菌、化脓链球菌、金色葡萄球菌、卡他奈瑟氏菌均不影响变形链球菌形成生态膜，而乳杆菌、粪链球菌与唾液链球菌有抑制变形链球菌形成生态膜的作用，白色念珠菌则明显促进变形链球菌形成生态膜。

Yaari 与 Bibby（1976）设计了一种可以自动控制的转台 Orafax 用于研究在牙釉质块上形成的人工生态膜，这种设备可以断续滴注唾液于牙釉质块上，结果显示形成的人工生态膜与自然生态膜结构相似，并观察到承载生态膜的牙釉质表面自第 2 天起就有脱矿现象。

Bopmann（1979）用人牙作载体，在实验室用泵将经过消毒或过滤并加有蔗糖的唾液滴注于牙面上，观察人工生态膜的形成，结果显示：消毒唾液处理的牙表面，生态膜形成很慢；未消毒只用棉织物过滤的唾液滴注的牙面上则生态膜生长很快，加有蔗糖者生态膜生长更快。

Bibby 与 Huang（1980）用 Orafax 系统探讨用不同载体培育人工生态膜的情况。所用载体有玻片、蜡块、塑料片和牙釉质块，结果显示所有载体均在 24 小时见到细菌生长，到了第 3 天则可见到生态膜厚度增加，到 4 天以后则见到牙釉质块上细菌生长的生态膜增厚最多。

Noorda 等人（1985）在有自体供应系统（self sufficient system）的人工口腔内研究变链球菌 C67-1 单菌种生态膜的形成，同时装入 12 片人牙釉质，在 1，2，4，7，14 与 21 天分别取出标本，计算活菌并测 DNA 含量，结果显示：（1）2 个星期后，生态膜内的活菌数量减少，但 DNA 含量上升；（2）初期，生态膜内产的乳酸较多，2 个星期达到平稳。

Takahora 等人（1985）用玻璃电极，研究变链球菌 OMZ176 加入或不加入葡糖基转移酶，分别与血链球菌、唾液链球菌、黏性放线菌或干酪乳杆菌配对，在含蔗糖的培养基内培养，观察生态膜形成情况。结果显示：生态膜内的 pH 值下降程度比周围的培养基者大。在无 GTF 时，除变链球菌外，其他细菌不会在玻璃电极上形成紧实的生态膜。而变链球菌则能在 4 天内形成紧实的膜。当将 GTF 与黏性放线菌、干酪乳杆菌一起培养时，生态膜内的 pH 值下降较为明显，但 GTF 与唾液链球菌培养时则 pH 值下降不明显。

Noorda 等人(1986)继续报告在人工口腔内建立变链球菌 C67-1 单菌种生态膜，用 SEM 观察生态膜的发育，第 1 天见到单个细菌或小的菌团堆积，到第 4 天则见到多层次小菌落。2 个星期时，通过活菌计数和 DNA 测量，显示菌落团块增大且数量增多。分析时显示乳酸量最多。同时将承载生态膜的牙釉质片作微硬度测量，显微放射照片（切片）和 SEM 观察，见到 1 个星期的标本牙釉质明显软化（脱矿）。在 2 个星期和 3 个星期的标本上，此种软化现象继续增加，但增加幅度较前期小。3 个星期后的标本上则见到有矿物质沉淀在表层（说明再矿化）。用 SEM 观察可见牙釉柱间隙加宽，说明脱矿过程开始于釉柱间隙。

Wanner 与 Gujer（1986）报道了用几种细菌共同建立多菌种生态膜模型。1991 年，周学东等人用变链球菌、干酪乳杆菌、血链球菌、黏性放线菌与唾液链球菌在实验室建立多菌种人工生态膜。结果显示：28 天人工生态膜的结构与自然牙面生态膜相似，而且在 7 天人工生态膜下的牙釉质即出现表层破坏，在 21 天时牙釉质出现表层下损害（图 6-23）。后来，Shu、Wang、Miller 等人（2000）在人工口腔内建成多菌种生态膜，并与单菌种生态膜比较，显示多菌种生态膜致人工龋能力大于单菌种者。

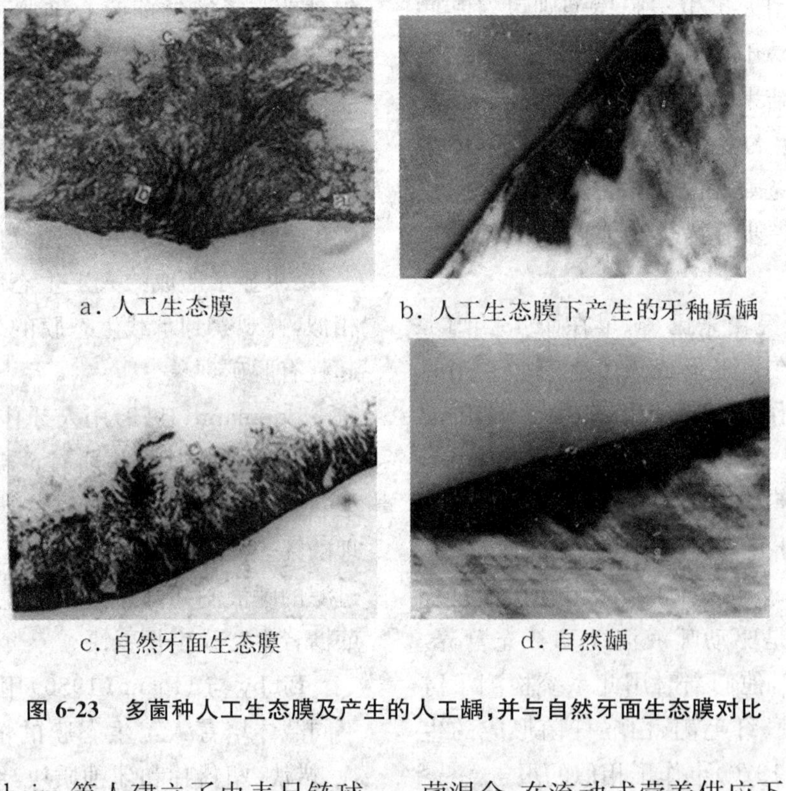

a. 人工生态膜　　b. 人工生态膜下产生的牙釉质龋

c. 自然牙面生态膜　　d. 自然龋

图 6-23　多菌种人工生态膜及产生的人工龋，并与自然牙面生态膜对比

2001 年 Guggenheim 等人建立了由表兄链球菌、内氏放线菌、韦荣氏菌、具核梭杆菌和白色念珠菌混合，在流动式营养供应下，成功建立多菌种人工生态膜模型，被称为 Zurich 生态膜模型。

人工生态膜模型的研究,为阐明龋病病因,提供防治措施,检查某些措施的效果等诸多方面提供重要的参考。Bibby 与 Fu(1986)用人工生态膜模型来检验氟化物对抑制牙面生态膜产酸的效力。Luoma 等人(1989)用表兄链球菌生态膜检验氟、碘、锶的防龋效果,证明氟和锶或二者合并应用均有良好的预防牙釉质脱矿的效益。

牙面生态膜是口腔常驻细菌定植于牙面并生存活动的细菌群体。人们很早就发现它的存在,但对它进行比较深入细致的研究,还是 20 世纪 90 年代以后。现在已经认识到牙面生态膜是一个具有生命活力的菌群结构。在龋病研究中,这种生态膜具有一定的细菌组成和结构,当有糖类物质介入时,生态膜通过细菌代谢活动产生酸,产生水溶性和水不溶性多糖,并且还产生细菌素。酸性物质,主要是乳酸,直接破坏牙齿硬组织,多糖则参与生态膜的构建和为细菌生存提供能源,细菌素则是维护细菌本身生存产生对抗其他细菌的物质。

生态膜内细菌与细菌间的相互作用使牙面生态膜保持一较稳定的,有利于细菌生存的平衡状态。近 10 余年来,人们对生态膜的研究更加深入,已经论证生态膜内具有可供物质循环的空隙和渠道。生态膜本身具有比单一生存即浮游状态的细菌更强的生存活力,其中包括生长、发育和抗外力(如抗酸、抗药等)干扰的能力。生态膜活力的表现,不是由其组成细菌的聚合或数量上的相加,而是菌群产生新的表达能力或原有能力的增强。这些研究成果都为龋病病因学研究和开辟防治新途径作了重要贡献。

但是,前述的研究工作,大量是针对光滑牙面生态膜的。如所周知,牙面的敏感部位大量是牙面隐藏部位,如咬合面的窝沟点隙和相邻接牙的触点下方。这些部位的生态膜却被研究得少,无论从结构上,细菌组成上或生态膜内物质代谢与流动都还缺乏充分的研究。根据本文作者的看法,这些部位具有一个共同的特点,即它们是存在于一个半封闭的解剖生理环境下,它们不易受到外力和唾液的冲刷和缓冲,口腔卫生措施(刷牙,漱口)的干扰,这些部位的生态膜有更强的稳定性,显然会使其代谢活动不同于光滑牙面的生态膜。例如与龋病密切相关的产酸过程是否与光滑面上一样呈 Stephen 曲线动态,抗体或其他物质对点隙沟裂内细菌的作用如何等众多方面都还是空白,有待于人们去探讨。

第十一节　牙面生态膜的致龋性能

生态膜是细菌在牙面代谢和致病的微生态环境,它为细菌的作用和酸在牙面的停留提供了条件,在龋病的发生中具有决定性作用。

生态膜的致龋作用与生态膜内细菌的代谢密切相关,细菌的产酸代谢活动是产生龋损的直接原因,生态膜 pH 的变化是产酸活动的重要指标。从生态膜 pH 的变化可看出生态膜为酸脱矿创造了条件。生态膜内的大量产酸菌迅速利用糖在短时间内产生大量的有机酸,生态膜内这些酸向外扩散很慢,结果造成生态膜内酸的堆积,使 pH 降到临界 pH 以下,而使牙釉质脱矿。

除了酸外,生态膜中还有许多酶、免疫反应因子和其他有害的代谢产物,这些物质对龋病的发生也有影响。

生态膜内酸和其他代谢产物的堆积与生态膜的渗透性密切相关。细菌的胞外代谢产物,如胞外多糖,特别是水不溶性葡聚糖构成了生态膜基质的主要成分,使生态膜基质呈胶体状。生态膜基质的凝胶过滤和高分子电解质作用限制了生态膜内物质向外扩散和唾液成分渗入生态膜内,使致龋代谢产物在牙面维持一定的浓度,并作用一定的时间。所以,离开了生态膜这一生态环境,细菌是不能致龋的。

生态膜在龋病发生中的作用已被大家所认识,并越来越受到人们的重视,很多学者对其与龋病发生的关系和致龋性进行了深入的研究。

岳松龄等对 236 名 9～32 岁患龋者的恒牙早期点隙裂沟龋损与生态膜的分布进行调查,结果表明龋损与生态膜的关系极为密切(表 6-9)。

表 6-9　早期点隙沟裂龋与生态膜分布的关系

	有菌斑点隙沟裂数(A)	无面生态膜点隙沟裂数(B)	合计(A+B)	A/A+B(×100%)	P
有龋病变	1508	445	1953	77.21	<0.005
无龋病变	8759	11086	19845	44.14	

桂和明等(1988)在不同人群中采集生态膜样品,在实验室进行培养,观察不同性质生态膜产生龋损害的深度和测定钙的溶出量。结果表明,龋活跃者生态膜在实验室产生的人工龋损害的平均深度并不比无龋者生态膜产生的损害深度大,但前者溶出的钙量却比后者多。龋活跃者生态膜产生的人工龋损害深度却明显较牙周病患者生态膜所致的损害深,溶出的钙量也显著地多(表 6-10,图 6-24)。

表 6-10　各种生态膜在体外致人工龋深度与脱钙量($\overline{X}\pm SD$)

生态膜种类	n	人工龋深度(mm)	脱钙量(mmol)
龋活跃者(CA)	39	335.6±156.4	2.265±0.436*
无龋者(CF)	27	337.4±178.7	1.525±0.546
牙周病患者(PD)	10	176.4±73.2*	1.502±0.573

* $P<0.005$

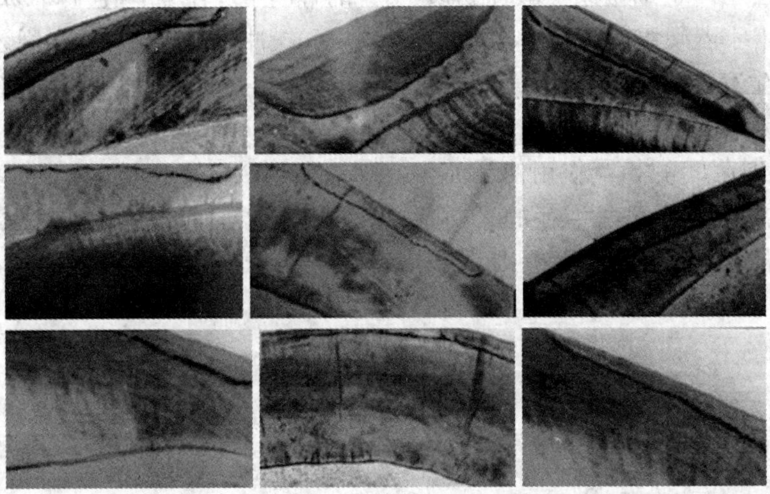

图 6-24　龋易感者、无龋者和牙周病人生态膜体外致龋性的比较

上 3 图:龋易感者生态膜产生的人工龋;中 3 图:无龋者生态膜产生的人工龋;下 3 图:牙周病人生态膜产生的人工龋。光镜下所见,40×。

毛渝等(1991)用人生态膜分离的细胞外液成功地产生了牙釉质表层下损害。与此相反,经离心后的菌细胞沉淀物却未使牙釉质产生损害。这说明生态膜的细胞外液是产生龋损的活跃部分(图 6-25)。

生态膜的细胞外液中造成龋损害的主要物质是有机酸。岳松龄等对生态膜中各种有机酸致人工龋的能力进行了比较。根据生态膜分析测出的各种酸,按生态膜 pH 配制各种酸的胶液,在实验室产生人工龋。结果表明甲酸所产生的人工龋深度最大(表 6-11)。这可能与甲酸分子量小,解离快,容易向牙釉质内扩散有关。

表 6-11　各种酸胶液所致人工龋损害深度(μm,$\overline{X}\pm SD$)

	甲酸	乙酸	乳酸	混合酸(对照)
样本数	7	3	5	5
深度	168.25±48.50	140.75±28.75	130.00±47.25	111.50±23.25
与对照组比的 P 值	<0.05	>0.1	>0.2	

注:各组酸胶液 pH 均为 4.5

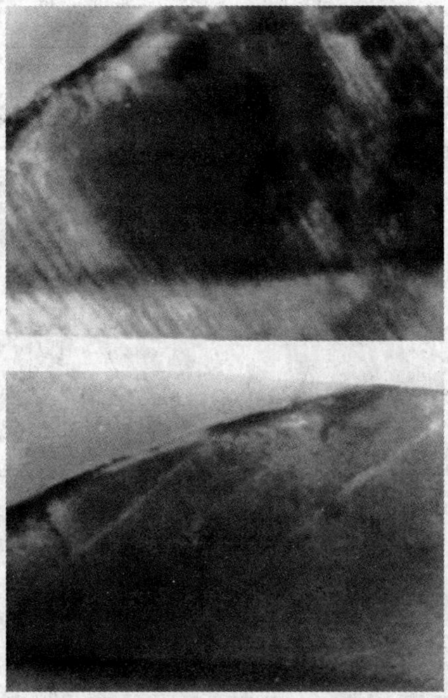

图 6-25　生态膜外液处理牙釉质 5 星期，产生了表层下脱矿（上图），生态膜细胞沉淀物则未产生（下图）

在对生态膜致龋性的研究中，周学东等(1989)建立的多菌种人工菌生态膜模型是一重大突破。他们利用人体内生态膜分离出的与龋病关系密切的主要细菌，在实验室条件下建立了在结构上、致龋物质代谢上和产生人工龋作用上均能模拟并接近自然生态膜的人工生态膜模型。他们利用此模型对生态膜的致龋性能进行了比较系统的研究。包括：①黏附力的测定；②产酸能力的分析；③合成细胞外多糖的能力；④致牙釉质脱矿的钙、磷分析。

对单一和组合菌种黏附力的测定表明：①血链球菌有增强各菌黏附力的能力；②血链球菌和变形链球菌两种菌组合的黏附力最强；③加入乳杆菌反而使黏附力降低（表 6-12）。

从各单一菌种和混合菌种培养 24 小时后，培养液内的有机酸分析和 pH 测定结果表明：在加入乳杆菌后，培养液内的乳酸产量增加很多，差异有高度显著性，但 pH 的下降不很显著（表 6-13）。

表 6-12　各单一和组合菌种培养 48 小时后的黏附力（OD540 nm，$\overline{X}$+SD，n=4）

	黏附力					
	单一菌种	+b	+a	+e	+b+a	+c+d
变异链球菌 C 型(a)	0.25±0.01	0.78±0.13	—	0.09±0.00	—	0.35±0.01
血链球菌(b)	0.43±0.06	—	0.78±0.13	0.26±0.03	—	0.28±0.01
黏性放线菌(c)	0.21±0.00	0.26±0.00	0.27±0.01	0.12±0.00	0.28±0.02	—
唾液链球菌(d)	0.19±0.00	0.22±0.00	0.25±0.00	0.13±0.00	0.30±0.04	—
干酪乳杆菌(e)	0.14±0.00	0.26±0.03	0.09±0.00	—	0.21±0.00	—

表 6-13　各单一和组合菌种培养 24 小时后的产酸分析（mmol）及 pH 值（n=4）

	乳酸		甲酸		乙酸		pH	
	未加*	加**	未加	加	未加	加	未加	加
变异链球菌 C 型	19.02	23.33	2.08	3.63	3.09	5.13	4.13	4.03
血链球菌	16.13	23.05	7.93	4.46	4.46	5.99	4.10	3.95
唾液链球菌	17.84	25.39	3.61	2.36	3.92	4.55	4.16	3.96
黏性放线菌	14.71	22.75	2.48	4.11	5.94	3.25	4.37	4.14
变+血+唾+黏	18.12	22.43	3.76	3.55	3.43	5.69	4.23	4.13

* 未加乳杆菌；** 加乳杆菌

各菌种合成细胞外多糖能力的分析表明：所实验的各菌株均能在含蔗糖培养基中产生细胞外多糖，其中水溶性多糖产量多于水不溶性多糖，变形链球菌产生的水不溶性多糖比其他几种菌多。在混合菌培养液中，血链球菌和变形链球菌可明显增加胞外多糖的量；反之，乳杆菌则减少胞外多糖的合成（表 6-14）。

表 6-14　各单一和组合菌种培养产生的胞外多糖量(mg/ml，$\bar{X}\pm SD$，n=4)

	单一菌种		加血链球菌		加变链球菌		加乳杆菌	
	水溶性	水不溶性	水溶性	水不溶性	水溶性	水不溶性	水溶性	水不溶性
变异链球菌C型	116.17±16.60	5.81±1.92	128.02±5.70	4.33±2.24	—	—	28.12±7.01	3.35±1.55
血链球菌	141.12±1.87	5.11±0.50	—	—	—	—	—	—
唾液链球菌	128.81±9.89	4.22±1.61	121.98±13.33	3.27±1.34	91.32±5.87	3.23±0.09	137.27±34.02	3.93±3.32
黏性放线菌	16.87±4.59	3.28±0.42	89.56±10.15	6.30±3.77	47.06±6.21	3.77±1.41	27.02±6.05	4.16±1.24
干酪乳杆菌	12.53±6.93	3.91±0.31	104.08±22.74	4.79±0.70	—	—	—	—

以上结果充分表明，人工生态膜内的糖代谢活动与自然生态膜相似，因此必然同样导致牙釉质的脱矿。根据不同时间采集的培养液上清液进行钙、磷含量的测定表明，随着时间的延长，培养液中钙、磷含量不断增加(表 6-15)。而且在显微镜下观察人工生态膜所致的人工龋损害与自然龋损很相似图 6-25。

表 6-15　人工生态膜内牙釉质块脱矿后培养液中钙、磷测定(mmol/L，$\bar{X}\pm SD$，n=3)

时间(小时)	Ca	*P*
12	1.02±0.31	2.20±0.29
24	2.44±0.58	3.79±1.10
48	4.07±1.13	10.40±2.17
72	7.39±0.60	11.52±1.46

生态膜代谢与龋病的发生密切相关，为了进一步了解龋病的活跃性与生态膜代谢的关系，不少学者对龋活跃者还是无龋者的生态膜代谢进行了比较分析。一些研究结果表明，在生态膜受到糖攻击后，无论是龋活跃者还是无龋者生态膜内乳酸的量明显增加，但两组间乳酸的增加量无明显差异；其他的各种酸均无显著改变。对生态膜内多糖的分析表明，无论是胞外多糖在生态膜干重中的比重，或水不溶性多糖在多糖中所占的比例，龋活跃者与无龋者之间均未发现明显不同。然而，另一些学者，如 Minah 和 Shklair 却得出了不同的结果。其原因可能与生态膜标本的来源和分析、疗法不同有关。多数人采用的是收集龋活跃者和无龋者的全口集合生态膜来分析，而 Minah 分析的生态膜标本采自同一牙的健康牙面和龋损牙面。大量流行病学调查资料发现，致龋菌在不同个体中的分布无显著差异，而在龋损部位明显高于健康牙面。而生态膜内的产酸和多糖的合成与致龋菌的数量密切相关，所以生态膜标本来源的不同可能是结果不同的原因。另外研究方法上，一些学者是将采集的生态膜在体外经过培养再进行分析，而另一些学者则是对采集的面生态膜标本进行直接分析。研究方法上的差异对实验结果也有一定影响。

(刘天佳　岳松龄)

第七章　机体与牙齿的龋敏感性和抗龋力

牙齿是身体组成的一个重要器官，它们与身体在生长、发育和功能结构保持密切的关系，同时也受机体健康状况的影响。在龋病发生发展过程中，不少人注意到，龋病的发生受许多外在因素和内在因素的影响，也就是说机体的龋敏感性和抗龋力与身体的总体生理状态有关。

第一节　牙齿的龋敏感性

在临床和流行病学调查中，人们常常发现，同一地区的人群生活习惯、饮食种类和卫生习惯相近，而人群中一部分人患有龋病，另一部分人则无龋齿或很少。这些现象表明，机体内部存在有系统性抗龋力，而且这种抗龋力（或机体的龋易感性）在个体间存在有差异性。

一、牙齿的形态与排列

牙齿的形态与排列，牙齿的理化组成与结构均在牙齿发育过程中与整个机体密切相关。牙齿形态的完整性，内部组成的理化性质，结构的致密性以及牙齿萌出后的排列、位置等均与龋敏感性有关。

很久以来，人们认识到，牙齿的形态在龋病发生中起一定作用。临床上常常看到磨牙咬合面沟裂易患龋坏，这是由于食物残渣和细菌易侵入沟裂并且不易被一般清洁方法去除，致使该部位对龋敏感性增强。

Mellanby（1930）检查了 1036 个乳牙，王兴文（1983）对 757 名 6～14 岁儿童作的调查，均显示发育不全的牙齿患龋情况较一般牙齿严重。Gustafson 等（1952）、Finn 等（1955）在田鼠身上的研究，均表明田鼠的第二、第三磨牙容易患龋，他们认为这与第二、三磨牙的窝沟深度有关。

Kiefer 等（1955）、Graiger 等（1959）对龋敏感鼠、抗龋鼠的牙齿形态作了研究，显示牙齿咬合面窝沟的形态、深度是影响牙齿龋敏感性的重要参数。Konig（1963）的动物研究也证明开口宽而浅的窝沟不易患龋。

Parfitt（1955）在 3000 名英国儿童中调查了龋损害分布的牙面、位点，显示乳牙咬合面龋以第二乳磨牙最多，损害主要在咬合面的近中沟或远中沟。岳松龄等（1982）对 236 名病人、学生作的早期龋损分布位点的研究，显示损害最多位于咬合面的中央窝沟，其次是咬合面近中窝沟或远中窝沟。颊面窝沟受侵害者以下颌磨牙较多。下颌磨牙的舌面窝沟无龋发生。

Konig（1963）根据 Nagano（1960）的分类，在显微镜下观察了不同型窝沟内龋损位置的分布，显示 V 型窝沟龋损多位于窝沟底部，U 型窝沟则损害多见于中部。I 型和 IK 型者窝沟深，龋损多见于沟裂口。白户胜芳（1980）观察了 124 个儿童前磨牙窝沟龋损部位，显示 IK 型窝沟裂患龋最多，占 56.4%，I 型占 45%，U 型占 31.6%，V 型发生龋损者最少。龋损在窝沟裂口外者占 100%，在窝沟口者占 98.2%，在窝沟中部者占 83.9%，窝沟深处者占 60.7%，窝沟底部者最少，占 25%。中川武幸（1984）的研究显示：IK 型和 IU 型对龋的敏感性最低。Juhl（1983）的研究则发现窝沟深处最易患龋，与窝沟形态无关。岳松龄等（1982）对 110 个恒磨牙窝沟内早期龋损的分布位点的研究则显示窝沟底部是龋损发生最多的部位，占总数的 69.03%。

牙齿排列紊乱拥挤处也是龋病容易发生的地方。敦敬惠（1983）在因牙位不正而被拔除的 170 个牙上发现有 96.5%的牙颈部釉质有脱矿的现象（白垩斑），他在古代日本人颌骨上的研究，也发现牙颈部龋与牙颌关系不协调有关。黄健生（1986）对 1595 名中青年的调查也显示牙列不整齐者的患龋率高于牙列整齐者。

Cecherz 等(1980)的研究,发现咬合异常者患龋率比较咬合正常者高。但 Helm、Peterson(1989)在 176 名青少年中持续 20 多年的追踪观察,则未发现咬合异常与龋病发生的关系。

在临床诊治中,我们还注意到,牙齿的各个面对龋敏感性不同,有些牙面易患龋,而另些牙面患龋少或不患龋。例如,下颌第一磨牙各牙面龋好发顺序为咬合面、颊侧面,近中邻面和舌侧面;而上颌第一磨牙各牙面龋好发顺序是咬合面,近中邻面,腭侧面和颊侧面。这些牙面对龋敏感性的差异,部分是由于牙齿形态的影响。下颌第二恒磨牙远中邻面在第二恒磨牙萌出之前 4～5 年里充分与唾液接触,龋坏发生率较近中邻面低。

牙弓形状不规则,牙列拥挤或重叠牙的龋敏感性增加。此外,不良修复体(充填体、嵌体和金属冠等)边缘的牙面对龋敏感性比无修复体的光滑牙面高。

牙列拥挤或牙齿重叠,牙面沟裂深等易导致食物滞留而不易被唾液冲洗和口腔的自洁作用所清除,增加了对龋病的敏感性。

二、牙齿的化学组成

临床和实验室研究表明,牙釉质表层比表层下抗龋力强。早期龋显微放射照相研究也显示,表层下脱矿比表层严重,而表层受影响则很小。虽然有许多假设解释这一现象,然而牙齿表层物质组成和结构与此有一定关系。

牙釉质主要由各种矿物质组成,有机物和水分含量相当少。许多学者研究发现,牙釉质表层某些元素的含量与龋易感性有关。现已普遍认为氟化物是主要抗龋元素之一。摄入的氟化物掺入牙釉质并与羟磷灰石形成氟磷灰石,由于后者分子表面羟基(OH^-)被氟取代,增强了牙齿的抗酸能力,降低了牙齿对龋敏感性。早期有学者测定了龋敏感者和无龋者牙釉质和唾液中氟含量发现,牙釉质或唾液中氟含量高者,患龋少。除氟化物外、锌、铁和锶等也有一定抗龋作用。

French 等(1939)分析哥伦比亚现代人与古代人患龋率相差非常大的原因时,查见两个时代的人牙齿的钙、磷含量没有区别。Ockerse(1943)研究非洲人患龋多与患龋少的牙齿成分时,也未发现两类人牙中的钙、镁、磷的含量有区别,但氟的含量却有明显不同。Armstrong(1945)的研究也得到同样结果。

人们进一步考虑到牙齿的矿化程度与龋病敏感性的关系,最早是 Konig(1964)提出的,后经 Shellis(1984)用人工龋模型探讨人恒牙、乳牙釉质形成人工龋的区别,结果显示乳牙的人工龋深度明显大于恒牙的,而且在 SEM 下观察到乳牙釉质的结构不如恒牙釉质致密,乳牙釉质的多孔性大于恒牙釉质,说明乳牙和恒牙釉质的矿化程度不一样。Wislon、Beynon(1989)在检测乳、恒牙的矿化程度时,也证明乳牙釉质的矿化程度低于恒牙。而且还发现无论乳牙或恒牙,浅层牙釉质的矿化程度都大于深层者。Kotsanos、Darling(1991)对萌出前后和不同年龄人牙做人工龋实验,也证明萌出前牙釉质的人工龋深度比萌出后的深,萌出后的牙釉质人工龋深度则随年龄的增长而逐渐变浅。所有这些都说明牙釉质的抗龋力与其矿化程度有一定关系。

20 世纪有不少报道说明牙釉质内含有碳酸磷灰石(CHA),此种磷灰石对龋损害的抵抗力比羟磷灰石小。Knuuttila 等(1985)曾分析男、女性牙釉质内的 CHA 浓度,女性釉质内 CHA 平均为(32.7±5.1)mg/g 干重,男性为(29.1±3.1)mg/g,认为这可能是女性患龋率高于男性的原因。赵玮等(2002)的研究也表明人牙齿中的磷灰石是含有多种成分的碳羟磷灰石。

牙釉质内的微量元素与其抗龋性或龋敏感性的关系,Curzon、Crocher(1978)分析了年龄 10～20 岁人的 451 个牙釉质中的微量元素含量,发现在大样本中与龋病呈负相关的有:氟、铁、硒、锶等,呈正相关的有锰、铜、镉。

Curtress(1979)分析了 14 个国家年龄不满 20 岁者前磨牙釉质外层中的微量元素含量,其中浓度 >100 μg/g 干重的元素有锌、铜、镁、氟。Winiker(1965)的分析表明牙齿内的钒、铌、钽、钼、铬、镁与牙釉质的抗龋力有关。

赵谌等(1984)的分析发现:龋敏感人的龋损釉质中的锰、锌含量均比无龋者釉质的锰、锌含量高,但两组釉质中的锶含量却无差别。Anttila(1986)、Curzon 和 Losse(1977)的研究均认为釉质内的锶含量与釉质的抗龋力呈正相关。

三、牙齿的表层结构与牙釉质的透入性

牙釉质的表层结构与化学组成影响牙齿的抗龋性。Thylstrup 等(1983)认为表层牙釉质具有较强的抗龋力，因为表层牙釉质含氟量高，矿物质含量多，矿化程度也较高。Klinger、Wiedemann(1981)的研究证明：牙釉质从表层到深层显示出溶解度、硬度都呈梯度相反变化。

Ripa 等(1966)、Gwinnett(1966)用偏光显微镜、相差显微镜与显微放射照相法观察已萌出和未萌出的乳、恒牙的切片表层，见到全部乳牙和 70% 的恒牙均有厚约 30 μm 的无釉柱结构，其中磷灰石晶体的 C 轴与釉质表面几乎垂直。Newman、Poole(1974)在 SEM、TEM 下的观察也得到同样结果，他们还观察到釉质表面有的凹陷中可见到细菌。这些人均认为无釉柱表层与牙齿的龋敏感性有关。Thylstrup 等(1983)、Nyvad 等(1988)、朱列昭等(1990)均观察到未萌出牙的表面有很多孔穴状结构，这些凹陷对细菌的黏附、定植有利，促进生态膜的形成。

牙釉质的透入性与龋病发生有关。Jansen、Visser(1950)曾经用锥虫黄(trypaflavine)在实验犬牙上作牙釉质透入实验，显示染料能自外透入釉柱鞘、釉丛、釉板内。Berggren、Hedstroem(1951)的研究发现糖类物质有促进破伤风毒素透入牙釉质的作用。Kashket 等(1988)的研究表明：食用含蔗糖或脂肪的食物，会使有变异链球菌膜覆盖的釉质的碘透入性增加。

Fosdick(1963)解释牙釉质的透入性是通过牙釉质中抵抗力低的结构，即釉柱鞘、釉柱间质来实现的，与牙齿的龋敏感性有密切关系。Darling(1964)认为釉柱间质、釉柱横纹中均有微小的间隙，这些间隙对龋病的抵抗力较低。

根据作者等人的研究，牙齿对龋敏感性最主要的是牙体本身和排列中的隐蔽部位，这些部位为细菌的停留和活动提供了有利于龋病发生的环境，其他因素都不是主要的。

第二节　全身性龋敏感性

20 世纪 60 年代以来，龋病研究进入更高水平，内容不仅涉及口腔细菌学，唾液和生态膜的生物化学以及牙齿的理化性质等，同时对口腔免疫学，特别是与龋病发生有关的免疫机理进行了大量研究。

一、免疫系统

自从生态膜理论的建立和发现生态膜内有各种免疫球蛋白及补体成分以来，龋病的发生与免疫的关系引起了有关学者的极大兴趣。1967 年 Lehner 等首先测定了龋不敏感者和龋敏感者两组人唾液中 IgA 水平，发现前者唾液中 IgA 水平高于后者，但血清中 IgA 水平则相反。1968 年，kennedy 首先发现了无龋者血清内有抗致龋变链菌胞壁抗体。

骆明耀等(1982)对 40 名成人(有龋者和无龋者各 20 名)唾液和血清中免疫球蛋白水平进行了分析测定，结果发现健康无龋者唾液 IgA 和 IgG 水平较有龋者高，两组之间，仅 IgA 差异有显著性($P<0.05$)；有龋者血清抗体 IgA 和 IgG 均明显高于无龋者(表 7-1)。

表 7-1　有龋者和无龋者血清和唾液免疫球蛋白含量(IU/ml)

		无龋者	有龋者	P
IgA	唾液	10.47±6.37	7.05±3.31	<0.05
	血清	107.59±36.81	141.16±57.25	<0.05
IgG	唾液	1.64±0.66	1.46±1.15	>0.05
	血清	165.5±38.95	200.5±44.28	<0.02
IgM	血清	106.24±64.89	118.44±60.91	>0.05

李武修对 100 名有龋者和 30 名无龋者唾液 IgA 和 IgG 分析测定结果与上述结果相同，即有龋者唾液中 IgA 明显低于健康无龋者($P<0.01$)。阮梅生(1990)分析了有龋者和无龋者腮腺和颌下腺分泌的 IgA 含量，结果也发现，无龋者腮腺和颌下腺分泌的 IgA 水平高于有龋者。上述学者的研究结果表明龋病的发生与免疫系统有关。

关于龋病的发生与唾液中免疫球蛋白含量的关系也有不同的研究报道。1962 年，Fitzgeraid 等用蚁醛处理的变形链球菌免疫田鼠，结果并未发现血清和唾液中抗变形链球菌抗体水平有明显升高，也未发现实验组和对照组动物患龋有何差异。李书英等人(1981)曾对汉、哈萨克和维吾尔三个民族有龋者和无龋者唾液 IgA 和 IgG 水平的分析研究和卢华芳等人(1983)对 110 名成人和 116 名儿童唾液免疫球蛋白测定的结果并未发现唾液免疫球蛋白含量与龋病发生有明显关系。

龋病发生受多种因素的影响，免疫因素只是其中之一。除此之外，个体的健康情况，生活习惯以及口腔卫生等对龋病的发生亦有很大影响。由于龋病发生发展过程复杂并受诸多因素的影响，故给研究带来很大难度，这也可能是一些研究结果不一致的原因。龋病发生与免疫的关系和利用免疫学方法来预防龋病近年来有较快的发展。

二、遗传因素

临床工作和实际生活中，人们常常注意到，一个村庄或一个群体中，尽管饮食，卫生习惯相同；但一部分人患有龋齿，而另一些人则不发生；下代患龋模式及程度与父辈和祖辈相似。长期以来，一些学者对龋病发病过程中有无遗传因素的作用进行了大量的临床观察和群体及家系调查。

Black 于 1899 年首先提出遗传因素可能与龋病发生有关的观点。Klein(1946)调查了 5400 名日本人，结果发现父母亲患龋多的，所生子女的牙龋损多，而父母均为低 DMF 者，其后代 DMF 也低。

Bordoni(1973)研究了 17 对单合子双胞胎的龋病发病情况，结果发现双胞胎组每人平均 dmf 为 17.30±3.13，对照组(每对任选择双胞胎中的一个和另一个同性别、年龄的非双胞胎儿童组成对照组)为 17.73±3.96，而实验组 dmf 的对内差异平均为 3.38±1.07，对照组为 24.38±6.15，对内差异分析有高度显著性($P<0.001$)差异。根据这一结果他认为，两组 dmf 均值相近，表明乳牙龋的发生环境因素占重要地位，而对照组对内龋损面的差异比实验组高，这种高的对内差异可以认为龋损的发生尚受着一种较强的遗传因素的影响。

Fairpo 于 1979 年对 220 对年龄为 5～15 岁的双生子的患龋情况进行了调查，结果见表 7-2。

从上表中可看出，乳牙和恒牙的龋发生情况均显示出组内有比较显著的差异。因此他认为，遗传因素在龋发病过程中确有一定影响。

Hunt 等(1944)通过动物研究发现，双亲为同系者，仔鼠与其双亲有同样的龋敏感性；双亲为不同系者，仔鼠取双亲患龋的中间值。他们认为参与龋病发生的遗传因素并不以特定的遗传基因为基础，而是多遗传因子的相加作用和环境因素两者影响的多因子遗传模式。即龋敏感型和抗龋型两者之间龋敏感性差异明显，变异幅度大，这两者杂交后，子代的患龋情况多数介于二者之间。

表 7-2　双生子中遗传因子对龋感受性的差异

比较	按合性	乳牙变变值	df	P	恒牙变异值	df	P
组间	单合子性	12.99	27	>0.05	96	>0.05	
	双合子性	10.51	26		109		
组内	单合子性	1.21	28	<0.001	97	<0.01	
	双合子性	4.17	28	5.19	110		

高学军等(1980)调查 280 对双胞胎的患龋情况，调查数据表明，同卵与异卵双生子患龋情况接近，两组龋均无明显差异。他们调查结果与 Steinman(1964)和 Bachrach(1976)等研究结果相类似，即遗传对龋病发生没有明显影响。

在动物实验中有所谓龋敏感鼠(caries-sensitive rats)、抗龋鼠(caries-resistant rats),这两种鼠是 Hunt 等(1944)在鼠群中研究龋病时培养的。后来人们在研究龋病时多采用这两种鼠作为模型动物。

Shaw、Griffiths(1960,1961)利用抗龋鼠、龋敏感鼠在幼鼠刚断乳时进行交叉饲养,结果显示幼鼠患龋情况与母鼠无关,龋敏感母鼠饲养抗龋鼠虽经很长时间但幼鼠仍然无龋发生。Rosen 等(1961)的研究也得到相似结果。营养综论(Natrition Review)杂志(1961,19:105)在论述龋病的感染、遗传因素时,认为遗传因素在龋病发生中有很重要的作用。

Grahner(1951)曾经作了一个有意义的研究:对 40 名在 20 岁时均未发现龋齿的男人追踪观察平均 3.5 年,其中 21 名到观察期末仍未见有龋齿。总结时,这些人的龋指数平均为 0.02,就是患了龋病以后,龋损进展也很慢。经过详细的调查研究,包括全身健康情况、口腔健康情况、食物、社会经济状况等,都未发现他们与一般居民有明显区别。

Larson、Simus(1965)曾将龋敏感鼠 Osborne-Mendel 与龋不敏感鼠 NIH 鼠杂交,产后,将子代鼠与母代鼠交叉饲养,结果显示混血幼鼠与 O-M 鼠同住者,龋损多在光滑面,与 O-M 鼠一样,但其患龋率则接近 NIH 鼠,认为此种现象可能与遗传因素有关。遗传因素可影响牙齿的形态、结构,也可影响唾液的分泌和性质。

动物实验研究机体对龋敏感的遗传因子。Suzuki 等(1998)发现小鼠的龋敏感性与 17 染色体上的 H-2 区紧密相关。Uematsu 等(2003)对龋敏感鼠、抗龋鼠的遗传学研究表明:鼠的某些基因参与龋敏感性的表达。他们(2004,以 Nariyama 为第一作者)发表的文章用量化示踪位点(quantitative trait locus)在小鼠的 1、2、7 染色体进行了龋敏感性的定位鉴定。

Simmer、Hu(2001)的研究认为牙釉质发育时期,发热性疾病(febrile diseases)可以影响编码牙釉质的基因,使其发生变异,造成牙釉质发育不全,进而导致牙齿的抗龋力下降。

从目前龋病学的研究进展来看,探讨宿主的龋敏感性基因是一个值得重视的方向。这方面取得的成果,将会使人类对龋病的认识和龋病防治措施发生根本性的改变。

关于遗传因素在龋病发病中的作用,多数学者认为:在龋病发生和发展的整个过程中,遗传因素所起的作用是很微弱的,但遗传在控制与龋病发生有关的某些个别因素方面可能起主导作用,如牙齿的萌出、形态、结构和排列等。此外,还有学者研究发现,个体对龋敏感性受遗传因素间接影响,如遗传性牙釉质发育不良患者患龋齿多且损害广泛。

龋病是多因素疾病。遗传在龋病诸发病因素中所占比率,有学者认为,龋齿的遗传指数仅占 8.7%,即估计龋齿发生约有 8.7%由遗传因素控制,其余的由环境因素所决定。因此预防龋病主要是控制环境因素的影响。

三、系统性疾病与龋敏感性

系统性疾病对龋病发生有无影响,目前尚无肯定答案。通过近几十年来的研究已肯定在牙齿发育的早期,由于营养、内分泌和遗传等因素的作用,使牙齿排列、结构与组成等方面与对龋敏感性增加有关。除此之外,还无足够的证据表明全身性疾病与龋病发生有何内在联系。有些学者认为某些全身性疾病对龋病发生发展有一定影响。

(一)内分泌疾病

甲状腺的功能是否正常对牙齿的生长、发育和矿化有重要影响。临床观察和动物实验证实,甲状腺功能减退、甲状腺素分泌减少会造成牙齿矿化不良,易于患龋。甲状腺功能亢进者,如患突眼性甲状腺肿的儿童常常发生猛性龋。孙冠名等调查了 571 名患有地方性甲状腺肿的藏族居民,结果发现其中有 346 人患有龋损,患龋率为 60.60%,与同一地区无甲状腺肿的居民患龋率(28.95%)相比,差异有高度显著性($P<0.001$)。

盛履谦等(1978)调查了长安县山区地方性克汀病患者的患龋情况,结果见表 7-3。

表 7-3　克汀病患者与非克汀病患者患龋情况

组别	人数	患龋人数	患龋率(%)	P
患病组	212	186	88.25	<0.005
非患病组	701	425	60.62	

由此可见甲状腺机能低下时，患龋率明显上升。Hald 等(1962)认为甲状腺对龋病发生的影响是通过其对涎腺的作用而发生的。

有学者认为，性腺功能紊乱可能对龋病发生有一定的影响。Granadoes(1950)用动物研究发现，切除动物性腺并饲以致龋食物一段时间后，实验组患龋率比对照组高。由于这类研究多系在动物身上进行的，故与人类情况相差甚远。

关于妊娠与龋病的关系研究结果颇不一致。乌爱菊(1960)调查研究表明，妇女患龋情况有随妊娠次数增加而上升的趋势，但只在 20～30 岁较为明显。

有学者认为，糖尿病患者糖代谢发生紊乱，唾液分泌减少，牙齿对致龋因素的易感性增强。但王晖等人对 88 例糖尿病患者患龋情况的调查未能证实此观点。

根据上面介绍的资料，某些内分泌功能紊乱对龋病发生有较明显的影响，如甲状腺功能低下、妊娠等。但这些内分泌因素并不是导致龋病发生的直接原因，而可能是通过唾液腺分泌量与质的改变影响口腔环境而提高牙齿龋易感性的。

(二)免疫缺陷与龋病

Cole 等(1977)研究指出，某些免疫缺陷病，如选择性 IgA 缺陷，丙种球蛋白不足血症，无丙种球蛋白血症及 IgA 功能不良的患者易患龋齿。他们认为，免疫球蛋白功能不良的人，一般对龋易感性增高。牙面生态膜中变链球菌比健康人多；免疫缺陷与龋病发生之间的关系由于口腔内存在有许多非特异性因素(如氟化物、抗菌因子和口腔卫生等)而复杂化了，这些因素可以影响龋病的严重程度。

(三)慢性疾病

20 世纪 60 年代，医学界曾普遍认为一切疾病，包括龋病在内其发生与神经系统的功能紊乱有关。在龋病研究方面，有学者通过干扰动物神经，了解神经活动对龋病发生的影响，实验结果很不一致。有学者曾用白鼠实验，认为神经刺激对龋病的发生有一定影响。岳松龄(1964)在动物身上的实验，却未能见到干扰动物神经系统对其龋坏发生有明显影响。

Dunning 等(1951)对精神病患者的调查，发现患狂躁抑郁性精神病患者的 DMF 较高。但岳松龄等人对 500 名精神病患者的患龋情况的调查结果则未能证实此点。

殷清(1963)曾调查 1000 例结核病患者的患龋情况，结果未发现患病组患龋率比健康人高。岳松龄等人(1964)对 500 名结核病患者和 90 名类风湿病患者的患龋情况进行了调查，结果未能发现患有这两种慢性病的患者患龋率较正常对照组高。

有学者曾对患营养性贫血的儿童患龋情况进行了调查，结果显示患者的患龋率明显高于正常健康儿童，但没有资料说明营养性贫血与龋病发生的关系。有学者认为贫血儿童的高患龋率可能与机体免疫机能和唾液腺的功能低下影响了机体的抗龋力有关。

慢性肾功衰竭患者，特别是年幼患者易患龋病，其机理尚不清楚。

全身系统性因素在龋病发病中的作用不是主要的，但可以通过全身抵抗力或唾液的功能变化来影响龋病发生。由此可见，环境因素对龋病发生起决定性的作用，任何把龋病发生神秘化或主要受机体某种疾病影响的观点都是错误的。

第三节　唾　液

唾液是口腔周围大唾液腺及黏膜内小腺体的分泌物及龈沟和牙周袋内聚集的液体混合物的总称,其中含有多种有机物和无机物。

健康成人每日分泌的混合唾液约1 L。其中以颌下腺的分泌量为最多,占60%～65%,腮腺分泌量占25%～30%,其他小腺体分泌量很少。

唾液对口腔黏膜和牙齿具有保护作用,如拌合食物,便于吞咽,避免干燥食物损伤黏膜,保护黏膜防止外界感染侵入;清洁牙面使细菌不易堆积等。但另一方面唾液又是细菌良好的培养基,细菌利用其中有机物和无机物生长、繁殖。唾液的这种双重作用对口腔健康和龋病发生都有重要影响。

一、唾液的组成

唾液的组成复杂,种类极多,有人估计约100多种。其中绝大部分是水、占99%以上,固体成分不足1%,其中有机物约占0.5%,无机物约占0.2%。唾液的比重为1.002～1.008;pH值为5.5～7.5。以下分述唾液中有机物和无机物的分泌与含量。

(一)无机物

唾液中的无机物主要是电解质,如钠、钾、磷、钙等,此外尚含有微量的氟、硫氰酸盐、镁和碘等。各种唾液腺的分泌液中各种无机物的含量不同。同一腺体在不同生理状态下的分泌液中所含成分亦不相同。

1. 钠、钾、氯　钠、钾和氯是唾液中主要无机成分。正常生理情况下,腮腺分泌液中含量较颌下腺高,成人刺激性唾液中含量比受刺激前高。影响这些无机离子含量的主要因素是唾液的流速。在睡眠状态下,唾液分泌几乎停止,大部分钠和氯在腺导管内被重吸收。当流速增加时,导管上皮细胞不能及时将大部分钠和氯重吸收,而使之排出导管外,此时钾分泌量明显减少;与此相反,唾液流速降低时,钾浓度上升。图7-1显示唾液中钠、钾和氯含量与唾液流速的关系。

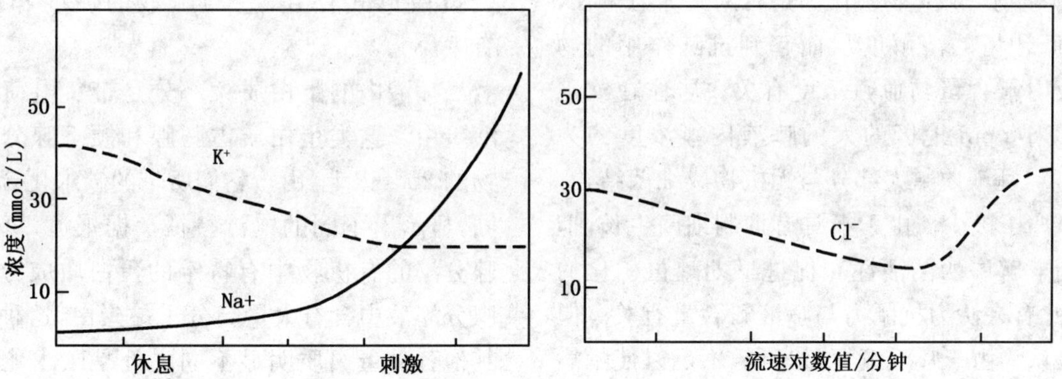

图7-1　腮腺唾液中Na^+,K^+和Cl^-的浓度变化与流速的关系

2. 钙、磷　健康成人混合唾液中钙磷含量分别为1～2 mmol/L和2～10 mmol/L。颌下腺分泌液中钙浓度高于腮腺分泌液,无机磷酸盐浓度则相反,腮腺分泌液高于颌下腺。唾液腺的生理状态对钙和磷的分泌亦有影响。唾液腺受刺激时,钙分泌量增加,磷酸盐分泌减少。

在静止状态下,腮腺唾液中可透析性钙含量很少,约占总钙量的6%。可透析性钙大多与唾液中蛋白质结合。如舌下腺分泌一种富含天冬氨酸和谷氨酸的蛋白质,在中性pH时,与钙结合,当pH下降到5.0时,这些蛋白质结合钙的能力大大减弱。与钙相似,唾液中可透析磷酸盐所占比例亦很小，且大部分与唾液内蛋白质结合。

碳酸钙和磷酸钙是唾液中两种主要可溶性无机化合物。它们的含量与唾液流速有关。流速快时，碳酸钙含量上升，而非刺激性腮腺唾液中含量极少。

唾液中各种磷酸盐的含量是互相平衡的。当pH为中性时，有易解离的双水磷酸二钙形成。唾液中含有酪氨酸和脯氨酸的酸性多肽，对稳定唾液中钙、磷含量具有一定作用。有学者认为唾液内钙和磷含量及其比值与龋病发生有关。Karshan(1942)和Shannon(1964)分析了龋活跃者和无龋者唾液钙磷含量时发现，龋活跃者唾液钙磷含量较无龋者低。有学者认为，龋病的发生与唾液内钙/磷比值低有关。Darling(1965)研究表明，唾液中钙磷含量高具有促进早期龋再矿化，降低牙齿对龋敏感性的作用。

3. 尿素　唾液中有极少量的尿素，它可以被尿素酶水解为氨和其他含氮物质，这些物质具有缓冲酸的作用，因而被视为唾液内缓冲成分之一。Stoppelaar等(1979)研究认为，龋病的发生与唾液中尿素含量低有关，但Ludwick等(1950)曾认为唾液内尿素含量很少，不足以使牙齿对致龋因素的敏感性有明显改变。

4. 氟化物　氟化物被认为是有助于牙齿生长，矿化，降低牙齿的溶解度从而起到抗龋作用的物质。唾液内氟含量与血氟浓度有关。居住在饮水氟含量为1 ppm地区的人的唾液内氟浓度约为0.05 ppm。唾液内氟大部分与无机物或细菌结合，游离的氟离子极少。由于氟具有抑制细菌生长，抑制细菌糖酵解中酶的活性和促进早期龋再矿化的作用，因此有人认为抗龋力与唾液氟含量有关。但更多学者认为由于唾液氟含量过低，不足以使龋病发生受到任何抑制。

5. 碳酸盐　碳酸/碳酸盐和磷酸盐系统是唾液中最重要的缓冲物质。腮腺和颌下腺液中碳酸盐浓度随流速加快而增加。有人测定，腮腺分泌速度减慢时，其分泌液pH下降；流速快时，pH上升。关于碳酸盐在唾液中的缓冲作用，后面还要详加讨论，此处不多叙述。

6. 氮、氧和二氧化碳等　静止状态下，唾液中CO_2含量很少，约占容积的10%～20%，用石蜡刺激后分泌的唾液中CO_2含量上升，可达容积的50%，唾液中CO_2与钙盐的状态有关。当CO_2含量上升时，钙呈溶解状态；CO_2减少时，钙盐则沉淀下来。这一现象与牙结石形成和早期龋的再矿化有关。

唾液中氮和氧的含量很少，其含量受唾液流速改变影响。

7. 微量电解质唾液中微量电解质种类很多，如氟、碘、溴、铁、镁、锌和锡等。唾液中还含硫氰酸盐浓度很低，平均为10～30 mg/L。其浓度变化与唾液流速有关。吸烟者唾液中硫氰酸盐的浓度高。有人研究发现，唾液中硫氰酸盐与乳过氧化物酶组成一个系统而发挥其抑菌作用。

（二）有机物

蛋白质和糖蛋白是唾液中主要的大分子有机化合物，此外还有糖、脂肪和氨基酸等低分子有机化合物。

1. 唾液蛋白质　唾液中蛋白质种类很多，约有20多种。它们的来源主要有：①腺泡细胞分泌，包括各种酶和糖蛋白；②腺导管细胞和浆细胞分泌以及血清渗出。一般健康成人每100 ml混合唾液含有各种蛋白质共150～200 mg。唾液蛋白质多数以糖蛋白形式存在，它与唾液的黏度和润滑作用有关。

唾液内的蛋白质大部分是带负电荷的酸性磷酸蛋白。这类蛋白质占腮腺和颌下腺分泌的有机物的20%以上，由于它们所带的碳水化合物基团不同，显示出不同的电泳特征。据报道，每一种唾液腺分泌的有机物中有特定的蛋白质成分。如颌下腺分泌液中含有大量高分子黏蛋白，这种蛋白质与其他各种蛋白质明显不同之处是碳水化合物含量高(可达70%左右)。它的主要功能是润滑口腔黏膜和牙面。腮腺分泌液中几乎不含这类蛋白质。

唾液中另一种主要蛋白质是富含脯氨酸的糖蛋白和肽类，根据糖蛋白中氨基己糖含量多少分为黏蛋白和糖蛋白，前者氨基己糖含量占4%以上，后者氨基己糖含量少于4%。黏蛋白是唾液中主要蛋白质成分，其蛋白核由脯氨酸、甘氨酸和谷氨酸组成。腮腺分泌液中富含脯氨酸的碱性糖蛋白和多肽可以结合脂肪并吸附到牙面和黏膜表面，参与牙面获得性膜的形成，对细菌在牙面的黏附有很重要的关系。

含有磷酸盐的酸性蛋白质通过其中磷酸基团的作用能选择性地吸附到羟基磷灰石上。有人认为这类蛋白质在获得性膜形成中起前体作用。

唾液中富含组氨酸的多肽与获得性膜和生态膜形成有关，有报道认为这种多肽还可作为微生物酵解糖的激活剂。

唾液中还含有一些特殊功能的唾液肽，其中有些与味蕾的功能和激发味觉有关，有些则有助于口腔微生物的生长，唾液素就是其中的一种。唾液素是一种四肽，其氨基酸的组成顺序是：甘氨酸-甘氨酸-赖氨酸-精氨酸。

涎酸是糖蛋白中的一种碳水化合物。其分子上的羟基在生理 pH 范围内是充分离子化的，并带有较强的负电荷。由于相邻两键上电荷靠近，使分子内部产生静电斥力，加之低聚糖链的体积大而具有一定的立体阻力，这就使得糖蛋白分子呈一延伸状态，这种结构与涎酸的生物学性质有关。

唾液中的酶种类很多，其中大部分是口腔细菌合成的，少量由宿主腺细胞合成。α-淀粉酶含量较高，淀粉经该酶水解生成细菌可以利用的单糖或双糖。因此有人认为唾液中该酶含量与龋病发生有关。但来自国内的报道并不支持这种看法。卢华芳等(1983)研究了 170 名有龋和无龋儿童与成人唾液中淀粉酶的含量，没有发现患龋者唾液中该酶活性高于无龋者。

唾液中含有少量乳酸脱氢酶和碱性磷酸酶，前者催化丙酮酸和乳酸的相互转变；后者催化有机磷化合物水解释放出无机磷酸盐，有助于骨和牙齿的矿化和再矿化。这两种酶都被认为与龋病发生有关。学者(1973)对有龋和无龋者共 271 人的唾液乳酸脱氢酶和碱性磷酸酶活性进行了分析，结果发现健康无龋者唾液中乳酸脱氢酶活性与年龄有关，以 6～13 岁儿童唾液内为最高。在有龋患者中酶活性以 3～5 岁组升高最为明显。碱性磷酸酶活性在所测的两组内没有明显差异。他们认为，在人类的龋齿发病过程中，碱性磷酸酶的作用不是主要的，乳酸脱氢酶则可能在一定年龄阶段龋的发展中起作用，特别是在 3～5 岁，该酶活性高，催化丙酮酸转变成乳酸，从而加速了牙釉质表面的脱矿过程。相反的报道认为，唾液中乳酸脱氢酶活性低，不足以对龋病的发生构成明显影响。值得注意的是，生态膜中乳酸脱氢酶活性比唾液中高。关于生态膜中酶活性与龋病发生的关系值得进一步研究。

唾液中还有碳酸酐酶，透明质酸酶，麦芽糖酶等。唾液中还含有抑制细菌生长和代谢的酶。如溶菌酶、过氧化物酶等，这些酶与唾液中免疫球蛋白一起被认为是抗龋因子，它们的作用及与龋病发生的关系将在本章后面讨论。

2. 唾液中低分子有机物　除含有蛋白质等大分子外，唾液中还含有多种低分子有机物。如氨基酸、尿素、脂肪酸、单糖和双糖以及含量很低的水溶性维生素。这些物质多数是细菌生长，繁殖所必需的营养成分。因此唾液内这些低分子有机物的含量对口腔细菌代谢和菌种间的平衡有一定意义。

饥饿时分泌的唾液中游离葡萄糖含量极低，一般为 0.028～0.056 mmol/L，进食碳水化合物或糖后半小时，唾液中糖量明显增加。

Mandel 等(1964)的研究发现，颌下腺能分泌半乳糖，甘露糖和葡萄糖等低分子有机物。

唾液内含有胆固醇、磷脂、脱辅基赤藓素，后者被认为与机体利用维生素 B_{12} 有关。唾液中还含有极少量的 A、B、O 型血凝素原。唾液中一些有机物质的作用见表 7-4。

表 7-4　唾液中一些有机物的作用

成　分	作　用
富含脯氨酸蛋白质	
黏蛋白	蛋白质分子中脯氨酸通过离子反应，在口腔软硬组织上形成假膜样覆盖物，具有保护作用
酸性或碱性脯氨酸蛋白	
糖蛋白	

续表

成　分	作　用
酶	
麦芽糖酶	水解淀粉
溶菌酶	水解细菌胞壁糖蛋白
过氧化物酶	化学调节并中和活体细胞成分
特异性功能蛋白	
Statherin	与钙结合，参与再矿化
乳铁质	抑制细菌生长
清蛋白	稳定分子构型
免疫球蛋白	
S-IgA	保护口腔黏膜、防止细菌侵入，参与口腔免疫反应
IgG	
IgM	

（三）影响唾液成分的因素

1. 年龄和性别　个体的年龄和性别对唾液成分的改变有一定影响，其中以年龄影响最为明显。随年龄增加，刺激后腮腺分泌液中钙、钠、氯和蛋白质含量下降，钾和碳酸盐含量保持恒定，唯有尿素含量上升。混合唾液中上述诸成分的变化与年龄的改变有类似的关系。

从儿童到青春期，唾液流速增快，中年后唾液流速逐渐减慢。唾液中钠、钾、氯等成分随唾液流速变化而发生相应的改变。唾液腺的功能随年龄增长而降低，这是因为有分泌功能的腺细胞被脂肪细胞和纤维性结缔组织所取代而致。

卢华芳等（1983）对 40 名 60～80 岁老年人唾液的酶活性、电解质含量和免疫成分的测定结果表明，老年人唾液的钙含量稳定，镁和磷含量增加，酶和免疫球蛋白的含量均减少。由于唾液中重碳酸盐成分减少，老年唾液 pH 比非老年组为低。

不同性别者的唾液成分是否有差异，尚无报道，但唾液成分的生理改变却与性别有关。有报道认为，女性月经期唾液中特异性成分和唾液黏度发生改变，后者变化可能与糖蛋白含量增加有关。

2. 流速　任何影响唾液流速的因素都必然改变唾液成分。人在睡眠时，唾液分泌停止，此时唾液内各种成分均明显减少，没有缓冲成分，pH 下降。

唾液流速有季节性变化。在许多地区，春季人唾液流速最高，夏季最低，秋、冬季介于两者之间。在没有外源性因素的影响时，大量饮水可使唾液流速增加。

味觉或嗅觉神经兴奋时可以增加唾液流速，如食或嗅酸性食物和有香味的食物糖果等。口腔黏膜炎症和口腔异物，如阿弗他溃疡、球菌性口炎、坏死性龈炎和新镶托牙或固定修复体都能刺激唾液流速增加。

人的不同体位对唾液流速也有一定影响。站立时流速最高，坐位时次之，而斜倚位时较低。此外，吸烟有刺激唾液分泌的作用。有人发现人在明亮处较在黑暗处唾液流速高。

3. 食物　食物对唾液流速的影响最为明显，“望梅止渴”即是典型的例子。食物改变唾液流速进而影响其中成分可能通过两个途径实现。即酸味或香味食物局部刺激或中枢神经系统反射作用改变唾液流速；另一种则是食物通过血浆而影响唾液成分。饮糖水后，唾液中糖含量可能升高，而唾液流速并无很大改变。

4. 腺体类型　唾液腺分泌的成分及含量与腺体种类有关。浆液性腺细胞分泌液中富含蛋白质不含黏液素，除含无机盐外尚有淀粉酶；含黏液腺细胞的腺体分泌液中，主要含黏液素和各种电解质。由浆液性和黏液性两种腺细胞组成的腺体分泌液中含有它们各自分泌的成分。

5. 刺激的性质　有报道认为，唾液中成分的变化随刺激的种类不同而异。在人体上，药物和味觉均被用于刺激唾液分泌。动物可以用电流刺激分泌神经。有人研究发现，在同样的条件下，用毛果芸香碱刺激可使唾液中的蛋白质和钙盐浓度较单用味觉刺激时高。

6. 取样时间　经研究表明，一时的刺激可影响以后几次取样的唾液中成分。一般味觉刺激后2小时，唾液腺中成分改变可恢复到刺激前的水平。有人认为，唾液中成分变化有一定生物节律性。如腮腺分泌液中钠含量在清晨为最高，下午较低；而钾含量则相反。

唾液内成分的种类和含量受多种因素的影响。因此在分析唾液成分和研究唾液与龋病及其他口腔疾病的关系时，应尽量避免上述各因素对研究的影响。

二、唾液的分泌

唾液腺的分泌活动受交感和副交感神经的支配。当交感神经活动活跃时，引起唾液腺分泌蛋白质；副交感神经活动活跃时，则引起水和电解质的分泌量增加。现在分别叙述如下。

(一)水和电解质的分泌

腺细胞最初分泌的液体中钠、钾和氯等电解质浓度与血浆相近，分别为：钠 146 mmol/L，钾 4 mmol/L，氯化物 100 mmol/L。唾液的渗透压为772kPa。分泌液从腺导管向外流动时，其中大多数成分的含量发生改变，钠和氯等电解质被重吸收，进入口腔内的唾液中各种电解质浓度已大大降低而形成低渗液了。

水和电解质的分泌与腺细胞膜上的电位(潜能)高低有关。经测定，腺细胞休止膜的潜能较低((30～(40 mV)，一般情况下，低潜能的细胞膜对钠离子有较高的通透性。腺细胞受刺激后其潜能升高。

与其他组织细胞一样，腺细胞内钾浓度高于钠的浓度，它们的比例与细胞分泌出的原液比例相反。人们早就认识到，氯离子能被动穿过细胞膜，而钠、钾和钙离子则要借助于主动转运机制才能实现。正是由于细胞膜的控制，这些离子在细胞内外永远达不到平衡。正常情况下，这些离子运动趋向是：钾离子离开细胞，而钠和钙离子进入细胞内。细胞内外电解质的相对平衡是靠耗能的“泵”来维持的。

当腺体受刺激后，腺细胞分泌潜能升高，细胞膜出现超极化，此时细胞分泌水和电解质的量增加。

有学者研究认为，在有钙离子存在时，胆碱能或肾上腺能的刺激增加腺细胞膜的通透性，使钠、氯和水分进入细胞、钾离子被排出细胞外。当分泌液流经涎腺导管时，其中电解质浓度降低。这一点，非刺激性唾液分泌表现得更为明显。有人研究发现，腺导管细胞侧壁上的基底部有一“泵”能抽出钙离子并与钾离子交换，而氯离子以被动方式进入细胞内。由于这一机理的作用，使得分泌出的唾液成为低渗液。

(二)蛋白质与糖蛋白的分泌

据一些文献报道，唾液内一些蛋白质如免疫球蛋白是由腺体内浆细胞合成的，其他各种蛋白质，如溶菌酶、淀粉酶则是由腺细胞合成并分泌的。

同位素示踪法研究表明，细胞摄入标记的氨基酸后，细胞微粒最早有标记物出现。蛋白质是在粗面内质网的核糖体上合成的。注射异丙肾上腺素后2～3小时，细胞便开始合成蛋白质。电子显微镜自体放射照相法的研究，也证实新合成的蛋白质是在内质网槽内分段，由高尔基复合体周围的光滑小泡进行浓缩，变为酶原粒后，离开高尔基体进入细胞质。整个过程的长短因种属不同而有差异。

糖蛋白质的核心是在粗面内质网上合成的，其中碳水化合物在高尔基复合体上，并在酶的作用下与蛋白质的核心连接。

(三)唾液分泌的调节

影响唾液分泌速度主要有以下三方面因素。

1. 局部因素　不论在什么情况下，味觉感受器受到刺激时，腺体的分泌速度均会增加。味觉刺激通过面神经的鼓室索和吞咽神经传递到神经中枢。咽神经受刺激主要引起腮腺分泌增加。酸性食物是刺激唾液腺分泌增加最有效的物质，盐和甜食次之，苦味效果最差。

嗅觉也能使唾液腺分泌增加。刺激由嗅神经传入大脑可引起腺体分泌增加。刺激口腔黏膜或口腔黏膜急性炎症也可使唾液分泌增加。有人认为单一的牙周韧带、咀嚼肌和颞颌关节的本身刺激也会使唾液分泌增加。

2. 情绪(精神)刺激　看到或听说到某种嗜好的食物，引起条件反射，导致唾液腺分泌增加；相反，谈到或接触到自己厌恶的食物可引起唾液分泌减少。有人认为，人在愉快时唾液腺分泌比沮丧时多。

3. 神经控制　支配唾液分泌的中枢位于桥脑和延髓的上涎核和下涎核中。下丘脑和大脑皮层亦有相应的中枢。支配唾液腺的传入神经是脑神经内的副交感神经纤维。支配腮腺的是舌咽神经，支配颌下腺和舌下腺是面神经的鼓索。副交感神经促进腺体分泌是通过释放乙酰胆碱来完成的。因此抗乙酰胆碱的药物如阿托品等能抑制唾液分泌。

儿童唾液分泌较成人快。随年龄增长，逐渐由条件反射为主转为非条件反射为主。成人往往同时受条件和非条件反射的影响。

引起唾液分泌的感受器是味觉感受器，大部分分布在舌乳头味蕾中，轮廓乳头内的味觉感受器对化学刺激最为敏感。增加或减少唾液分泌的一些因素列于表 7-5。

表 7-5　增加和减少唾液分泌的因素

	因　素
增加分泌	口腔急性炎症　甲状腺机能亢进　萌牙　精神发育迟缓
	Down 氏综合征　家族性自主功能障碍
	绝经后　糖尿病　原发性醛固酮增多症　营养缺乏　酒精中毒
减少分泌	急性或慢性化脓性腮腺炎　涎腺导管结石　类肉瘤病　放射治疗
	腺体摘除　脑瘫痪　甲状腺功能低下　Sjögren 综合征　副交感神经阻断药物

三、唾液的抗龋作用

牙齿长期浸泡在唾液中，唾液对牙齿起到相当大的保护作用，这种保护作用包括下列几个方面。

(一)润滑和直接的保护

唾液具有很明显的润滑作用，有经验的口腔科医师都曾体会到有唾液覆盖牙面的润滑性。这种滑润性与唾液中的黏蛋白有关。

无论是黏蛋白或糖蛋白，均可沉积在牙面上，形成获得性膜。这种膜一方面有吸附唾液内细菌的作用；另一方面也有保护牙釉质，阻止酸向牙釉质内扩散的作用。

(二)缓冲作用

唾液具有很强的缓冲作用。前文已经提到，唾液的缓冲作用主要依靠其中的碳酸盐-重碳酸盐缓冲系统来实现。这种缓冲系统的缓冲力占唾液总缓冲力的 64%～85%。除此以外，唾液中的磷酸盐和蛋白质，氨、尿素也具有缓冲作用。

唾液经常维持在一种弱酸状态，平均 pH 为 6.7(5.6～8.0)。这种 pH 主要靠碳酸盐-重碳酸盐缓冲对来维持。

在唾液腺未受刺激时，腺内碳酸酐酶活动产生的 CO_2 很少，重碳酸盐又在腺管内被吸收，此时唾液的 pH 值就近似于重碳酸盐的 pKa，为 6.1。这时，H_2CO_3 与 HCO_3^- 的总浓度只有 2～3 mmol，所以缓冲能力很弱。当唾液腺受到刺激时，唾液流速增加，重碳酸盐的吸收减少，$[HCO_3^-]/[H_2CO_3]$ 的比值增加，pH 值即随之上升。当流速增加到每分钟 1 ml 时，重碳酸盐的浓度可上升到 30～60 mmol，此时，唾液的 pH 值可达 7.5～7.8。这就是重碳酸盐发挥其缓冲作用的根据。唾液中的磷酸盐也以相同的方式发挥缓冲作用。

唾液中的少量氨和可被细菌利用的尿素(后者在被细菌利用后也产生氨)，均可直接或间接地中和细菌代谢产生的酸性物质，使口腔环境中的 pH 值的下降受到抑制。

唾液中的蛋白质也具有一定缓冲能力，但 Arends(1985)报道，唾液内的蛋白质只有在比较低的 pH 环境里才可发挥缓冲作用。

唾液的缓冲能力在防止龋病发生上，具有相当重要的作用。这方面，过去有很多人作了研究。早在 20 世纪 60 年代，Leung，Erricson 等人就曾指出，唾液缓冲力的大小与龋病发生呈负相关。Erricson 还指出唾液的缓冲作用在一天中变化颇大。进食时，唾液分泌增加，唾液流速加快，因而其缓冲力也大；两餐之间唾液的缓冲力较小；至于夜间，唾液的缓冲力则更小。

Shannon 等(1962)曾经对 514 名年龄为 17～22 岁的入伍青年男子进行了研究，发现唾液内的磷酸盐浓度与龋病程度呈负相关。DMFS 在 40 以上者，唾液的磷酸盐浓度为 261.2 mg/L，DMFS 为 0～20 者，唾液磷酸盐浓度为 331 mg/L，两组有显著性差异($P<0.01$)。

Stoppelaar(1982)曾经在 21 名患肾功能低下的年青人(<20 岁)身上观察到他们的口腔内龋齿很少，属于龋不活跃者，虽然他们的食物含蛋白质很少，含可发酵碳水化合物很多，属致龋性很强的食物。经查他们的唾液，其含氨和尿素的量平均达 820 mg/L，而健康同年龄人唾液内的氨和尿素含量为 270 mg/L。Stoppelaar 认为患肾功能不足者唾液内的氨增多，使其缓冲力增强，这对龋的抵抗力增加是很重要的。

唾液的缓冲力对龋病的发生具有很重要的影响。但是，应当指出的是，唾液的缓冲作用只有在发生龋病的具体微生态环境中发挥，才能有效地防止龋病的发生。这又牵涉到其他许多因素，如牙面生态膜的位置、牙面生态膜的年龄，牙面生态膜的厚度，牙面生态膜内胞外多糖的性质和量以及摄取糖食的频度等，均可对唾液发挥其缓冲力的效率发生影响。

(三)清洁作用

唾液中含有大量水分，唾液在口腔内不断的流动，对牙面就发挥清洁作用。在咀嚼和吞咽食物时，牙面的细菌中的一部分也随着食物被吞入胃内，被强的胃酸所杀灭。唾液中的糖蛋白，凝集素类物质，免疫球蛋白 A 等，可凝聚细菌成团，这样的团块也易被吞入胃内。

唾液的清洁作用显然与唾液的量和分泌速度密切相关。当唾液由于某种原因而减少。如接受放射治疗者的唾液腺组织受到射线的破坏，老年人唾液腺腺泡细胞的萎缩，以及某些疾病，如 Sjögren 综合征，均使这些人的龋病明显增加。

Finn 等(1955)曾在仓鼠身上进行切除唾液腺的实验，结果观察到被切除唾液腺的仓鼠的平均龋牙数和龋指数明显高于对照组。

Muhler 与 Bixler(1958)曾用毛果芸香碱(pilocarpine)给予鼠，刺激它们的唾液分泌；Slack 等人(1964)在儿童中，给以刺激唾液分泌的无害可食物质(主要含山梨糖醇和苹果酸)，每天 2 次；这些实验的结果，均显示唾液分泌量增加后，龋损的危害减轻很多。

(四)抗溶解作用

龋病发生的直接原因是牙面生态膜中产生的酸将牙齿硬组织中的矿物质溶解。唾液中具有抵抗这种溶解作用的能力，它主要由唾液中的钙和磷酸盐来体现。

(五)唾液中的抗菌因子

龋病是由于细菌引起的，在细菌发挥其破坏作用的同时或之前，口腔内已经建立了许多抗龋的因子，这些抗龋因子有以下几种。

1. 免疫球蛋白　免疫球蛋白是唾液中抗龋因子的一种，也是研究得最多的一种抗龋因子。

唾液内免疫球蛋白主要有 IgA 和 IgM 两种。分泌型 IgA 由血液通过腺细胞分泌进入唾液，在腺导管内，IgA 与涎腺导管上的分泌片结合，形成 IgA 的双聚体。分泌片是一种二硫化键合的糖蛋白，分子量约为 60 000～70 000。分泌型的 IgA 的分泌片是以双硫键与 a 链的羟基端相连，而两个免疫球蛋白靠 J 链(一种很小的蛋白质)相连接(图 7-2)。J 链主要含半胱氨酸和少量的糖类，分子量约为 20 000。分泌片的作用是增强 IgA 对酶的抗溶能力。

整个分泌型 IgA 分子量约为 390 000～

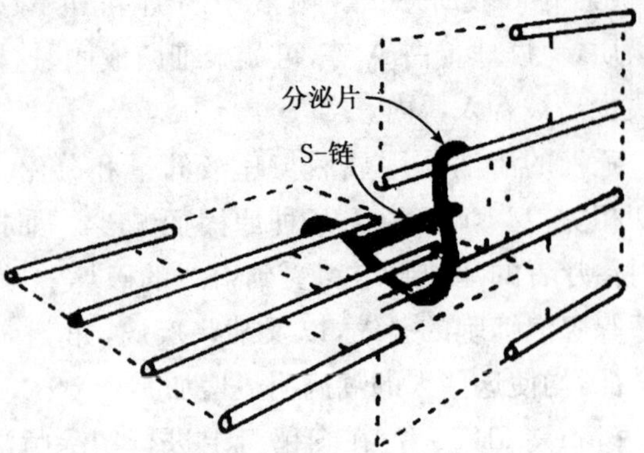

图 7-2　分泌型 IgA 结构示意图

（二个单分子 IgA 由一条 J 链和一个分泌片相连接形成一个完整的分泌型 IgA 分子）

400 000。根据文献报道，正常健康人，唾液内除含有 SIgA，还含有 IgM 和 IgG。近 15 年中，许多学者对唾液中免疫球蛋白的分泌及其抗龋机理进行了广泛的研究。Kleinberg 等（1979）研究发现，口腔细菌与抗体作用后丧失黏附的能力。Brandzaeg（1970）研究发现，唾液 IgA 与口腔细菌作用使生长中的链球菌链延长，代谢活性降低。Silverstone 等（1981）认为免疫球蛋白的抗龋作用可能与下面的机理有关：①阻止细菌黏附到牙面和黏膜表面，抑制生态膜形成；②抑制细菌合成细胞外多糖的酶；③抑制细菌糖酵解；④抑制细菌生长或杀灭细菌。

在补体作用下，抗体调节杀菌机理可能在抗龋中起一定作用。但有些学者（Sims 等人 1970，1972）认为，由于唾液内基本没有补体，尽管龈沟液中有极少量补体 C_3，但不足以有免疫调节杀菌能力。他们还发现唾液中抗体水平太低，通常情况下不会对口腔细菌产酸有明显影响。

2. 溶菌酶　溶菌酶系一种分子量为 11 000 的碱性蛋白质，主要由腮腺，颌下腺和舌下腺分泌。龈沟液和消化的白细胞中含有一定量的这种酶蛋白。此外鼻腔分泌物，泪液和组织液中也含有此酶。

溶菌酶是一种水解酶。其作用是水解革兰氏阳性菌胞壁上肽聚糖中的胞壁酸与 N-乙酰氨基葡萄糖之间的 β-糖苷键。酶作用后，细胞壁变脆易破裂。某些胞壁中含有糖多肽或粘多糖的细菌对溶菌酶作用极为敏感。但有些细菌对该酶缺乏敏感性。有人研究指出，已黏附到牙面上的细菌对溶菌酶作用不敏感或有抵抗作用。有文献报道，溶菌酶能防止外源细菌在口腔内定居并黏附到牙面上。同时指出，溶菌酶与乳过氧化酶共同作用的杀菌、溶菌效力更强。

溶菌酶具有抑菌作用的机理，许多人认为唾液中溶菌酶是主要抗龋因子。Furgosen（1967）研究发现有龋者唾液中溶菌酶含量较无龋者低。他认为溶菌酶对于龋病发生有不可忽视的影响。卢华芳等人（1983）研究了有龋者和无龋者的儿童和成人唾液溶菌酶活力。结果表明，成人有龋者和无龋者之间溶菌酶含量差异明显（$P<0.05$），儿童组有龋者和无龋者之间无明显差异。邓惠姝（1984）的研究结果表明有龋者唾液溶菌酶含量明显低于健康无龋者。

溶菌酶对龋病的发生确有一定影响。但也有的学者对此持有不同的看法，他们认为，正常健康人唾液中溶菌酶含量很低，不足以对龋病产生明显的控制作用。

3. 乳过氧化物酶　乳过氧化物酶（LP）是一种利用过氧化氢作为电子受体来催化底物的氧化作用的酶。这种酶和它的作用首先从牛奶中发现。最近的研究表明，唾液中的 LP 不同于牛乳中的 LP，其分子量约为 78 000。整个 LP 分子含有 8 个双硫键，1 个血红蛋白基团和 0.07% 的铁、10% 的碳水化合物及多量的氨基酸。

LP 是一种血红蛋白酶，它和唾液中的硫氰酸盐组成一个抗菌系统，主要是作用于需氧菌和某些兼性厌氧菌。

乳过氧化酶氧化硫氰酸盐（SCN—）生成亚硫氰酸（OSCN—）的反应中需有 H_2O_2 的参与，反应式如下：

$$H_2O_2 + SCN_2 \xrightarrow{LP} OSCN_2 + H_2O$$

酶氧化的产物 $OSCN_2$ 能氧化细菌胞壁和胞内的硫醇基，使细菌生长和代谢停止。

Marrison（1968）用猪的过氧化物酶——硫氰酸盐进行实验发现，这种物质能抑制致龋变异链球菌生长。1971 年，Slowey 等首先证实人唾液中存在有过氧化物酶系统，并且认为唾液中过氧化物酶活性对龋病发生有一定影响。Ingo 等人（1971）调查有龋者和无龋者唾液乳过氧化物酶的含量时并未发现这两组人群乳过氧化物酶系统有抗菌抑菌作用。有人认为，人唾液中该酶活性太低，不足以发挥理想的抗菌效果。

$OSCN_2$是一种有毒物质，能有效地干扰细菌代谢并终止糖酵解过程。是控制口腔菌群十分重要的物质。

4. 乳铁质 乳铁质是一种与铁结合的糖蛋白，分子量约为 80 000。每一分子乳铁质能结合 2 个铁原子和约 10%的碳水化合物。人唾液中的乳铁质可能是由腺体上皮细胞合成，也可能是腺体内中性白细胞合成。

乳铁质的抗菌机理与这种蛋白质能螯合铁原子的特性有关。唾液中铁元素与乳铁蛋白结合，而使一些依赖铁元素的细菌的生长、代谢受到影响。体外实验表明，变链球菌被乳铁质结合后，其生长受到抑制。有学者指出，唾液中乳铁质含量可能对龋病发生有影响。当乳铁质浓度达 50 mg/L 时，开始有抑菌作用；浓度为 150 mg/L 时，细菌生长完全受到抑制。

唾液中乳铁质含量很低（一般为 10 mg/L）对抑制细菌生长作用可能不大，但有人认为生态膜内乳铁质浓度比唾液中高，有些个体可达到抑菌的程度。

5. 唾液凝集素 人们很早就已认识到，唾液中有一种物质能与分泌型免疫球蛋白一起具有选择性地凝集口腔细菌的作用。经一些学者研究证实，唾液中存在多种能凝集细菌的物质，如 S-IgA，溶菌酶，β-微球蛋白和非免疫性凝集素等。这里讨论的是唾液中的非免疫性凝集素。

唾液凝集素是一种大分子量的糖蛋白，由 15 个亚单位组成。每个亚单位分子量为 450，碳水化合物约占 45%。这种化合物的沉降系数为 108 斯维德贝里单位（Sunit），每个亚单位的沉降系数为 11 Sunit。这种物质有较强的分子表面活性，能与疏水表面结合，分子耐热性好。提纯的凝集素需要有钙的作用才能发挥凝集活性。已发现腮腺唾液中浓度很低，仅占混合唾液凝集素总量的 0.001%。凝集素的生物活性很高，只需 0.1 微克就能凝集 10^8～10^9 个细菌。

凝集不同细菌的凝集素种类不同，但它们在发挥凝集作用的反应中有交叉凝集作用。唾液凝集素含量与龋病发生的关系，限于报道较少，难以定论。不过，一般认为，唾液中凝集素含量很低，单一成分不足以有明显的抑菌和抗龋作用，但如同其他因素协同可能在一定程度上具有抑制龋病发生的作用。

（六）唾液 pH 与龋病的关系

自从 Parmly 在 1819 年提出龋病的化学溶解学说以后，一些学者就开始对唾液的 pH 进行分析测定，试图找到唾液 pH 与龋病发生的内在联系。

早在 1937 年 Grossman 和 Brickman 等就测定了人的唾液 pH。他们发现，唾液 pH 最低为 4.9，最高为 8.0，但没有分析唾液 pH 与龋病发生的关系。Anderson(1974)等研究指出，唾液 pH 与患龋率之间有密切关系，他们认为唾液 pH 与流速和唾液中的免疫球蛋白(IgA)水平之间有内在联系。他们对 1990 名 12 岁以下儿童唾液 pH 与龋病的关系进行了调查，结果发现唾液 pH 值低的儿童，患龋率高。Ericson(1979)等对成人唾液 pH 的分析测定也发现，唾液 pH 值低者，龋患率高。表 7-6 中所列系一些国外学者关于唾液 pH 与龋病关系的研究情况。

表 7-6 12 岁以下儿童唾液 pH 值与无龋人数及其百分率

pH 组段	人数	无齿者人数	无龋者百分率(%)
<5.5	18	6	33.3
5.5	67	30	44.8
6.0	392	192	49.0
6.5	42	27	64.3
7.0	1305	726	55.6
7.5	74	50	67.6
8.0	92	63	68.5

我国上海第二医学院口腔内科(1963)曾调查了814名儿童及中学生的唾液pH，结果没有发现与龋齿发生之间有任何相关关系。卢华芳等(1983)对有龋和无龋成人和儿童的唾液pH进行了测定，结果表明，有龋组和无龋组唾液pH并无显著差异。

唾液pH与龋患率之间有相关关系，这可能是研究方法、手段、标本收集和测量时间等不同所致。多数学者认为，龋敏感者唾液pH稍低于龋不敏感者，也许其意义就在这一微小差异上。

四、口干症与龋病

许多因素可引起唾液腺分泌减少而发生口干症。唾液减少与龋病的关系前文已论及，不再赘述，下面主要介绍口干症的常见病因。

(一)全身疾病

1. 类肉瘤病　该病是一种结缔组织疾病，全身各组织器官均可受累，最常侵犯淋巴结、肝、脾、肺、皮肤和腺体。病变特征为受累组织器官出现上皮样结构，有时有玻璃样物占据正常的组织细胞。口腔周围腺体易受本病侵犯，受累后腺体细胞逐渐消失，唾液分泌减少甚至完全停止。

2. Sjögren综合征　这是一种自身免疫性疾病，病变主要累及眼、唾液腺和生殖器等器官。唾液腺广泛被淋巴细胞浸润，腺体组织细胞减少，腺体肿大，唾液分泌减少，出现口干症。

Sjögren综合征患者生态膜内白色念珠菌明显增加。目前尚不清楚此种细菌与龋病发生有何关系。

3. Parkinson综合征　该病侵犯机体后、病人肌肉强直、面部肌肉不能自如运动，意识逐渐消失，常常伴有唾液腺病变，唾液分泌减少，口腔干燥。

4. 其他疾病糖尿病、贫血、情绪和精神紧张、大脑麻痹、甲状腺功能低下和尿毒症等均可出现唾液腺分泌减少而导致口腔干燥。

(二)唾液腺疾病

急性或慢性化脓性腮腺炎，涎腺肿瘤、腺体导管结石等都会导致唾液分泌减少而发生口腔干燥。

(三)药物

副交感神经主要是控制唾液腺功能的神经。胆碱能神经兴奋，唾液流速加快；反之亦然。一些药物可以通过中枢神经系统或周围神经改变胆碱能神经的兴奋性而影响唾液的流速。如阿托品，吡咯糖和一些镇静剂、利尿剂等。

一般来讲，药物对唾液流速的影响是有限的，停服药物后，唾液分泌在很短时间内便可恢复到正常水平。

(四)放射病

放射病分为急性放射病和慢性放射病。前者是在短时间内用大剂量电离辐射作用于人体所造成，此类少见。后者是指长期、反复用超允许剂量的电离辐射照射病变区所致。

电离辐射是治疗肿瘤较有效的方法之一，由于解剖生理的复杂性，头面部肿瘤常常用此方法配合药物加以治疗。组织细胞经很强的X线、γ射线或中子射线辐照后，其中的蛋白质酶发生电离、激发化学键断裂，引起蛋白变性和结构破坏。体内水分子受辐照后也发生电离，产生具有强氧化能力的HO_2自由基和H_2O_2。后者可引起组织细胞内生物大分子的损伤而导致功能紊乱。

头面部肿瘤经放射治疗后，所有患者无一例外地有唾液腺、特别是腮腺和颌下腺分泌功能不同程度的受损。轻者唾液分泌减少，唾液变得黏稠；重者唾液腺分泌停止、口腔干燥。几乎所有患者经放射治疗后均发生龋损，甚至有的发生在放射治疗中；并为多数牙受累。病损不仅发生于牙面沟窝、邻面等易感部位，同时光滑面也受到龋病的侵蚀。老年人由于牙龈退缩，唾液分泌减少，牙根面龋和牙冠龋同时发生。

Brown(1975、1976)和Liory(1976)等研究表明，各种原因引起唾液分泌减少，特别是头面部肿瘤经放射治疗后，生态膜内细菌量与组成发生改变。他们发现，生态膜内变链球菌、乳酸杆菌、酵母菌、白色念珠菌和葡萄球菌等数量比照射前明显增加；而韦荣氏菌、血链球菌，梭杆菌、厌氧杆菌和奈瑟氏菌属明显减少。一般在放射治疗后3个月，这种改变最为明显。但也有认为生态膜细菌组成改变出现在照射后不久。生态膜细菌组成变化被认为与龋病发病增加有关。但也有学者认为，放射治疗不仅损伤了唾液腺功能，导致龋病发生增加，而且对牙齿的表面特性有影响，其证据是牙齿的光滑面是不易患龋的，但经过照射后，其龋发生也与其他易感部位一样增多。这方面报道尚不多，值得进一步研究。

（五）老年

人到老年，唾液腺内的腺泡组织逐渐被纤维组织代替，从而使唾液的分泌量明显减少，这就增加了龋病发生的机会。

由于唾液腺功能受损，流速下降，唾液的缓冲和机械冲洗作用减弱或消失，局部 pH 下降和某些抑菌或抗龋因子的减少使得有利于耐酸细菌生长，繁殖，这些与龋病发生均有直接关系。

唾液对于龋病有好的方面，它可以清洁牙面，减少细菌附着，保护牙面自洁。其中抗体可抑制细菌黏附，其缓冲作用可以中和牙面的酸；但在另一方面，它的蛋白成分又可以促进或帮助细菌定植牙面，形成生态膜，对牙齿有害，产生龋病和牙周病。

（岳松龄　桂和明）

第八章　食物、营养与龋病

食物是人类赖以生存、发育、强身和健康长寿的物质基础，是指个人日常生活中摄取的含有营养素的物质和水。营养则是指进入机体的食物，经消化、吸收、代谢，促进机体的生长发育的综合进程。食物中能被人体吸收消化和利用的物质称营养素。

食物和营养在龋病发生中的作用已得到人们的广泛重视。现代龋病病因学将此列为龋病发生的必需参数之一。一方面食物在咀嚼过程中通过局部刺激作用，以及食物中的营养成分被消化吸收后经全身作用影响牙齿发育和唾液的生理性能；另一方面食物中某些成分如锌、蔗糖可以改变食物的味道，改变食物的摄取频率。本章将详细讨论食物和营养在龋病发生、发展中的作用。

第一节　食物在龋病发生中的作用

现代龋病病因学认为食物是龋病发生的重要条件之一，没有食物的参与，就不会发生龋病。许多科学研究，包括人体试验和动物实验的结果都证实，食物中碳水化合物消耗量与龋病发生之间有着十分密切的关系。食物对生态膜代谢的影响，尤其是对生态膜产酸的局部作用，远较其全身作用对龋病的影响大得多。食物可以在口腔中与釉质表面产生反应，同时还可作为致龋微生物的底物影响龋病过程。关于食物在龋病发生中的确切作用，可以从以下资料得到证实。

一、流行病学调查

从流行病学调查资料很容易发现食物中蔗糖消耗与龋病流行的关系。如澳大利亚、新西兰和北美的爱斯基摩族土著居民，早期食物中几乎不含蔗糖，龋病发病率很低。随着饮食习惯改变，含糖食物增加，龋病亦随之增加。

在第二次世界大战期间，欧洲和日本的糖类供给量减少，而蔬菜、土豆和粗制面粉的消耗相对增加，龋病流行也随之下降；在战后年代里，食糖供应不断增加，龋病也随之上升。Price 在瑞士调查食物与龋病的关系，他发现吃粗制、且富含矿物质和脂溶性维生素食物的居民中，85%～90%不患龋。而另一村庄居民主食精制食品，儿童患龋率达 100%。

从 WHO 全球龋病分布图可以看到：许多发展中国家如肯尼亚、乌干达、埃塞俄比亚、伊拉克、印度尼西亚、泰国、越南等国的食糖消耗量较低，患龋率也低。图 8-1 是 WHO 对 47 个国家 12 岁儿童进含糖食物与患龋情况的调查总结，糖消耗量与 DMFT 呈正相关性。每人每天吃糖量高于 50 g，DMFT＞3.0。

最新研究表明：外源性糖摄入量与龋病患病率的剂量-效应曲线关系显示：成人和青少年每人每天摄入糖量大于 60 g，会增加龋病的患病率；学前儿童每人每天摄入糖量大于 30 g，会增加龋病的患病率。

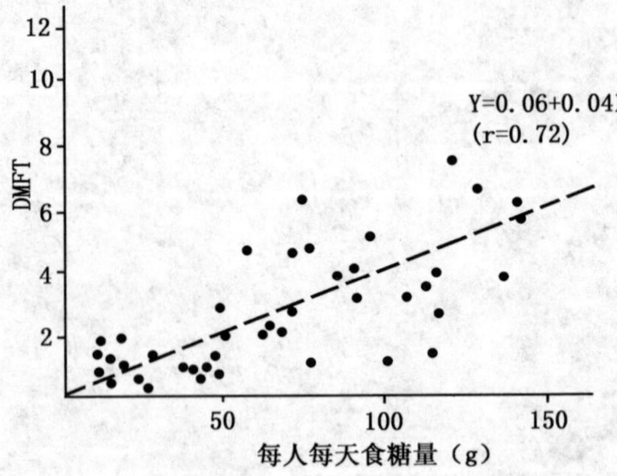

图 8-1　47 个国家的 12 岁儿童食糖量与龋病的关系

二、人体试验

为了弄清食物与龋病的关系，研究者们设计了4个著名的人体试验，得到了足够的科学依据。

（一）Hoopwood House 研究

Hoopwood House 是澳大利亚的一所孤儿院，Harris 设计并在该院实施了此试验。83 名儿童受试。试验中，不给食糖和精制食品，只供给粗制面包、大豆、土豆、燕麦、米和少量的糖浆，同时辅助给予各种水果、生蔬菜和坚果。结果，受试儿童在5～11岁期间与院外同龄人比较，患龋率明显减少，平均 DMF 为1.6，而院外儿童为10.7；当这些孩子11岁以后，恢复吃日常食物时，患龋率又明显增加，与院外儿童没有差异（图 8-2）。该试验结果表明，牙齿不能获得永久性的抗龋力。限制致龋性食物的摄取，患龋率可以下降；恢复致龋食物的摄入，龋发病率又可能上升。

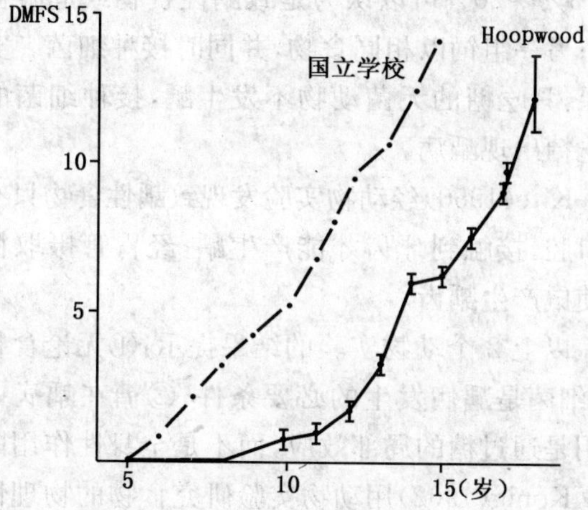

图 8-2　Hoopwood 儿童与澳大利亚国立学校儿童患龋比较

（二）Vipeholm 研究

Vipeholm 是瑞典南部的一所精神病院，Gustafsson 设计并在该院进行了此项研究。研究的目的是想回答两个问题：其一，是否碳水化合物的摄入量增加，龋病就会增加，如果龋病增加，又是下列哪些因素影响龋病的活跃性，如非黏性精制糖的摄入，黏性精制食物在进餐时摄入，黏性精制食物在两餐间摄入；其二，如果减少碳水化合物的摄入，龋病是否减少。

436 名住院病人参加本试验。试验前所有病人接受一年的低糖食物，检查患龋情况，患龋率相当低，每人平均 DMF 为0.34。试验目的在于比较吃糖频率和糖的浓度对龋病发生的影响。病人分为以下几组：对照组食用不含糖的食物，2年后未发现龋活跃性增加。蔗糖组每日给糖300 g，以糖液方式在进餐时给糖，结果未发现龋病明显上升。面包组以食含糖面包为主，每345 g 面包中含50 g 糖，龋病发病明显增加。巧克力糖和乳脂糖组的患龋率明显增高。如果对照组改为两餐间给乳脂糖，新龋发生率也显著上升。

Vipeholm 研究证明：①以黏性方式吃糖，明显增加对龋的敏感性，每日以液体形式增加吃糖量，由30 g/天增加到330 g/天，龋病并不明显增加。说明除吃糖频率和糖的浓度，食物的黏滞性对糖的致龋能力起重要的影响作用，黏滞性强的食物可以明显增加致龋力。②两餐间给糖，明显增加龋病发病率。因此建议，吃糖最好是在进餐时，而不是在两餐之间。

（三）Turku 研究

Turku 是芬兰一座城市。Scheinin 等在该市做此试验，以比较蔗糖、果糖和木糖醇的致龋性。木糖醇是一种糖的代用品，不能被生态膜的细菌利用。125 人受试，平均年龄27.6岁，分为三组，第一组给含蔗糖的食物；第二组给含木糖醇食物；第三组给含果糖食物。一年后检查患龋情况，结果蔗糖组与果糖组患龋情况相同，说明二种糖有相同的致龋力；木糖醇不致龋。第二年，蔗糖组的新龋数明显增加，果糖组则维持不变，说明蔗糖的致龋潜力大于果糖。在木糖醇组，DMFS 二年内新增龋损降到0，有的白垩斑损害出现了再矿化（图 8-3）。

木糖醇可以增加唾液流速和唾液中钙、磷浓度，增加唾液的缓冲力和再矿化力，也可以刺激唾液中抗菌酶的活性，如乳酸脱氢酶。

虽然此项研究存在着参试者平均年龄偏高、未采取随机分组、未采用双盲试验及试测中未严格控制受试者食用其他食物等问题，一定程度上影响了结果的准确性，但该试验仍不失其重要意义。

（四）Fehr 研究

Fehr 研究了两餐间食糖与龋病发生的关系。

10 名牙学院学生参加受试。试验期间不漱口、不刷牙，吃正常食物，每日用 50%蔗糖液漱口 9 次。第 29 天，受试者牙釉质均出现早期龋损害。结果表明，两餐间吃糖，尤其当口腔卫生差时，龋病发病率显著增加。因此，减少两餐间吃糖，尤其是口腔卫生不好者，对减少龋病发生极为重要。

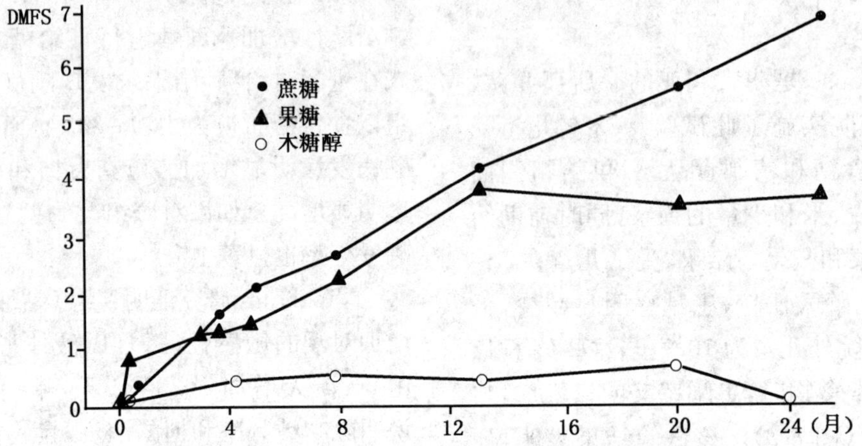

图 8-3　Turku 糖试验结果

Marthaler 对患遗传性果糖不耐受症（hereditary fructose intolerance，HFI）病人的患龋情况进行调查研究。HFI 是人类一种遗传性先天性代谢缺陷病，是由于缺乏 1-磷酸果糖醛缩酶，造成 1-磷酸果糖在细胞内堆积，反过来抑制果糖的磷酸化过程。患 HFI 病人，一食用果糖或蔗糖食物，便出现恶心、呕吐、多汗、昏迷或惊厥症状。为此，患 HFI 病人不食用任何含果糖和蔗糖的食物，仅以淀粉食物为主。调查表明，此类患者的患龋率极低，而且龋损只局限于对龋高度敏感的牙面，如点隙裂沟。

三、动物实验

Orland(1955)首次采用无菌动物实验技术研究食物与龋病发生的关系，提出糖只是龋病发生的一个影响因素，细菌才是主要致龋条件。他用二组无菌鼠，一组饲以含糖量大的食物（食物含糖量超过 15%～20%可以认为是致龋性食物或危险性食物）；另一组饲以相同食物，并同时接种细菌。实验结果，只吃糖的无菌动物不发生龋，接种细菌的动物吃糖出现龋病。

Kite(1950)经动物实验发现致龋性食物只有经过口腔，接触到牙齿才能产生龋，经胃管摄取糖并不使鼠产生龋齿。

以上 2 个动物实验的结果提示：①无论食物怎样，细菌是龋病发生的必要条件；②糖在龋病中的作用是通过糖的局部效应，而不是全身性作用的结果。Konig(1962)用动物实验研究食物的物理性状与龋病的关系。他分别用粗颗粒谷物和细颗粒谷物饲养鼠，结果接受细颗粒饲料的实验鼠龋齿数比食粗颗粒饲料的动物龋齿多。

第二节　影响食物致龋的因素

糖与龋病关系密切，但食物的致龋性不能简单地根据食物的含糖多少判断，还应考虑影响食物致龋的其他因素，如食物的物理性状，包括溶解性、黏稠度。

一、食物的化学组成

一般说来，食物中含糖少致龋力差，含纤维、维生素和矿物质多的食物有抗龋性。相反，含糖多的食物致龋力则大。

食物所含糖的种类不同，其致龋能力亦有不同。含发酵性碳水化合物，如蔗糖、葡萄糖和果糖的食物致龋力较大。这些糖可以被生态膜细菌利用，代谢产酸，并有利于细菌对牙齿表面的黏附。淀粉是人类食用的主要碳水化合物，属多糖，因分子量大、很难扩散入生态膜结构内被细菌利用，属低致龋性食物。如将淀粉中加入糖，则可增加致龋机会。研究表明：淀粉中含糖时其致龋性则高于同等量的糖。另外，有学者以质量分数为5%的蔗糖作为对照测试不同的淀粉食品对菌斑pH值的影响时发现，在最初的15分钟，菌斑pH值下降不及质量分数5%的蔗糖，但从第30分钟开始，所有的淀粉食品都能导致比质量分数5%的蔗糖相似甚至更低的菌斑pH值。流行病学横断面研究显示，与对照组相比，经常食用淀粉类食品可导致菌斑pH值降低和釉质、牙本质脱矿增加。

含纤维多的食物，如胡萝卜、苹果、青菜等在食用时需要较大的咀嚼力，可促进唾液分泌，有利于食物的排除。同时，这类食物含丰富的矿物质和维生素，有利于再矿化。

二、食物的物理性能

食物的物理性能是指食物的机械性能，包括食物的硬度、黏稠度和附着性，食物的粗细度（食物的颗粒大小和形态）以及食物的潮湿度。食物的物理性能与其在口腔中的溶解度、停留时间及口腔卫生的好坏有关，影响到食物致龋力的大小。凡是能在口腔、牙面上较长时间停留的食物，致龋力就大，如细颗粒、黏稠度大的食物。

改变食物的物理性能，如将水加入食物中，会影响龋病的发生。长期食用液体食物的动物，造成唾液腺萎缩，唾液分泌减少，龋齿增加。

食物的物理性能和化学组成也可以影响唾液的流速。快流速的唾液比静止性唾液pH值高，且含丰富的钙、磷，不易发生龋病。凡是可以增加唾液分泌的食物被认为是低致龋性食物。

三、食物的加工

在近代食品工业发展之前，人类主要食用天然食物，并经一般的烹调，其来源主要是蔬菜、谷物、禽蛋和动物肉类。天然食物的含糖量不多，如谷物、水果含糖约5%～15%，且多不是蔗糖，古代人食用这类食物患龋率很低。19世纪末期造成龋病发病率上升的一个主要原因是碾磨精制面粉技术的广泛使用。精制面粉与糖混合制成面包，增加了食物的可食性，同时也增加了食物的致龋能力。有研究认为糖与面粉的混合物致龋能力大于单独用糖。精制面粉、高黏稠性食物中加入少量的糖，增加了糖在牙面上的停留时间，而使生态膜中细菌能充分利用这些糖产生酸，因而这类食物的致龋力较大。

天然食物致龋力低的另一个原因是这类食物比较粗糙。在咀嚼过程中需要使用较大的咀嚼力，机械摩擦使牙面磨损，使咬合牙面上易患龋的部位，如点隙裂沟在尚未发生龋损之前已被磨去，减少了牙齿患龋的可能性。此外，天然食物中所含的纤维成分可以辅助牙面的清洁。

在食品加工过程中，一方面天然食物中的许多保护性因子被破坏，如纤维成分、维生素等，另一方面在加工食品中加入大量的蔗糖，结果使加工后的食物容易在牙面上停留，其中的蔗糖被生态膜中的细菌利用而产酸，致龋力增强。

四、食物的产酸性

食物的产酸性是指食物被生态膜利用后的产酸能力。食物的产酸性是衡量食物致龋力的一个重要指标。只有能被细菌利用并产酸的食物才是致龋性食物。食物的产酸性与食物的化学组成，物理性状有着密切的关系。凡是含碳水化合物多的食物，能够在口腔或牙面上长久停留的食物，产酸性均强，直接影响唾液、生态膜的pH。

食物中不同糖类的产酸力不同。单糖和双糖因分子量小，容易扩散入生态膜而被细菌利用产酸，这类糖对生态膜的pH影响较大。而多糖类，如淀粉，因分子量大，很难扩散进入生态膜，很难被细菌所利用。如果在淀粉酶的作用下，则淀粉被分解成麦芽糖，麦芽糖比淀粉易入面生态膜结构中。淀粉酶的来源主要是唾液和细菌，不少生态膜菌，如唾液链球菌、唾液乳杆菌、黏性放线菌都可以产生淀粉酶。

通过比较不同食物对生态膜pH的影响程度，可以判断食物的产酸性大小。有人分析发现，含蔗糖的食品和饮料使牙面上生态膜的 pH 明显下降；而花生、油炸土豆片、无糖咖啡对牙面生态膜 pH 则没有明显的影响；蛋类食品能增加生态膜的 pH，可能是由于蛋白质代谢产生氨类代谢产物之故。牛奶中富含钙、磷和酪蛋白，这些成分均具有抑制龋病、增加生态膜 pH 的作用，动物实验表明，牛奶具有预防龋病的作用，但是最近的流行病学调查显示牛奶与生态膜没有关系或者呈低度相关性。

食物对生态膜 pH 的影响还受到食物的摄入顺序的影响。Dodds 发现先食含糖食物，再吃不含糖食物，生态膜 pH 下降程度比先吃不含糖食物少得多。非产酸性食物可刺激唾液分泌，稀释细菌产酸，减少面生态膜 pH 的下降。人们常常习惯吃饭后再吃甜食，结果使含糖食物长时期停留在平面上，便于细菌利用产酸，有利于龋病的发生。如果改变生活习惯，先吃甜食，再吃正餐，便可以减少生态膜的产酸和龋齿的发生。也有人提出在吃含糖食物之前吃一些非致龋性食物，如干酪，也能明显减少细菌对糖的利用。因干酪能刺激唾液腺分泌碱性唾液，中和牙面生态膜中的酸性产物。

食物的产酸性也受到口腔微生物的影响。烹调后的淀粉食品一般不加糖不会致龋，如果先将变形链球菌接种入鼠的口腔，再饲养这种含糖淀粉食物，动物牙面上则出现较多的沟裂龋和光滑面龋。

第三节　食物致龋力的测试方法

为了保证良好的口腔卫生状况，了解哪些食物能减少或增加生态膜形成和龋病发生是十分必要的。对食物致龋能力的估价，人们进行了各种试验性探索，所得结果并非一致，如淀粉食物，一些实验认为淀粉没有致龋性，另一些实验则认为淀粉有致龋性，尤其是加糖淀粉食物，致龋力大于蔗糖。1890 年 Miller 提出评估食物致龋力大小的最早方法，即将食物与收集的人唾液混合培养，观察产酸量的多少，由此推断和比较食物的致龋力。

一、化学分析法

（一）食物含糖浓度测定

化学分析是最简单的方法，如果食物不含碳水化合物，不会产酸，这种食物被认为是非致龋性食物。如果食物中含糖，尤其是含蔗糖，这种食物是致龋的，但致龋力大小并非与所含糖浓度成正比，因其尚与食物溶解性，黏性和其他因素有关。

（二）食物——唾液混合物产酸分析

将含碳水化合物食物与唾液一起孵育，唾液中细菌分解糖产酸，测量产酸速度可以作为食物致龋力的判断指标。

（三）牙釉质溶解试验

将待测食物与唾液混合，再加入牙釉质粉或羟磷灰石粉，测定从牙釉质中溶解释放出的钙量，可判断食物的致龋力。这种方法与 pH 测定法联合使用，准确性大。值得注意的是产酸量大的食物，脱钙力不一定大，因与所产酸的种类有关。如黑面包的脱矿力小于精制面粉制做的白面包。这也说明，食物中一些抗龋因子确在食物加工过程中丢失了。

二、生态膜 pH 测定

摄取食物后测定生态膜 pH 变化，是比较食物产酸性的最好试验。该方法重视食物的产酸能力和进食时唾液流速的变化对生态膜 pH 的影响，但未检测食物对牙釉质的溶解力。表 8-1 就是根据食物降低生态膜 pH 的能力，来说明一些食物致龋力的大小。

如果进食某种食物后，生态膜 pH 不降到 5.5 以下，牙釉质在牙面生态膜或唾液中不溶解，可以认为这种食品是对牙齿无害的食品。并非所有食物产酸性都与致龋性相等。有的食物产酸，但不致龋。尚无实验证明不产酸食物可以致龋。

表 8-1　各种食物致龋力估价

产酸力	饮料	水果	烤制食品	甜食
	牛奶	坚果	黄油面包	无糖口香糖
小	咖啡牛奶	苹果	三明治	巧克力
↓	含碳饮料	香蕉	果酱面包	橘子果冻
大	苹果汁	大枣	苹果馅饼	冰糖
	橘子汁	葡萄干		水果糖

三、动物实验

动物实验的优点是能较好的掌握和控制影响实验结果的大多数因素，较为准确地反映食物之间致龋力的差异，了解防龋剂的防治效果。通常，动物实验是将待测食物或防龋剂加入动物的基础食物中，观察动物进食一段时间后龋病的发病情况，根据所患龋齿的多少判断食物的致龋力或防龋剂是否出现防龋效果。动物实验为食物用于人类提供了更准确的依据。也有一些因素可影响实验结果，如食物的味道、摄取频率等。如果一种致龋性食物的味道好，动物喜食，这种食物的致龋力就可能增大。

将基础食物经胃管喂养，待测食物则由口腔给予动物，观察龋病的发生。实验结果说明，只有那些与牙齿接触的食物才会有致龋可能性，食物的致龋性主要是通过食物的口腔局部作用。

有些动物实验的结果尚不能用于人。实验认为加入 1%～2%无机磷的食物能显著减少食物的致动物龋的能力，但在人体上未能得到证实。

用动物实验来检验食物的致龋力还存在着费时费钱的问题。

四、人体试验

比较食物致龋力最理想的方法是人体试验。其结果可靠，真实，说明力强。但这种试验费用高，且实验对象是人，涉及到人道原则问题。如果给受试者吃入致龋性食物，造成的大量龋齿，是不可能通过改变食物成分使龋齿自愈恢复的，必须通过牙体手术方法治疗，这从人道主义观点上是行不通的。同时，人体试验还受到不同个体对龋敏感性不同的影响。这里介绍二种人体试验方法。

（一）口内致龋试验

Ostram(1976)设计了一种以测定牙釉质块在人口腔内的脱矿程度，判断食物致龋性的方法，即口内致龋试验（intraoral cariogenicity test，ICT）。将人或牛牙釉质块，先分别放入待测食物液和 3%蔗糖对照液或水中处理后，安置在活动义齿上戴入人的口腔中。通过测定牙釉质块硬度、孔隙数目改变以及脱矿程度来估计被测食物的致龋力。试验时，可在牙釉质块上贴上细纱布，以辅助细菌的黏附、堆积及生态膜的形成。该试验由于被测食物仅与牙釉质块接触，未与被试者牙齿接触，故排除了损害被试者牙齿的可能性。

Pearce(1982)用该方法发现，用磷酸钙饱和的含氟漱口液能使已经脱矿的牙釉质块再矿化。

（二）短期临床试验

由 Fehr(1920)设计，试验需时较短，但必须征得受试者的同意方能进行。试验前先让受试者牙面积有面生态膜，以后在为期 21 天中，给以多量可能有致龋性能的食物，到期后，将牙面面生态膜刮除，观察面生态膜下有无白垩斑出现。这种试验可以在同一受试者身上试验多种食物。出现的白垩斑可以用再矿化方法治愈。

通过以上介绍的各种试验，便可将食物分为非致龋性或致龋性食物。食物致龋能力受到测试方法，参试对象的影响。有些食物用这种方法分析是属于非致龋性食物，而用另一种方法时则可能是属于致龋性；有些食物对这个人是致龋的，对另外一个人则可能不致龋。因此，结合使用这些测试方法，如生态膜 pH 测定，口内致龋试验或动物实验，才能正确地估价食物是否具有致龋性以及致龋能力的大小。

第四节　糖与龋病

食物致龋力大小与其含糖的多少、种类密切相关。人类几乎每天都要进食大量的糖类，作为机体获取能量的主要来源。无论人群流行病学调查或动物实验结果都充分证明，糖在龋病发生发展过程中起决定性的作用。含糖量高的食物经口腔喂养动物，可以诱发较多的龋齿。糖是龋病发生的祸根。

一、糖在龋病发生中的作用

通过广泛、深入的研究，已经证实糖在龋病发生中的作用主要是通过以下几种机理。

（一）酵解产酸

糖被口腔内细菌、生态膜利用，代谢产生各种有机酸，酸长期堆积并作用于生态膜与牙釉质界面，造成牙齿脱矿，产生龋损。这是糖致龋的主要机理。食物中大多数糖类，包括单糖（葡萄糖、果糖）、双糖（蔗糖、麦芽糖、乳糖）都可以被细菌利用产生有机酸，如乳酸、甲酸、乙酸、丙酸或琥珀酸，使生态膜与牙釉质表面间 pH 降至 5.5 以下，而使牙釉质产生脱矿。

（二）合成细胞外水不溶性多糖

糖在细菌的作用下可合成细胞外水不溶性多糖参与生态膜形成过程，为细菌对牙面的黏附提供条件。许多生态膜内的细菌都能产生葡糖基转移酶，此酶以糖，尤其是蔗糖为底物，合成以 α-1,3 糖苷键为主的葡聚糖。这种多糖不溶于水，分子之间有高度的分支结构，组成生态膜基质的一部分。

（三）合成细胞内多糖和水溶性细胞外多糖

这类多糖的生物学作用是保持生态膜内细菌对糖利用的持续性，尤其是当外源性糖供给不足时。生态膜中的细菌在外源性糖供给充足时，能够利用一些糖合成细胞内多糖，包括糖原和支链淀粉，也可以合成以 α-1,6 糖苷键连结为主的葡聚糖和果聚糖，这些多糖易溶于水，可被细菌利用，作为细菌能源贮存形式。

（四）为细菌的新陈代谢活动提供能量

糖通过有氧化或无氧酵解的代谢过程，释放出能量，供生态膜中细菌代谢活动，使细菌在有能源，有底物的良好环境下产生致病性产物。不同糖在水解时释放能量不同，以蔗糖水解释放自由能最高（表 8-2）。

表 8-2　各种糖水解释放的标准自由能

糖　类	释放出标准自由能(kJ/mol)
葡萄糖	20.92
蔗糖	27.61
麦芽糖	12.55
乳糖	12.55
糖原	17.99
葡聚糖	8.37
果聚糖	19.25

进入口腔的糖，是否能被生态膜所利用，主要决定于：①糖在口腔中停留的时间，这是与糖的类型、物理性能、唾液的冲洗能力以及牙齿结构和排列有关。②糖扩散入生态膜的能力，葡萄糖、蔗糖的分子小，容易扩散入生态膜；而淀粉，糊精的分子大，不易透入生态膜的致密结构中。但后者在细菌或淀粉酶的作用下，可以被分解成小分子的单糖或双糖，易于扩入生态膜中。

二、影响糖致龋力的因素

糖能引起龋病已被人们所承认。因此，限制糖的摄入量，或用一些食物，如肉类、蔬菜、蛋类、奶类食品代替含糖食品，是可以减少龋病发生的。因此，糖的致龋能力受到许多因素的影响。

（一）食糖量

流行病学调查和实验结果都肯定地认为，食糖量与龋病的发生有明显的正相关关系。动物实验时采用45%、30%、15%的含糖食品饲养田鼠，104天以后检查龋齿的发生情况，结果是饲养45%含糖食品的动物患龋率明显高于其他两组。表8-3资料是调查426名儿童吃糖量与龋病的关系，不难看出，吃糖量愈多，龋齿数也愈高。

表8-3　426名儿童食糖量与龋病发生的关系

	每人每周食糖量(g)			
	＜125	125～249	250～500	＞500
n	41	136	159	66
DMFT	9.3	9.7	10.6	11.3

在分析糖浓度与生态膜产酸关系时，人们发现浓度低的糖液(10%)使生态膜内pH下降最大且恢复较慢；浓度高(40%、70%)的糖液使生态膜pH下降程度反而不大。这是由于浓度过高的糖液，不利于糖向生态膜深层结构中的扩散所致。

(二)糖的种类

不同的糖，因其化学结构，分子量大小不同，致龋能力也有差异。许多研究证明单糖、双糖的致龋性大于多糖。前者分子小，容易扩散进入生态膜中被细菌利用产酸，使生态膜内或龋损内的pH迅速下降。葡萄糖、麦芽糖、果糖、蔗糖可使生态膜pH下降到4.0或更低；乳糖、半乳糖产酸少一些，可使面生态膜pH下降到5.0；糖醇类(山梨醇、甘露醇)则使生态膜pH下降很慢，甚至不下降。根据不同糖使生态膜pH下降程度，对糖的致龋力进行排序如下：蔗糖＞葡萄糖＞麦芽糖、乳糖、果糖＞山梨醇＞木糖醇。

蔗糖是人类最常食用的糖，其化学组成是由一分子葡萄糖和一分子果糖借共价键连接而成的双糖，多存在于甘蔗、甜菜、水果等天然食物中。流行病学调查资料早就明确显示，蔗糖的消耗量与龋病的流行有关。如澳大利亚、新西兰以及北美爱斯基摩族的土著居民，在采用欧洲式饮食前，他们的食物中几乎不含蔗糖，患龋率极低。随着这些地区的开发，饮食中含蔗糖量的增加，患龋率亦随之增加。

蔗糖成为龋病发生祸根(arch criminal)的主要原因：①蔗糖的消耗量最大的是在工业比较发达的国家，居民每人每日耗糖量200 g，其中66%是蔗糖。②蔗糖的分子结构中共价键具有高度的水解性，很容易被细菌分解利用。③蔗糖的致龋作用主要是通过一些细菌酶的代谢作用所致，其中较重要的是葡糖基转移酶、果糖基转移酶。这些酶对蔗糖具有高度特异性。只要生态膜中有蔗糖存在，葡糖基转移酶(GTF)将连续利用蔗糖形成葡聚糖和果聚糖。果聚糖很容易被生态膜的菌丛发酵形成有机酸。FTF是口腔细菌重要的致龋因子之一，吸附于细菌表面的FTF合成的吸附性多糖参与细菌对牙面的黏附。另外，且其开放读码框ORF3的产物可调节ftf基因和gff基因的表达，促进龋病的发生和发展。因此，可望通过FTF途径控制细菌胞外多糖，进而影响龋病的发生发展。而葡聚糖，特别是水不溶性者，对细菌的黏附和集聚起到促进作用。

麦芽糖、乳糖、果糖和葡萄糖能被口腔细菌利用合成细菌细胞壁多糖、夹膜多糖、胞内多糖，参与细菌的结构组成和代谢活动。

葡萄糖和果糖多存在于天然水果、蜂糖、软饮料或食品中蔗糖的分解产物中。乳糖多位于牛奶及淀粉水解所产生麦芽糖中。淀粉是主要的食物碳水化合物，存在于植物性粮食中，如小麦、大米、玉米、燕麦、土豆、甜薯和大豆。在许多人类食品中，如点心、蛋糕均为蔗糖与淀粉的混合物，从动物鼠实验研究发现，淀粉与蔗糖以1∶1的比例混合时致龋性超过蔗糖，其原因可能是混合性食物更具黏性，不易清除。

糖的致龋力不同还与糖被细菌利用的速度以及代谢产物不同有关。利用人工口腔装置比较各种糖软化牙本质的能力，结果为蔗糖、葡萄糖的软化能力最强，乳糖、半乳糖较低，淀粉不能软化牙本质。这说明不同糖因代谢产物不同，软化牙本质的能力也有差异。摄入蔗糖后，可以明显增加生态膜中的乳酸、丁酸的含量。Frostell(1981)研究了糖对150名儿童乳牙患龋的影响。他将参试儿童分为两组，一组吃含蔗糖食物；另一组吃转化糖食物(由等量的葡萄糖和果糖混合而成)。2年后发现蔗糖组儿童患龋明显高于转化糖组。此研究结果充分说明分子结构不同的糖，致龋力不同。尽管蔗糖是由葡萄糖和果糖构成的双糖，但葡萄糖和果糖的致龋力并不等于蔗糖。

(三)含糖食品的物理形式

糖的物理形式与糖在口腔中的停留时间长短有关。含糖溶液进入口腔很快吞咽,或被唾液稀释,不易在口腔中停留,也不利于生态膜对糖的利用。因此,糖液的致龋作用弱。固体、半固体的糖如奶糖,能较长时间地粘在牙齿表面,使细菌有充足的时间利用产酸,故致龋性强。

(四)给糖方式和时间

任何一种致龋性食物必须经过口腔,接触到牙齿才可能致龋。如果由胃管给予致龋性食物,不会产生龋齿。这说明给糖的方式与糖的致龋力有关,同时也证明糖的致龋作用是通过口腔局部效应,而不是全身作用的结果。

在牙齿发育成熟之前给糖,可以增加机体对龋的敏感性;而在牙齿发育成熟之后给糖,对机体的影响减小。动物实验发现连续 18 天给动物鼠高致龋性食物,平均龋齿数可达 30.6,而给低致龋性食物则为 5.4。无论对龋是否敏感,连续 24 小时给糖,龋齿发生率明显增加;只在周末给致龋性食物,患龋率则明显减少。由此推断,持续给糖比间断给糖对龋病发生的影响更大。现在,有人提倡周末吃糖日,即集中在周末的一天内吃糖,而平时不吃糖。据调查,这种给糖方式的确可以减少龋病的发生。

(五)糖的唾液清除率

糖进入口腔,被新鲜分泌的唾液稀释,接着吞咽下胃,该过程相似于体外的系列稀释。一种物质在唾液中的含量随时间而减少的过程称为唾液清除率(saliva earance)。糖的唾液清除率(sugar clearance in saliva)指糖在唾液中减少对时间的函数。它直接影响唾液中糖的浓度和唾液与生态膜之间糖的扩散速度。不同糖类,不同物理形状的糖,在唾液中的清除率是不同的。使唾液糖浓度下降 1 mg/ml,葡萄糖需要 7.2 分钟,蔗糖需要 6.3 分钟。龋洞、不良修复体、冠桥修复等可以延长糖的清除时间。Lundqvist(1952)提出经新鲜水果、蔬菜和各种饮料中进入唾液的糖在 5 分钟内便可以被清除,而口香糖、硬糖、乳脂糖、夹心糖和巧克力糖产生较高的唾液糖浓度,清除时间较长,需 15～40 分钟。

影响糖的唾液清除率的唾液因素有:①起始时口腔中糖的含量;②唾液最大刺激流速;③糖刺激和出现最大唾液流速的时间差;④吞咽前后唾液量;⑤糖的甜味阈值等。Sreebny(1985)提出了糖的唾液清除率双相曲线,即糖在唾液中的清除是分两步进行,开始快速清除时间大约持续 6 分钟,接着是缓慢清除时间约 6～12 分钟。这种糖清除双相曲线的出现是由于起始阶段快速刺激唾液流速和新分泌的唾液持续稀释糖,继而被吞咽形成的。

糖的浓度不同,糖的唾液清除率也不同。Goulet(1985)测试了不同浓度葡萄糖的唾液清除率,含漱 5%、10%、25%葡萄糖液,唾液清除时间分别为 15、17.5 和 21 分钟。糖的浓度愈大,愈易进入口腔中的隐蔽区域,如狭窄的牙间隙后,使糖的清除时间延长。

口腔不同部位,糖的清除率也不同。Britse(1986)比较了口腔不同部位的蔗糖清除率。10 名自愿者含漱蔗糖液,浓度为 0.3 mol/L。分别在 10 秒、5 分钟测定不同部位唾液中的蔗糖含量。下前牙区蔗糖的清除率最快,其次是上侧切牙区。他认为在口腔的不同部位,糖是以不同的速度被清除的。

第五节　营养与龋病

人类要维持正常的新陈代谢,必须不断地从摄取的食物中获得营养。出生前,胎儿由母体获得营养。从胚胎开始,人体就不断地需要得到蛋白质、维生素、矿物质、脂肪、碳水化合物等营养素。一旦营养缺乏,就通过影响钙、磷代谢,使牙齿的发育障碍,降低牙齿本身的抗龋能力。正常状态下,胚胎发育到 92 天时,牙齿开始发育;到 194 天,乳牙牙釉质和本质基本形成。恒牙的发育除中切牙和第一恒磨牙外,多在出生后。因此,出生前后出现营养障碍,都可以造成牙齿发育异常,影响牙齿的抗龋能力。

一、维生素

维生素是维持机体健康所必需的一类低分子有机化合物。这类物质多不能由体内合成或者合成量很低，必须从食物中获取。维生素种类多，化学结构不一，主要作用是调节物质代谢，许多维生素参与辅酶的组成。如果食物中缺乏维生素或者不能从食物中有效地获取维生素，可能引起机体的发育、代谢障碍，降低机体的抗龋力。

（一）维生素 A

维生素 A 属脂溶性维生素，常以视黄醇和脱氢视黄醇的形式存在于天然食物中。如鱼类、鱼肝油、奶油、蛋黄、干酪和动物肝脏，也可存在于番茄、胡萝卜和许多蔬菜中。维生素 A 对保持上皮组织的正常结构和机能是必须的物质。在牙齿发育阶段缺乏维生素 A，会影响造釉细胞的功能，使造釉细胞退化萎缩，造牙釉质的能力中止，出现牙釉质发育不全，降低牙齿的抗龋能力。

（二）维生素 B

维生素 B 是一组水溶性维生素，包括硫胺、核黄素、烟酸、烟酰酸、生物素、泛酸、对氨基苯甲酸、肌醇、维生素 B_{12}、胆碱和维生素 B_6（包括吡哆醇、吡哆醛、吡哆胺）。大多数维生素 B 参与辅酶的组成，与机体的新陈代谢活动有密切的关系。维生素 B 与龋病的关系尚无定论。岳松龄等在动物实验中发现，不给含糖食物的鼠不发生龋齿；给含 45.5％糖的食物喂养的鼠中，9 只有 8 只产生 11 颗龋齿；在给含糖食物的同时补充维生素 B_1，的 9 只鼠中只有 2 只产生 4 颗龋齿。这说明不断地补充维生 B_1 可以提高机体的抗龋力，减少龋齿发生。前苏联学者的调查发现，给维生素 B_1 的儿童，患龋率为 36％；未给维生素 B_1 的儿童，患龋率则为 59％。

维生素 B_6 可以减少妊娠妇女和儿童的患龋率，但使用剂量是正常剂量的 10 倍。必须认识到缺乏维生素 B_6 并不是龋病发生的直接原因，大剂量的维生素 B_6 可能影响生态膜的细菌组成和代谢活动，减少了龋病的发生。

（三）维生素 C

维生素 C 又称抗坏血酸，是一种水溶性维生素，多存在于天然食物中，如蔬菜、水果中。机体内许多新陈代谢过程都需要维生素 C 的参与。维生素 C 的主要生理作用是参与体内氧化还原反应，助长细胞间基质的正常形成。缺乏维生素 C，引起造牙本质细胞变性，不能生成正常的牙本质，形成一些含有细胞和血管的骨样牙本质；也可以使造釉细胞萎缩，使牙釉质形成迟缓或停止，降低牙齿的抗龋能力。

（四）维生素 D

维生素 D 是一组脂溶性维生素，包括骨化醇和胆骨化醇，总称骨化醇，有抗佝偻病的作用。维生素 D 多存在于鱼肝油、奶油和蛋黄中，也可以在紫外线辐射下由固醇衍生而来。如果机体能经常充分接触日光中的紫外光，便可获得足够的维生素 D。一旦缺乏维生素 D，可以导致小儿佝偻病和成人骨质疏松症。摄入过多的维生素 D，也可以引起血钙过高、虚弱、体重减轻和其他症状。维生素 D 对牙齿发育有十分重要的作用，缺乏维生素 D，可以影响牙齿的钙化，增加牙齿对龋的敏感性。患严重佝偻病的儿童往往出现牙釉质发育不全。因此，在儿童牙齿发育时期，不断补充维生素 D，可以提高牙齿的抗龋力。

（五）维生素 K

维生素 K 是一组脂溶性维生素，分布于菠菜、卷心菜、鱼肉、猪肝、蛋黄和大麻种子中。维生素 K 能促使肝内凝血酶原的合成，有利血液凝固。动物实验结果认为维生素 K 是一种抗龋因子。缺乏维生素 K 的动物患龋率明显增加。主要因为维生素 K 可能抑制糖代谢过程中一些酶的活性，阻止面生态膜内酸的产生。

二、蛋白质和氨基酸

蛋白质与龋病发生的确切关系尚不十分清楚，目前认为蛋白质的抗龋机制可能是：

①蛋白质如酪蛋白可牢固地附于牙面上，致使釉质的酸溶解性下降，致龋菌难以附着至牙面；

②结合至牙菌斑的蛋白质及氨基酸的分解代谢产物可对菌斑 pH 值下降起缓冲作用;③某些蛋白质如酪蛋白本身带有磷钙,可增加牙菌斑中磷、钙离子的含量,防止釉质脱矿和促进釉质的再矿化。动物实验表明在牙齿发育阶段,严重缺乏蛋白质,会造成蛋白质代谢障碍,使牙齿发育不良,削弱牙齿自身的抗龋能力。如果用低蛋白质的食物喂养动物鼠。其后代的唾液流量明显减少,唾液中蛋白质含量也减少,牙齿对龋的敏感性增加。一旦恢复正常食物,蛋白质量是可以恢复的。可以认为,食物蛋白质可以通过影响唾液分泌的蛋白质含量,参与龋病的发生和发展过程。唾液中蛋白质在细菌对牙面的黏附、生态膜的形成中起着十分重要的作用。糖蛋白选择性吸附在清洁的牙釉质表面,形成获得性膜,对细菌在牙面的选择性定植提供条件。

其他的唾液蛋白质,如乳酸脱氢酶、乳铁质和溶菌酶,也受到食物蛋白质供给的影响,而这些蛋白质又是机体的抗龋因子。

与蛋白质一样,氨基酸与龋病的发生究竟有什么关系,尚待研究。有动物实验认为缺乏氨基酸的食物使动物鼠龋齿数增加,给动物补充赖氨酸能抑制龋的发生。

三、脂肪

在动物的致龋饮食中补充脂肪可以减少龋齿发生。食物中脂肪被吸收后可能经唾液在牙釉质表面形成一层脂肪覆盖膜,此膜可以隔绝细菌及糖与牙釉质表面的接触,减少生态膜的形成。动物实验可以发现,脂肪酸能减少动物鼠的龋齿发生。如将脂肪加入含糖食物一起喂养动物,也可以减少龋齿发生。

Munty 等分析了无龋者和龋敏感者 3 天面生态膜中的脂肪发现,龋敏感者生态膜中脂肪量多于无龋者;面生态膜的总脂量是随着面生态膜的年龄增长而减少。另一个研究也发现面生态膜中的脂肪含量与生态膜所在的部位有关,邻面生态膜的脂肪含量是光滑面生态膜的 2 倍。由于含脂量的不同,使生态膜的扩散能力有差异,含脂量多的生态膜,其扩散性低于含脂量少的面生态膜。扩散能力的大小反应了生态膜代谢能力的强弱。

四、矿物质

矿物质是人体不可缺少的营养物质。与其他食物中的有机物质不同,矿物质不能在机体内合成,只能从食物中获得。矿物质的代谢是经排泄过程排除体外,而不会在机体的代谢过程中消失。因此,矿物质在营养学上有特殊意义。

机体内矿物质的种类很多,其含量亦各不相同。其中钙、磷、镁、钠、钾、硫的量较多,而铬、钴、铜、氧、碘、钼、镧、锌量则很少,属于痕量元素。已在人体牙釉质中查到约 40 种元素。Navia 将微量元素及一些宏量元素按照在实验动物中促进或抑制龋病的能力分成 5 组:①促龋作用:硒、镁、镉、铂、铅、硅;②防御作用:钡、镍、钯、钛、金、铁;③防龋作用可疑:铍、钴、锌、溴、碘、钙;④中度防龋作用:钡、硼、铜、锂、锶;⑤强防龋作用:氟、磷。

矿物质通过影响生态膜代谢和牙齿结构,在龋病发生过程中起作用。有学者发现无龋者生态膜液的矿物质含量比龋敏感者高。氟能取代牙釉质中羟基磷灰石晶体中的羟基,形成氟磷灰石,增加牙釉质的抗酸力。硒则可以取代羟基磷灰石中的钙,减弱牙齿的抗酸力,促进龋病的发生。许多微量元素可以大量存在于磷灰石晶体表面,对细菌和牙齿代谢的影响尚需进一步研究。有研究表明锡、锌可有效地抑制牙菌斑产酸,使菌斑 pH 值升高,促进再矿化。到目前为止的一系列研究表明,氟、锶、硼、钼的协同使用可抑制龋病的发生,而铯、铅、镁的单独或合并使用可以促进龋病的发生。但尚未发现某种微量元素能够像氟一样具有明显地抗龋效果。因此,微量元素对龋病作用的进一步研究,应着眼于开发多种元素最适的使用水平和比率,使其能够最大限度地发挥对龋病的抑制作用。

矿物质中以钙、磷对牙齿的发育和抗龋性所起作用最为重要。在牙齿发育时期缺乏钙、磷会严重地影响牙齿的发育和矿化,减弱牙齿自身的抗龋能力。动物实验结果表明,缺乏钙、磷的大白鼠患龋尤为严重。给动物添喂磷酸钙和磷酸钠能减少动物鼠的患龋。

(周学东)

第九章　氟与龋病

氟元素分布极广，几乎遍及整个自然界。无论是土壤、岩石、海水或空气中都有氟的存在。

氟是自然界最活泼的非金属元素，常以阴离子和络合物的形式存在。在高温下，几乎能和所有的元素相互作用，在常温下，能与许多物质发生反应。在自然界中，氟一般不呈游离状态，而是以化合物的形式存在。有的氟化物易挥发，如氟化氢。几乎所有氟化物都可被溶解，但溶解度差异很大。在20 ℃时，萤石（又称氟石或氟化钙 CaF_2）的溶解度为40 mg/L，氟磷灰石［$Ca_{10}(PO_4)_6F_2$］为200～500 mg/L。在相同条件下，氟化钠（NaF）的溶解度高达40 540 mg/L。正是由于氟化物绝大部分可以溶解，所以氟广泛存在于土壤、水和动植物体内。

氟是构成人体一种必需的微量元素，正常人体各组织器官都含有氟。在机体生长发育阶段，摄入一定量的氟，对促进牙齿和骨骼的发育、神经系统的兴奋传导以及某些酶系统正常活动都具有重要意义。氟作为一种有效的抗龋元素，已引起有关专家学者的高度重视。无论是自然饮水中含的氟还是饮水中人工加氟对控制龋病的发生均能收到同等的效果。世界上一些国家都已把饮水加氟作为一项主要防龋措施，并收到了巨大的社会效益和经济效益。

第一节　氟在自然界的分布

自然界中含氟的化合物种类很多，约有一百种以上，常见的有萤石［CaF_2］、冰晶石［Na_3AlF_6］、氟磷灰石［$3Ca_3(PO_4)_2CaF_2$］、云母和电石等。这些岩石中的氟，经过长期的风化和溶解作用而广泛分布于自然界的土壤，饮水和动植物体内，氟在自然界的分布见表9-1。

表9-1　氟在自然界中的分布情况

分布	氟所占比重(%)
地壳	0.027～0.08
土壤	0.02
水	0.0003～0.01
动物体	0.0003
植物	0.0030
人体	0.00035

自然界中氟的分布极不均匀，随地域不同而有很大差异。造成这种分布差异的原因可能与以下因素有关：①岩石的淋溶和溶解作用；②蒸发引起的浓缩作用；③离子吸附和交换作用；④火山爆发及人类社会活动的影响。一般来讲，在岩石和矿床含氟量多的地区，活火山区周围，盐渍地带，氟工业区以及大量使用含氟化肥或农药地区的土壤、水源和动植物体内氟含量都很高。

一、土壤和岩石

岩石和土壤内氟通常与许多矿物质结合存在。火山尘埃、风化岩石、工业造铝用的冰晶石，制造化肥用的含磷岩石中含氟量很高，一般在4.2%左右。自然界中氟分布极广，绝大部分氟与其他各种化合物和矿物质牢固结合，这种结合型氟化物一般无生物学作用。只有离子氟才具有生物学和医学意义。土壤中的氟离子浓度与氟化物的自然解离度、土壤的酸碱度、是否存在有其他化合物或矿物质以及当地水的流量和流速有关。土壤中氟离子浓度还与土壤的深度有关，0～7.5 cm深的土壤中含氟量为20～500 mg/kg，0～30 cm深的土壤含氟量为20～1620 mg/kg。高原地带土壤中含氟量较低。

富氟岩石在漫长的年代中，由于自然大气雨水淋溶、溶解和风化作用所释放出的氟离子进入土壤和地下水中。此外，由于风化和淋溶作用使固定氟转变成活动氟，因此水氟浓度有不断提高的趋势，继之土壤氟含量也发生相应变化。我国贵州岩石平均含氟量为 302.32～468.47 mg/kg。氟流行的地理分布与富氟岩石分布基本上一致。一些国家土壤中氟量见表 9-2。

表 9-2　一些国家土壤氟含量(mg/kg)

国名	含氟量范围	均值
中国	191～1012	453
联邦德国	80～1100	530
日本	260～520	370
新西兰	68～540	200
瑞典		
沙土	43～198	90
黏土	248～657	450
美国	10～7070	290
前苏联	30～320	200

火山爆发后，火山气体及火山灰尘带有的大量氟化物沉落地表，使土壤中氟含量升高。冰岛火山爆发时氟中毒发病率急骤增加。相反，火山静止期，氟中毒发病率下降。地震时引起岩石剧烈上浮，包括氟在内的无机元素分布发生变动，可使低氟土壤变成含氟量高的土壤。我国是多地震国家，地方性氟中毒流行大多位于或邻近大地震带，如陕西定边地区和贵州毕节地区等。

同一区域土壤氟和水氟含量不尽相同，但两者可互相影响。除水氟外，土壤中氟对当地动植物体内的含氟量也有明显影响，有报道证实，生长在高氟区土壤中的稻谷、玉米和瓜果等含氟量比生长在低氟区土壤中同类植物高。

二、水源

饮水是人体摄氟最主要的方式。因此饮水含氟量多少直接与所在地区人和动物体内的氟含量有关，也与该地区人和动物氟中毒发病率和发病程度有关。

世界各地自然水源含氟量不等，差异极大。一些国家自然水源氟含量见表 9-3。

表 9-3　各国天然水源含氟量(ppm)

国名	含氟范围	国名	含氟范围
非洲		欧洲	
尼加拉瓜	0～6.2	奥地利	0.4～0.8
美洲		捷克	0～28.0
加拿大	0～1.2	丹麦	0～3.3
秘鲁	0～1.4	英国	0～5.8
美国	0～16	芬兰	0～5.0
亚洲		德国	0～4.9
中国	0～13	法国	0～2.0
印度	0～6.4	挪威	0～2.7
伊朗	0～1.0	波兰	0～1.1
日本	0～20	前苏联	0～7.0
朝鲜	0.8～10	意大利	0～7.1
澳洲			
澳大利亚	0～13.5		
新西兰	0～0.9		

奥地利和新西兰天然水源氟含量最高值为 0.8～0.9 ppm，南非和坦桑尼亚水源氟含量最高值分别是 53.0 ppm 和 95.0 ppm，相差几十倍到百倍。

中国各地区自然水源含氟量差别亦较大，陕西、甘肃、山西和四川等地水源含氟量较高，平均在 1.5 mg/L，最高达 7.5 mg/L。海水含氟量一般在 0.1～1.4 mg/L。海水通过蒸发把氟带到全球各地。世界上大部分江河、湖泊和井水含氟量均低于 0.5 mg/L，个别地区河水含氟量可高达 95 mg/L，如坦桑尼亚一条河水氟含量高达近 100 mg/L。

山脚下的河流和有海洋生物沉积地带的水中含氟量高。典型的例子是从叙利亚到约旦、埃及、利比亚、牙买加、阿尔及尔到摩纳哥这一地质带和从土耳其、伊拉克、伊朗、阿富汗到印度、泰国北部和中国这一地质带上许多地区水源中氟含量都很高。

不同的水源类型，含氟量不同。一般情况下，井水和泉水的含氟量高于沟水和塘水。同属高氟地区不同水源含氟量高低亦不同，这主要取决于地下水流速，土壤含氟量等。地下水流畅水中含氟量低；相反，水流滞缓，则水中氟含量高。

在一般情况下，人体从自然界摄取的氟有65%来自饮水，从食品和其他途径摄入的氟仅占35%左右。人体对饮水中的氟吸收率可达90%，而谷物或蔬菜等一些食物中氟多与有机或无机成分结合，人体吸收率低，仅占20%左右。可见，饮水中的氟对人体健康影响最大。

三、空气

据美国卫生部门调查报告认为，空气中氟含量极低，平均在0.05 μg/m³。在非工业区和商业区收集的标本分析显示，大气中含氟量低于0.05 μg/m³占88%；0.05～0.09 μg/m³仅占12%。世界上一些工业区大气中氟含量在0.2～3 μg/m³。某些大型厂矿上空大气含氟量相当高，如铝厂每生产1吨铝共排出气态氟35.4千克；一座年产4～5吨钙、磷肥的高炉，每小时排放含氟废气约3.5万m³，其中氟含量为1.5 g/m³，每小时排氟量即高达50多kg。在自然高氟区，经大气携带的氟在氟害方面不占重要地位。

火山爆发也是造成邻近大气中氟含量高的原因之一。据分析，火山尘埃中含有大量氟化氢(HF)，氟化钙(CaF_2)；氟化镁(MgF_2)等多种氟化物。有资料报道，火山尘埃中氟含量高达150 ppm以上。

大气中氟含量变化受许多因素的影响：所在地区工厂生产或加工的原料种类，加工过程，控制方法的种类和有效性；氟向大气中释放的速度；距污染源的距离，地理位置；季节和当地的气象条件等。

空气中氟经呼吸道进入肺脏，再通过气体交换入血分布到全身各组织器官。空气中的氟还可以通过人和动物的皮肤进入体内。

四、食物

许多动植物食物都或多或少含有氟化物，如肉类、海产、鸡蛋等都含一定量氟。有些含氟量很高，如海产之类氟含量高达30.0 mg/kg，茶叶中氟含量为70～100 mg/kg(干重)。部分食物含氟量见表9-4。

各种食物含氟量直接与生长地区土壤、水源和大气中氟浓度有关，同时也受加工食物的用水氟浓度影响。此外，生长在同一地区的动、植物因种类不同而有不同的摄氟能力，这是决定同一区域生长的不同种类动植物含氟量不同的主要原因。茶叶在生长过程中从土壤里摄取氟，把氟贮存在叶片里。茶叶经沸水冲泡，其中大部分氟在冲泡后5～10分钟释放出来。饮料中的氟多呈离子状态，人体几乎能全部吸收。固体食物中钙、铝与氟结合成氟化物，减少机体对氟的吸收。食物本身也可作为阻碍氟与肠黏膜接触而影响氟吸收的一种物理性屏障。到目前为止，人们对食物的氟摄取机理还了解甚少。

表9-4　部分食物、饮料含氟量(mg/kg)

食物及饮料	含氟范围	食物及饮料	含氟范围
猪、牛、狗肉	2.0	牛奶	0.6
猪肠	2.0	果汁	1.0
咸猪肉	3.5	葡萄酒	5.0
家禽	2.0	啤酒	2.0
野禽	6.0	五谷	3.0
海产	30.0	蔬菜	7.0
河鱼	15.0	鲜水果	2.5
软体动物	7.0	干酪	2.0
蛋类	1.5	茶叶(干重)	75.0～100.0

第二节　氟在机体内的代谢

机体经消化道、呼吸系统或皮肤摄入的氟化物首先进入血液，通过血液循环将氟分布到全身各组织器官，所以有学者称，血液是全身的供氟中心。氟的排泄也必然通过血液的输送。机体摄入的氟大约有50%通过肾脏排出，其余大部分被矿化组织摄取，氟在矿化组织内的结合是可逆的，主要受血氟浓度的影响。软组织细胞内氟含量直接受血氟浓度影响。氟的吸收分布与排泄见图9-1。

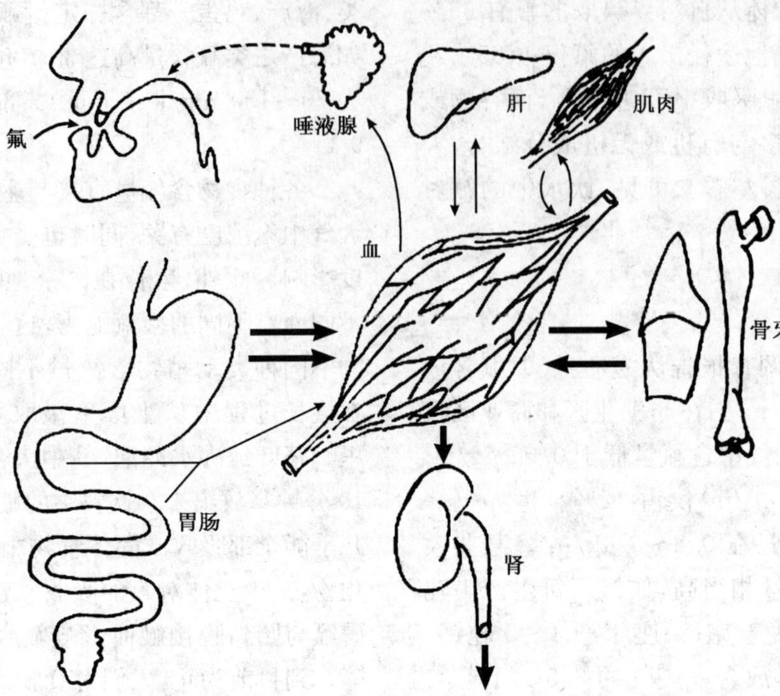

图 9-1　氟的吸收、分布与排泄主要途径示意图

氟是生物机体骨骼和牙齿生长发育必需的元素之一，也是能有效防龋的化合物，但如果机体通过饮水或其他不同途径过度暴露于氟化物，则对机体可能会产生危害作用。短期内大剂量或长期低剂量摄入氟化物，都可能造成急性或慢性胃肠功能紊乱及牙齿和骨骼结构异常等中毒症状。因此，在研究氟对机体生长发育的作用和在防龋抗龋方面的应用之前，应全面地了解机体对氟的吸收、分布与排泄等代谢过程。

一、吸收与代谢

机体吸收氟的途径很多，由饮水和食物摄取的氟多由消化道吸收。职业性接触含氟气体或粉尘的工人，多由呼吸道和皮肤吸收。据 Moller(1976)报道，氟也可以通过口腔黏膜吸收。

人体对氟化物的吸收程度与氟化物的溶解度有关。可溶性氟化物如氟化钠（NaF）、氟化氢（HF）、氟化锶(SrF)等溶解快，几乎全部能被吸收；氟化钙(CaF_2)、氟化镁(MgF_2)和氟化铝(AlF_3)等溶解度低，胃肠道对这些氟化物吸收慢或不被吸收。有一种氟磷酸钠(Na_2PO_3F)需通过酶作用水解后才能被吸收，其他惰性氟化物如氟硼酸钾(KBF_4)几乎不被吸收而由粪便排出。有机氟化物的吸收是整个氟化物分子而不是氟离子，这是食物中氟不能全部被吸收的主要原因之一。

氟的吸收还受与其同时存在的其他矿物质的多少的影响，此外还与人的年龄、营养状态和发育情况以及气候等因素有关。Ericson(1958)曾比较从水和牛奶中摄取氟的情况，发现人体从牛奶中摄取氟比从水中要慢得多，图 9-2 显示牛奶，含钙早餐对氟化物在胃肠道吸收的影响。空腹口服氟化钠后，氟化钠在胃肠道迅速解离成钠和氟离子，氟离子全部被吸收入血。

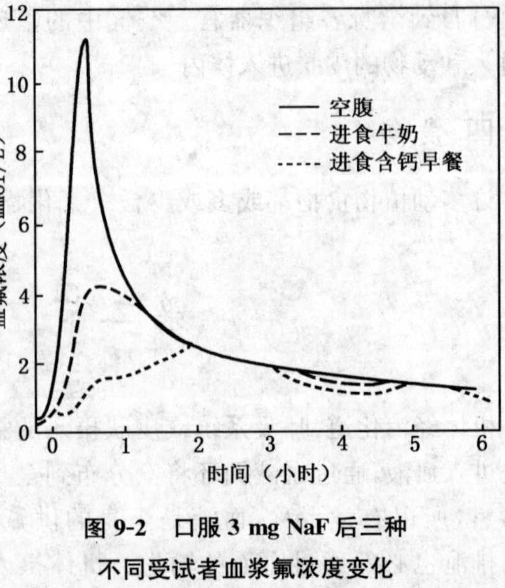

图 9-2　口服 3 mg NaF 后三种不同受试者血浆氟浓度变化

口服氟化钠的同时进食牛奶或含钙早餐、食物中钙和其他成分与氟结合影响了氟的吸收。

人体对氟的吸收率与饮水或食物中氟浓度成正比。饮水中氟浓度愈高，胃肠道吸收愈多，血氟浓度上升愈快。

氟的吸收过程是被动扩散，没有主动转运过程参与。氟在胃肠道吸收机理及速度与所在环境 pH 有关。氟在胃内吸收机制与胃的酸度有关，研究结果表明高的胃内 pH 值可以通过降低 HF 浓度而降低胃对氟的吸收；而大多数未被胃吸收氟可以被小肠吸收，但是通过肠黏膜吸收不依赖于肠内 pH 值水平。氟离子在胃肠道内与氢离子结合生成氟化氢($F^- + H^+ \rightleftharpoons HF$)，后者是不带电荷的中性分子，它易通过胃肠黏膜等生物膜。

动物实验发现，用胶管给动物饲养 pH2 的氟化钠溶液，有 45%的氟在 30 分钟内被吸收入血，将氟化钠溶液 pH 上升到 7，氟的吸收率下降 22%。用 pH2 的溶液替换 pH7 的溶液继续饲养动物，吸收率上升 55%。由此可见，氟在胃肠内吸收速度直接与该部位的 pH 值有关。当然在胃内没有被吸收的氟迅速进入肠道，小肠上皮细胞上覆盖着无数微绒毛，大大地增加了吸收的表面积。

氟化物吸收后即进入血液。在血液中，氟有两种形式存在，一种是离子氟或称游离氟，另一种是非离子氟或结合氟(氟与血浆蛋白结合或与其他无机离子结合)，两者共同构成血浆总氟。只有离子氟对骨牙组织的生长发育、龋病的预防和其他医学方面具有重要意义。非离子氟的生物学作用尚未被认识，可能与保持血浆氟离子平衡有关。

与结合氟不同，离子氟不与任何血浆蛋白结合，在血浆和组织细胞之间的分布很不均匀。血浆氟浓度大约高于细胞内的 2 倍。

血氟浓度不受自身调节，而是受摄取氟化物类型和其他因素作用的影响。生活在饮水和土壤含氟量不同的地区人血氟浓度相近，因此他们认为，机体能自身调节血氟浓度。后来经过大量调查和更精确测定分析，发现机体对血氟浓度没有任何自身调节能力，并认为导致这种错误观点的主要原因是分析测试方法落后。由于血氟浓度不能自身调节，因此也就没有所谓正常生理浓度可言。一般讲，居住在饮水含氟量为 1 ppm 的地区，健康成人血氟浓度为 1 μmol。不过有学者认为血氟浓度在 0.7～2.4 μmol 均属正常。

血氟浓度除了受摄取氟化物的量和测试前饮食种类的影响外，还与个体的年龄、骨骼的代谢以及肾功能状况有关。一般来讲，年龄大者血中氟浓度比年轻人高。这是由于年轻人在生长发育过程中矿化组织需要从血中摄取更多的氟化物；而年龄大者骨和牙中氟含量高于血液，在代谢过程中骨组织中的氟不断被释放进入血液之故。

进入血液中的氟很快向全身各组织器官分布，正常情况下，组织摄氟过程与肾脏排泄氟是同时进行的，这一系列过程中任何一个环节的功能异常均可影响血氟浓度。

氟通过胃肠道摄取后半小时，血氟浓度迅速上升达峰值，此后氟在血液内的浓度变化可分为两期(图 9-3)。早期，血氟向软组织内分布，心、肝、肾等是氟分布的主要软组织。此期又叫 α 相。此期决定着血氟浓度下降速度。后期又叫 β 相。此期内，血氟除不断向软硬组织分布外，更多的通过尿液或汗液排除。据研究表明，血氟清除率与其浓度成正比，即血氟浓度愈高，消除愈快。健康成人血氟下降 1/2 所需时间为 4 小时左右。

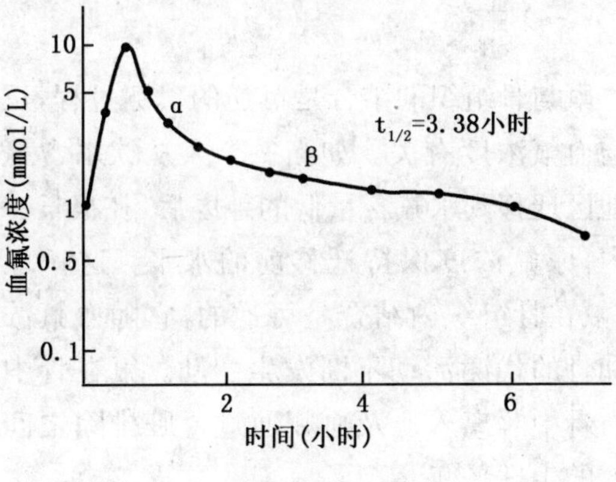

图 9-3　口服 3 mg NaF 后血浆氟浓度与时间的关系

二、分布

血液将氟输送到全身各组织器官，氟在各组织内的分布量取决于组织内血流量。一些组织，如肺、心和肝脏血流量充足，血液中的氟首先在这些组织内分布并很快与血氟浓度达到平衡，其他血流量少的组织如骨、皮肤、肌肉和脂肪等与血氟达到平衡所需时间则较长。人体部分组织器官氟含量与血氟比值见表 9-5。

表 9-5　人体组织/血浆氟含量比值

组织	组织/血浆氟含量比值
肝	0.98
肺	0.83
肾	4.16
舌	0.69
横膈	0.61
心肌	0.46
脑	0.08
脂肪	0.11
皮肤	0.43
唾液腺	0.63

氟随血液流至肾脏，被滤入肾小管的氟部分随水分被重吸收。因此，肾小管内原液中氟浓度较血液高。血脑屏障能有效地阻止氟进入中枢神经系统，故脑组织中氟含量极少。脂肪组织和皮肤氟含量也很低。

人体内绝大部分(约占 99%)的氟分布在矿化组织内，氟在骨内以氟磷灰石或氟羟磷灰石的形式存在。

(一)骨骼

氟与骨组织的结合是可逆的代谢过程，反应方向与血氟浓度有关。如当一个人从饮水含氟量高的地区迁移到水氟含量低的地区后，在很长一段时间内，尿氟浓度保持迁移前的水平。这一现象证实，氟在骨组织内结合是可逆的，它随血氟浓度改变和骨的代谢活动不断发生变动。氟在骨中沉积和由骨中解离入血及血氟通过肾脏排除之间构成有效的生理平衡。

关于氟在骨骼沉积的机理目前还不十分清楚。一般认为可能与以下两种机理有关：①氟化物与骨组织晶体表面的羟基和重碳酸盐离子进行交换；②氟化物的离子掺入骨组织结晶的晶格内，后者是一缓慢过程，由成骨细胞和破骨细胞的生理活动，通过置换或再结晶方式进行的。长期处在饮水氟含量低的地区，氟在骨中沉积就是通过这一机理进行的。氟化物从骨中解离释放过程可能是上述两种过程的逆反应。即：①由羟基和重碳酸盐离子与骨组织晶体表面的氟化物离子进行交换；②当骨组织再结晶或破骨细胞活动破坏原来的晶体时，氟化物便解离出来并释放到体液中。

骨组织摄氟量与机体发育阶段有关。有学者观察到，分别给同样剂量氟化物，老年人排出的氟要比年轻人多。动物实验结果表明，小鼠出生头一月内，排出量仅占一次给氟量的 10%，绝大部氟停留在体内；出生后半年，停留在体内的氟占一次给氟量的 70%；一年后仅有 60%左右停留在体内。

(二)牙齿

牙齿与骨骼的氟含量随饮水的氟浓度升高而上升。牙齿和骨质中的氟含量又与年龄有关，不论居住区域饮水含量多少，骨骼中含氟量随年龄增大而增多。儿童正处在生长发育阶段，其骨骼摄氟能力比成人强得多。表 9-6 列出不同年龄人组织中氟的含量。从表中看出，随年龄增加，各组织氟含量上升，特别是骨、牙、肾上腺和甲状腺等组织。

表 9-6　不同年龄人组织含氟量(ppm)

组织	10 岁	50 岁	80 岁
骨	314	450	882
牙齿	105	207	283
指甲	67	75.6	89
毛发	—	52.8	72.3
胰腺	0.61	0.81	<67
肾上腺	0.72	1.73	4.1
甲状腺	0.28	0.69	6.35
肝	0.24	0.38	1.17
肺	0.41	0.70	1.08
脑	0.61	0.37	0.84
骨骼肌	0.18	0.25	0.81
血液	0.13	0.26	0.38

牙齿和骨骼是人体对氟的亲和力最强的组织，一个儿童不论摄氟量多少，大约有一半被硬组织吸收而沉积下来。氟在骨骼中的沉积是终生不断的，但骨组织摄氟率与年龄增长呈负相关。

居住在饮水含氟量为 1 ppm 的地区成年人，骨的含氟量大约为 150～4000 ppm。氟在骨骼和牙齿中的沉积与机体代谢活力和骨型有关。实验证明：10 岁以前的儿童，氟大量沉积在牙齿和骨骼中；当牙齿形成和钙化后，骨骼成为氟沉积的主要组织。生长旺盛中的骨比停止生长的骨摄氟量多，外伤后修复中的骨比修复后的骨摄氟量多。此外，骨干中的骨松质结合氟的能力比骨密质强。

同一机体内，牙齿的氟含量比骨骼低。牙釉质的氟含量比牙本质低；乳牙氟含量低于恒牙。据报道，牙齿的氟含量与饮水氟浓度有密切关系（表 9-7）。居住在适氟区人恒牙釉质氟含量约为 100～150 ppm，牙本质含氟量比釉质高 2～3 倍。饮水氟浓度高，牙釉质和牙本质中含氟量多。

表 9-7 人恒牙氟含量与饮水氟浓度

饮水氟浓度(ppm)	氟含量(ppm)	
	牙釉质	牙本质
0.0～0.3	100	240
1.1～1.2	130	360
2.5～5.0	340	760

（三）牙釉质

氟在牙釉质和牙本质中各层分布也不均匀，因部位不同而有很大差异。牙釉质表层的含氟量比牙釉质其他部位高 5～10 倍左右；有人报道，在饮水氟浓度为 1 ppm 左右时，牙釉质表层 50～100 μm含氟量高达 1000～1500 ppm，表层下100～200 μm 处，氟含量仅有 300～500 ppm。牙釉质含氟量还与年龄，牙齿的发育阶段有关。牙釉质形成初期，造釉细胞形成的蛋白样有机物是牙釉质的基质。随着基质的矿化开始，氟亦开始沉积在牙釉质内。此时如果饮水或食物中氟浓度高，釉质晶体很容易从血中摄取氟化物。

当牙釉质基质全部形成后，造釉细胞逐渐退缩，遗留下的微孔暂时被组织液充满。随着牙齿矿化程度的增高，微孔内液体被移去变得干燥，多孔牙釉质能选择性吸收环境中的离子和分子，其中包括氟化物。在釉质全部钙化以前，至少有一个带含氟量很高。随着年龄增长，牙齿矿化程度增高，氟含量也随之增加。经统计学处理表明：各层牙釉质平均含氟量与年龄增长呈正相关。

Litle 等（1967）发现居住在饮水含氟量为 1 ppm 地区，10 岁左右儿童牙釉质表层含氟量为 150 ppm 左右；50 岁时釉质平均含氟量上升到 450 ppm 左右；70 岁以上牙釉质含氟量高达700～1000 ppm。并且有研究结果显示，与恒牙釉质表层相比乳牙氟含量更低。

牙釉质表层各部位含氟量因年龄而有差异。年轻人恒牙釉质切端含氟量最高，牙颈部最低；30 岁以上成年人牙釉质含量与前者正好相反，颈部牙釉质含氟量最高，切缘最低（图 9-4）。牙釉质表层的氟含量要达到 700～800 ppm 时，才具有足够的抗龋能力。

（四）牙本质、牙骨质

牙本质、牙骨质和骨组织一样，来源于间叶组

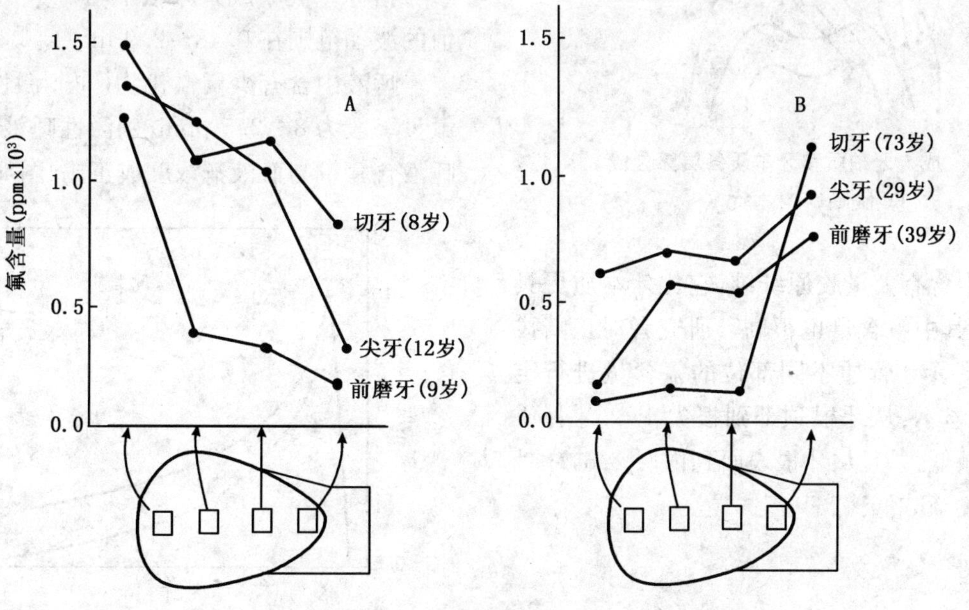

图 9-4 牙面不同部位牙釉质氟含量与年龄的关系（饮水氟浓度＜0.1 ppm）

A. 年轻恒牙；B. 成人恒牙

织，其中有在矿化过程中遗留下来的胶原基质。羟磷灰石晶体比牙釉质中的要小，这样大大提高了摄氟表面积。由于牙本质小管的存在和钙化程度相对低，牙本质摄氟能力比釉质强。牙本质含氟量也随年龄增加而增加。当氟达到一定浓度，牙本质是否还有氟的沉积，主要取决于血液内氟浓度。

在人的一生中，牙本质在不断形成与矿化，因此其中氟含量也不断发生变化。无论是原发性或继发性牙本质中的氟化物均来源于牙髓血液。任何组织器官，在生长发育旺盛期，其组织表面摄氟能力强。这是牙本质内含氟量较牙釉质和牙骨质高的原因。

牙本质内的含氟量因部位不同也有很大差异。从釉牙本质界或牙骨本质界向牙髓腔延伸，牙本质内氟含量逐渐升高，髓腔表面牙本质层含氟量最高，可达 2000～3000 mg/kg。牙釉质和牙本质各层含氟量见图 9-5。

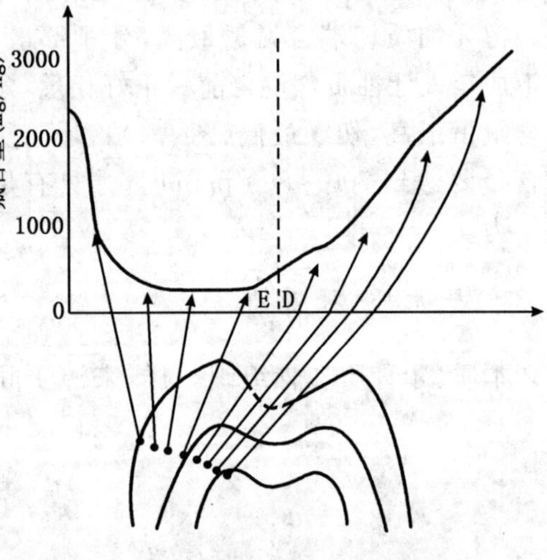

图 9-5　成人牙釉质和牙本质各层氟含量

E. 釉质；D. 牙本质

牙骨质中含有大量胶原纤维，它比牙本质更具有骨性特征，其中氟含量也很高。研究者对正畸拔出人第一前磨牙牙骨质不同部位的氟含量进行定量分析，结果显示：从牙根颈部到根尖 1/3，牙骨质氟含量逐渐减低，并且从牙根表面到内层 1/3，牙骨质氟含量也逐渐减低。

三、排泄

肾脏是排氟的主要器官。据文献报道，由尿液排出的氟占机体总排氟量的 50%～75%；随粪便排出者占 12%～20%；从汗液、泪液或唾液排出氟仅占 7%～10%。此外还有极少量氟通过乳腺排乳及头发和指甲脱落等排出。食物中钙含量增加，由粪便排出的氟也随之增加。氟是否能从呼吸道排出直到目前尚未查明。

氟进入肾小管，一部分被重吸收入血，另一部分则被排出体外。肾小管对氟重吸收率为 10%～90%不等；重吸收量与吸收速度与肾小管内液流速及 pH 有关。小管内液流速与氟排泄量成正比。小管内液变酸时，更多的氟离子与氢离子生成氟化氢，由于后者电位增加和此时小管内氟化物浓度高于细胞内，氟从肾小管进入细胞而被重吸收入血。相反，当小管 pH 上升变碱性时，氟化物易解离成离子随尿液排出体外。

肾脏排氟没有肾阈值。健康正常的肾功能是排氟的关键，任何因素导致肾功能异常或肾小管滤过率下降，都可能使氟排泄减少。如慢性肾功衰竭、血液内的氟大量沉积在骨组织和其他软硬组织内。

除食物成分、肾脏功能影响氟排泄外，气温、个体体质、饮水量等因素对氟的排泄也有影响。气温升高，氟随汗液排出增加；大量饮水可以促进氟的排泄。尽管氟排泄受许多因素影响，但在相同条件下，氟从尿中排泄有一定规律性。因此，测定 24 小时尿氟含量仍然是诊断地方性氟中毒的一项重要参考指标。健康成人尿氟平均为 1.26 mg/L，正常值的波动范围在 0.48～2.9 mg/L。

唾液中含有少量氟化物，非刺激性混合唾液含氟量一般为 8～2.5 ppm，刺激性唾液含氟量稍低。唾液含氟量与血液氟浓度成正比(图 9-6)。

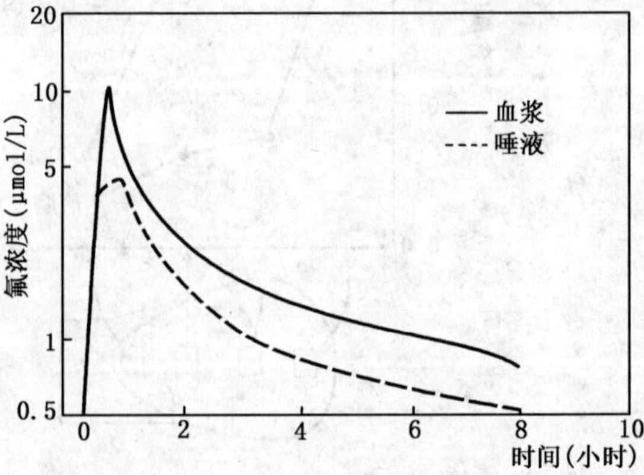

图 9-6　血液氟浓度与唾液氟浓度的关系

唾液被吞入后,其中部分氟被胃肠黏膜重吸收入血,其他则随粪便排出。只有当牙齿萌出后,唾液中氟对牙齿的健康才具有重要意义。

唾液中氟对牙面生态膜内氟含量的维持,对牙釉质早期龋损的再矿化以及对口腔一些细菌的代谢具有重要影响。

第三节　我国氟害流行情况

我国是世界上遭受氟害较严重国家之一。据不完全调查分析,有近 30 个省市不同程度受到氟的影响,其中以黑龙江的安达、召东,北京市小汤山,陕西定边、大荔,山东博兴,山西太原、临漪,贵州毕节,四川彭水、兴文等地氟害尤为严重。

氟害的典型表现就是牙面有黄色或黄褐色如釉斑样着色,故称斑釉症。轻者牙面仅有着色,影响美观,重者可造成牙釉质发育不全或釉质缺损,影响牙的健康和咀嚼功能。氟对硬组织另一种危害即是引起全身骨骼结构异常,严重时可影响人的劳动和生活能力。

一、氟牙症

氟牙症(fluorosed teeth)又称斑釉症(mottled enamel)(图 9-7),是慢性氟中毒最常见而又非常突出的症状。它是系统性因素引起牙釉质钙化不全最为明显的一个实例。严重的氟牙症可合并牙釉质发育不全,甚至有全身氟中毒症状。

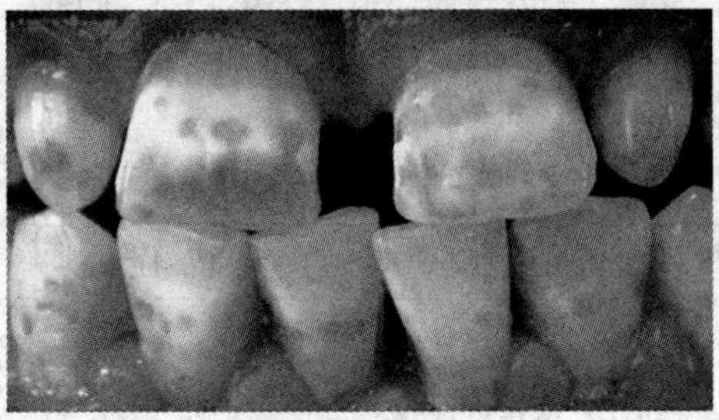

图 9-7　氟斑牙

1916 年,Black 在论及牙齿这种损害时,首先采用斑釉一词。当时已意识到斑釉症的发生与饮水中含的某种物质有关。直到 1931 年 Smith 等人用氟化物对大鼠实验,才证明了氟牙症是机体摄入过量的氟造成的。同年,Churchill 首先肯定了饮水中氟量过高是引起本病的主要原因。以后的大量调查研究表明,随饮水氟浓度升高,氟牙症的发病率升高,病情也随之加重。

Dean 等人通过对美国 20 多个城市氟牙症与饮水含氟量的调查发现,饮水氟含量低于 0.8 ppm 时,人群中几乎查不到氟牙症;饮水氟含量为 1～1.2 ppm 时,只有少数人的少数牙齿有轻度氟牙症,一般在 10%以下;饮水中氟含量超过 1.4～1.6 ppm 时,有较多的人牙齿表面出现淡黄色或褐色斑点;超过 2.5 ppm 时,则大多数的牙釉质出现黑褐色斑块,甚至牙釉质有缺损。饮水氟浓度与氟牙症指数和氟牙症严重程度见图 9-8。

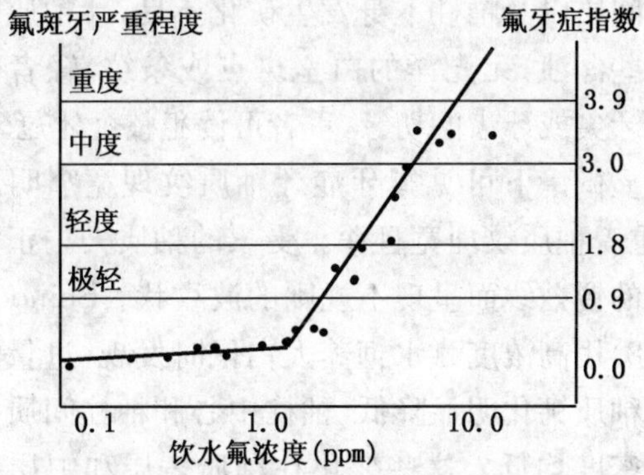

图 9-8　饮水氟浓度与氟牙症发生的关系

食品和大气中的氟含量多少对氟牙症的发生也有一定影响。在我国贵州某些地区,饮水氟浓度很低,却由于食品中含氟高而出现氟中毒和氟牙症;四川彭水县某盐矿产的盐含氟量高,当地居民食用该盐后亦出现氟牙症。

饮水氟浓度高是造成氟牙症的主要原因,但生活在高氟区并非人人都患斑釉症,这显然是与个体对氟的感受性,生活习惯,食物种类与加工方法不同有关。动物实验证明,充分的维生素 A、维生素 D 及平衡的钙、磷可以保护机体少受氟的损害。另外,是否发生氟牙症还与牙齿发育阶段有关。在牙釉质发育早期,氟易侵害造釉细胞而发生氟牙症;牙齿钙化以后,即使机体摄入较多氟化物也不发生氟牙症。

在同一地区，乳牙发生氟牙症少，且病情较轻。只有当饮水中氟含量很高时，乳牙上才出现轻度不规则氟牙症。这是由于乳牙牙胚形成和钙化是在母体和授乳期发生的，氟只有通过母体才能影响乳牙的发生。因只有少量氟通过胎盘，而且乳汁中含氟量又低，故不足以使乳牙发生氟牙症。

氟牙症的发生机理尚未完全明了。有学者认为在牙齿发育早期，过量的氟使造釉细胞发生变性，进而使牙齿的基质形成和钙化受到影响。也有人认为，当机体血中氟化物达到一定浓度时，氟使与牙齿形成有关的氧化还原酶受到抑制，从而使牙釉质矿化发生障碍。近年来有研究者通过动物实验，采用免疫组织化学、RT-PCR 和共聚焦等方法从分子水平对氟化物影响造釉细胞机制进行研究，结果提示，氟化物可以通过作用于成釉细胞中 Rho/ROCK 信号通路来调控其肌动蛋白的表达。釉柱间质以及釉柱本身发生矿化不良，牙釉质上出现一些浑浊，无光泽的白垩斑点或条纹，轻者仅出现在牙尖或牙齿的切缘，重者可侵犯整个牙冠。

显微镜下可见氟牙症牙釉质纹理宽窄明显不同，重者釉质纹理宽且深。受累的釉质失去正常时整齐的锐兹线而呈现不规则的波纹状。Shinoda 等(1978)用高浓度氟水饲养大白鼠时发现，过量的氟可使釉质钙化明显降低，釉柱中心和釉柱间质内的微晶密度均低。这些变化在釉质表层和中层最为明显。这一病理改变表明，过量氟能抑制牙釉质的成熟，即抑制矿物质的沉积和抑制有机物的移除。

牙釉质表面白垩样变加之色素沉着使之变为浅棕色、暗棕色或近似黑色。这是由于牙釉质的钙化不全区域有较多的微孔，透过性增高所致。

牙本质也受氟的侵害。在紫外线照射患牙的牙本质时发现，病变牙本质发光程度大大降低，而正常牙本质在紫外线照射下是发光的。产生此种变化的原因，目前尚不清楚。

我国疆域辽阔，地理结构复杂，气候相差悬殊。据不完全的调查资料表明，我国大部分地区都有轻重不同的氟牙症流行(表 9-8)。可以看出，我国一些地区氟害相当严重，又以贵州金沙地区和毕节地区，湖北恩施，四川兴文地区和福建莆田地区等氟害最为严重，氟牙症发病率最高，几乎达到人人患病的程度。而 2005 年我国第三次全国口腔健康流行病学调查结果显示 12 岁学生氟牙症患病率为 11.7%(DI≥1)，在氟牙症患者中有 43.6%为极轻度氟牙症(DI=1)，其中城、乡患病率分别为 9.0%、14.3%，城市低于农村，但男女之间无差异，东、中、西部分别为 11.8%、8.0%、14.3%，中部最低，地区之间有差异，各地区均为城市低于农村，男女无差异；另外本次调查结果显示 12 岁学生社区氟牙症指数(Community Fluorosis Index，CFI)为 0.25，城、乡分别为 0.18、0.31，城市低于农村，男女均为 0.25，东、中、西部分别为 0.27、0.16、0.30，均为城市低于农村，男女无差异。结果提示我国 12 岁人群中未发现有氟牙症流行。

表 9-8　我国部分地区斑釉症发病情况

调查时间(年)	地区	调查组	水氟浓度(ppm)	调查人数	斑釉症发病率(%)
1958	北京小汤山	江惠贞	0.2～8.8	1567	68.7
1962	山东博兴	山东医学院	1.3～6.3	1000	69.6
1963	山东胶东	姚孟彝	0.2～2.4	6198	21.0
1963	山西太原	丁树湘		18742	21.1
1964	宁夏盐池	调查组	0.2～18.4	4031	75.4
1966	河南封丘	孙才均	0.1～1.5	2062	33.2
1974	辽宁昭乌达盟	调查组		1076	49.7
1975	内蒙乌拉特	防疫站		2602	60.0
1975	贵州金沙	贵阳医学院		296	95.0

续表

调查时间(年)	地区	调查组	水氟浓度(ppm)	调查人数	斑釉症发病率(%)
1976	陕西定边	赵宗贤等	1.5～10.0	9448	57.4
1977	贵州毕节	调查组		1448	98.2
1977	河北怀来	怀来医专		5586	65.9
1979	辽宁朝阳	彭俊	2.0～3.0	808	72.2
1979	广东潮阳	潮阳口腔医院	3.8～5.8	1492	83.5
1979	黑龙江安达	胡宫春	0.7～9.0	2325	89.2
1979	山西	沈彦民	0.5～2.6	693	15.9
1979	青海贵德	陈永华	0.26～3.4	1107	72.7
1979	浙江永康	调查组	0.4～4.7	429	74.8
1980	北京通县	王帮康等	0.2～4.5	8605	74.4
1980	湖北恩施	防疫站调查组		1528	98.2
1982	四川彭水	刘子岳等		524	63.6
1983	四川兴文	王正伦		366	88
1983	福建莆田	刘至品等		532	97.7
1985	新疆	郭志友等		752	64.8

关于氟牙症与龋病发病的关系报道不一，有报道认为氟牙症发病与患龋率之间无明显规律性。但有些学者调查发现，患氟牙症者患龋率低；但重度的氟牙症患者则患龋率上升，这可能是由于重度氟牙症患牙表面釉质缺损，裸露的牙本质抗酸能力低所致。南非一项针对青少年人群的研究结果显示：在高氟饮水区（氟浓度 3.0 ppm），患龋水平和饮用水的高氟水平存在正相关性，并且患龋水平高于低氟区（0.48、0.19 ppm）患龋水平。Dean 在调查中也发现，居住在高氟饮水地区的居民，无论是否患有氟牙症其患龋率都明显下降。氟的防龋作用并非必须通过形成氟牙症才能获得。调查同一区域有氟牙症者和无氟牙症者两组人群，结果两组人患龋率无明显差异。很显然，牙釉质内含有足够氟而又未出现氟牙症使其具有明显的抗龋力。至于牙齿中的氟浓度要达到多少才具有高的抗龋力则尚不明确。

二、氟骨症

氟骨症是慢性氟中毒的一种类型，同氟牙症一样，也是由于长期饮用了含氟量高的饮水或食品，工业接触或空气污染所引起的一种慢性中毒性疾病。该病又叫地方性氟病或地方性氟中毒。这种病在世界各地都有发生，我国许多地区均有本病的流行，尤以贵州西部山区、山西、黑龙江、山东和四川等省的一些地区发病率为高。

氟骨症的发生率与饮水氟含量成正比；在高氟区，发病率随年龄增长而增加。一般认为，饮水含氟量在 1.5 mg/L 以下，很少有自觉症状和体征；当饮水含氟量在 1.6～3.0 mg/L 时，不同年龄男女发病率随年龄增加而上升。

关于氟在骨骼内沉积的机理及其病理过程还不十分清楚。Harold 认为，氟聚集在骨骼内主要是与其中磷灰石中羟基发生离子交换，与骨的代谢——成骨与破骨过程有关。当成骨占优势时，主要出现骨质硬化，此期，氟促进成骨细胞活跃，形成更多的骨质；当破骨占优势时，氟又能刺激破骨细胞活跃，导致骨质疏松。一般情况下，以前者多见，骨质密度增加，氟在骨内沉积增多。有学者测试发现，在饮水氟含量在 1 ppm 地区牛、羊、猪骨中氟含量高达 500～800 ppm。

氟骨症可累及全身骨骼系统，其中以躯干的海绵状骨，如脊椎骨、骨盆、肋骨和肩胛骨等受累最早且最严重。

临床上氟骨症患者常有头昏、头痛、乏力、恶心、呕吐，重者出现抽搐、呼吸困难、紫绀等。患者除牙齿有斑釉外，严重者全身骨骼出现畸型，如驼背或脊柱侧突，头颈不能转动，部分患者关节屈曲，不能伸直。

三、氟对人体其他组织器官的危害

慢性氟中毒除表现在牙齿和骨骼系统外，还能造成机体其他组织器官的损害。神经系统对氟的侵害极为敏感。血氟浓度过高，可使神经系统和心肌中的胆碱酯酶，烯醇化酶及二肽酶等受到抑制。患者可出现脑软化，间质细胞增生，血管和周围淋巴细胞浸润，心肌细胞混浊肿胀。

有学者实验发现，1.9 ppm 氟化物能抑制糖酵解中催化 2-磷酸甘油酸生成磷酸丙酮酸反应中的烯醇化酶；此外，α-酮戊二酸脱氢酶、琥珀酸脱氢酶和乌头酸酶活性也受到抑制，使三羧酸循环中断，组织代谢紊乱。

慢性氟中毒患者，血中大量氟与钙、磷结合，造成血中钙、磷离子浓度下降，机体为了维持细胞内外钙离子平衡导致骨质溶解加快而发生原发性骨质软化和骨质疏松。血中氟离子还与镁、锰、钙等阳离子结合生成难溶解的盐类，从而间接干扰了需这些阳离子激活的酶系统。此外氟离子本身又是一种原生质毒，具有破坏原生质的作用。Teotia (1974)研究发现，氟中毒患者血中甲状腺素水平升高，患者出现甲状腺机能亢进体征。甲状腺分泌异常，可导致骨代谢紊乱，发生骨的溶解。长期与高浓度氟化物接触，可使黏膜和皮肤发生糜烂，表皮损伤脱落，局部灼痛等临床体征。

关于氟与肿瘤发病的关系，国内外已有许多研究。尽管人们的认识尚未完全统一，但目前多数学者研究认为，氟与肿瘤发病率之间没有内在联系。并且从目前的证据来看不支持氟化物是致癌物质。Yiamonyiannis 和 D. Burk 等人提出饮水加氟是肿瘤发病和肿瘤死亡率增加的原因之一。这一观点的提出，引起了国际卫生组织的关注。此后美国于 1950 年、1960 年和 1970 年进行的调查和国际肿瘤学会调查的结果均认为，人口年龄老化是肿瘤发病率升高的原因之一，与饮水中氟无关。

1971 年至 1975 年，挪威卫生部门对氟化饮水的 121 个城市饮水氟浓度与癌症发病率关系进行了调查，发现含氟量高的城市居民男女口腔癌和喉癌的发病率，比含氟量低的城市低 35%～65%。他们认为，适量的氟不仅是机体生长发育所必需，而且具有保护机体免受致癌因子侵害的作用。

1976 年美国学者 Hoover 报告，美国使用饮水加氟后 15 年，口腔癌和喉癌的死亡率与 15 年前无明显差异。但他认为饮水氟浓度增加，患食道癌人数有所下降。

我国关于饮水氟与癌发病或癌死亡率的关系也有许多研究报道。山西阳城县饮水含氟量为(0.29±0.02)mg/L，食道癌死亡率为 172/10 万，恶性肿瘤总死亡率为 233/10 万。而高氟区临漪县饮水氟含量为 6.8～10.8 mg/L，食道癌死亡率为 13/10 万，恶性肿瘤总死亡率为 68/10 万。高氟区食道癌和其他癌死亡率均低于低氟区。来自四川、贵州省的一些调查报告未发现饮水氟浓度与肿瘤死亡率之间有任何关系。山西、宁夏等省(区)的调查资料则表明，高氟区肿瘤死亡人数非但不比低氟区多，且有相反的趋势。

从众多的国内外调查报告中不难看出，氟并不能使癌症的死亡率增加，即使在高氟区也如此。对于个别有关高氟区癌死亡率比低氟区高的报道，还应具体分析，如当地居民饮食种类与饮食习惯、自然气候条件等因素。

第四节　氟与龋病

氟能增强牙齿抗龋力和抑制致龋细菌的作用最早是从氟斑牙的研究中发现的。

一、历史回顾

早在 20 个世纪初，科学家们就已知道氟是人和动物组织器官中成分之一；到 19 世纪中期，人们才发现饮水和某些食物中含有一定量氟，并认为氟可能是通过饮水进入人体的。当时并没有把饮水氟与全身健康联系起来。

1901 年，美国学者 Mckacy 首先报道一些来自意大利某些地区的人，牙面有涂擦不掉的褐色斑点，并已注意到此种情况有其地区性。1916 年，G.

V. Black 在描述牙齿的这种着色时，第一次使用了“斑釉牙”(mottled teeth)一词。1928 年，美国公共卫生组织对居住在 Bauxite 市的 5～18 岁少年儿童进行了流行病学的调查，证实了早期的设想，即牙面发黄呈斑釉样的改变是由饮水中某种物质引起的。

1931 年 Churchill 测定了 Bauxite 市区居民饮水中的氟含量为 13.7 ppm，这一数据比无斑釉牙发生地区饮水氟浓度高，第一次提出饮水氟浓度与斑釉牙发生有关。

1942 年，Dean 等人研究了美国 4 个州 21 个城市的 12～14 岁儿童牙病与饮水氟含量关系时发现，饮水氟浓度为 0.6 mg/L 的地区比饮水氟量为 0.2 mg/L 地区儿童患龋率少 50%，水氟浓度为 1.2 mg/L 的地区儿童患龋率下降 60%。这是人类关于氟与龋病关系的重大发现。此后不久，提出了用氟水漱口或在低氟区饮水中加入适量氟防龋的措施，从此，全世界的口腔医学界和公共卫生部门从氟与龋病的关系以及用氟防龋的问题进行了广泛而深入的研究，得到了许多重大发现，为龋病的预防提供了大量理论基础和实验依据。在 2008 年对氟化物使用与牙齿龋坏和氟中毒关系的系统评价结果显示：目前的研究证据支持氟对恒牙龋坏的预防作用，但是对于乳牙的防龋作用的证据较弱，而轻到中度的氟斑牙是氟化物使用后的主要副作用；对于在 6 岁以下儿童中作用氟化物的安全性仍需要更多的研究提供理论支持。而 Griffin，SO 等在 2007 年对氟化物使用在成年人中的防龋效果进行的 meta 分析结果显示：目前的研究证据支持氟化物的使用对于不同年龄段成年人的冠龋和根龋发生都具有预防作用。

江惠贞等于 1954—1955 年报道了我国部分地区饮水氟浓度与龋病和斑釉症发病的关系，这是我国关于这方面的最早研究。王巧璋等于 1958—1959 年对北京城区及郊区中小学生 37 027 人饮水氟含量与龋病的关系进行了调查，研究结果基本上同国外学者研究一致，即饮水氟含量与龋病发生率成反比。在饮水氟浓度 0.1～0.3 ppm 地区，患龋率为 26.09%；0.4 ppm 时患龋率为 28.69%，0.5～1.0 ppm，患龋率为 32.29%；1.2～1.4 ppm 时患龋率为 29.08%；1.6～2.0 ppm 患龋率为 18.06%；当饮水氟浓度超过 8.0 ppm 时，患龋率略有上升。继后，全国各地许多学者和口腔医学工作者对饮水氟浓度与龋病、斑釉症及氟骨症发病的关系进行大量研究，这些研究成果为我国进一步深入调查研究，寻找适合我国龋病预防的措施奠定了基础。

二、饮水氟浓度与龋病的关系

人们认识了斑釉症是由饮水中氟含量过高造成的和氟具有抑制龋病发生的作用之后，开始研究氟防龋的有效浓度。从事这方面研究的学者很多，其中最有影响的要数美国学者 Dean。他于 1933 年对美国一些地区饮水含氟量与龋病和氟牙症发生的关系进行大量的调查，经过分析研究，他得出以下重要结论：饮水氟含量与氟牙症的发病率呈正相关，与龋病的发病率呈负相关(图 9-9)。

ean 发现，饮水氟含量在 1～1.2 ppm 时，只有少数人牙面上出现不太明显的白垩样斑点，在此情况下，龋病发病率也很低；饮水氟浓度高于 1.4～1.6 ppm，患氟斑牙人数增加，饮水氟浓度过低(<0.1 ppm)，则龋齿发病率上升。因此 Dean 提出在低氟区或极低氟区饮水中加入适量氟化物以达到有效控制龋病的发生而又不致引起氟牙症。南非一项针对青少年的研究结果显示：在高氟饮水区(氟浓度 3.0 ppm)，患龋水平和饮用水的高氟水平存在正相关性，并且患龋水平高于低氟区(0.48、0.19 ppm)患龋水平。1992 年在澳大利亚一项对 19 885 名 6～15 岁儿童第一恒磨牙牙冠在发育的不同时期暴露于水氟的效果进行的调查结果表明，在牙冠形成时暴露于氟显示出高的防龋效果，而在牙冠发育成熟或萌出后继续暴露于氟与前者具有协同作用；但是仅在后两个阶段中暴露于氟并未显示出明显的防龋效果。众多的调查和研究报告提出饮水氟含量 1 ppm 是防龋最适宜浓度。正如图 9-9 所示，这样的饮水含氟量可以获得最大防龋效果，又能使氟牙症发病率下降至最低。

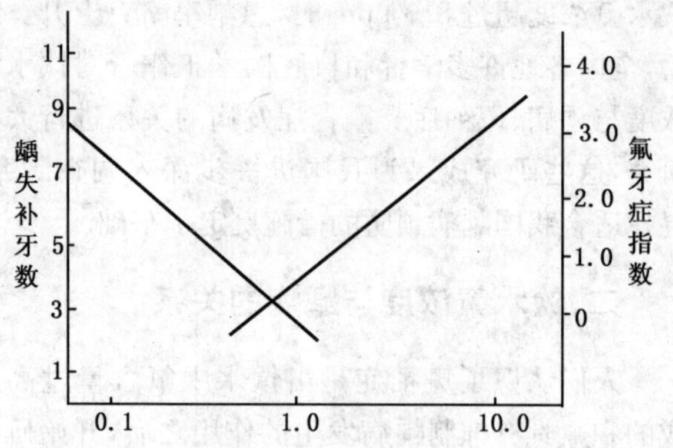

图 9-9　饮水氟浓度与氟牙症和龋病发生率的关系

中国学者对饮水氟防龋的问题也进行了大量研究，1982—1984 年全国青少年口腔健康普查结果与 Dean，Havold 等总结的关系相同，即氟防龋最佳浓度在 0.7～1.0 ppm。普查资料还表明，饮水氟浓度在 2 ppm 以下时，斑釉牙发病率即开始急剧上升，甚至在 1 ppm 以下也有少量斑釉症发生。日本学者高桥晃正认为这种现象与东方人对氟化物比西方人更敏感之故，可能与食物组成、生活习惯等有关，这一点值得深入研究。国内调查报告还显示，当水氟浓度达到 0.5 ppm 时，龋均下降到 1.0 以下。

我国广州市自 1965 年开始使用氟化饮水防龋，饮用氟化水人口有 270 余万人。11 年后，7～12 岁儿童恒牙患龋率下降 50%～60%，3～5 岁儿童的乳牙患龋率下降 40%；15 岁以下儿童的龋均由 1.9 下降至 1，龋均下降率为 47%。以上资料说明，只要饮水中含有适量的氟化物，不论是自然的或是人工的均能有效地控制龋病的发生。

第五节　氟防龋机制

目前一致认为，氟的防龋作用是多方面的，其机制也十分复杂，不仅有提高牙齿抗龋能力的作用，对口腔细菌发挥着的作用。

一、氟对牙齿的作用

氟是一种非常活跃的元素，它与牙齿硬组织的许多无机成分容易发生反应，形成相当强的结合键。因此，氟对牙齿的性质与结构也必然产生一定影响。

(一)氟对牙釉质表面性质的影响

氟对牙釉质表面性质的作用可能具有双重性，解除蛋白质和细菌对牙釉质表面的吸附；降低牙釉质表面自由能。牙釉质表面有两种受体部位（receptor site）。

唾液内酸性蛋白的羟基端与钙点或通过钙桥与磷酸根结合，碱性蛋白的氨基与磷酸根结合。如氟占先与钙结合，则阻断了该部位与蛋白质结合，从而阻碍了牙面生态膜的形成。

高浓度氟可影响牙釉质表面的可湿性（wettability）。Glantz 发现 10% SnF_2 处理过的牙釉质表面，牙面生态膜形成少，黏附时间短。氟降低了牙釉质表面的可湿性。

Bartel（1982）测定羟磷灰石的 zeta 电位和接触角时发现，含氟量高的分子电解质能降低牙釉质表面的可湿性。1972 年，Moreno 等发现氟化物能降低釉质表面的自由能。处在低能状态下的磷灰石晶体，反应性差，不易被溶解。表面自由能的降低或可湿性的减少，意味着牙釉质表面易清洁，牙面生态膜难以附着。

(二)氟对牙釉质表层结构的影响

氟在元素中电负性最大，反应性高。氟以下三点不同于其他卤族元素的性质，可能是其影响牙釉质表层结构的原因：①溶解度低；②可与其他元素形成相当强的化学键；③原子体积小。

1. 降低牙釉质表面的溶解度　Volker 于 1939 年首次提出氟可降低牙釉质溶解度的学说。1953 年，McCann 等用羟磷灰石和牙釉质粉与氟反应，发现高浓度氟与羟磷灰石反应生成 CaF_2，而低浓度氟与之反应生成氟磷灰石。Moreno（1972）认为氟磷灰石的溶解度低于羟磷灰石，二者溶度积常数分别是 10^{-81} 和 10^{-60}。

Newman 等（1950）提出“置换说”，即局部用氟处牙釉质，由于氟的电负性大，一旦取代了晶体中的羟基可使键距缩短，结构稳定。但短时间的处理，这种“置换”极有限，尤其是对已矿化完全的牙釉质更是如此。这种“置换”还受许多因素的影响。首先氟必须扩散进入牙釉质较深的部位与晶体成分接触才能获得比较好的反应条件，在常温下这种固态物质中的扩散是极为缓慢的。在短时间的处理过程中，氟主要是沿着釉质中所含有机物和水的部位进行扩散，同时与接触到的晶体起反应。

Mir 等(1976)提出了“表面氟化磷灰石”，即所有经过氟处理的牙釉质晶体表面均获得氟磷灰石特征，而内部晶体结构并未改变。Driessen 等(1973)研究饮水含 1 ppm 的氟地区人牙釉质，被氟取代羟基的不到 5%。这样少的取代不会使整个牙釉质溶解度有明显降低。

Moreno(1972)认为，由于局部作用，牙釉质表层 0.2～0.4 μm 内，取代可达 50%。如果釉质中羟基被氟取代达到 57%以上，可使牙釉质的溶解度大大下降，溶度积常数可从 10^{-60}降到 10^{-83}。

局部用氟处理牙釉质除形成少量氟磷灰石外，主要产物是 CaF_2。Jeansonne 等(1974)认为，CaF_2为牙釉质抗酸能力提供了相对不易透析的屏障，从而降低牙釉质在弱酸中的溶解度。Chander 等(1982)发现，CaF_2在一定条件下可以在牙釉质中转化成氟磷灰石。CaF_2作为氟在牙釉质中的储备，当其溶解时可释放出氟，使牙面生态膜和牙釉质表面在氟处理后相当长时间内保持一定氟浓度。

2. 促进再矿化　早期龋的发生是牙釉质脱矿与再矿化交替进行的动态过程。脱矿速度大于再矿化速度时，龋齿继续发展；反之，龋损停止或被再矿化所修复。因此，氟促进再矿化与降低溶解度实际上是一个问题的两个方面。

早在 1912 年 Head 就描述了早期龋有再矿化现象发生。1961 年 Koulourides 发现，矿化液中加入少量氟可以促进再矿化。1977 年，Silverstone 在矿化液中加入 1 ppm 氟，能使明显的白垩病变区矿化加快。

Feagin 等研究表明，经 0.05 mmol/L 氟化物溶液处理过的牙釉质早期龋，比用不含氟化物溶液处理者抗酸能力强。1980 年又发现，在有氟的矿化液中处理 25 小时的部分脱矿牙釉质时，可见有外源性微晶沉积于釉柱间隙，这些含有微晶的牙釉质对乳酸具有很高的抗酸性。

人的唾液中含有少量氟化物(约 0.02 ppm)，牙釉质中固有的氟(在牙齿发育期间参入的)，正常情况下不易被解离出来，但在脱矿时可以释放出来，此外，局部用氟处理釉质形成的 CaF_2，在溶解时也释放出氟，这些氟在一定程度上有利于使脱矿向再矿化方向转化，而使早期龋损得以修复。早期龋损能否再矿化，取决于损伤部位的氟浓度。这种观点强调了氟在龋病中的重要作用。当然，这种认识并不完全，但至少可以说明，氟对再矿化有促进作用。

二、氟对口腔微生物的作用

(一)对细菌生长的影响

生态膜内氟浓度受饮水氟含量、食物成分及氟含量、唾液氟含量，生态膜内外 pH 和牙釉质表层氟含量等因素的影响。生态膜氟含量一般为 13～55 μg/g 干重。它们以三种形式存在：离子氟、可解离氟化物和不可解离氟化物。

有学者研究指出，生态膜中离子氟主要分布在生态膜液中，含量不到生态膜总氟量的 2%(约 0.1～0.6 μg/g 干重)。可解离氟化物占生态膜总氟量 15%～75%，不可解离氟化物占 50%左右。离子氟多与生态膜细菌胞壁成分和胞浆中酶呈可逆性结合。

细菌体内的氟浓度与细菌种类和菌体外氟浓度有关。Whitford 等(1979)研究指出，氟进入菌体细胞内也是靠被动过程进行的。

细菌摄氟过程很快，在低 pH 环境里氟的作用增强。生态膜内细菌在生长、繁殖过程中摄入环境中的氟、当菌体内氟达到一定浓度时抑制细胞内酶的活性，使细菌生长、代谢停止。只有离子氟才具有对细菌生长、代谢的生物学作用。可解离的氟化物对维持生态膜内氟离子浓度具有重要作用。不可解离的氟化物的作用与意义尚不清楚。

生态膜液中的氟有三种形式：F、HF 和 HF_2。HF_2在 pH>4.0 的环境里几乎没有什么意义。氟化氢(HF)pHi＝3.45，当生态膜 pH 高于 5.0 时，氟化氢几乎全部解离成氟离子，只有约 1.4%氟以氟化氢存在。当 pH 下降到 4.0 时，氢离子与氟离子结合增加，有 12%形成氟化氢；pH 继续下降，氟化氢形成迅速增加。这一现象的发生与细菌成分、唾液流速、缓冲能力、食物组成等因素有关。

细菌摄氟量与速度与细胞内 pHi 和细胞外 pHe 的差值（ΔpH）有关：

公式：　$\Delta pH = pH_i - pHe$

细菌胞外 pHe 下降时，ΔpH 值上升，氟以 HF 的形式扩散进入细胞内，胞浆内氟浓度随外部 pH 下降而上升。在碱性的胞浆内，HF 解离成 H^+ 和 F^-，此时胞外 HF 不断进入细胞内，直到细胞内外 pH 相等。由于细胞内 H^+ 增加，最终导致胞内 pHi 下降。从理论上推导，这一过程一直进行到 ΔpH 为 0 时止。细胞浆内 pH 下降使得细胞内环境改变而抑制一些生长代谢酶的活性。氟促使细菌体内酸化被认为是氟抑制细菌生长和代谢的重要环节。

变异链球菌族摄氟量依赖于细胞内外 pH 的梯度值（ΔpH）。一般情况下，变异链球菌细胞内氟浓度比细胞外高 5～12 倍。当细胞内 pH 下降时，胞内 HF 迅速解离，氢离子向胞外移动。

抗氟细菌比氟敏感细菌摄氟多，并能保持高 ΔpH 值。在 pH6.0 时，10～25 ppm 氟溶液可刺激变异链球菌生长；50 ppm 时，则开始抑制变异链球菌生长；100 ppm 时，变异链球菌生长则完全受到抑制。在 pH7.0 的环境里，完全抑制变异链球菌生长的氟浓度超过 100 ppm。乳酸杆菌比变异链球菌耐酸，在 pH7.0 时，抑制生长的氟浓度为 3000～6000 ppm。某些非酵解细菌对氟具有抵抗性，如韦荣氏菌（veillonella）在 pH6.0，含氟量为 50～100 μg/ml 的环境中，仍能生长。其他如放线菌属（Actinomyces）对氟化物也有对抗性。表 9-9 显示在不同 pH 条件下抑制口腔各种细菌生长的氟浓度。由此可见，抑制不同种类细菌生长的氟浓度是不同的，细菌间的这种差异与各种细菌的遗传特性不同有关。

氟盐如氟化钠（NaF）、氟化铜（CuF_2）、氟化锡（SnF_2）和氟化铵（NH_4F）对细菌生长抑制作用更强。这可能是由于氟和一些阳离子对细菌生长有共同的抑制作用。

在口腔内，氟能直接抑制细菌生长所需要的能量代谢；抑制细菌向牙面黏附；抑制细菌胞体大分子脂磷壁酸的合成；抑制细菌糖酵解中烯醇化酶的活性，使三羧酸循环不能进行，此外，氟还能抑制细胞色素氧化酶、过氧化氢酶和酸性磷酸酶等，使细菌生长、代谢紊乱或停止。

表 9-9　不同 pH 条件抑制口腔细菌生长的氟浓度（μg/ml）

细菌种类	培养基（pH）		
	7.0	6.5	5.5
梭杆菌属	115	—*	—
链球菌属			
轻型链球菌	115	—	—
变异链球菌	>135	135	20
血链球菌	—	10～30	—
韦荣氏菌属	200	200	—
拟杆菌属			
中间拟杆菌	230	—	—
黑色素拟杆菌	230	—	—
放线菌属			
黏性放线菌	60～200	—	—
内氏放线菌	930	—	—
溶齿放线菌	930	—	—
乳杆菌属			
干酪乳杆菌	2900～6000	—	300
短乳杆菌	—	—	120

* 为未报道

（二）对细菌糖代谢的影响

1. 抑制糖酵解酶的活性　糖代谢中许多酶，如烯醇化酶、琥珀酸脱氢酶、磷酸葡萄糖转化酶等需要二价金属镁离子的激活。早在 1934 年，Lohmann 和 Meyerhot 就发现，烯醇化酶对氟离子很敏感，少量的氟能抑制酶的活性。Warburg 和 Christian 等（1942）在研究中发现，氟能与 Mg^{2+} 形成 $Mg\text{-}F\text{-}PO_4$ 复合物，这种复合物可竞争性地抑制酶的活性，其中最敏感的是烯醇化酶。这种酶活性下降，可使 2-磷酸甘油酸转化生成磷酸烯醇型丙酮酸的反应停止，丙酮酸还原生成乳酸，细胞内乳酸量升高，进而引起细菌生长，代谢停止。

氟对细菌糖酵解中糖的转运也有直接或间接作用。葡萄糖＋磷酸烯醇式丙酮酸在磷酸转移酶作用下生成 6-磷酸葡萄糖＋丙酮酸，氟使转运葡萄糖的磷酰基减少，导致6-磷酸葡萄糖生成减少或停止，间接影响了糖酵解反应。

2. 氟抑制细菌摄入葡萄糖 Sandham和Kleinberg等(1973)发现氟能抑制细菌摄取葡萄糖。他们认为这是氟抑制糖酵解作用的第一步，可能与氟抑制了细菌胞壁上糖转运载体有关。详细机制尚不清楚。

3. 氟抑制细菌产酸 细菌在生长过程中，利用碳水化合物产生酸性物质，使胞浆内氢离子(H^+)浓度升高。此时，细胞膜具有从胞浆内将H^+主动转运至细胞外的能力，从而使产酸过程得以不断进行。如果细胞膜转运H^+的能力遭到破坏，使得胞浆内pH持续下降，则可反馈性地抑制细菌的产酸能力。Eisenberg于1980年发现氟能够以HF形式将氟带入胞内，并抑制细胞膜向外排出H^+，使胞内pH下降，抑制了细菌产酸能力。

(三)对细菌大分子合成的影响

在碳水化合物充足时，细菌在生长过程中合成胞内多糖和胞外多糖。前者为细菌代谢提供能量，后者是牙面生态膜形成的基质。氟能抑制细菌摄取葡萄糖，并能抑制糖酵解中一些酶的活性，使细菌产酸减少或停止，同时也影响了多糖的合成。Bowen和Hewitt发现，体外培养基中加入70 ppm的氟，可使变异链球菌多糖合成受到抑制。

氟抑制细菌合成多糖的机理目前知之甚少。但有学者在实验中发现，当氟浓度在1～2 mmol/L时，可抑制变异链球菌利用甘油生成脂磷壁酸。脂磷壁酸的作用是维持细胞膜稳定，调节离子的流向以及调节某些种类细菌(如变异链球菌)对羟磷灰石的附着。氟还可以使一些链球菌肽聚糖转换增加，进而导致细菌大分子合成减少。

由于细菌致龋作用与牙面生态膜内细菌合成糖原的能力之间有某种联系，早期研究基本上都集中在牙面生态膜细菌糖原代谢方面。口腔细菌合成糖原只有当外源性能源缺乏时，才作为能量补充而进行。当糖原分解速度减慢时，乳酸、乙酸等有机酸生成减少。这些酸性产物能在菌体内外糖耗尽后的很长一段时间里使牙面生态膜保持酸性环境。

理论上讲，牙面生态膜pH处在临界范围，牙釉质便发生脱矿。低浓度氟(30 μg/ml)加到唾液链球菌培养基内，即可使其糖原合成迅速停止。在有外源性葡萄糖存在的情况下，抑制唾液链球菌合成糖原的氟浓度需增高15倍。总之，氟抑制细菌合成糖原也是通过抑制糖酵解过程实现的，因为6-磷酸葡萄糖是合成糖原的前体物质，也是糖酵解中的重要的中间产物。由于氟的作用，磷酸烯醇型丙酮酸生成减少，细菌不能将6-磷酸葡萄糖转变成糖原。氟对细菌利用蔗糖合成细胞外多糖的作用不明显。

通过大量的研究与应用证明，适量的氟能够有效地预防龋病。由于龋病是多因素疾病，对氟防龋的作用机理的认识又不一致，故用氟防龋的方式也不同。概括起来可分为全身应用和局部应用两大类。一般认为，在牙齿生长发育期或未完全矿化以前，全身用氟效果好，氟可随血液流动进入牙齿组织中；一旦牙齿萌出或钙化以后，应以局部用氟为主。在2005年世界卫生组织的一份公告中对于在一个社区推荐氟化物使用方式为：采用不超过一种的全身用氟(如：饮水氟化、食盐氟化或牛奶氟化)方式，同时结合使用含氟牙膏，并且对氟牙症的流行情况进行检测，及时调整用氟方式。

(岳松龄 桂和明 郝玉庆)

第十章　痕量元素与龋病

人体内含有很多种痕量元素(trace elements)，它们对机体的生命活动的重要价值是在长期的生活实践和探索中逐渐认识的。例如铁、碘、铜、锰、锌、钴对人的生命具有重要意义，是在 19 世纪 20 年代到 20 世纪 40 年代，经过 120 多年才逐步认识的。20 世纪 40 年代到 70 年代，仅仅 30 多年，人们又逐渐认识到钼、硒、铬、锡、钒、氟、硅、镍等对生命活动的价值。这些痕量元素的重要性之发现，与科学技术的发展，特别是临床分析化学、临床生物化学、实验病理生理学以及分析技术的发展密切相关。

上述元素，有许多在自然界里大量存在，但在人体内的量却很少，如铁、氟、硅等，所以将它们称为痕量元素。虽然如此，它们对人的生命活动却至关重要。它们虽不参与机体器官或组织结构的组建，但却起到催化、促进机体内物质代谢变化的作用，从而影响机体及其器官的生长、发育和功能。如果摄取这些物质的量不适当，就会影响器官、组织或整个机体的健康。

一般认为痕量元素的价值和标准是指它对某些器官或组织的生存和健康是必要的，其含量少于 100 ppm。但综观各种元素在各种组织中的正常生理含量，很难确定一个统一的标准，因此，这一标准就失去其价值。在口腔医学领域内，人们多注意于牙釉质中痕量元素的作用，特别是它们与龋病的关系。

第一节　痕量元素的来源

人体摄取的各种痕量元素，都来源于自然界。其摄取渠道是通过：土壤—水—植物(动物)→人这个链完成的。在探讨痕量元素与人体的关系时，对这个链的作用也必须加以研究。

一、土壤

1925 年 Hercus 在研究地方性甲状腺肿时，发现龋病和地方性甲状腺肿都有特殊的地域分布，这种分布与土壤类型有关。后来，Olesen(1929)也观察到这种现象。

Nizel 和 Bibby 证实，美国新英格兰州居民的龋病发病率很高，而美国中南部龋病发病率很低，与新英格兰州的土壤是酸性灰化土，而中南部各州则是半酸性土壤，其中含营养性矿物质很多有关。其他学者在不同国家调查也发现酸性土壤地区居民的患龋率高，而碱性土壤地区的居民则患龋率低。Ludwig 等(1964)在新西兰的调查表明，这里的居民患龋率低可能与土壤中的钼有关。表 10-1 展示美国东部一些地区土壤类型与龋病患病情况的关系。

Pearce 等对上述土壤与龋病发病的关系提出了质疑。在新西兰调查了 7 个不同土壤型地区的 3555 名儿童的患龋情况，发现在黄褐色浮石土壤和干黄褐色砂土地区的居民患龋率低；与此相反，在灰化黄褐色土壤和潮湿黄褐色砂地的居民则患龋率高。Pearce 等人认为不能只从土壤的性质来分析居民的患龋情况，必须考虑食物和饮水的作用，此外，还应考虑到社会经济、氟的应用、口腔卫生等。

表 10-1　美国东部地区土壤类型与患龋情况的关系

地区	土壤类型	调查人数	各年龄组的 DMFT		
			12 岁	13 岁	14 岁
新英格兰	灰化工	582	5.72	6.49	8.03
中亚特兰大	灰褐色灰化工	512	4.83	5.57	7.76
南亚特兰大(内地)	红黄色灰化工	492	4.05	5.14	6.43
南亚特兰大(沿海)	腐殖土	292	2.99	3.90	6.19

瑞典学者报告表层土壤缺乏某些矿物质的地区，居民患龋率高。在美国俄亥俄州西北部，表层土壤下岩层含锶量高，这里的居民患龋率特别低。Ptirko 认为除了土壤外，岩层构造的不同也会影响到龋病的发生。

二、水

Hewat 与 Eastcott 发现新西兰饮用硬度较大水的居民，患龋率比饮用硬度较小($CaCO_3$ 含量小于 50 ppm)者的低。水的硬度除了用钙盐含量多少来衡量外，也与其他痕量元素如碱土金属有关。

水中痕量元素含量一般比土壤和食物者低得多。某些元素在水中的含量差异也大，例如在美国，城市供应水的含锶量为 0.002～1.2 ppm，有的地区甚至高达 34 ppm。每天饮水一升，机体就摄入 34 mg 锶，此量远远超过正常需要量(2 mg)，这种特别高的含量会对龋病的发生有明显的影响。

三、食物

食物中的痕量元素含量在很大程度上与植物生长所在的土壤有关。Romney 分析了不同地区生长的 20 多种大豆的含锰量，其值为 20～265 ppm 不等。Wells 分析了新西兰不同地区生产的甜菜其含铁量在 30～160 ppm，含钒量在 50～350 ppm。

在烹调时，特别是用水煮蔬菜或食物时，有些痕量元素如氟、锂、钼、锶等可以从水中进入食物，使食物中这些元素的含量增加；另外一些痕量元素如铝、钡、硼、铜、锰、镍、铷等，可从食物中溶入水内。

豆类、甘蓝含的痕量元素很多。芥菜、甜菜、芜菁中含硼、钼、锶、铝、铁很多，它们对龋病的发生均有一定影响。

第二节　牙齿、唾液和生态膜内的痕量元素

各种痕量元素进入机体后，一部分被机体通过各种渠道(肾、汗腺、肠道)排出；一部分则被各器官和组织所吸收，其中有的较长时间被贮存在这些器官内，有的则参加代谢活动而被消耗。

研究牙齿组织中痕量元素的含量、分布和作用时，以对牙釉质的研究最多，牙本质研究得很少，牙骨质则几乎没有研究。

牙齿组织内的痕量元素含量与年龄以及环境的关系。例如氟、锶、铅在牙釉质表面的含量就与牙齿萌出后所处环境有关。有些痕量元素如氟可以影响牙釉质的化学性质，有些则在酶反应中发挥作用或对矿化组织的晶体成核作用(nucleation)发生影响。

在矿化组织中，羟磷灰石不是一个单纯的实体，而是一个连续的磷灰石系列，其中每一个组成单位在基本的化学计量元素上存在着原子置换的差别。例如：锶、锡、钼、镉、铅、稀土元素、钠和镁，可置换磷灰石中的钙；钒、砷和硫可置换磷、氟、CO_3；氯可置换羟基。已有越来越多的证据表明生物磷灰石的性质可在其形成时期受到各种环境因素的影响。不同地区的人的矿化组织所含磷灰石成分不一样。已经有人认为晶体结构不良的、缺钙的牙釉质可以用含锌和锶的矿化液来改善。

牙齿组织内含有许多种痕量元素，它们的分布

可因人、牙齿、组织的深浅以及其他因素而不同。其中少数元素如锶、铅、氟被人们研究得比较多。

一、牙齿组织中的痕量元素

(一)牙釉质

牙釉质与牙本质和其他矿化组织不同,一旦发育成熟,即无代谢变化。近10余年,人们对牙釉质内的痕量元素做了较多的研究,发现牙釉质内的痕量元素含量因个体年龄、组织深度、地理分布、口腔环境、不同牙别而有不同。在恒牙牙釉质内已经发现它含有表10-2所列的一些痕量元素。

表10-2　恒牙牙釉质内的痕量元素

含量(ppm,干重)	元　素
>1000	钠,氯,镁
100～1000	钾,硫,锌,硅,锶,氟
10～100	铁,铝,铅,硼,钡
1～10	铜,铷,溴,钼,镉,碘,钛,锰,铬,锡
0.1～0.9	镍,锂,银,铌,铯,硒,铍,锆,钴,钨,锑,汞
<0.1	砷,铯,钒,金,镧,铈,镨,钕,铽,钇

从上表中,可见钠、氯、镁三种元素是牙釉质中含量最高的痕量元素,其中尤以钠最多可达7200 ppm,但这三种元素与牙齿健康的关系,至今还不明了。在含量中等的痕量元素中,研究得比较多的是锶,有很多研究都表明此种元素与牙齿的抗龋力有关。

各种痕量元素在牙釉质各层分布不均。如牙釉质表层内含锶达200 ppm、锌900 ppm或更多、镁1650 ppm,而牙釉质深层含上述三种元素极少。

铅在牙釉质内的分布也基本相同。但它在接近表面的地方浓度最大,在2.7～3.6 μm范围内铅的含量为1790～2480 ppm,在16～42 μm范围内,其浓度只有20 ppm左右。

表层牙釉质内的铝、铜、锰、锂也远比全牙釉质层的平均浓度为高,铝在表层的浓度为343 ppm,而全牙釉质层平均为23 ppm,铜在表层的浓度为37～282 ppm,而全层的平均浓度为7 ppm。

硅在表层牙釉质内的含量却低于全牙釉质层,前者为40 ppm,后者为190 ppm。

Frostell用离子探针微量分析法测量牙齿切片上不同深度牙釉质内的痕量元素浓度,发现自表面向牙釉本质界,钠与钾的浓度没有多大变化,镁的浓度则在接近表面处迅速下降,氯则由表至里稳定下降,锶的分布则较匀。表10-3列出不同深度牙釉质内几种痕量元素的含量。

表10-3　牙釉质各层内几种痕量元素的含量(ppm,steadman等)

层次(由浅入深)	锌	硅	锰	铅	银	铜	锡
1	1300	870	90	80	25	5	1
2	1300	48	35	25	20	2	0
3	1300	25	20	23	15	3	0
4	800	32	35	13	15	2	0
5	740	32	42	14	13	1	0

牙釉质内痕量元素的分布除组织深度不同而有差别外,还可能与牙齿的萌出状态和年龄有关。表10-4展示未萌牙和萌出后不同年龄牙釉质内不同深度铅含量的变化。

表10-4　不同萌出状态与年龄期的牙釉质内铅含量(ppm)

牙釉质层次(由浅入深)	未萌出牙	萌出牙年龄(岁)			
		20岁以下	20～29	30～39	>50
1	210	350	360	520	550
2	130	220	260	430	460
3	67	189	105	280	420
4	60	74	85	200	310
5	55	35	65	—	156
6	47	0	54	—	152

从上表中，牙釉质内铅的分布在同样层次内随着年龄的增长而增加，萌出牙比未萌出牙的牙釉质所含铅多，浅层牙釉质含的铅比深层牙釉质者多。这些数据充分说明痕量元素在牙釉质内的含量受到很多因素（如唾液、食物、饮水、年龄、嗜好等）的影响。锶、锰、锌和铜随年龄增长而减少，铅、钴、硒、钠、钾则随年龄增长而增加。

不同牙齿的痕量元素分布也不一样。Antilla（1986）用质子激发 X 线辐射法分析人不同乳牙牙釉质内的锌、锶、铅的含量，发现切牙的牙釉质铅浓度为尖牙的 2 倍，而锶的浓度则尖牙（85±13 ppm）多于切牙（63±18 ppm）。

牙釉质内痕量元素的分布在地区上的差异也很明显，这方面有很多资料可以证明。赫丹等人（1986）曾经用发射光谱和化学分析法分析了西宁、拉萨、呼和浩特、南宁、长沙、武汉、喀什、石家庄八个地区长住居民牙齿牙釉质的钙、磷、镁、铝、铁、钠、铷、银、锶、铍、锆、钛、钡、钒、钴、镍、铬、锰、钼、锡、铜、锌、铅等元素，发现氟、锰、铁、硅、铅、铝、镁、铜、钼存在着显著的地区差异。

牙釉质内以锌、锶、铅、锰、钡、镉等的含量因地区不同而显示的差异最明显。

关于乳牙牙釉质内痕量元素的研究较少。结果发现：乳牙和恒牙釉质中含有相同的 18 种微量元素（氟、锶、钾、铝、硅、镍、硼、铁、铜、锰、钴、铬、锌、镁、硒、铅、钼、钒），并且完整恒牙釉质中氟、锶和钾浓度高于乳牙；完整恒牙釉质中氟、锶、钾、铝和铁含量高于龋坏牙釉质；而在完整乳牙中氟、钾、硅含量高于龋坏乳牙。一些研究表明乳牙牙釉质内的钠、氯、钾、镁、锌、铅、钡、铜和铁与恒牙牙釉质内的含量相接近，只是铝的含量在乳牙牙釉质内的量比在恒牙牙釉质者高。表 10-5 展示乳牙牙釉质内一些痕量元素的含量。

表 10-5　乳牙牙釉质的痕量元素含量（ppm）

浓度（ppm）	元　素
>1000	钠，氯，镁
100～1000	钾，铝，锌
10～100	锶，铅，钡，铜，镍，钛，铁
1～10	锰，硒，镉，硅，钼

（二）牙本质

牙本质内痕量元素含量的研究很少。由于分析方法和样品来源的不同，其结果有很大差别。从一些资料看出，不同深度的牙本质所含痕量元素的量有所不同。表 10-6 列出恒牙和乳牙牙本质中的痕量元素含量。

表 10-6　恒牙和乳牙牙本质内的痕量元素

浓度（ppm）	恒牙	乳牙
>1000	钠，镁	钠，镁
100～1000	氯，锌，锶，硅，钾，钡	氯，锌，铝，钾
10～100	铜，溴，铁，铝，铷	铅
1～10	钨，铜，钴，铬，银，锡，碘	铜，锰，铁，硒
0.1～0.9	锰，锑，硒	
<0.1	金，镉，铂	

二、唾液内的痕量元素

唾液中含有多种痕量元素，但其含量变化很大，受到唾液流速、外界刺激等的影响。Dreizen 与 Levy 观察到铁是唾液内经常被查出来的元素，此外还易查出锡。

孕妇唾液中含的镁较多，镁对牙结石的形成有一定关系。Lear 与 Grn 发现镁对牙结石的形成有促进作用。

唾液内含有少量铅，但其浓度只有血液内的 1/10。铅中毒者唾液内的含铅量并无多大变化。较多研究者分析了唾液内的痕量元素含量与龋病的关系，并发现除铅外，多种元素的浓度均与龋病呈逆相关，其中最引人注意的是锂。唾液内含锂的浓度虽然很低（0.000 7 ppm），但它却与龋病呈强度逆相关。这方面还需要进行更深入的研究。

三、生态膜内的痕量元素

生态膜基质内含有大量钙和磷酸盐，当生态膜内环境的 pH 呈中性时，钙和磷酸盐处于过饱和状态，从而沉淀下来。这些沉淀下来的无定形磷酸钙可以选择性地与一些痕量元素结合。

痕量元素在生态膜内起到不同的作用。有些痕量元素如铁、铜、钼、锌、钴、锰、碘，可能促进或抑制生态膜内细菌酶的活力；有些则可影响生态膜内的产酸代谢，如氟、镉、锶等。氟还可以影响烯醇酶的活性和细菌对牙面的吸附。锰有促进细菌形成多糖的作用，镧和锡都有抑制细菌吸附，减少生态膜的作用。Gallagher 与 Cutress 曾经证明，氟、锰、镍、铜、锌、硒、银、镉、锑、钡均有强的抑制变异链球菌族产酸的作用，而且可抑制生态膜形成和生长。

生态膜中有些元素可以参与置换牙体硬组织中主要矿物成分——羟磷灰石的结构，如氟就可以置换其中的羟基。

生态膜内痕量元素的含量也受多种因素的影响而发生变化，但这种变化的幅度不如唾液内者大。影响生态膜内痕量元素的主要因素有三：一是生态膜所附牙面的痕量元素含量，当生态膜内环境的 pH 降到 5.5 以下时，牙齿内的矿物质就会溶解，某些元素就会释放到生态膜内；二是唾液的影响，唾液可将生态膜内的物质溶解或冲洗出来，也可以将某些物质带进生态膜；三是饮水、食物、饮料、牙膏、药物以及口腔内的金属修复物等。饮水中的含氟量明显地影响生态膜含氟量。吴杰等(1987)在四川喜德县做的调查分析表明，低水氟地区(水氟 0.03 ppm)居民的生态膜含氟量为 5.84 ng/mg，高水氟地区(水氟 1.9 ppm)居民生态膜含氟量达 12.76 ng/mg。

生态膜内发生物质代谢变化时，生态膜内痕量元素的变化经毛渝等(1989)的分析，证明当用蔗糖溶液含漱 5～10 分钟后，生态膜内的镁、铝、铁、硒、锌、铜、铅、锰、锶的含量与含漱前有所变化，以镁、铝、锶的增加为最明显。

生态膜中的无机物主要是钙和磷，除此以外，以钾、钠、镁的含量最多。

人们特别关注生态膜中的氟。氟在生态膜内呈三种状态：①游离氟，分布于生态膜液相中，当生态膜内环境偏中性时，游离氟可以向唾液或牙釉质内扩散。②可离子化氟，此种氟主要与生态膜内的无机物或有机物结合，当生态膜中发生发酵变化时，此种氟就释放出来成为游离氟。影响牙釉质的溶解或细菌的代谢活动。③结合紧密的氟，此种氟与其他元素或物质结合，很难分解，但量很少。

第三节　各种痕量元素与龋病

各种微量元素的含量与龋病的发生发展密切相关。研究结果发现在龋坏乳牙和恒牙中低浓度的锌、铁、铜、镍、硒、锶和高浓度的铬、钴、铅、镉，结合健康牙齿中相应元素的含量可以被作为牙齿的龋风险因素。

一、锌

锌的原子序数为 30，原子量为 65.38。在人体的痕量元素中，锌的含量仅次于铁，一个体重 70 公斤的人，含锌量约为 1.4～2.3 克。

锌在自然界中广泛存在，瘦肉、牡蛎、海产食品的含锌量都很多。在动物体内，锌多与蛋白质结合。某些组织内含锌特别多，如眼的脉络膜与虹膜，可达 14 600 ppm，前列腺内含的锌也很多。血浆内含较多的锌(850～1 590 μg/L)，红细胞内的锌更多，为血浆的 10 倍。有人报告白细胞内的锌量比红细胞还多。

锌主要在小肠内被吸收，特别是在十二指肠。锌的吸收往往受到其他金属离子的干扰，如铜、钙、铁等。但如摄取的肉类食品多，则钙对锌吸收的影响不大。Davies 等人曾经报告糠内的植酸盐有促进锌被利用的作用。

锌在被吸收后就被运送到肝内与一种金属硫因样蛋白(metallothionein-like protein)结合。锌主要自粪便排出，自尿排出者很少，约 5%。锌缺乏时会造成机体发育不良、个子矮小、秃发、食欲不佳。正常人每天需要 12.5 mg 的锌，怀孕和哺乳时还需要每天增加 5 mg；儿童每天需要 10 mg，婴儿每天需要 3 mg。

锌进入体内后，在牙釉质和牙本质内均有较多分布，前者约含 250 ppm(干重)，后者为 170 ppm。锌与龋病的关系，在人群流行病学调查中，尚无肯定结论。20 世纪 60 年代苏联有一报道，每天给硫酸锌 3 mg，3 个月，每年两次，持续 3 年，可见龋病发病率下降。在南非做的一次调查说明，患龋多的白种人牙釉质内含锌量比患龋少的黑种人的牙釉质者多。但在芬兰的一份调查却说牙本质内的含锌量与龋病发病率呈正相关。在动物实验说明增加锌的摄入量有防龋效用,缺乏锌则会导致龋病发病率增加。

Barbara等研究发现在无龋乳牙和恒牙中锌含量较龋坏牙齿具有更高的锌含量。发现锌具有抑制釉质脱矿作用,具有抗龋作用。

二、镁

镁元素在地壳中的分布很广而且丰富,它是组成叶绿素的重要部分,无论对植物或动物的生命都很重要。镁是一种很活跃的元素,在自然界中都是以与其他物质化合的形式存在。食物中以坚果和谷物含镁量最多,绿叶蔬菜和豆类中含镁也较丰富。天然水中,特别是硬水中含镁较多。

在机体内,镁是很多种酶的激活剂,也能激活三磷酸腺苷(ATP)。后者在很多物质代谢如核酸与辅酶的合成中是必须的物质。成年人每天需要300 mg的镁,哺乳和怀孕时需要量更多(400 mg/d)。在人体中,许多组织均含有较多的镁,如脑、心、肌肉、肝、肾、胃肠。肺组织含镁稍少一些。牙釉质和牙本质含的镁更多,特别是牙本质(87 000±300 ppm)。

镁进入身体后约有45%在小肠被吸收,进入机体参与代谢后有30%经尿排出体外;其余未被吸收的部分(约55%)则自粪便排出。

在牙齿发育时期,缺乏镁会产生牙釉质发育缺陷,而且使牙齿的萌出速度迟缓。Spencer等(1989)在鼠体上作的实验表明,给未发育成熟的鼠以镁,会使牙釉质的矿化延缓,牙釉质内的羟磷灰石结晶也不好。

流行病学调查表明人体摄入的镁多时则患龋率低。但动物实验的结果却相反。出现这种矛盾的一个原因是,在自然界中,无论饮水或食物,镁常与钙和磷共存,此外也常与铁、锶、钡在一起,因此,流行病学调查很难排除这些夹杂因素的干扰。实验室研究证明镁可以进入牙釉质的羟磷灰石晶体内,改变晶体的性质,使之更易受到酸的侵蚀,从而降低牙齿的抗龋力。

镁在牙釉质内的分布是深层多于浅层。表层牙釉质内的含量为0.1%,而接近牙釉本质界时达0.3%。

镁在牙齿矿化和龋变过程中的作用:①镁有抑制羟磷灰石和氟磷灰石形成的作用。在人工合成氟磷灰石过程中,有镁存在时,透钙磷石(brushite, $CaHPO_4 \cdot 2H_2O$)转变为氟磷灰石受到抑制。当Mg∶Ca的比值增加时,更多地形成稳定的无定形磷酸钙,在有些场合下,镁会抑制磷酸八钙(octacalcium phosphate)的形成,促进白磷钙石(whitlockite)的形成。②镁更易结合进碳酸磷灰石。后者是牙釉质中磷灰石晶体构成的一部分,在发生龋病过程中,这一部分容易受到酸的侵蚀。③镁更易形成其他形式的磷酸钙-镁盐类。④在早期龋过程中,镁易于随着碳酸磷灰石结构的瓦解而释放出来。

镁元素在牙齿发育时期进入牙釉质后,会减弱牙釉质的抗龋力。

三、锶

自然界中,锶以化合物的形式存在于矿物中。

在动物体内,锶在骨、牙组织内的吸收和沉积与钙密切相关。如钙量多,则锶的吸收和贮存量均减少。锶可以置换磷灰石晶体中的钙。少量的锶有促进矿化的作用而不影响晶体的结构,但锶量过多则会影响钙化,出现"锶软骨病"。

人体中,以牙齿骨内分布的锶最多(牙釉质180 ppm,牙本质90 ppm,骨120 ppm),其他组织较少。随着年龄的增长,骨内的锶含量增多。人体主要从饮水和植物性食物获得锶。甘蓝的含锶量最高(110 ppm)。

挪威、德国、美国和新几内亚进行的流行病学调查表明:锶有明显降低龋发病率的效力。动物实验也证明,在牙齿发育时期给以足够量的锶(如含锶25 ppm的饮水),也有防龋效果。牙齿萌出后给鼠以50 ppm氯化锶饮水,可降低龋发病率72%。实验室观察也说明锶有抑制酸脱矿的作用。

牙釉质内的含锶量与其患龋情况呈负相关。Curzon与Losee对两个患龋情况不同地区人牙釉质含锶量的测定结果见表10-7。

表 10-7 不同患龋地区人牙釉质含锶量

组别	n	锶浓度(μg)		
		$\bar{X}\pm SE$	t	p
高龋	31	111.29±15.45	3.70	<0.001
低龋	96	204.52±19.86		

Vrbic 与 Stupar(1980)报告了两个地区 439 名儿童患龋情况与饮水、牙釉质含锶量的关系。两个地区均属低氟区，饮水含锶量多者牙釉质含锶量也多，且儿童患龋率低，患者龋牙也少。

锶和氟在一起时，有协同降低磷灰石溶解的效力，但在人体上尚未观察到这种效用。在动物实验中，大剂量的锶会使造釉细胞功能发生紊乱，使牙釉质的发育和矿化不良。

锶进入牙釉质可以减少牙釉质中的碳酸磷灰石量，后者在龋病发生过程中是最先和最容易受到侵蚀的部分。此外，锶还可以增加牙齿内磷灰石晶体体积及在牙发育时期增加牙本质厚度。所有这些，都会增强牙釉质的抗龋力。

四、铜

人体中含铜约 80 mg，它在各组织内的分布不一，脑内含量为 14.7 ppm，肌肉含量为 0.7 ppm，肝组织内的含铜量变化较大，与食物含铜量有关。铜在体内受到钼和锌的对抗，可抑制铜的吸收。

有研究结果提示乳牙和恒牙牙齿结构中低铜含量可能属于牙齿龋易感因素。另有研究者采用定量 X 射线荧光成像技术(Quantitative X-ray fluorescence imaging)对龋坏牙齿结构中铜含量进行检测，发现与正常牙本质相比，龋坏牙本质中的铜含量更高，并且主要分布在牙本质小管区域。

在流行病学调查，发现水铜含量高地区的居民患龋反而比水铜含量低地区者更为严重。动物实验表明，给予铜能使动物的龋病发病降低。

五、钼

钼存在于土壤、矿物、植物和动物体内。自然界中钼以硫化钼(MoS_2)和彩钼铅矿形式存在。含钼多的土壤中生长的植物含钼量也高，甚至可达到毒性水平。

在食物中，豌豆、谷糠、牛肝中含的钼较多；在人体内，牙釉质内含钼较多，其次是肝脏。哺乳类动物体内有两种脱氢酶都需要钼作为辅因子(cofactor)，它们是钼黄素朊(molybd-flavoprotein)和黄质氧化酶(xanthine oxidase)。后者见于肝、肾和乳汁中，它可以氧化黄质、次黄质以及其他一些物质如脯氨酸、醛类。

钼和铜在体内有对抗作用，但二者又受到硫的控制，其作用不十分明了。

钼和龋病的关系，虽然有一些人进行了研究，但还不能做出肯定的结论。根据一些资料表明，钼有降低龋病发病的效力；但也有人认为钼与龋病无关。有人调查分析不同地区的土壤含钼量与龋病发病率有关，发现发病率高地区土壤含钼量为 1.5～2.0 ppm，患龋率低者为 1.0～1.7 ppm。

实验鼠研究表明，钼有降低龋发病的作用。但也有相反的结果。Bowen 曾经给猴以含钼 2 ppm 的饮水，无论是在牙齿矿化前或矿化后给予，均对龋病发病无影响。钼也无促进氟的效力。Shaw 与 Griffiths 曾给胚鼠以钼盐(仲钼酸铵)，每天 1 mg，后来观察到长大的鼠的龋损反而增加。Hunt 与 Navia 报道通过消化道给予 500 μg/10g 体重的钼，结果动物的龋损害数增加了。因此，钼与龋病的关系还不能肯定，有待于进一步深入研究。

钼进入体内后，暂时被骨和牙本质所贮存，但时间很短，一天后，骨内的钼含量就大为减少。另外有大量的钼被贮于牙釉质内，且维持较长时间。为此，人们特别关注钼进入牙釉质后是否影响牙釉质的抗酸力。根据 Jenkins 的研究，1～10 ppm 的钼有少许降低牙釉质受酸溶解的能力。有人计算，钼的抗酸溶解能力约为氟的 1/3。当钼的浓度为 1 ppm 时，钼与氟有协同作用，但到 10 ppm 时，协同作用则不明显。

钼的抗酸溶解能力与其存在的盐类形式有关。钼酸钠的作用就远不如仲钼酸盐。8 ppm 以上的仲钼酸盐有稍微降低细菌产酸的作用。也有人报告钼可以促进韦荣氏菌利用乳酸的能力。Gallagher 与 Cutress 发现 1000 ppm 的仲钼酸盐可抑制变链菌族的生长与产酸。

Stookey 等则认为钼和氟有叠加作用，单是钼则作用不明显。Crane 报告钼有促进胃吸收氟的作用。下表展示不同研究者在钼与氟单独或共同使用时对鼠龋病的影响(表 10-8)。

表 10-8 钼与氟对降低鼠龋损的作用(降低%)

组别	Stookey 等	Büttner	van Reen 等
单用钼	18	0	无明显
单用氟	32	51	叠加作用
钼+氟	52	76	

六、锰

锰元素常与镉、锌等共存于自然界中。

人体许多组织中都含有锰,虽量不多,但却是许多酶系统的辅助因子,特别是与胆固醇的生物合成、脂代谢、生殖功能、骨生长、凝血酶原的形成等有关。缺锰时,体重会减轻,可发生暂时性皮炎,毛发生长迟缓,血胆固醇降低等。许多植物性食物和动物性食物中均含有锰,如坚果、带壳谷类、干果、鱼肉、家禽肉、海菜等。茶叶中含锰也多,干茶叶含锰 350~900 ppm。人体对锰需求量尚未测出,不过有人报告如每天摄入量低于 0.7 mg 会产生各种失调症状。

锰自小肠吸收,经胆汁自粪便排出。机体对锰的吸收会受到其他金属如钙、铁、钴的抑制。

锰与龋病的关系尚不清楚,只有少许资料说明摄入多量的锰会使龋病发病率增加。Beighton (1982) 在无菌鼠身上做的实验表明,给以 0.1 mmol/L 或 0.5 mmol/L 硫酸锰饮水 21 天,鼠的患龋情况均较未给锰的对照组鼠严重。有人认为低浓度的锰可能促进某些口腔细菌的生长,或者促进某些致龋菌对糖的利用,刺激它们产酸或生产多糖。

赵谌等(1984)曾分析无龋者和龋敏感者牙釉质内的锰含量,发现后者的含锰量(2.12 ± 1.21 ppm)大于前者(1.057~0.50 ppm)。

七、硒

硒是一种比较稀少的元素。硒对人或动物的健康有重要价值,它在机体内的平均浓度约为 0.1 ppm。缺硒时家禽可患胰腺纤维化病,牛、羊患肌营养不良,猪可能出现肝功能障碍。

硒的确切生理作用还不明了,但已知它和硫一样参与蛋白质的代谢。近年来发现谷胱甘肽过氧化物酶是一种硒蛋白,这种酶有保护组织免受氧化伤害的作用。硒摄入过多(3~5 ppm)会产生硒中毒,过多的硒可以与机体内多种酶的巯基结合从而抑制这些酶的活性。

人体主要从食物获得硒,特别是肉类食品。成年人每天摄入硒的适合量为 50~200 μg。如果超过 200 μg 则会对机体产生危害。

流行病学调查说明,硒有增加牙齿对龋病感受性的作用。摄入硒量多的人群患龋率高于摄入硒少者。不仅如此,硒还有降低氟化物抗龋效力的作用。在前苏联的研究说明,牙齿对龋的敏感性与牙齿组织所含的硒量有直接关系。动物实验证明,摄入硒量低(0.2~0.4 μg)者,牙齿对龋病的敏感性大大低于摄入硒量高(2~4 μg)者。近来有人报告浓度为 1.6 mmol 的硒有抑制变链菌族生长的作用。

刘贻庆(1989)的报告却说明摄入硒量少者的患龋率高,而摄入硒量多者患龋率反而低。他同时调查了同一对象群的氟斑牙情况,发现患氟斑牙者的患龋率与摄入硒量成正比。

牙齿内的硒含量与土壤和食物中的硒含量有关。一般情况下,在牙齿发育期中,硒进入牙釉质和牙本质内的量最多,牙齿发育成熟后,则硒进入的量就很少了。牙齿内硒的分布主要在牙釉质与牙本质的有机物内。这样,在生理条件下,硒和氟在牙齿内不可能直接相互影响,因为氟在牙齿内主要与矿物结合。

在牙齿发育时期,如摄入过量的硒,会使牙齿组织的矿化不完全。这可能是硒进入牙胚后与形成牙釉质或牙本质有关的蛋白质结合,从而干扰了这些蛋白质对矿化的诱导或促进作用。

八、钒

钒在地壳表层的平均浓度为 150 ppm,多种岩石均有分布。此元素具有耐热、抗酸碱腐蚀的性质。在动物实验中,钒有促进生长的作用,但不是生命必需的元素。

钒在进入机体后只有极少量被胃肠道吸收,大量被尿和粪便排泄。进入机体的钒主要贮存在肝、肾、骨和牙齿内。有研究表明钒也可进入血浆。

食物中以鱼、茶、海盐、菠菜、荞麦中含量较多。其生理作用还不十分明了,有人观察到它有抑制胆固醇合成的作用。

在人群的流行病学调查中发现：机体摄入的钒量多时，龋病的发病会减少。但另外一些人分析牙釉质内的钒量时，却未发现它与龋病有任何联系。

在动物实验中观察到缺乏钒时牙齿对龋病的感受性增加。有学者发现，1.6 μg/ml 的钒可刺激黏性放线菌的生长到最大程度。Gallagher 与 Cutress 的研究表明，钒有抑制链球菌和放线菌产酸的作用。

九、锂

锂是一种最轻的金属元素，也是一种很活跃的元素，因此在自然界中均以化合物的形式存在。

人体内含有少量锂，主要来自食物与水。矿泉水和硬水中锂含量较多。

锂在牙釉质表层分布较多。巴布亚新几内亚的一项研究表明，患龋率低地区的人牙釉质表层含锂量比患龋率高者多。表层牙釉质的含锂量又直接与饮水中含锂量相关，因此，现在认为锂具有一定抗龋作用。但另一方面，有人观察到，当用大剂量锂盐治疗后的狂郁病人，龋损害大为加重。这可能是锂过多时唾液分泌减少之故。

锂对牙面生态膜形成、细菌生长和产酸均无明显影响，但它可以通过细菌的细胞膜，进入细菌体，破坏细菌的 K^+-Na^+-H^+ 平衡，从而影响细菌代谢活动。

十、钛

钛广泛分布于地壳中。土壤中，钛的浓度为0.5%～10%，海水中也有较多含量（1～9 μg/L）。钛在工业上和医学上均有广泛用途。在机体内它是一种惰性大的物质，机体对它有颇大的耐受力。

动植物体内均含有少量的钛。例如草莓内含有 0.11%的氧化钛。牛肉、人的肌肉中均含有钛。钛在植物中主要分布于叶内，在动物体内则主要分布在钙化组织。人的肺和皮肤内含有较多的钛。人牙齿内也含有钛，多分布于牙釉质内，其含量约为 10～100 ppm。

钛经胃肠道吸收，但量不多，还可自呼吸道摄入。钛的吸收还与其化合物的形式有关。乳酸钛、氯化钛均不被吸收，氟化钛则易被吸收。此外，氟对钛的吸收也有促进作用。钛被吸收后主要由尿排出，一部分也自粪便排出。

钛在机体内可能参与某些色素的形成。在动物实验中，有人还观察到钛有抗肿瘤的作用。

钛对人或实验动物的龋病均有明显抑制效果。常用者为 1%氟化钛水溶液局部涂搽，每年一二次，每次 1 分钟。Shrestha 等曾用各种氟化物处理牙釉质，以后用乙酸溶液（pH4.0）处理，观察牙釉质的溶解情况。结果表明，氟化钛处理后的牙釉质最能抗酸溶解，其他氟化物（氟化钠、氟化亚锡、酸性磷酸氟化钠等）均不如氟化钛的效果好。另外，钛的其他化合物除硝酸钛外，其抑制酸溶解牙釉质的能力均很低或无作用。

用含 0.05%氟化钛的银汞合金充填牙齿，后来检查此种充填物边缘牙面生态膜内的变链菌族检出量，比其他不含氟化钛的银汞合金充填物边缘者少得多。还有人观察到用含氟化钛（0.05%）的牙膏刷牙，牙面生态膜沉积量明显减少。

氟化钛有固定葡聚糖酶于牙面的作用。这样可以持续发挥该酶抑制牙面生态膜内多糖形成的作用。

十一、铅

在自然界中，铅的分布较广，食物、饮水中均有，但含量很少。工业带来的铅污染，甚至可以使空气中的铅含量增加。

铅进入人体后，可被脑组织摄取，这对儿童特别有害。可使正在发育中的脑组织受到损害，影响智力发育。铅在骨组织内分布也较多，且随年龄的增长而增多。牙齿内也有铅分布。

有研究结果显示乳牙患龋水平与血铅水平存在正相关性，而对恒牙则未显示有相关性。

十二、镉

镉元素对动物的任何器官和组织都是有毒的。世界卫生组织规定人每星期可耐受的镉量为每千克体重 1 μg。

海产动物性食物如牡蛎、蛤等含镉较多，植物性食物如甘蓝、冬小麦中，以及烟草中也含镉。

镉在进入机体后主要分布在肝、肾内，在牙齿内的分布较少。镉与龋病的关系尚不明。但有人报告镉有抑制口腔细菌产酸的作用，又有人发现龋病高发区患龋严重者牙齿内的镉含量显著高于龋病低发区患龋轻者。

在动物实验中，给动物以较多的镉，可以使其牙齿被染色而且易患龋，这种不良作用可被氟所对抗。

十三、硼

硼在自然界中分布较广，易被机体吸收，自尿中排出。硼毒性低，用 5 ppm 的含硼饮水饲养动物，未发现动物健康受到影响。

硼与龋病发病呈负相关。有人证明硼可以影响牙齿发育，在牙齿发育时期，给动物（鼠）每天注射 25 μg 硼化合物，可以使动物的牙面沟裂变浅或消失，这可能是硼减少龋病发生的主要原因。有研究者通过体外实验发现硼具有抑制釉质脱矿的作用。

十四、铝

铝是自然界广泛存在的一种元素。人们生活中接触铝的机会很多。铝与氟能相互作用且互相影响。氟化铝（A1F6）是一种易溶于水的化合物，如机体摄取的氟多，则铝易被排除；反之，铝也可以减少机体对氟化物的摄取。

铝与龋病的关系研究得很少。有报告说明，土壤和饮水中铝盐浓度高地区的居民患龋率也高。但研究者对人完整和患龋乳牙的牙釉质和牙本质中的铝浓度进行测定，结果发现釉质和牙本质中的铝浓度不受性别的影响，但是完整牙齿的釉质和牙本质中铝浓度水平高于龋坏牙齿中的水平，但是在不同龋坏水平的牙齿中不存在差异；结果提示在乳牙中高铝浓度水平具有更低的患龋水平，提示铝元素可能含抗龋成分。

十五、镧

镧是一种稀土金属，在地壳中大量存在，约占 5～18 ppm。自然界中有两种镧的同位素：^{139}La（占 99.91%）与^{138}La（占 0.089%），后者有放射性。

镧是一种活跃元素，在局部应用时，可以置换牙齿中的钙，并在牙面吸附很多。在实验室中，将牙齿置于硝酸镧溶液（8%）内，第一天牙釉质中的钙有 35% 的量可被置换，3 天后可达到 60%～65%；且镧与牙釉质的结合，与镧的浓度有关，浓度越高，结合越多，抗酸力越强，效果越持久，因此，镧有很好的防龋作用。在实验室内，0.01%～0.1% 的镧盐溶液即可抑制动物的龋病发生。

镧有抑制细菌在牙面吸附的作用。

镧进入血液，但不进入牙齿和骨的内部。因此，镧的防龋作用主要在于增强牙体表层的抗龋作用。一般用于临床时都是局部应用，但是局部应用时，镧有颇强的涩味。

除已介绍的痕量元素外，还有锡、铯、锆、铂、金、钡等。目前对氟化微量元素对变形链球菌葡萄糖基转移酶影响的比较研究结果证明，锡可以通过与氟化物协同抑制变形链球菌葡萄糖基转移酶活性来提高氟化物的防龋生物活性。还有研究者通过体外实验发现钡元素具有抑制釉质脱矿的作用。痕量元素在口腔医学中的应用是有前途的，有很多问题还有待于深入研究和探索，前景还未可限量。

（岳松龄　吴红崑）

第十一章　人工龋

在研究人类疾病的病因、发病机理及规律与探索疾病防治措施中，最直接而有效的手段是在人体进行医学实践，这只有通过临床实际工作才能完成，这是医学研究中最基本而又最重要的内容。根据有名的 Koch 定律，特别是细菌引发的疾病，还应当在动物体内进行相应的试验来验证。

龋病学的研究很多是可以在临床实践中进行的，但是也有很大部分要借助实验病理学研究才能完成。人工龋就是一种实验病理学研究手段，它的建立已经有近百年历史。

通过对人工龋的研究，人们加深了对自然龋的认识。对龋病发生的最直接因子和龋病病变的破坏机制有更加深入的理解；对龋病发生的背景，特别是物理、化学和生物学方面的影响，认识更加深入。为探索龋病的防治措施建立了便捷、对人体无害的模型。

第一节　人工龋模型建立的历史

人工龋(artificial caries)这个名称最早见于 1899 年 Dental Cosmos 杂志一篇编辑部文章中，Hopkins 提出对人工龋的实验应该在人口腔内进行，才是真正意义上的人工龋。

人工龋模型的建立是人们根据当时对龋病的认识来拟定设计的。早在 1922 年 James 与 MacIntosh 就曾经在实验室内，用从龋损中分离出来的细菌培养于装有离体人牙标本的培养基内产生了人工龋。

1952 年，Pigman 等人设计了一个模拟自然口腔的人工口腔模型(artificial mouth model)并利用它产生了人工龋。1960 年，Soni 与 Brudevold 用不同浓度、不同 pH 的醋酸盐缓冲液，按不同时间处理人牙标本，产生了具有表层下破坏的人工龋损害。弱酸性缓冲液产生表层下破坏，而强酸性溶液则会将牙齿直接溶解形成洞样损害。Featherstone 与 Rodgers(1981)的大量标本研究也证实此点。

Silverstone(1967、983)、Groeneveld 等(1978)、Wefel 与 Harless(1984)、Feagin 等(1985)均用酸化凝胶在实验室产生了与自然龋相似的人工龋。Feagin 等人还分析了凝胶中的钙和磷从标本中溶出的情况。Kotsanos 与 Tayler(1983)用酸化甲基纤维素凝胶产生人工龋，当纤维素浓度达到 20%时，人工龋破坏过程就会减慢，如在凝胶中加入羟磷灰石就会抑制损害的形成。

Larson(1974)将完整的人牙釉质标本放在不断搅动的、含有过饱和的氟磷灰石或羟磷灰石缓冲液内，则牙釉质表面产生龋损样损害，如两种磷灰石都呈不饱和状态，则牙釉质表面产生酸蚀样破坏。Weatherell 等(1982)在实验室用盐酸蒸气产生了与自然龋类似的人工龋损害。

房德敏(1981、1982)在实验室研究了人工龋，用微硬度测量法证明人工龋损害后，牙釉质硬度恢复需时 2 个月，在此期间，恢复程度达 100%者占 21.5%，恢复在 90%以上者占 7.2%。实验结果还表明脱钙轻者的硬度恢复比脱钙重者硬度恢复大。王勤等(1983)用硝酸银染色法鉴定银在人工龋中渗透的途径，表明银是沿表层下锐兹线的柱间质进入的。李玉晶等(1982)比较了在实验室用乳酸羟乙基纤维素和乳酸羧甲基纤维素致人工龋的作用，在肉眼、体视显微镜、显微镜和软射线照相检查，未见两种纤维素产生的损害有明显区别。

Chow 与 Takagi(1989)用羟磷灰石加入适量 HCl，KCl 与 NaF 在实验室的恒定滴定系统内产生了具有表层下破坏的龋样损害。程绰约(1989)在实验室建立牙釉质窝沟模型并在其中产生了人工龋。Almqvist 等(1990)设计了一个自动调节酸度的人工龋发生系统，这个系统模拟人口腔自然状态,产生了接近自然龋病变的人工龋。

1982年以前的人工龋模型基本上是用化学物质产生的,Clarkson与Miller(1982)首次在含硫乙基醋酸盐肉汤(thioglycollate broth)、蔗糖和明胶的变异链球菌FA1培养基内产生了人工龋。1983年Gallagher等用牛牙釉质块在不同细菌(11种)、不同培养基(三种)内产生了人工龋。李玉晶等(1984)用连续培养变异链球菌的方法在牙釉质上产生了人工龋。Kaufman等(1988)用变异链球菌、干酪乳杆菌与黏性放线菌分别在牙根部产生了人工龋。变异链球菌GS5产生的人工龋损害深度最大,其次是乳杆菌,黏性放线菌产生者最浅。桂和明等(1989)用变异链球菌和黏性放线菌产生了牙根部的人工龋。

20世纪后期,在生物学领域内,人们对主要由细菌组建的膜样群体——生态膜给予很大关注。将生态膜的观念引用于牙面生态膜并对它作更深入广泛的研究也是近10余年来的事。周学东等(1988—1989)、朱敏等人(1995)均在建立人工生态膜时产生了人工龋。在人口腔内建立人工龋模型更接近自然状态,这种形式被称为口腔内致龋性实验(intra-oral cariogenecity test,ICT)。其具体作法是用人或牛的牙齿做成标本块,在它表面开窗,然后将标本块安装在志愿者口腔内的义齿上,按设计要求,经过一段实验时期,取出标本,进行观测。Kotsanos等(1986)用ICT方法在标本块产生了牙齿邻接面的龋样损害。Croonenburg等(1986)用ICT检验了双磷酸羟乙烷(ethane-1-hydroxy-1,1-diphosphonate,EHDP)和氟对产生人工龋的影响。Silva等(1986)用ICT检验了乳酪的抗蔗糖致龋的效力。Zero等(1986)用牛牙釉质块在人口腔内做的ICT实验证明变链球菌的致龋力最明显。

虽然ICT实验比较接近自然状态,但是与自然情况并不完全相符。在ICT试验中查出某种药物有控制龋病发生的作用,将它应用到人群中还必须在动物实验和志愿者中做相应的试探性试验,才能得到比较准确的结论。Ten Cate(1994)认为这种ICT试验还存在几种变数:①不同个体的差异;②同一个体不同时间的差异;③同一个体不同部位的差异。这些差异因素往往会给结果造成很大的变动。

第二节 人工龋病变的组织病理学研究

早期对牙釉质的人工龋研究是在光学显微镜和偏光显微镜下观察。Coolidge等(1955)、Soni与Brudevold(1960)将人工龋病变分为两层,即表层和表层下破坏。王勤与李宏毅(1984)用微硬度计测量人工龋,将其分为三层:表层,表层下脱矿区和透明层,又将表层下脱矿区分为最浅层,浅层,中层和底层。Wen等(1995)用先经高浓度氟化物处理的牛牙釉质块制成的人工龋分为三层,即柱状层、缓冲层和完整层。柱状层内有小球状物沉积。

Kidd与Bechal(1979)在用酸性凝胶制成的人工牙釉质龋损害中发现有板层状病变,表明其中有再矿化现象。Goldberg等(1981)在SEM和TEM下观察、并用组织化学方法研究人牙的人工龋的组织结构变化,见到损害表层有许多互相平行、长100 μm,直径0.1～1.0 μm的微管。此种微管由表面延伸到损害主体。他们认为这种微管是牙釉质透入性的基础。

SEM下可见人工龋损害分为:①表层,此层内,有的有釉柱有的没有釉柱;②移行层,可以见到釉柱鞘膨胀,釉柱结构被破坏;③深层则可见到大部分牙釉质结构都被破坏,但釉柱间质内的破坏比釉柱轻一些,经组织化学检查可见到晶体间有分布均匀的网状结构。

Theuns等(1982)用72枚人牙制成的牙釉质人工龋,见到51枚牙有表层下脱矿,21枚牙只有浅层脱矿,脱矿最初见于釉柱间质内。Holmen等人(1985)在SEM下观察人工龋损害,也证明早期的破坏开始于晶体间隙内。Clarkson等(1984)用变异链球菌FA1在实验室经6星期培育产生了有表层下破坏的牙釉质人工龋和牙根部的牙本质龋,用喹啉浸渍时可见到暗带。

Okuda等(1982),Sato与Yamamoto(1986)认

为人工龋中的暗带与板层结构都是再矿化作用形成的，其中含有白磷钙石（Whitlockite），Edmunds等人（1988）用人、牛、马和羊的牙釉质作人工龋研究，结果显示在用显微放射照相和SEM检查时，牛牙釉质的人工龋损害和人牙釉质人工龋损害相似，用牛牙齿代替人牙作标本进行实验是可行的。Mellberg（1992）的研究也认为牛牙齿可以代替人牙齿。

张伟国等人（1988）见到在人工龋病变中，最早的变化是晶体的溶解，表层的形成和暗带的出现均与再矿化有关。张汉东等人（1989）用乳酸羧甲基纤维素产生人工龋，并比较了年轻人和老年人牙釉质人工龋的区别，结果显示无论人工龋的深度或微硬度测量结果两种人的标本都无明显区别。

Gangler 等（1993）用偏光显微镜和离子质谱仪观察人工龋病变时，发现年轻人牙釉质内的破坏较均匀，损害主体较浅。老年人牙釉质人工龋损害表层不明显，损害主体较深。

Uemura（1998）用原子力显微镜（atomic force microscope，AFM）和SEM观察用酸产生的人工龋，见到表层下的晶体间隙和釉柱间隙扩大，扩大的晶体间隙有再矿化现象，在SEM下可以观察到表层下晶体的破坏。

Arnold 等（2001）用人牙在表兄链球菌6715生态膜下产生人工龋，分别对1，7，14与28天标本做微硬度测量，并在SEM和偏光显微镜下观察。结果显示：7，14和28天标本的牙釉质表面的微硬度明显降低，在SEM下，28天标本中，釉柱中心的溶解是主要的破坏方式。在偏光显微镜下则显示损害不规则扩展。

人工龋的破坏形式，无论是初始病变的部位或晶体破坏的形式基本上与自然龋相符合，从而使人们对自然龋的病变方式更加确定，龋病的破坏主要表现是牙齿硬组织的脱矿。

第三节　影响人工龋实验的因素

一、氟化物的作用

在龋病的发生和发展过程中，氟或氟化物起到很重要的作用。在人工龋的形成中也是这样。Larson（1974）在产生人工龋模式中，利用氟磷灰石缓冲液产生X线阻射的表层。Kidd 与 Bechal（1979）在酸性凝胶中加入10 ppm 氟，使损害主体内产生板层带。

王勤与李宏毅（1982）的研究证明用氟化物处理的牙齿产生的人工龋没有表层下脱矿现象。他们还证明氟不仅有增强牙齿抗酸的作用，而且能促进牙釉质大量摄取钙和磷。

Feagin 等（1985）的研究证明氟化物对人工龋的产生有抑制作用，即减少牙齿中的钙和磷酸盐的溶出。Clarkson 等（1985）的研究则显示如果将牙齿标本预先用APF或氟化亚锡处理，会减少以后人工龋损害的深度。Clark 等（1986）在作ICT试验时，给受试者经常含化氟化钠药锭，会使装在义齿上的牛牙釉质产生的人工龋破坏程度减轻。

Chow 与 Takagi（1989）用10^{-3}N NaF 加在1N HCl的脱矿液中，可以使人工龋损害的表层保持完整而产生表层下破坏，若不加入NaF，则表层会被溶解。Shu（1998）在多菌种产生的人工龋模型中，加入5 ppm 氟就会抑制人工龋的形成。

二、作用底物及其酸碱度的影响

Featherstone 与 Rodgers（1981）探讨了用各种酸产生人工龋的不同表现，证明强酸（盐酸）会产生直接的腐蚀，弱酸（醋酸，乳酸）产生的人工龋表层较为脆弱，容易崩裂。

Theuns 与 Van Dijk（1982）研究了脱矿液的pH值对产生人工龋的影响时，显示当pH值由6.0降到4.0时，损害深度由50 μm加深到150 μm。虽然表层损害内的矿物质损失的变化不大，但损害主体内的矿物质损失则明显减少。Theuns 等人（1984）作了进一步研究，证明pH值的影响主要在于脱矿的速度。脱矿速度可随时间的延长而降低。Theuns 等（1986）探讨脱矿液的饱和度与人工龋形成的关系，发现当缓冲液的氟磷灰石饱和度上升时，表层内的矿物质有向内移动的现象。

Margolis 等(1985)用乳酸盐缓冲液研究人工龋的发生,当缓冲液的饱和度被控制在$(2\sim7)\times10^{-8}$时,72 小时就会产生表层下破坏。如饱和度低于10^{-7}则会形成洞,当饱和度大于3.5×10^{-7}时,则不会产生损害。De Groot 等(1986)在醋酸溶液(pH4.5~5.0)中加入羟磷灰石,同时搅动醋酸溶液,当搅动快时,则人工龋损害表面无表层形成;如用醋酸凝胶则可形成。处理时间短者,则会出现表层下破坏,处理时间长者则表层被破坏。

Maggio 等(1990)在研究牙本质的人工龋时,证明不同的底物产生人工龋的能力不同。他们比较了蔗糖、葡萄糖和人工唾液的致人工龋能力,结果显示蔗糖的致人工龋能力最强,其次是葡萄糖,加入人工唾液,则会发生再矿化现象。

楚金普等(2005)用牛牙做人工龋实验,证明用酸缓冲液处理的标本都出现表层下破坏,而用酸性凝胶处理者却未见有明显的表层,不仅如此,酸缓冲液产生损害的深度比酸性凝胶产生者大。

三、保护物的作用

Mor 与 Rodda(1979)用人牙在加有两种磷酸盐的乳酸缓冲液中制成人工龋,两种添加物是:三聚磷酸钠(sodium tripolyphosphate,STPP)和磷酸甲烷二钠(disodium methane hydroxy-diphosphonate,MHDP),两种添加物均各有四种浓度(0.25,0.5,0.75 与 1.0 mM),处理时间为 1~7 天。结果显示加有两种磷酸盐的脱矿液产生的损害深度都与处理时间呈正相关,即处理时间愈长,损害愈深。用加有 STPP 的缓冲液产生的损害与 STPP 的浓度呈负相关,而加有 MHDP 的缓冲液浓度则与损害深度不相关。

Featherstone 与 Rosenberg(1984)的人工龋实验证明牙釉质表面的脂肪类物质有阻止人工龋中的脱矿的作用。Featherstone 等人(1985)进一步研究表明 MHDP 对人工龋的发生具有明显的保护作用。Clarkson 等人(1986)在探讨变形链球菌生态膜产生的人工龋时,发现淀粉有抑制人工龋形成的作用。Budz 等(1988)的研究证明聚丙烯酸(polyacrylic acid,PAA)对人工龋的发生具有比 MHDP 更好的保护作用。

王伟等(1994)的研究发现在醋酸缓冲液内加入釉原蛋白或釉蛋白均有抑制人工龋发生的作用。

四、其他

Tyler 等(1982)证明牙釉质的密度或多孔性对人工龋形成的速度有重要的相关性,从乳牙、恒牙牙釉质形成人工龋的速度差异就是明证。

Clarkson 等(1986)研究牙根部人工龋的发生时,证明蛋白酶、胶原酶对牙根部人工龋的发生有促进作用。岳松龄(1990)在研究牙釉质的人工龋形成中,证明胰蛋白酶、胶原酶和木瓜酶对牙釉质人工龋的形成没有协同作用。

Amaechi 等(1998)在用牛牙釉质做试验,探讨影响人工龋形成的各种因素时,发现用酸性缓冲液作为作用底物时,所有标本均在 3 天内产生了表层下破坏,而且与温度(20 ℃或 37 ℃)无关,在酸性凝胶(羟乙基纤维素)内,37 ℃时有 62%的标本产生了损害,20 ℃时则只有 49%的标本产生了损害。未发生损害者,牙釉质也出现软化。缓冲液产生的损害的深度和矿物质丢失都明显大于酸性凝胶产生者。暴露时间愈长则损害深度与矿物质丢失愈深愈多。

第四节 人工龋损害中的物质变化

王勤与李宏毅(1982)用电子探针测量牙釉质人工龋损害中的钙、磷分布情况,发现表层下脱矿区内的钙、磷分布最低,表层和透明层钙、磷分布偏高,但普遍低于正常牙釉质。Driessens 等(1986、1987)用电子探针检测分析了人工龋损害内的钙、钠、镁、磷和氟的变化,显示在脱矿部位最先丢失的是钠。在分析表层内的钠:钙和氯:钙比值时,发现两种比值与邻近的健康牙釉质几乎一样。表层内的矿物质不是外来的、不易溶解的钙盐沉积造成的,而是原有的氟磷灰石或氟羟磷灰石抗溶解保护作用留下的。

Stanicic 与 Stupnisek(1990)用人牙釉质做

ICT 试验，时间为 7，14，21 与 28 天，按时用电子探针测量标本中的钙与磷的丢失量，结果显示钙与磷的丢失量与暴露在口腔内的时间长短成正相关。

人工龋模型已被广泛用于研究龋病发生的机理和探索防治龋病发生的途径，但它究竟还是在被规范的一定条件下而且大多在体外进行产生的，不能将其结果直接应用于人体内。Ten Cate 等(1992)在评价 ICT 时，指出在应用 ICT 的结果时，要注意以下几种情况可以影响人工龋的发生、形态、结构及结果：①标本的来源；②标本是否经过预处理；③产生龋的方法；④实验时间；⑤标本和样本(包括对象)数量，能否经受统计学分析；⑥实验组和对照组的选择；⑦检验方法是否准确稳定。其中尤应注意个体的差异，特别是个体的龋敏感性的差异、个体口腔内菌系组成、牙面生态膜细菌组成的差异，个体牙齿结构(老年和儿童)的差异等。在研究前的设计和取得结果后的分析，都应对这些变异参数做认真的考虑。

(岳松龄)

第十二章 龋病的比较组织病理学

龋病是一种细菌感染性疾病，病变主要表现为牙齿硬组织，即牙釉质、牙本质和牙骨质的破坏。

龋病是怎样破坏牙齿组织的？除了病因学的研究外，这个问题的完满解答还要做一些组织病理学的研究。本章重点介绍龋病对牙齿硬组织破坏产生的表现，将病变的表现和正常牙体组织结构作对比，称为比较组织病理学。

第一节 龋病病变过程的特点

龋病是牙齿硬组织的疾病，病理变化过程具有很多特点。首先，龋病破坏的牙体硬组织中，无论哪一种都没有血液循环存在，因此，病变过程中没有细胞与血管反应现象。

龋病虽然是由于生态膜中糖类发酵产生的酸所引起，但是，龋病的病变过程不是一个简单的化学变化过程。从肉眼观察不出的超微结构变化到出现明显的龋洞，中间需经过相当长的时间。Thylstrup 和 Fejerskov 用下面的图示来说明这个过程(图 12-1)。

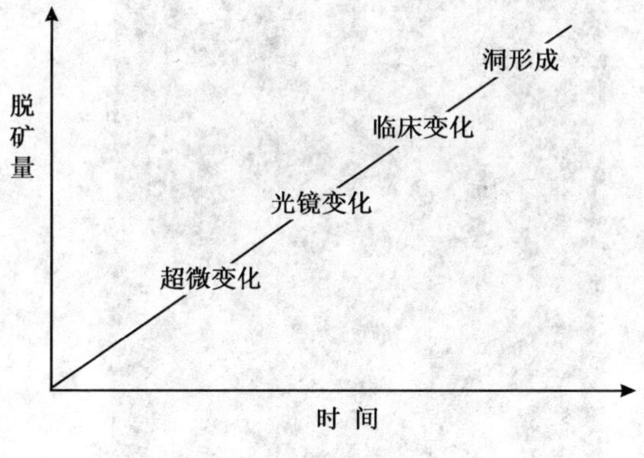

图 12-1 龋病的发展过程，示脱矿程度、时间与病变的关系

图 12-1 并未反映出龋病病变过程的真实面貌。在龋病病变的全过程中，病变除了破坏性的一面外，还随时发生着修复性的一面，即再矿化现象。这种破坏与修复反复发生，当病变因素未受到控制或被中止时，病变就继续发展，最后使受累牙全部破坏；但在一些特殊情况下，病变因素受到控制或被中止，如𬌗面的浅龋因磨损而致病环境(𬌗面的点隙裂沟及其生态膜)被消除，邻面龋因相邻牙的被拔除而使邻面易于清洁等，这些都可以使病变不再继续发展，加之再矿化作用，就可能使病变的区域得到恢复，特别是早期的牙釉质龋。因此，龋病的病变过程应当如图 12-2 所示。

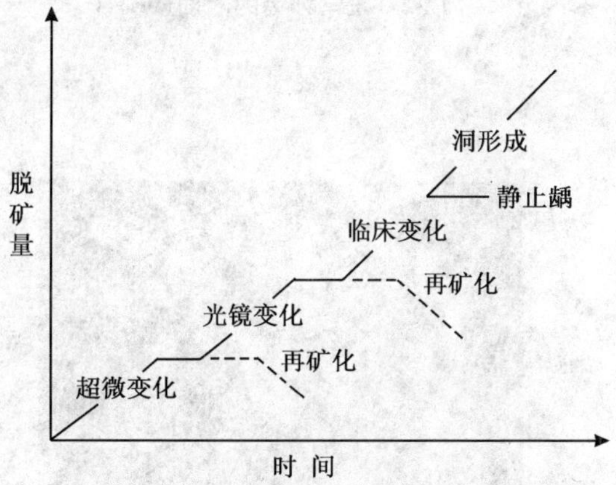

图 12-2 龋病的实际过程，示再矿化作用的介入

由于龋病是一种发展很慢的牙体硬组织疾病，病变中又没有细胞和血管反应，因此，在病变过程中，修复性反应也进展缓慢。在大多数情况下，龋病的修复性反应并不能将已发生形态缺损的病变恢复到原来的情况。对这一点，临床工作者和口腔预防保健工作者都必须引起高度重视，并应认识到龋病的早期治疗，就是一种预防措施。

充分了解龋病病变过程的全部内容，无论是对临床工作或是探讨龋病的发生和发展规律，都是大有益处的。

第二节　龋病病变的初期

龋病首先破坏的是牙釉质。牙釉质是体内最坚硬的组织，结构复杂，矿化程度高，是龋病破坏的第一关，因此，牙釉质龋多年来都是人们研究的重要课题。

正常牙齿的表面在扫描电子显微镜下，显示比较完整的面(图 12-3)，在靠近牙颈部的部位可以见到叠瓦状起伏的形态(图 12-4)此外，还可见到牙面很多排列有规律的小凹陷(图 12-5)。牙齿表面的这些凹凸不平的形态，很容易让细菌黏附堆积上去(图 12-6)。这样，在条件适合时，就会发生龋病的早期破坏。

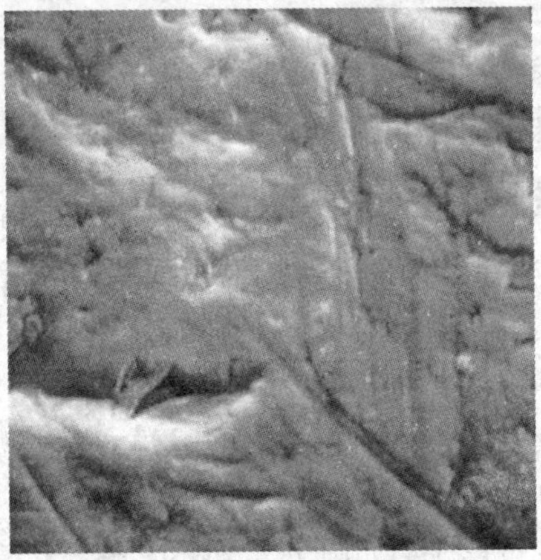

图 12-3　正常牙齿的表面(SEM)

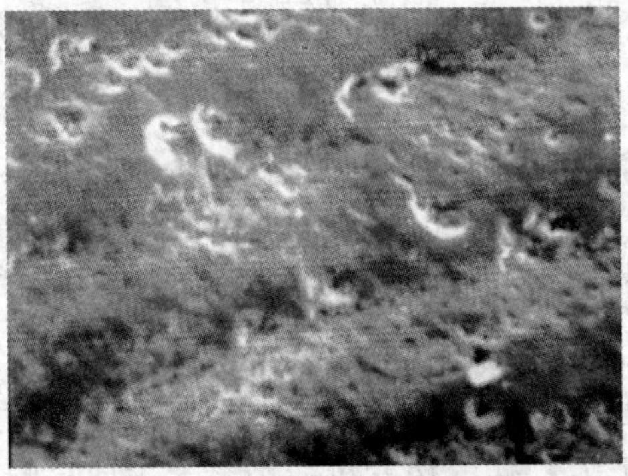

图 12-4　牙面的叠瓦状形态(SEM)

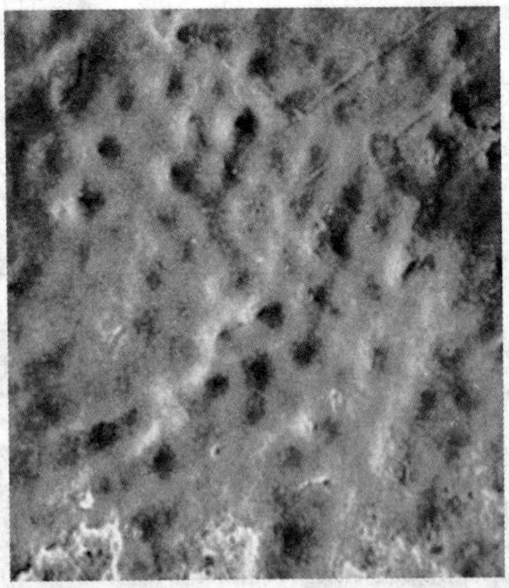

图 12-5　牙面的小凹陷(SEM)

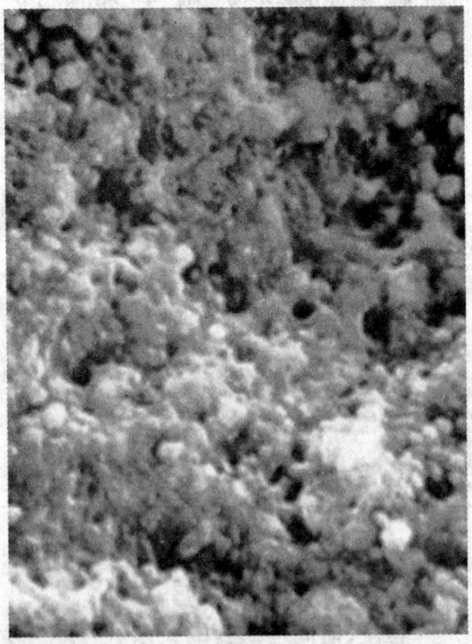

图 12-6　牙面堆积的细菌(SEM)

早期牙釉质龋的临床表现是牙齿表面出现白垩色斑点。斑点的表面仍然“完整”，但是，当用扫描电子显微镜观察时，可见牙齿表面已经发生了小孔或裂隙样的破坏(图 12-7)。当在更高倍的镜下观察时，则可以见到较深一点的牙釉柱的破坏(图 12-8)。

在牙齿的纵切面观察，破坏在牙釉质内的入侵情况。一般光学显微镜下观察正常的牙釉质，可见许多互相并行且与牙面垂直的牙釉柱，整个牙釉质切面上，可见到牙釉质发育时形成的增长线(图

12-9)。在扫描电子显微镜下,牙釉柱和釉柱间质都能清楚显示出来,还可以隐约地看出牙釉柱上的横纹。

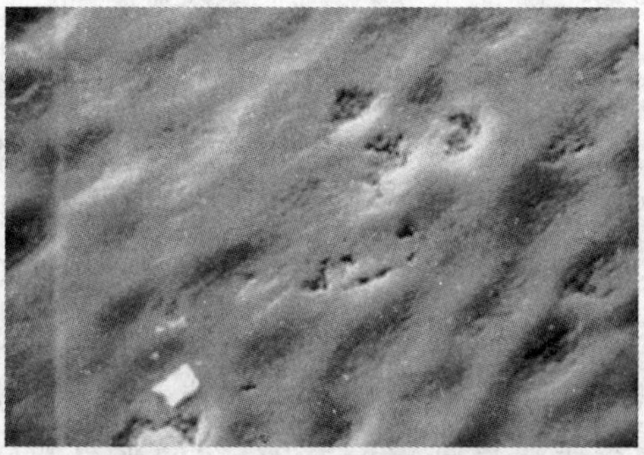

图 12-7　牙面的点隙样龋损害(SEM)

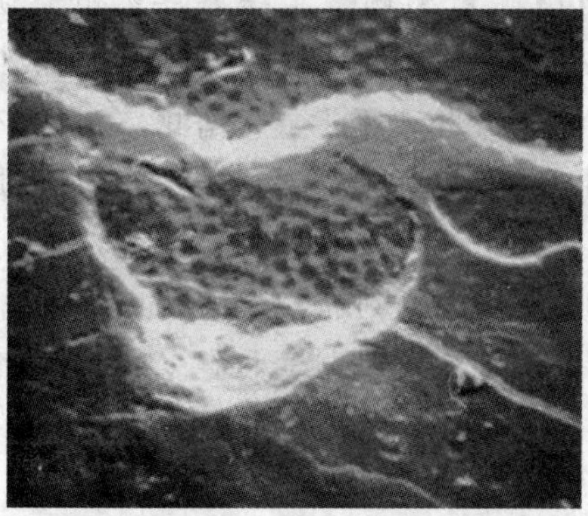

图 12-8　早期牙釉质龋较深层的改变(表面观,SEM)

在病变标本的纵切片上可以观察到从牙齿表面有向内延伸的、沿牙釉柱的破坏,在显微放射照相仪检查时,发现这些部位射线透过的影像,说明它们是脱矿的损害(图 12-10),这样的损害在扫描电子显微镜下看得更清楚(图 12-11)。

从上面介绍的情况可以说明龋病开始时,先从牙齿的表面破坏,沿着牙釉柱方向深入。

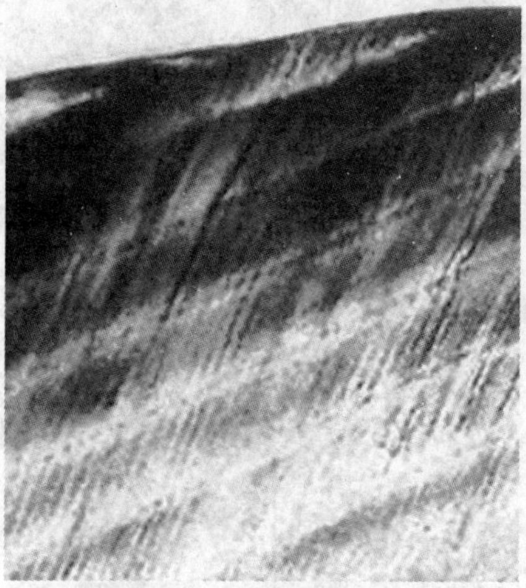

图 12-9　一般光学显微镜下见到的牙釉质纵切面

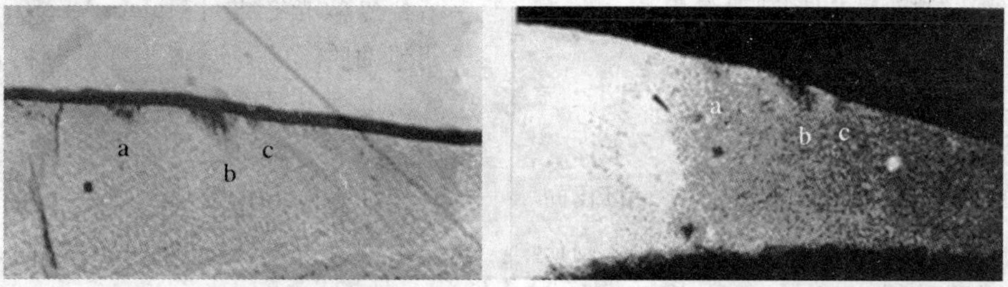

A. 一般显微镜下所见　B. 显微放射照相

图 12-10　点状早期龋

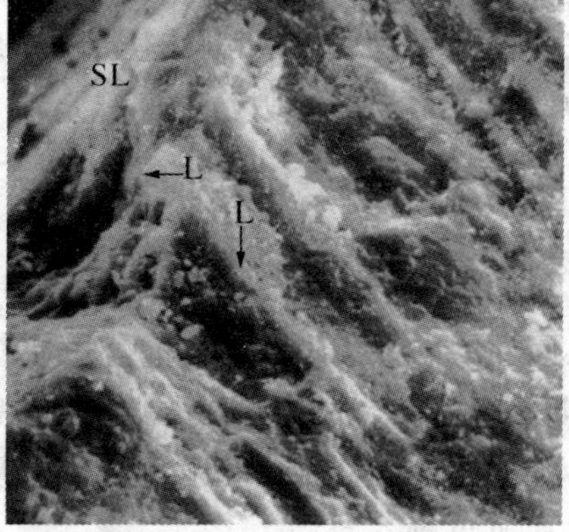

图 12-11　扫描电镜见到的牙釉质龋点状损害

第三节　龋病对深层牙釉质的破坏

当龋病破坏到牙釉质深处时就会发生典型的表层下病变(图 12-12),这样的病变在偏光显微镜下可以分辨病损破坏的层次(图 12-13)。

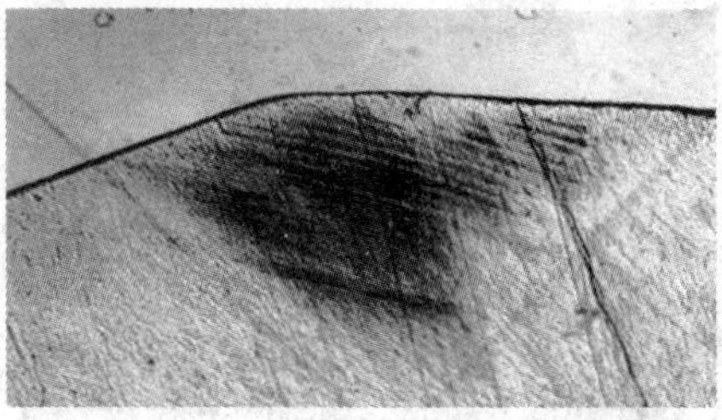

图 12-12　光镜下的牙釉质龋

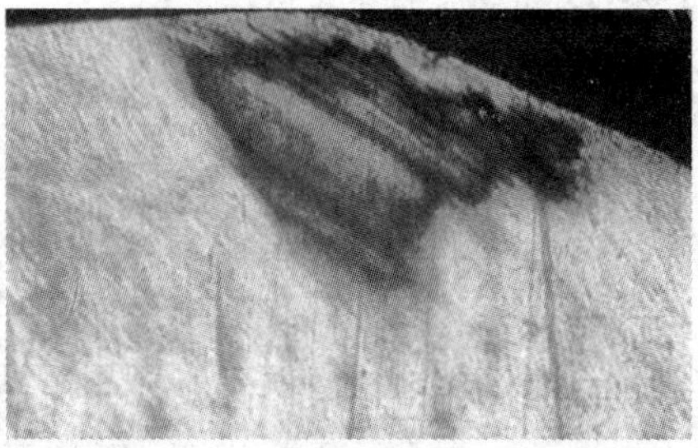

图 12-13　偏光镜下的牙釉质龋

一、深层牙釉质龋病变的典型表现

典型的牙釉质龋具有以下特点:①损害的表面"完整",有一层类似正常牙釉质结构的组织覆盖在损害外面;②表层下是龋病病变,可见病变区透光度减弱而黑暗,损害在切片上呈尖端向内底向外的锥体状(图 12-13)。这种形式的损害最常见于牙齿邻面上。

在偏光显微镜下,偏光的振动方向是单一的,不像一般透射光的振动方向那样复杂。单一方向的偏光进入病变牙釉质后,可将病变尚不严重的牙釉质内的变化层次显示出来。在偏光显微镜下,牙釉质龋病变可以分为四层。从病变最深处到损害表面依次为:透明层、暗层、损害体部和表层。

(一)透明层

透明层是牙釉质龋病变的前沿,也是最早发生的病变。在众多的牙釉质龋病变标本中,约有半数的标本可以见到此层,但也有人认为只有很少(5%)的标本可见到透明层。这主要与观察的方法和病变的进展有关。当用折光率与牙釉质相近(n≈1.62)的浸渍介质,如加拿大树脂或喹啉浸渍病变标本时,这一层显示得很清楚。用不同折光率的浸渍介质浸渍龋病标本后,在偏光显微镜下测量,由于产生了不同的形成双折射(form birefringence),可以测量出病变组织各层内的孔隙容量(pore volume),表示牙釉质内的矿物质被破坏的程度。孔隙容量大者破坏严重。据此,有人测量出透明层的孔隙容量为 1%左右,正常牙釉质则只有 0.1%。

显微放射照相法(microradiography)检查早期牙釉质龋损标本时,透明层对 X 线阻射,因而过去把透明层看作是高矿化区,是牙釉质龋病变的一种修复性反应。

高分辨率的显微放射照相仪和底片进行摄像,再结合显微光密度计(microdensitometry)测量,对早期牙釉质龋的各层病变进行分析,可以测出透明层的密度较正常牙釉质低,说明此层有矿物质的丧失。

红外光谱和电子探针等手段对早期牙釉质龋病变组织进行更精密的分层分析时,可发现透明层内的镁和碳酸盐类物质比正常牙釉质有所减少。Orams 等(1980)用电子显微镜观察了透明层内的变化,发现此层内晶体间和釉柱间的孔隙均增大。

透明层实际上是牙釉质早期龋损的最初表现,主要是牙釉质发生少量脱矿造成的。也有学者认为透明层是一种再矿化现象。

(二)暗层

暗层位于透明层的浅面,当用加拿大树脂或喹啉浸渍时,在透射光显微镜下呈暗黑色;暗层是早期牙釉质龋经常可见到的病变。在恒牙牙釉质龋中,有 85%～90%的标本可见到暗层;在乳牙中有 85%可见到。

偏光显微镜和不同浸渍介质浸渍标本检查证明，暗层内含的孔隙容量为2%～4%。当用喹啉浸渍标本并在正交偏光下观察时，暗层显示正性双折射，而正常牙釉质则显示负性双折射。Wallace指出，这层病变之所以在偏光下呈正性双折射是因为此层病变由于脱矿产生了更多的孔隙之故。其中有一些孔隙比透明层者更小，不易被浸渍介质浸入，其间留有空气，当偏光透过此层时，产生了更大的散射，遂呈暗黑色。如果用分子较小的浸渍介质(如水)浸渍时，无法观察暗层。

将早期牙釉质龋标本放入再矿化液内处理一段时间，以后取出标本，再在偏光显微镜下观察，可见暗层加宽。因此，暗层的形成不仅是由于脱矿，也可能有再矿化产生。Orams等(1980)用透射电子显微镜观察暗层变化时，发现其变化基本与透明层相同，釉柱间隙加大，晶体有断裂现象。Okuda(1982)用显微放射照相法检查暗层，发现其阻射性增加，遂认为暗层是一种静止龋。管红兵(1990)用高分辨透射电子显微镜观察暗带内的病变，发现其中有圆形的再矿化晶体。

从暗层内发生的变化可以看出，龋病病变过程是一个动态过程，除了脱矿外，还会发生再矿化；加上前面所述的病变间歇性，说明龋病病变的复杂性。

(三)损害体部

损害体部是牙釉质龋病变的主要部分，占的容积大，当用喹啉浸渍病变标本时，在透射光显微镜下观察，损害体部显示得比健康牙釉质更透明(图12-14)。偏光显微镜检查用水浸渍的标本时，损害体部呈正性双折射，与周围的健康牙釉质形成鲜明对比。用偏光显微镜和不同浸渍介质进行测量分析，测出损害体部的孔隙容量在25%以上，分析表明其中矿物质损失达50%或更多。

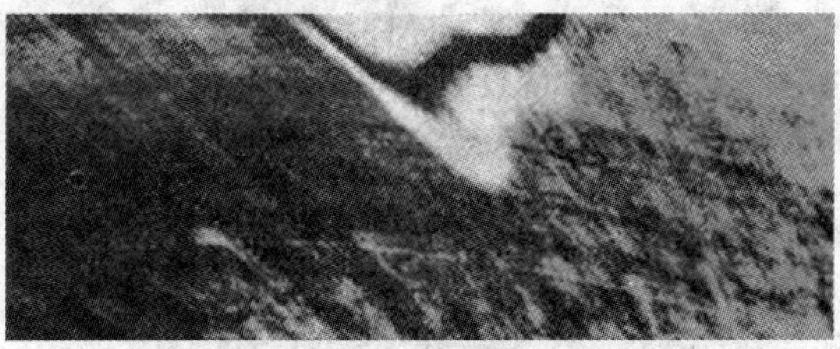

图12-14　早期牙釉质龋，喹啉浸渍，清楚显示透明层与暗层(Silverstone)

显微放射照相法检查龋病病变时，可见损害体部为明显的射线透射区，仔细观察，可见此射线透射区延伸到暗层。损害体部内可见到射线阻射带(有人称之为板层带，lamination)若干条，互相平行，其方向与牙釉质原来的锐兹线一致(图12-13)。此种条带系再矿化形成的或原来牙釉质内抵抗力较强的部分。Driessens等(1986，1987)、管红兵(1989)用电子探针、显微放射、透射电子显微镜、能谱分析等手段，测定板层带内的Na与Cl含量，结果与健康牙釉质者相似，提出板层带不是再矿化造成。

(四)表层

表层是早期牙釉质龋病变的一个重要特征。无论用什么工具检查，均可在典型的早期牙釉质龋的表面，见到一"完整"的表层。之所以称为"完整"是由于在较长时期内，人们发现这层结构无论在组织学上或是在物理性质上均与正常牙釉质一样。虽然在偏光显微镜下，用折射率不同于牙釉质的浸渍介质(如水)浸渍标本，损害的表层仍与健康牙釉质一样，呈负性双折射。显微放射照相法检查，表层呈射线阻射。

由于这些现象，过去人们长期对早期牙釉质龋病变发生的途径不能理解，难以解释龋损害何以不破坏表层而直达下层。这个问题在20世纪五六十年代曾引起种种揣测和假设。有人认为表层是由于牙釉质表层矿化程度高；表层内含的氟化物多；表层受到沉积在牙齿表面的唾液蛋白质或牙面遗留的釉小皮的保护等原因。但是这些说法都不能准确解释表层"完整"而破坏表层下组织的现象。曾经学者作实验，将牙釉质表层磨去，放入致人工龋环境中，结果仍然产生了表层。直接用合成羟磷灰石块放入致人工龋环境中，也产生了表层和表层下破坏。于是人们就认为早期龋损害之所以有一表层，是由于龋损害表面发生再矿化现象的缘故。

仔细观察早期龋损害的表层，实际上其中也是有病变的，只是由于再矿化，在一定程度上将病变掩盖了。根据很多人的研究，表层内的孔隙容量一般在1.5%左右，比正常牙釉质大。Haikel等(1983)用扫描电子显微镜观察早期牙釉质龋的表层，观察到其中有许多小孔。曹采方(1981)、李玉晶等(1990)曾测量牙釉质龋各层硬度,表层硬度较正常牙釉质低。Palamara 等(1986)用高分辨透射电子显微镜观察早期牙釉质龋的表层时,发现磷灰石晶体有的正常,有的则呈中心溶解,有的呈圆形;各晶体间间隙增大。

岳松龄等(1978—1985)对早期牙釉质龋进行了系列研究,提出所谓"完整"表层,实际上不完整,无论用扫描电子显微镜观察,还是用显微放射照相法检查,均可证明"完整"的表层内部是有破坏的,根本不存在超越表层而直接破坏表层下组织的可能。根据测量,表层的厚度约为 30 μm,老年人龋损害的表层较厚。

Silverstone 与 Featherstone(1982)用显微解剖技术结合高分辨扫描电子显微镜观察和测量了牙釉质龋各层病变组织内的磷灰石晶体的直径。正常健康牙釉质 35～40 nm、透明层 25～30 nm、暗层 45～100 nm、损害体部 10～30 nm、表层 40～75 nm。

Hallsworth 等采用化学分析方法分析分层剥离的龋坏牙釉质标本,结果表明透明层内的矿物损失为 1.2%,暗层损失 5.6%～7.6%,损害体部为 18%～33%,表层损失 8.3%～11.5%。各层中的镁含量也有明显减少,透明层减少 11.9%,暗层减少 9.1%～17.1%,体部减少 4.8%～32.8%。

用 SEM 观察牙釉质龋的病变,可以更清楚显示表层下破坏(图 12-15)。

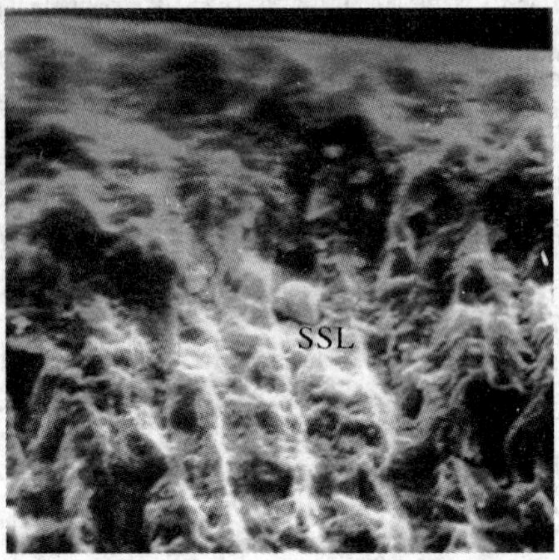

图 12-15　扫描电子显微镜下显示的表层下破坏

二、龋病变中牙釉柱的破坏

进一步观察牙釉质龋损害内牙釉柱的病变。在 SEM 下,正常的牙釉柱和柱间质有如图 12-16 所示。

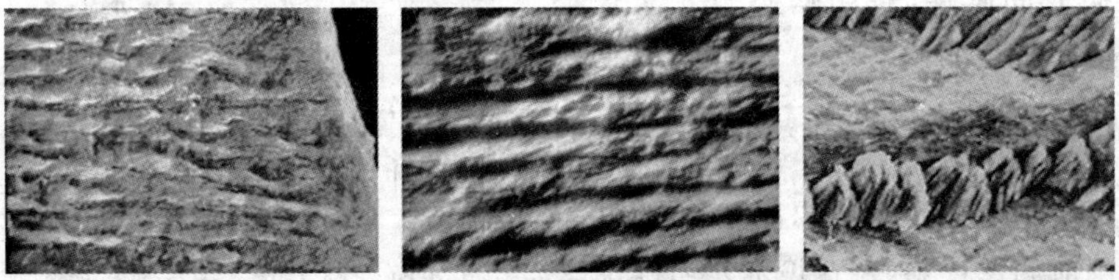

图 12-16　扫描电子显微镜下的牙釉柱和釉柱间质

在深层的牙齿釉质龋病变中,可以见到牙釉柱的破坏(图 12-17)。从牙釉柱的横断面上,更可以见到牙釉柱的中心被破坏现象(图 12-18)。牙釉质龋病变组织内有无细菌存在也引起人们的注意。Brännström 等(1980),Seppa 等(1985)在早期牙釉质龋的损害内发现细菌(图 12-19)。用 TEM 观察早期牙釉质龋的病变时,可见到牙釉柱间的间隙加宽(图 12-20),釉柱内的晶体已被破坏,形状变得不规则(图 12-21)。

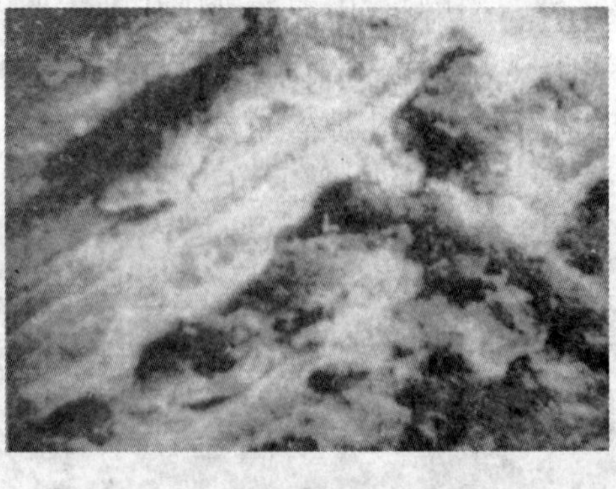

图 12-17　釉柱柱体的破坏(SEM)

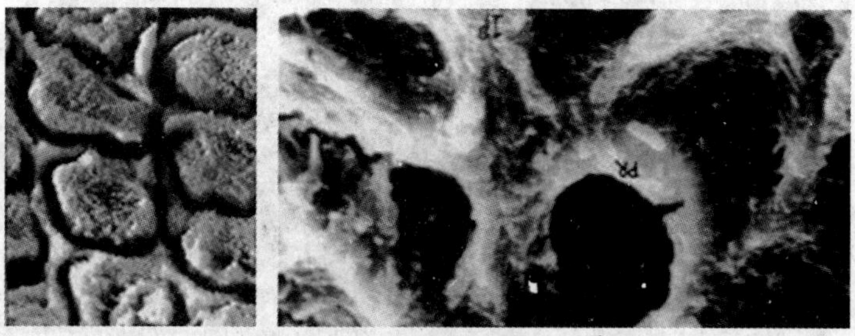

图 12-18　釉柱柱心的破坏(SEM)

a. 正常牙釉柱横断面的图像;b. 龋病病变时的牙釉柱横断面

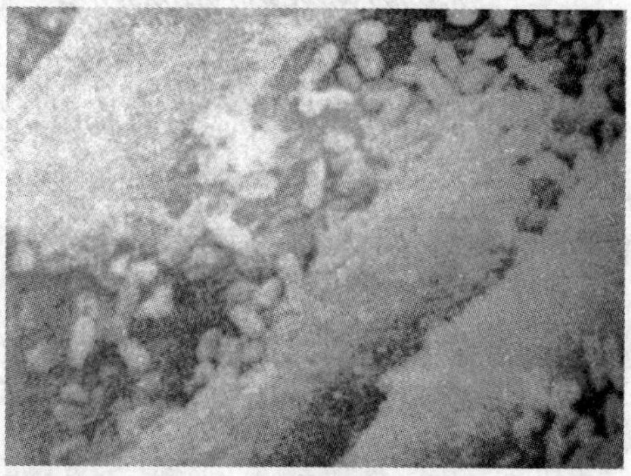

图 12-19　早期釉质龋中的细菌(SEM)(Brännström)

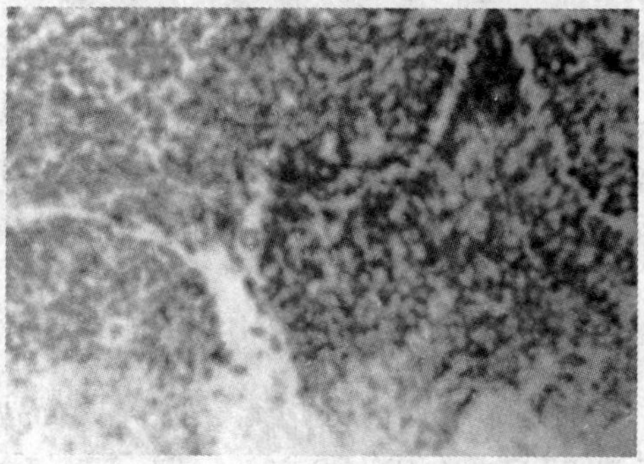

图 12-20　牙釉质龋,示釉柱间隙增宽(TEM)(Frank)

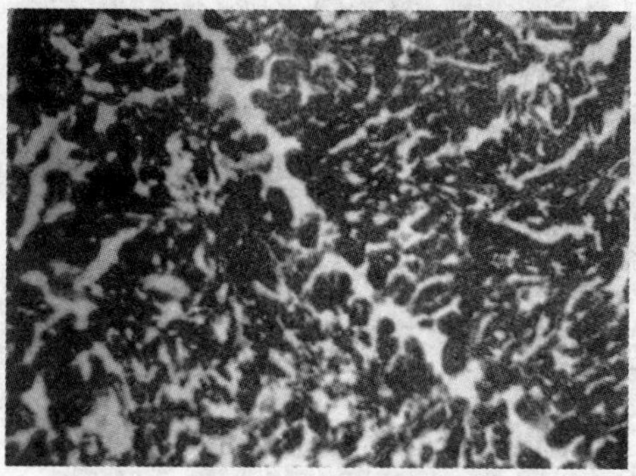

图 12-21　釉质龋内,晶体间出现无定形物质(TEM)(Johnson)

三、牙釉质龋病损中的晶体变化情况

在透射电子显微镜(TEM)下,正常牙釉质的羟磷灰石晶体组成牙釉质的绝大部分,它的形态在电子显微镜下呈六边棱形(图 12-22)。

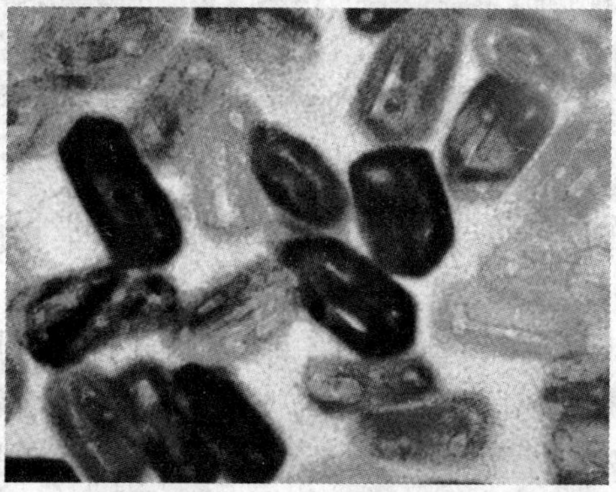

图 12-22　牙釉质内的羟磷灰石晶体

牙釉质中的羟磷灰石晶体体积很大,比牙本质、牙骨质以及骨质内的晶体都大(图 12-23),其长度约为 160～1000nm,宽约 40nm,厚约 10nm(有人测量为 40～120nm)。

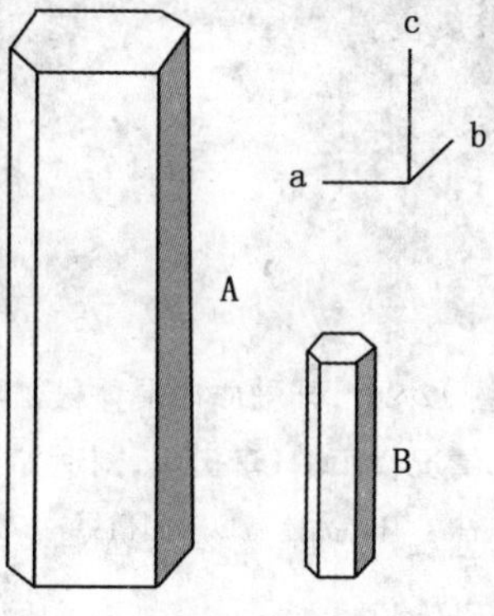

图 12-23　牙釉质(A)和牙本质(B)内晶体的比较

在活体牙釉质内,羟磷灰石晶体与水结合,构成晶体的外壳,在外壳内面,有一层离子吸附层(图 12-24)。在高分辨率的电子显微镜下,可以看见晶体的晶格结构(图 12-25)。

电子显微镜可以观察龋损害内的晶体变化,下图显示牙釉质的一块羟磷灰石晶体中段被破坏的情况(图 12-26)。

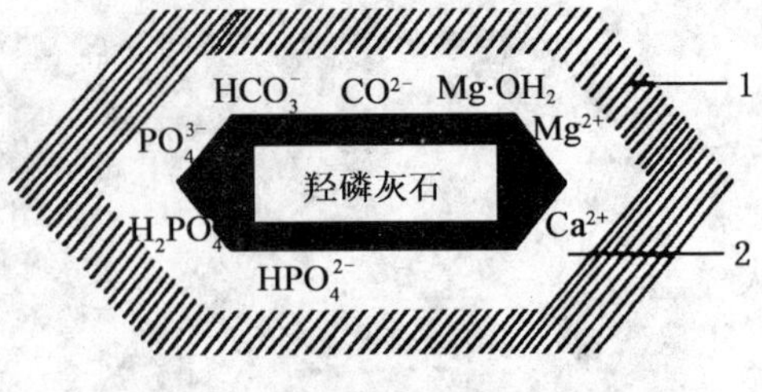

图 12-24　牙釉质晶体在体内的状态

1. 水合层;2. 离子吸附层

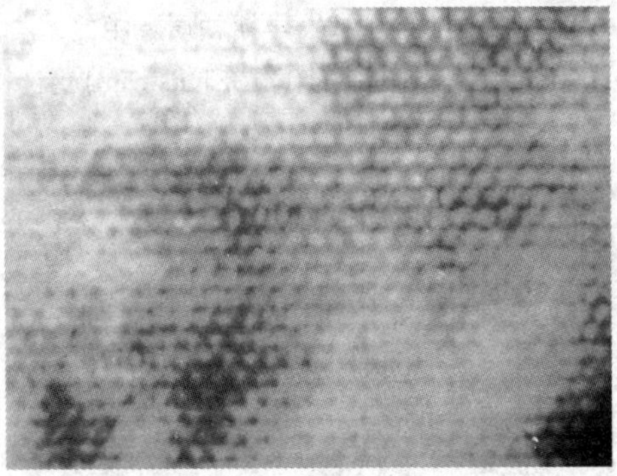

图 12-25　高分辨 TEM 见到的晶体晶格结构

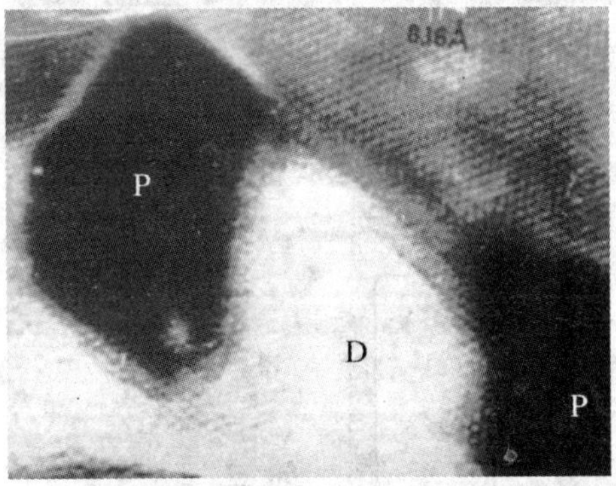

图 12-26　牙釉质内晶体被破坏情况(TEM)(李挺星,刘瑷如)

P. 晶体　D. 破坏区

高分辨透射电子显微镜观察病变区内晶体结构的变化时,可观察到晶体内晶格的破坏(图 12-27),晶体的框架已经消失。Schijo 和 Yamashita(1983)观察到晶体中晶胞分子结构的变化在早期是沿中心平行于晶体 C 轴方向破坏的。

关于牙釉质龋破坏形式的研究时,有两种不同的观点。一是认为釉柱间质或釉柱鞘先破坏;二是认为釉柱本身先破坏。超微结构研究表明两者都可见到。牙釉质内所有成分均同等受到龋病的侵蚀,实际由于牙釉质是一种矿化程度很高的组织,

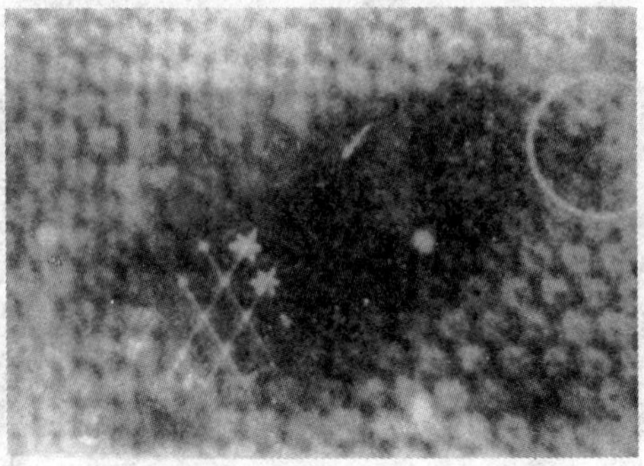

图 12-27　龋坏牙釉质晶体,显示晶体内晶格的破坏(TEM)(Schijo)

不管是釉柱间质还是釉柱本身,虽然它们的矿化程度有些不同,但都是高度矿化的,由于釉柱间质内的孔隙较多,外界破坏物质更容易进入;但釉柱间质内的有机物,对酸的抵抗力又大一些,因此,酸性物质更容易将釉间质内的晶体破坏。

四、牙釉质龋病变中的有机基质的变化

牙釉质的绝大部分是无机物磷灰石晶体,有机基质很少,只有在牙齿发育的早期,牙釉质内才含有较多的有机物。虽然如此,有人认为成熟牙釉质含的有机物占的体积较大,分布很广,有很重要的作用,它可以作为支持牙釉柱和晶体的支架。

关于龋病病变的研究,大量工作都集中于牙釉质的无机物的变化,对其中有机物的改变却研究得少。20 世纪 40 年代 Gottleib 曾根据他的研究提出龋病的发生开始于牙釉质的有机物基质的破坏,即蛋白溶解学说。Frisbie 以及 Pincus 等曾支持他的观点。但迄今为止,却未找到蛋白溶解致龋的直接和间接的证据。在人工龋研究中,也未能用溶蛋白物质产生人工龋病变,因此这个问题被搁置起来,甚至无人对此再感兴趣,但它还是一个被人遗忘而未解决的问题。

1954 年 Stack 提出牙釉质内有两种有机物质,一种易被稀酸溶解,一种不溶。当用稀酸溶解牙釉质粉末时,首先溶出的是有机物,其含氮量与牙釉质中可溶性有机物的含氮物相等,从而推论牙釉质的矿物晶体是包埋在有机基质内的。

正常和患龋牙釉质内的有机物形态受到标本制备法的影响。有学者认为这些有机物呈纤维状、海绵状,或呈凝胶状。这些有机物主要分布在釉柱间

质和增长线区域，另外在釉梭和釉丛内也有较多的含量。

Johansen用电子显微镜研究了健康和患龋牙釉质的有机成分，他发现在釉柱鞘内有一种由凝缩的丝状物构成的双层膜，釉柱和釉柱间质内都有精细的纤维网。在严重的龋病病变中，仍然保留着有机基质的基本形态，其中釉柱鞘的结构是较为完整的，纤维网的结构则变得疏松而不规则。

透明层是龋病病变的初期，通过分析透明层内的物质变化，发现只有矿物质的丧失却无有机基质的改变。

将患龋牙釉质的超薄切片进行脱矿，在电子显微镜下观察龋损害的体部，可见到细的网状结构，中间的空隙与原来的晶体形状和大小相当：如用染碳水化合物的特殊染料染色，这些网状结构被染得比较深，但越往深层则染色越浅，正常牙釉质的有机基质则均被染很浅甚至不被染色。

根据这些观察，说明早期牙釉质龋病变过程中，有机基质的变化是不明显的，或至少可以说龋病病变并不开始于牙釉质内有机基质的破坏。岳松龄等(1991)将牙面生态膜的液体分离出来(菌斑液)，处理人牙釉质粉末，然后按分析生态膜的酸的类型和量。用化学纯的酸组成的混合酸溶液处理牙釉质粉。如果牙釉质内的矿物晶体像上面所说那样被包埋在有机物内，生态膜内又含有可破坏这些有机物的物质的话，则经过生态膜液处理的牙釉质粉将会被混合酸溶出更多的矿物质。实验结果却否认了这种假设，可见下表(表12-1)。

表12-1　生态膜液对牙釉质粉脱矿的影响

	n	溶出钙量(μg/mg，M±SD)	P
经生态膜液处理后	10	2.47±0.63	<0.05
未经生态膜液处理	10	3.99±2.39	

由此可见，牙釉质内有机物的破坏并无诱发或促进龋病发生发展的作用。

五、牙釉质龋的破坏途径

早期牙釉质龋病变的特点之一是损害发生于表层下部位，表层牙釉质仍然"完整"，无论是自然龋病还是人工龋病变都是如此。国内外许多学者的研究，都充分说明所谓"完整"表层，实际并不完整。

由于过去在较长时间对表层"完整"性的认识不充分，从而提出牙釉质龋的破坏途径的问题。1964年郑麟蕃用偏光显微镜和显微放射照相法观察早期牙釉质龋病变标本时，提出釉质龋的破坏是沿所谓解理缝(釉柱间质，锐兹线)开始的。

许多学者在龋病破坏途径这个问题上作了探索。赫丹(1977)、Kerckaert(1973)、Haikel等(1983)、Orams等(1980)、Lefevre与Frank(1978)均证明早期牙釉质龋的破坏是沿釉柱间质和增长线进行的。在这个问题上，作出突出贡献的是Darling。

在20世纪50年代中期，Darling就提出龋病破坏途径的问题是一个重要问题，它对阐明龋病破坏的机理并进而解释龋病发病的原因，都是很重要的。根据他的大量观察，认为龋病的破坏最早是通过一些小裂缝或缺损，进入锐兹线区域，以后侵入釉柱横纹，最后破坏牙釉柱本身。但是未说明最早进入部位——裂缝或缺损是怎样形成的。

当龋病病变进入到接近锐兹线时，破坏就顺着锐兹线向深处发展(图12-28)，作者认为，牙釉质龋的破坏途径可以用下列模式图来说明(图12-29)。

据此，可以认为：牙釉质龋的破坏途径主要是沿牙釉柱方向进行，在锐兹线内则向侧面扩展。由于牙釉柱的破坏有先后，加上锐兹线的方向与牙釉柱斜交，两者结合起来，遂使牙釉质龋的破坏形式

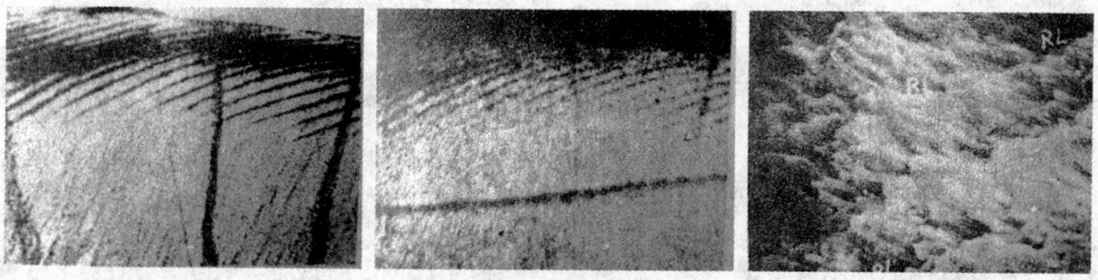

a. 光学显微镜下所见　　b. 显微放射照相法摄片所见　　c. SEM所见

图12-28　牙釉质龋沿生长线向深处发展

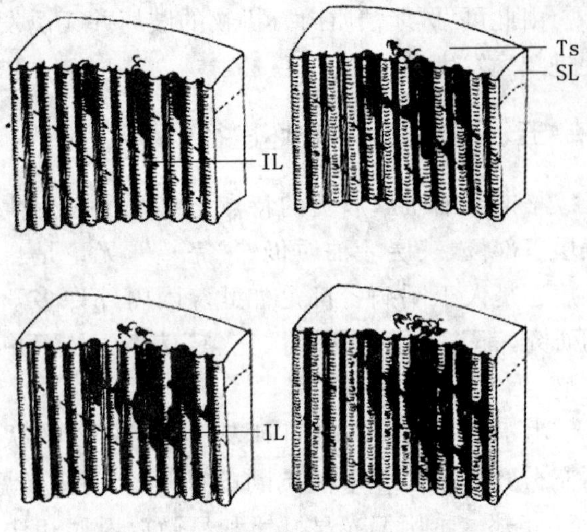

图 12-29　牙釉质龋病变破坏途径的模式

TS：牙面；SL：牙釉质表层；IL：生长线

在光学显微镜下看时呈锥形。

牙釉柱体的破坏先在柱心部分发生。牙釉柱的外端，无论是柱心部分或柱周围部分都同时受到生态膜内酸性物质的侵蚀，但是由于牙釉柱中心部分的晶体长轴与牙面成一定程度的斜交，而釉柱周围部分的晶体长轴则与牙面垂直，这样，柱心部分的晶体受酸侵蚀时容易断裂而崩溃，釉柱周围部分的晶体则只是一端被侵蚀，不易发生断裂崩解。因此，在SEM下看起来，柱心就显示破坏，而柱周围部分的晶体仍然保留（图 12-30）。

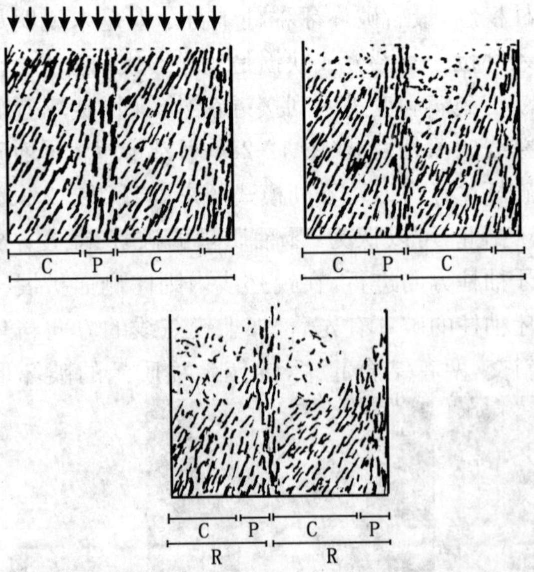

图 12-30　牙釉柱中心破坏示意图

C. 釉柱心　P. 釉柱周围部分　R. 牙釉柱黑色粗条表示磷灰石晶体

六、牙釉质龋病变机理

过去40余年中，人们对牙釉质龋的发病机理进行许多探索。由于牙釉质是动物机体中一种非常特殊的组织，与其他组织大不相同。它的最大特点是它基本上由无机物组成，不含细胞和循环（血液、淋巴），从前面论述的龋病病理变化来看，牙釉质龋无论在形态上或结构上，都有一定规律，与一般单纯的无机物溶解现象不一样。

牙釉质由一种长而薄的羟磷灰石微晶构成，这种微晶的直径约为40nm，在牙釉柱内，排列方向基本与牙釉柱长轴平行，有一些则与长轴呈一定交角。每一条牙釉柱含有与其长轴平行的晶体约100条。晶体的周围是由水-蛋白质-脂肪组成的基质。这种基质是一种多孔性物质，成为一种超点阵结构（superstructure），虽然其重量还不到5%，体积却占15%。这些基质系牙釉质内的扩散通道，牙釉质内发生的脱矿或再矿化就是通过这些通道。

牙釉质内的磷灰石晶体不是单纯的羟磷灰石，它还含有2%～4%碳酸盐和1%非钙金属。单一的羟磷灰石不容易溶解于酸，反应性也较弱，是一种比较惰性的物质。但含碳酸基团的磷灰石则不同，易溶于酸。当牙釉质受到酸侵蚀时，酸必须穿过包围晶体的多孔性蛋白质-脂肪基质，才能接近晶体表面。在溶解过程中，除晶体相外，还产生一种新的化学相沉淀物，即双水磷酸二钙（dicalcium phosphate dihydrate）。这个相的产生受到被溶晶体周围水相中的pH、钙与磷酸基团浓度以及其他化学物质的影响。所有这些在探讨龋病发生的机理时都必须加以考虑。

对用化学方法合成的与牙釉质相似的碳酸磷灰石进行研究时，发现这种磷灰石在弱酸内的溶解速度与晶体中的碳酸盐比重、酸溶液内的氟化物浓度直接相关。

早期牙釉质龋中，首先受到侵蚀的部位是磷灰石中的碳酸盐。在两次酸攻击之间发生的逆转过程中，可能发生再结晶，形成较不易溶解的、含碳酸盐较少的晶体。如附近的水相环境中有氟化物存在时，则可形成含氟的磷灰石。

牙釉质晶体的中心和表面某些部位含碳酸基团较多，因此发生晶体的中心溶解和周围溶解（图

12-11)。

牙面生态膜内的细菌在发酵碳水化合物时产生甲酸、乙酸、丙酸、丁酸及乳酸。这些酸都是弱酸。可以与其相关的阴离子和 H^+ 以非离子化形式共同保持平衡：

$$H^+ + A^- \rightleftharpoons HA$$

这个平衡受到解离常数 Ka 的控制。这样，非离子化的酸就为 H^+ 提供贮存库。在牙釉质晶体的溶解中，H^+ 是主要的攻击者，它本身以及非离子化的酸都可到达晶体表面。酸的阴离子也可以络合钙离子，其中乳酸比其他酸的作用更强。在生态膜中产生的各种酸中，乳酸和乙酸是较多的，然而乳酸的解离常数比乙酸大得多。Featherstone 和 Rodgers(1981)用乙酸和(或)乳酸于不同的 pH 条件下观察损害形成与非离子化酸浓度和扩散的酸的解离程度之间的关系，发现乳酸的作用比乙酸强，在溶液中，在一定的 pH 下，更易于解离，产生 H^+ 与 L^-(乳酸根)，扩散入牙釉质的脂肪-蛋白质-水相中。

牙釉质受酸性物质的影响发生表层下溶解，是受到下列因子控制的：①酸和离子的扩散；②H^+ 达到晶体表面的快慢；③未解离酸在牙釉质内的扩散速度；④未解离酸所形成的缓冲液的浓度；⑤液相内反应产物(如磷酸钙、氟化物)的存在；⑥反应产物的溶解、沉淀等。

龋病的病变过程中，牙面及损害内的物质转移过程归纳：

①在牙釉质表面有一层黏附牢固的保护性蛋白质膜，此时，如牙釉质表层获得氟化物或失去碳酸基团，牙釉质的溶解性将会降低。

②在有碳水化合物如蔗糖存在时，生态膜中的致龋菌产酸。

③这些有机酸的产生，形成一个浓度梯度，使 H^+ 和未解离酸扩散入牙釉质，在此过程中，未解离酸分子继续解离，提供 H^+，这些 H^+ 很快与牙釉质发生作用。

④未解离乙酸(HA)与乳酸(HL)形成 H^+ 的储备库，解离与否则决定于 pH 和解离酸的浓度。随着 HA 与 HL 的扩散、解离为 H^+、A^+ 与 L^-，建立起平衡。

⑤H^+ 以及 L^- 和 A^- 攻击磷灰石上的薄弱晶格位点，如 CO_3^{2-} 可使 Ca^{2+}、OH^-、PO_4^{3-}、F^-、CO_2^{-3}、Na^+、Mg^{2+} 自晶格内移走，向晶体周围的液相扩散。但液相内的氟化物能显著抑制此溶解过程。

⑥上述某些阴离子(CO_3^{2-}，PO_4^{3-}，L^-，A^- 等)及其形成的络合物($CaHPO_4$，CaL^+、CaH_2PO_{4+} 等)将根据它们的浓度梯度，通过龋坏牙釉质新形成的孔隙扩散到外界环境内。

⑦当有更多的牙釉质溶解，而 Ca^{2+} 与 PO_4^{3-} 的浓度增加时，在晶体表面可能发生再矿化。新的晶体可以以 $CaHPO_4$ 形式出现，也可以其他磷酸盐的形式出现。当有更多的 HA 和 HL 扩散并达到一临界浓度时，会有一些新的晶体溶解，这些过程更多地发生在表层下，也就是在损害体部内进行，所以表层下可能发生 70%脱矿。

⑧随着钙和磷酸盐向外扩散的减慢(由于外界环境的改变，如 pH 上升、唾液内的钙和磷酸盐的增多等)，再矿化发生得越来越多，这就形成了所谓"完整"表层，其中矿物含量多于损害体部。当然，对此点还有不同看法。

⑨如果表层下继续溶解而修复过程不能与矿物的损失同步，则会产生更广泛的破坏而形成龋洞。

⑩矿物盐的溶解使牙釉质和牙本质的有机基质暴露，从而受到生态膜细菌产生的蛋白水解酶的攻击。蛋白溶解过程在牙本质龋和牙骨质龋中表现得甚为突出，但在牙釉质龋中并不重要。(图12-31)

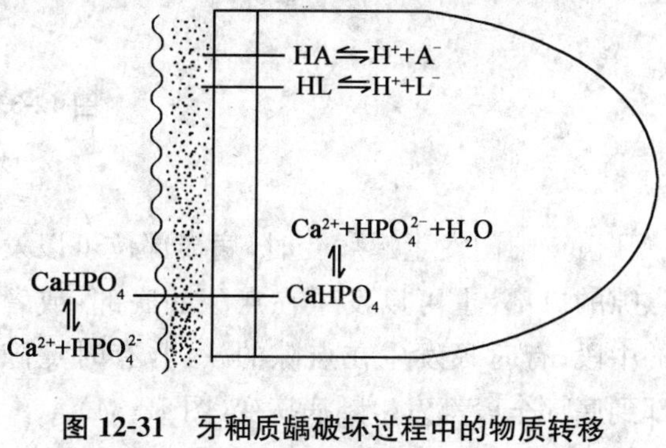

图 12-31　牙釉质龋破坏过程中的物质转移

第四节　牙齿点隙内龋病病变

咬合面的点隙是龋病发病最多的部位。流行病学调查，对龋病的好发牙注意很多，好发牙面也逐渐引起人们的重视，但好发部位则还没有引起足够的重视。对好发部位的研究有助于阐明龋病的病因。作者曾对 236 名病员和学生的恒磨牙进行了龋病好发部位的调查，其结果为：中央点隙 23.96％，远中点隙 17.34％，咬合面远中沟 13.28％，近中点隙 7.74％产生龋损害，咬合面的近中沟和颊沟各占 9.54％与 9.91％。

咬合面的点隙有各种形式，下面展示的图就是一些比较多见的（图 12-32）。当它们发生龋病时，在显微镜下观察有如图 12-33 的表现。

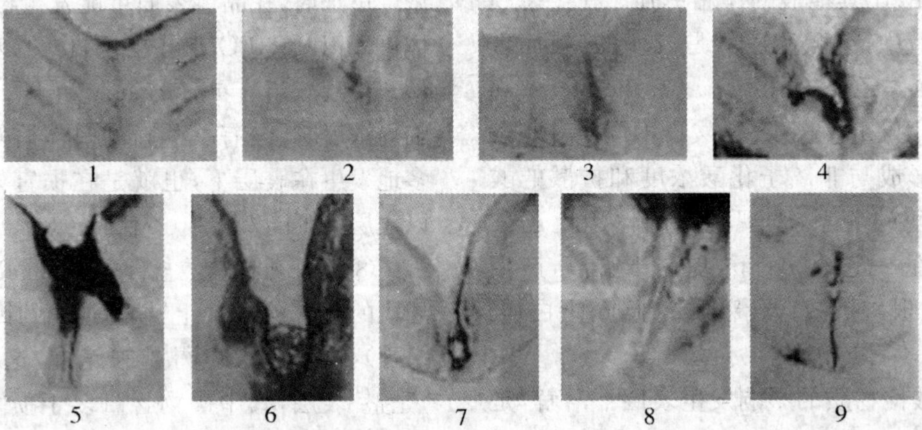

图 12-32　点隙形态（光镜下）

1. 无点隙　2. V 型　3. I 型　4. 5. W 型　6. U 型　7. 9. A 型　8. Y 型

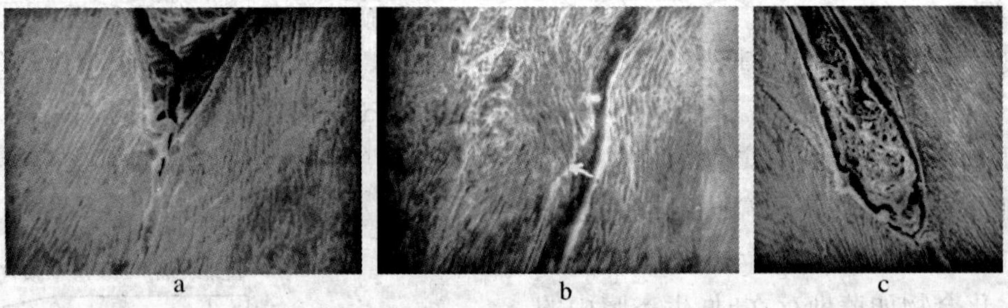

图 12-33　点隙形态（SEM）

a. 开口　b. 中段　c. 底部

牙齿点隙内发生龋病变时，病损部位可以发生在点隙的口部，也可以发生在点隙的底部，或者点隙的中段；有时只发生在点隙的一侧，有时点隙的口部到底部全段都发生龋病病变（图 12-34）。

岳松龄等对 184 颗牙的 216 个点隙的患龋部位在显微镜下进行观察，按上述的点隙形态，结果如表 12-2。

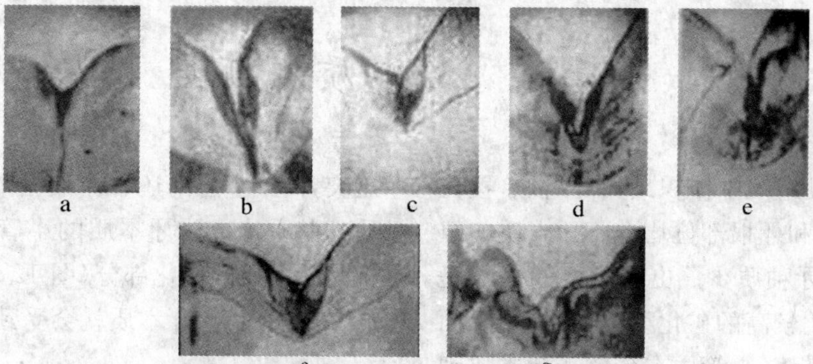

图 12-34　点隙龋的不同表现(光镜下所见)

a. 点隙口部病变　b. c. 点隙周围病变　d. f. 点隙周围及底部都有病变

e. 点隙口部大范围病变　g. 广泛的点隙口及其外部均有病变

表 12-2　恒磨牙各型点隙患龋部位

点隙类型	点隙数	龋坏数(%)	龋损害的部位数(%)		
			点隙口	点隙中部	点隙底部
I	119	111(93.36)	59(53.15)	44(39.63)	65(58.55)
V	45	43(95.55)	17(39.53)	21(48.83)	35(81.39)
U	20	19(95)	7(36.84)	7(36.84)	18(44.73)
Y	20	19(95)	14(73.68)	13(68.42)	10(52.68)
A	4	4	2(50.00)	2(50.00)	3(75.00)
W	7	7	3(42.86)	7(100.00)	5(71.43)
X	1	1		1(100.00)	
总计	216	204(94.44)	102(50.00)	95(46.57)	136(66.6)

由上表可见,在点隙龋的发病部位中,以点隙底部所占比例最大,为 66.6%。

李玉晶等(1986)曾经观察 80 余例点隙龋,深点隙多在点隙两侧发生龋病病变,浅点隙则多在底部发生病变。

在 SEM 下观察点隙龋病变时,可见如图 12-35 所示的变化。

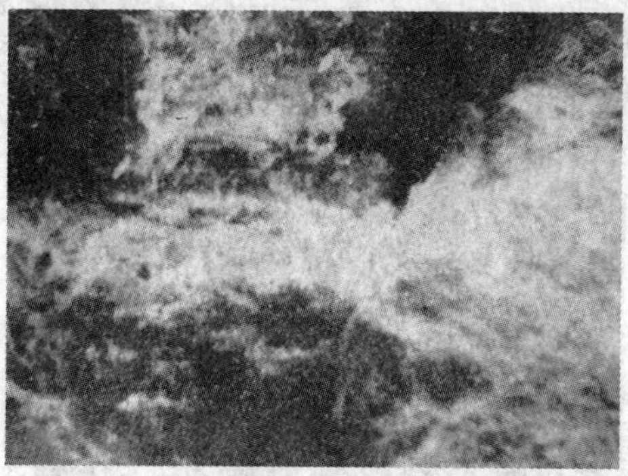

图 12-35　点隙深处的破坏(SEM)

第五节　牙本质龋病变

牙本质是牙体硬组织中体积最大的组织，覆盖在牙髓的表面，牙冠和牙根部位均有。牙本质的组织内含的矿物质比牙釉质少。更为重要的一点是牙本质是一种活力比较高的矿化组织，因为它里面含有无数的牙本质小管，小管内有牙髓造牙本质细胞突，而且小管内还有体液循环。小管外则由牙本质的基质构成。牙本质的小管管壁和牙本质基质都是牙本质的矿化部分(图 12-36)。当龋病进一步向深层发展时，牙本质就会受到侵袭而发生病变。

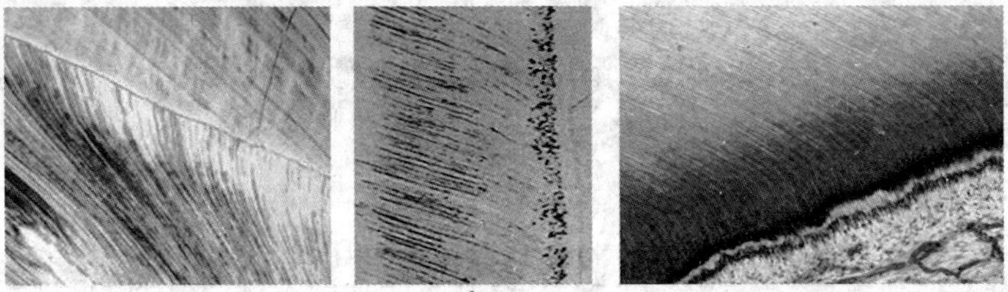

a　b　c

图 12-36　牙本质，可见其中小管和造牙本质细胞突

a. 冠部牙本质；b. 根部牙本质；c. 脱矿后近髓腔的牙本质

在牙冠部的牙本质内有一些球间牙本质，它是牙本质在发育矿化过程中遗留的矿化不完全的构造(图 12-37)。牙本质与牙齿釉交界的地方被称为牙釉本质界，在这个界面上有许多矿化不完全的结构，如釉丛与釉梭，都是一些矿化不高甚至未矿化的结构(图 12-38)。牙齿的牙颈部是牙齿上牙釉质和牙骨质交界处(图 12-39)，在健康青壮年人身上，这个界面是被牙龈覆盖着的，不容易发生龋病。老年人的牙周组织萎缩，牙颈暴露，就容易发生龋病(图 12-40)。

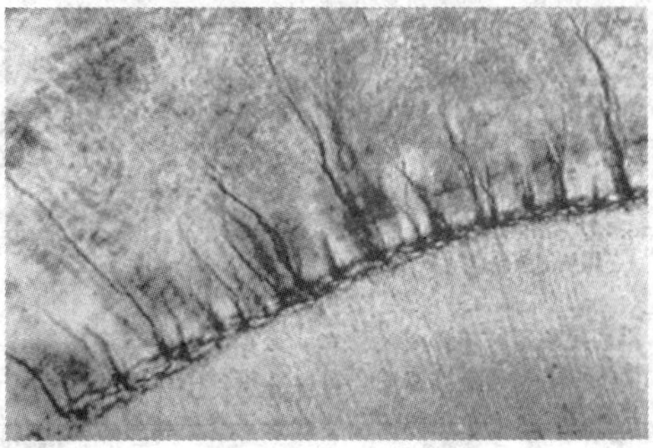

图 12-38　牙釉本质界和釉丛(光镜下)

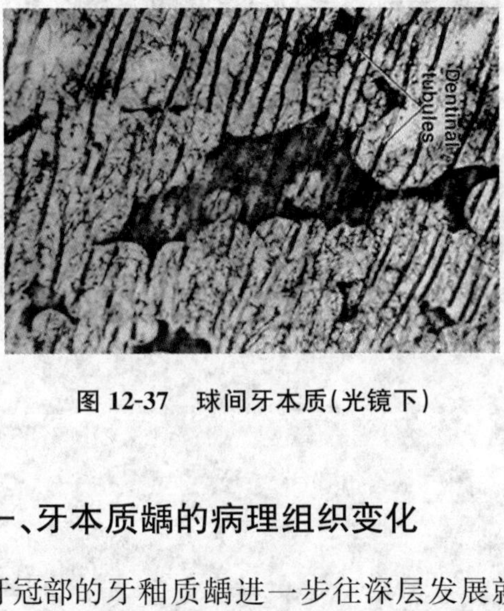

图 12-37　球间牙本质(光镜下)

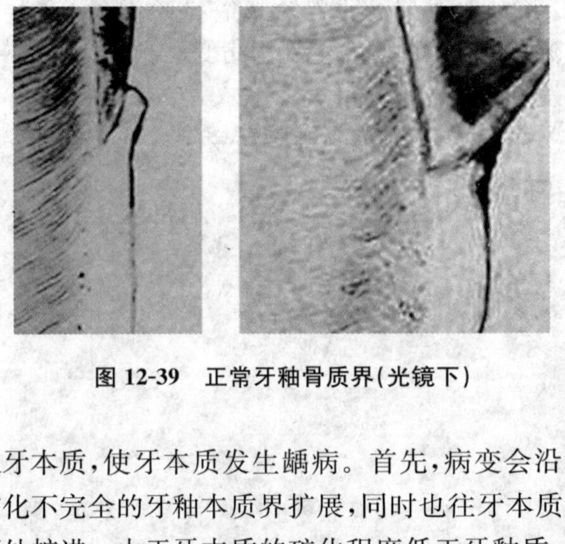

图 12-39　正常牙釉骨质界(光镜下)

一、牙本质龋的病理组织变化

牙冠部的牙釉质龋进一步往深层发展就会侵入牙本质，使牙本质发生龋病。首先，病变会沿着矿化不完全的牙釉本质界扩展，同时也往牙本质的深处扩进。由于牙本质的矿化程度低于牙釉质，牙

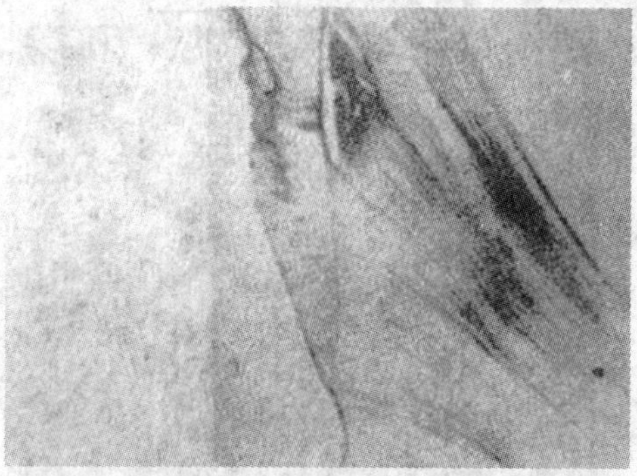

图 12-40　牙颈部牙釉骨质界处发生的龋损害，注意其下已经有牙本质龋的病变

本质内的磷灰石晶体的体积也较小，因此，病变进行比较快。如果病变波及球间牙本质，破坏的速度也较快，而且向横向扩展，(图 12-41，图 12-42)。

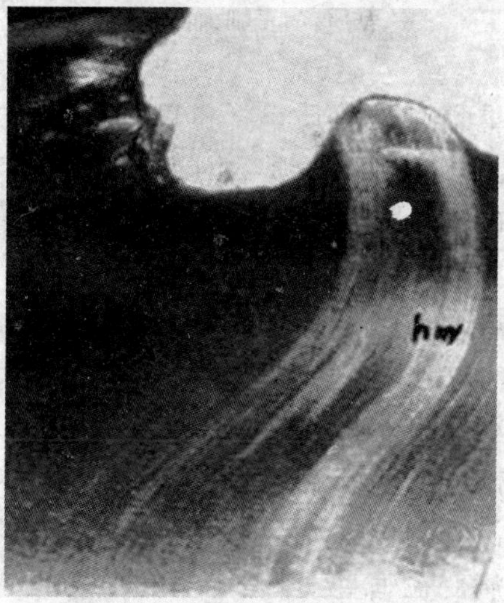

图 12-41　牙本质龋，周边有矿化带

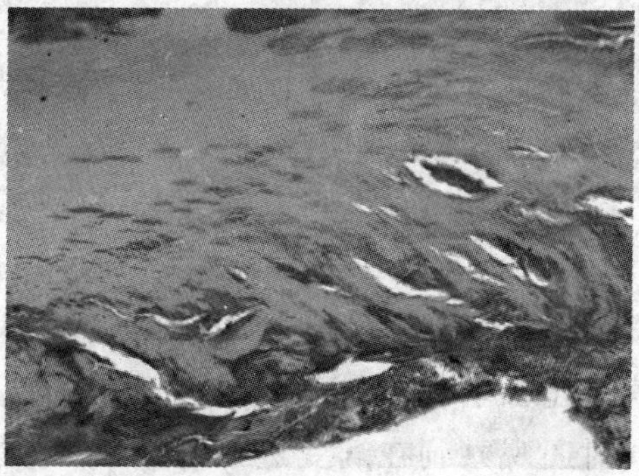

图 12-42　牙本质龋，病损既往深层也往横向扩展

牙本质虽然矿化程度不如牙釉质，其中有淋巴循环，和造牙本质细胞伸进牙本质小关的细胞突，有人还发现小管和牙本质基质内有神经纤维末梢。从临床上也充分证明牙本质是一种矿化组织。因此，当牙本质发生龋病病变时，牙本质内会发生一定的反应变化。一个变化是牙本质内矿化程度较高的透明牙本质，一个是在受累牙本质的近牙髓处形成反应性(或修复性)牙本质。

近年来，许多口腔病理生理学家把牙本质和牙髓当作一个复合整体，称之为牙本质-牙髓复合体(dentinoid-pulp complex)。从胚胎发育上来看，牙本质和牙髓都是由牙乳头发育而来。牙本质发生病变时，不管是哪一种病变，都必然引起牙髓不同程度的反应。

典型的牙本质龋病变，在光学显微下观察，也发生如图 12-43 所示的变化。病变最初沿牙釉本质界扩展，这一点已在牙釉质龋的发展中讨论，这样，牙本质龋一开始就累及比较大的范围，但损害的尖端是向着牙髓腔的(图 12-43，参照图 12-40)。

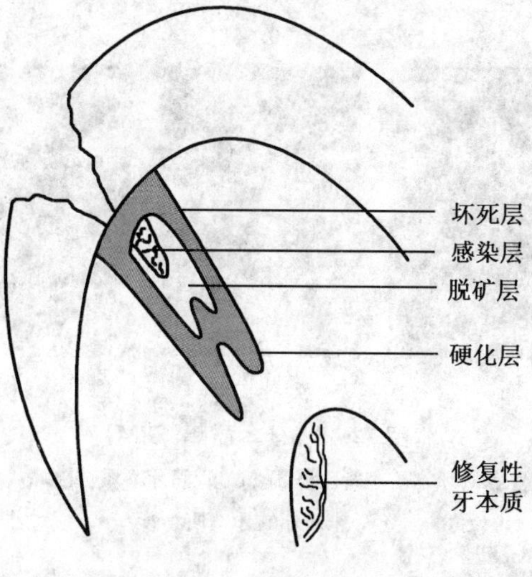

图 12-43　牙本质龋病变示意图

牙本质发生龋病破坏时，首先见到的变化是牙本质小管的膨胀，管腔变大(图 12-44)。同时，由于牙本质的基质也发生破坏，使病变损害向与牙本质小管垂直的方向扩展(图 12-42)。牙本质发生龋坏病变时，更容易在组织中的矿化薄弱部位扩展，如前面所提到的牙釉本质界(图 12-40)所示。

SEM 观察牙本质龋的病变时，可以见到牙本质小管和管间牙本质基质的破坏(图 12-45)，同时也可见到牙本质小管内有矿物结晶体沉积。

牙本质龋损害的最深处是一层矿化高的部位，称为硬化层，其中的牙本质小管变窄，有矿物质沉

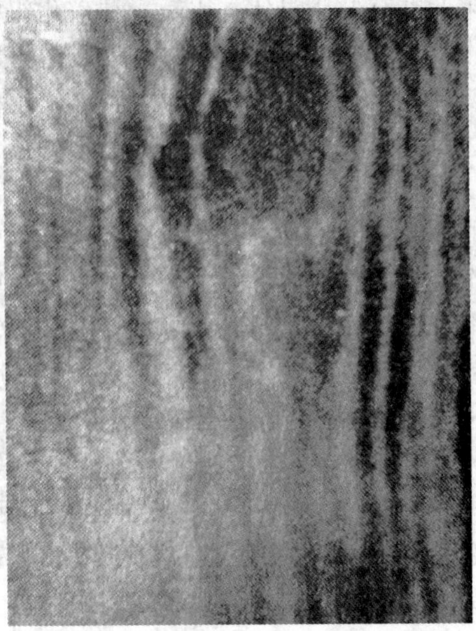

图 12-44　牙本质龋损害中牙本质小管膨大(光镜下所见)

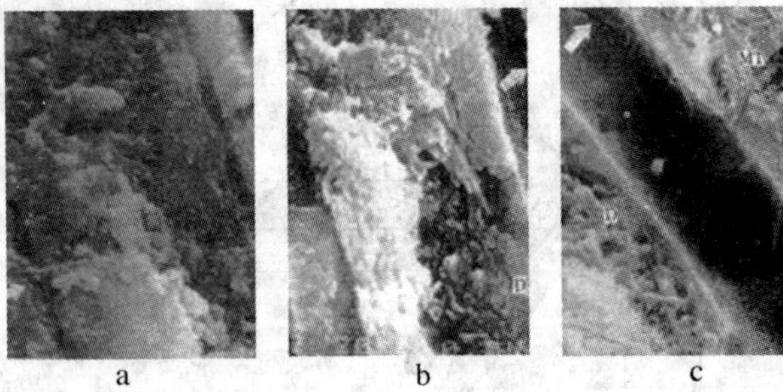

图 12-45　牙本质龋(SEM)

a. 牙本质小管已破坏　b. 管间牙本质被破坏

c. 未破坏的牙本质小管

积。在一般透射光显微镜下，此层显得透明，所以又被称为透明层。这一层有阻挡细菌和外来刺激进入的作用。当用显微放射照相法检查时，此层呈射线阻射。Ogawa 等人(1983)认为此层不是硬化层，而是病变的深层，有中等软化，且亦具有生活力。透明层内的管周和管间牙本质有溶解现象。

透明层的浅层为一脱矿层。其中管周和管间牙本质均发生脱矿，所以称为脱矿层。此层内的牙本质小管形态仍然比较完整，牙本质小管内基本上无细菌侵入。在临床上如用碱性复红染色，此层一般不受染。用这个方法可以区别此层与其表面的感染层，在制备洞时，可将此层保留起来，图 12-46 是在扫描电子显微镜下见到的牙本质龋损害中发

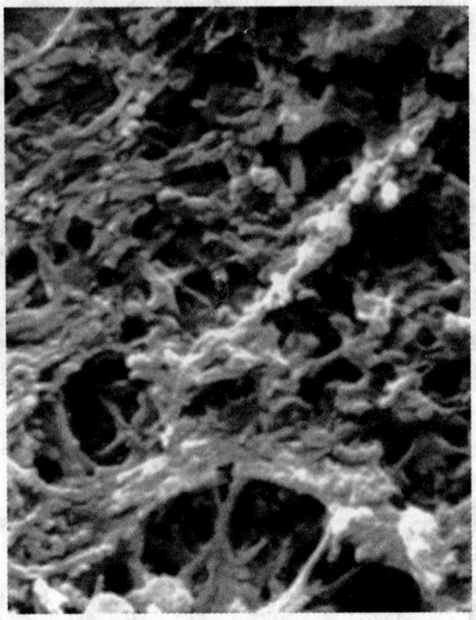

图 12-46　牙本质龋，仍见残留基质，中有细菌(SEM)

生的严重脱矿，牙本质小管和基质的正常结构已被破坏，但小管外形和基质的网状结构仍然存在。

脱矿层的浅层称为感染层，其中有大量细菌侵入牙本质小管，甚至进入牙本质小管的支管。此层能被碱性复红染色。借此，在备洞时应将此层去除，以免发生继发龋。

感染层的外面是坏死的牙本质，称为坏死层，此层浅部可见坏死的牙本质块，原有的结构丧失，在此层深处则可见牙本质小管扩大。有的地方还可见到病变在垂直于牙本质小管的方向进行。不管是哪个方向，它们都是牙本质坏死的表现。所以称为坏死灶或液化灶。这一层坏变组织很容易用挖器去掉。

当牙本质龋发展到某个阶段，由于致龋环境或致龋因素的消除，牙本质龋可以停止发展，成为中止龋(arrested caries)。此时，牙本质的病变就只有脱矿层、硬化层了。

Helmcke 与 Matsumiya 观察牙本质龋病变时，见到病变先自牙本质小管开始，以后发生基质的溶解。同时还观察到在病变进行过程中。可能发生再结晶现象。Arends 等(1989)在高倍电子显微镜下专门观察了牙本质龋病变中，牙本质小管的病现象，图 12-47 显示在标本的纵切面上，小管的脱矿和破坏。

Frank 等观察早期牙本质龋病变时，发现牙本

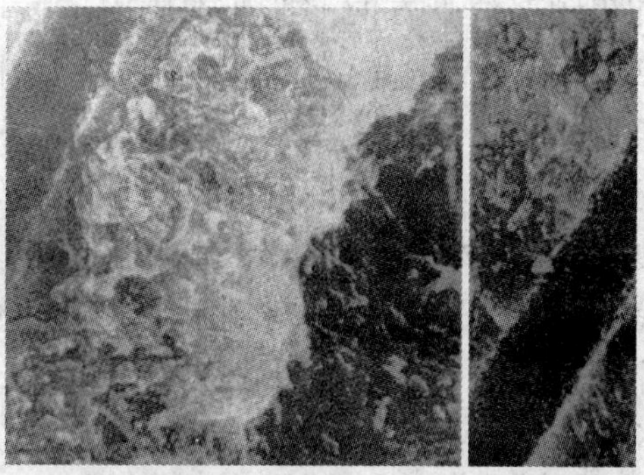

图 12-47　牙本质龋示牙本质小管脱矿（右侧为正常牙本质）(SEM)(Arends 等)

质小管管腔内有无机物结晶。据分析这些晶体多为β-磷酸三钙(β-TCP，即白磷钙石)。以后，当封闭管腔的物质以及管周物质崩解后，微生物即可进入小管。在有机物被溶解之前，可见管间牙本质发生弥散性脱矿，逐渐形成充满细菌的大洞。

二、牙本质龋病变中的微生物

牙本质的结构与牙釉质不同，牙本质患龋时，其表面多数覆盖着相当厚的生态膜、食物碎屑以及病变组织，病变牙本质内的微生物不同于牙釉质龋的微生物。值得注意的是，牙本质龋坏时，牙本质的大量有机基(大部分为胶原)发生破坏，这种破坏与微生物的关系如何，是一个值得研究的问题。

在严格无菌操作下，分离坏变牙本质的微生物，最常被分离出来的是产酸和耐酸的乳杆菌。对龋坏牙本质进行分层采样时，在接近破坏区的损害主体部时，检出的细菌品种甚为复杂，其中有许多能水解蛋白质的细菌；有需氧菌、微需氧菌和厌氧菌。在更深一些的病变组织内则厌氧菌占绝对优势。

在进展慢的牙本质龋损害中，菌种更加复杂。乳杆菌至少占 20%，也可以分离出变链菌族。Edwardsson 曾对牙本质龋病变深处的微生物进行分析研究，发现病变深处的革兰氏阳性细菌占优势，其中杆菌和丝状菌的检出率为 93%，球菌为 32%，革兰氏阴性球菌为 11%，杆菌为 5%。各种细菌经鉴定后，分析其检出率如下：乳杆菌 48%；链球菌 22%；双歧杆菌 20%；Arachnia 17%；丙酸菌 17%；真菌 17%；厌氧链球菌 13%；放线菌 11%。

由上可知，乳杆菌在牙本质龋中是数量最多、检出率最高的；在牙本质龋病变中有特殊重要的意义，但却不能认为是牙本质龋的致病菌。在牙本质龋病变中出现最多，可能是病变环境为这种细菌提供了适宜的生长条件。

三、牙本质龋的生物化学和组织化学研究

许多研究表明，龋坏牙本质的 pH 值均低，说明牙本质龋也是由酸将牙本质脱矿形成的。如将患牙本质龋的牙顺着损害中心剖开，然后用 pH 指示染料染色，则可见染料显示的各层病变组织的酸碱性。多数牙本质龋的感染层都是酸性的，但是坏死层则可能是中性或碱性。

牙本质内的磷灰石晶体比牙釉质者小得多。当发生龋病时，晶体从表面开始溶解，晶体愈来愈小而不规则，释出的矿物质将顺着浓度梯度离开脱矿层前沿。由于脱矿层深部的牙本质是硬化的，钙与磷酸根离子将通过感染层及坏死层向外移动。由于病变牙本质的外层多系碱性或中性，在这些地方钙离子和磷酸根离子均将沉淀下来，这种病变主要发生在牙本质小管内。重新沉淀的物质呈菱形，据分析为β-磷酸三钙或磷酸八钙。Little 等曾经分析了龋坏牙本质浅层和深层内的无机物，证明浅层含的矿物质比深层者少，Ca/P 比值也较低。

气相色谱仪分析病变牙本质内的酸，主要系乳酸。感染层和脱矿层内的乳酸脱氢酶活性很高。这种酶是乳酸代谢活动所必须的。此外还可以发现糖类分解所需的其他各种脱氢酶。在坏死层，也可以发现这些酶有很强的活性。

牙本质基质中由蛋白质水解产生的氨基酸和枸橼酸在较高 pH 环境下也可以络合钙，从而使组织脱矿，但其重要性还不明确。

在龋坏牙本质的感染层，细菌种类多，可以产生能破坏牙本质基质的酶。20 世纪 60 年代，Larmas 和其他一些人曾对牙本质病变中的酶进行了广泛的研究，他们用组织化学方法发现龋坏牙本质内存在酯酶。这种酶对脂肪酸的酯、磷酸酯和硫酸酯、糖苷和肽键均可发生作用，这就支持了 20 世纪 20 年代提出的牙本质龋的早期变化是“脂肪变性”的说法。管周牙本质在病变时首先发现脂肪。可以检测出蛋白水解酶，其中有芳氨基肽酶和肽链内

切酶，具有胶原酶的性质，胶原破坏后可以测出羟脯氨酸。龋坏牙本质内有各种酸（琥珀酸、乳酸、谷氨酸）、谷胱甘肽、脂酰胺的脱氢酶。健康牙本质内则没有这些酶。病变牙本质内还有较高浓度的水溶性天冬氨酸和丙氨酸氨基转化酶。

吴奇光（1979）、刘佩新等（1987，1989）曾用组织化学方法和分析化学方法证明龋坏牙本质内存在琥珀酸脱氢酶、氨基肽酶、酸性磷酸酶、非特异性脂酶：乳酸脱氢酶、谷氨酸脱氢酶、胶原酶等。这些酶在坏死层的外层分布最多。他们认为这些酶来源于细菌，在生态膜内能发现这些酶，但健康牙本质却没有，说明牙本质龋病变过程中，除了脱矿的变化外，还有牙本质基质的破坏。王勤等（1988）还发现牙本质龋病变组织的荧光现象，他们认为这些荧光物质来自细菌和牙本质基质内的有机物。

Kuboki 等曾对龋坏牙本质的外层和内层进行氨基酸分析，未发现它们与健康牙本质者有区别，龋坏牙本质内的交联键（crosslink）减少，尤以外层为甚，说明外层有明显的胶原变性，内层者胶原仍健康，外层易被碱性品红染色，内层则不受染。Anneroth 与 Isacsson 用组织化学方法证明龋坏牙本质对鞘磷脂（sphingomyelin）、硫脂类、胆固醇和/或甘油三酯有强的阳性染色反应，硬化牙本质内则反应很弱。

患龋时牙髓周围的磷酸盐浓度增加，在龋坏部位深处的牙髓周围的碱性和酸性磷酸酶活性增加好几倍，前期牙本质内者也一样。这说明这些部位的矿物质代谢活跃。

在患龋部位下方的前期牙本质内还发现磷单酯酶活性增强，ATP 增多。后者对生物组织的矿化具有抑制作用。

牙本质龋损过程中，牙本质内发生相当复杂的化学变化，其主要与牙本质的矿物质和有机基质的代谢紊乱有关。而且，这些紊乱包括受累部位的全层牙本质以及位于其深处的牙髓周围部分。

Karialainen 等观察到在患牙釉质龋时，其下方的造牙本质细胞和前期牙本质内的 ATP 水解率增加，而在严重的牙本质龋时则显著降低。在 pH 9.8 时，早期牙本质龋的磷丝氨酸水解率上升。ATP 与磷丝氨酸的水解都是由于非特异性碱性磷酸酶活动造成的。患牙本质龋的牙齿内的造牙本质细胞—前期牙本质的蛋白质比健康牙多；严重牙本质龋下方牙髓内的 DNA 含量比其他部位高。有进行性牙本质龋时，牙本质内的脯氨酰羟化酶活性降低。患龋牙的造牙本质细胞和前期牙本质结合脯氨酸的能力增强，说明这些部位的胶原形成活性增加。

Karjalainen 等（1986）用免疫组织化学方法观察到患牙本质龋时，反应性牙本质内的胶原与正常牙本质内者一样，均系 I 型胶原。

由于牙本质龋多系继牙釉质龋之后发生，过去对它的病理组织学研究较易进行（标本制作技术上难度不如牙釉质龋大），因而研究比较成熟。近年来对它的研究报道比较少，当然，这并不能说明牙本质龋的病理组织学研究已无必要。

第六节　患龋时牙体组织的保护性反应

牙齿患龋时，牙体组织和牙髓组织内可能出现一些保护性的变化，在牙釉质发生龋病病变时，有不少人认为损害区内出现的 X 线阻射的板层样变化是一种牙齿内部出现的保护反应，也有人认为它是再矿化现象的表现。

牙釉质内发生龋病病变时，是否会引起牙髓的反应，Brännström 和 Lind 研究发现在 74 颗患白垩斑的牙齿中，有 50 颗牙的牙髓发生了变化，出现造牙本质细胞层排列紊乱，甚至在与病变区相对应的牙髓周围出现渗出细胞。这说明龋病病变即使在初期也会产生对牙髓的刺激引起反应，当然这种反应是轻微的，也是可以恢复的。

在牙本质内发生龋病病变时，牙髓内的变化就更为明显了。龋病刺激可以通过牙本质小管、造牙本质细胞突或其他感受器传到牙髓组织，使牙髓的造牙本质细胞或未分化间叶细胞以及成纤维细胞活跃起来，形成修复性牙本质（图 12-48）。

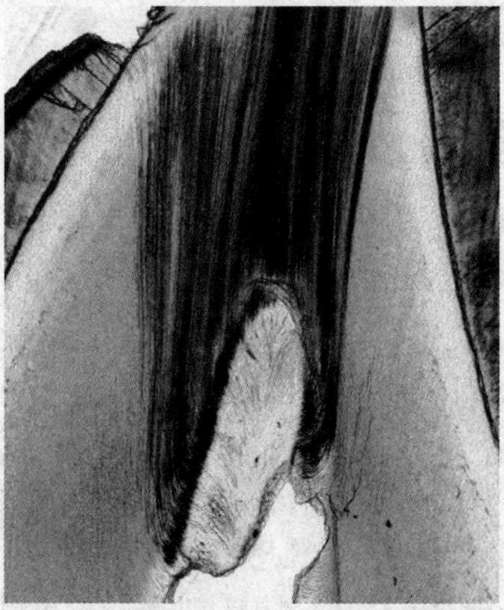

图 12-48　修复性牙本质(RD)(光镜下所见)

此外，还可以见到造牙本质细胞层的变化，有些地方细胞排列紊乱或变形，在造牙本质细胞层下有淋巴细胞浸润、血管扩张；严重者甚至有出血现象，特别是在深牙本质龋时，牙髓的反应都比较重。

王鑫源等(1987)曾对患不同程度龋病牙的牙髓反应进行了组织学观察。结果发现，浅、中层龋多引起造牙本质细胞的空泡性变或网状萎缩，深龋则可引起较重的牙髓病变，表现为局限性的牙髓炎症反应。前文中提到的牙本质病变中的透明层也应当属于一种牙齿的保护性反应。

在治疗龋病时，应当考虑到牙髓状态，特别是在治疗深的牙本质龋时，必须加以适当的处理后才能进行修复。

(岳松龄)

第十三章　龋病中的脱矿与再矿化

龋病病变是一个以脱矿为主的过程。但是，机体中发生的任何一种病变都不是只有破坏的一面，同时还存在着对抗破坏和修复的一面。对龋病来说，这个对抗破坏和修复的一面就是再矿化。再矿化就是在已经脱矿的组织内发生矿物质的重新沉淀，并且进行结晶化。

人们很早就注意到了龋病过程中的再矿化现象。1912 年 Head 首先发现龋病病变中的再矿化并证明这种再矿化是由于唾液的作用。他曾将牙齿放在含有唾液的 0.2%乳酸溶液中半小时，取出牙齿观察，未发现牙面有何变化；但是，如将牙齿放入不含唾液的 0.1%乳酸溶液中半小时，则可见到牙面变白。后来，他又发现将用酸腐蚀过的牙齿放入唾液内，牙齿可以重新变硬，原来变白的表面恢复了原有光泽和透明度。同年，Pickerill 用硝酸银处理牙齿，观察硝酸银对牙釉质透入的程度，发现刚萌出的牙齿容易被硝酸银透入，而萌出已久者则不易透入。Bunting 与 Rickert 将未萌出的第三磨牙拔下后，劈成两半，一半浸入唾液内，每天更换一次唾液，共 30 天；另一半则浸入蒸馏水中，作为对照。以后用硝酸银检查两组牙的透入性，发现经过唾液处理的牙的透入性较对照组小。这些观察说明唾液与牙齿的再矿化有关。

Anderson 曾经用人工方法使已脱矿的牙釉质发生再矿化，他用一种含能产生二氧化碳的物质和磷酸钙的膏剂刷牙，产生的 CO_2 可将牙面清洁，同时还可以使牙面的酸性减弱，从而促进磷酸钙的沉淀。他的实验得到了预想的结果。

Anderson(1938)报道早期龋病变可以在适合条件下，停止发展或消失，以后，Muhler(1961)、Henrich(1964)、Backer-Dirks(1966)均曾报道过早期釉质龋可以在口腔内消失。Backer-Dirks 对一批儿童的 184 个上颌第一磨牙颊面龋做了 8 岁和 15 岁的追踪观察，发现 8 岁时有 72 个患白垩斑的牙，在 15 岁时，白垩斑消失了。他们继续探索的结果表明：口腔内存在有自然再矿化的变化。

在临床工作中，口腔科医生经常见到以下两种现象：一是患有邻面早期龋的牙齿，当其相邻牙被拔除后，此牙早期的病损会停止发展，轻度的损害甚至可以消失。另一个现象是在一些戴用矫治器的儿童，矫治器旁的牙面常出现白垩斑样损害，当矫治器被去除后，这些白垩斑样损害也会自然消失。

第一节　自然再矿化

人体内牙齿组织的再矿化现象，根据多年的临床观察和实验研究，可以分为两种类型：一种是生理性的再矿化，一种是病理性的再矿化。

一、生理性再矿化

生理性再矿化是指牙齿萌出后，在口内环境的影响下，牙齿内部矿化程度继续增加。一般，经验丰富的临床医师都知道，刚萌出的或萌出不久的牙齿，在用钻针备洞时，比萌出已久的牙齿要容易一些，特别是用电动钻牙机时，更易体会到。刚萌出不久的牙齿更容易受到龋病的侵蚀。因此，在进行龋病防治工作时，对恒牙来说，6～9 岁和 12～15 岁的儿童是重点防治对象，因为这时，第 1、第 2 恒磨牙正在萌出，在萌出后 2 年内，牙齿还在进行生理性的再矿化，牙齿对龋病的抵抗力还较低。

Carlos 和 Gittelsohn 的研究表明，牙齿萌出后三年才能达到其最强的硬度。他们称这种萌出后牙齿继续变硬的现象为萌出后成熟(posteruptive maturation)。1957 年 Brudevold 曾经分析了牙釉质自表层到深处各层内的磷酸盐，发现牙齿萌出后，在距表面0.5 mm以内的牙釉质可继续矿化，同时还发现表面层的牙釉质的氟化物含量在一生中均略有增加。1976年Crabb曾经研究了牙釉质的多孔性(porosity)。他将100枚未萌出的人双尖牙制成薄片，在反射光和偏光显微镜下观察，发现表层牙釉质为多孔样结构，后来用扫描电子显微镜观察也证实了这一点，这种多孔性结构用唾液处理后会减少。

动物牙齿上也观察到这种萌出后成熟的现象。

1979年Wöltgens等曾经比较了萌出后1、2、5年的人双尖牙牙釉质切片的双折射率，发现随着萌出时间的延长，牙釉质的双折射率有明显的变化(表13-1)。

表13-1　健康人不同萌出时间牙釉质的双折射率

萌出时间(年)	双折射率(n_e-n_o)	P
1	−220	<0.05
2	−252	<0.05
5	−252	

从上表可看出，负性双折射率的增大说明牙釉质的成熟。Wöltgens等测量了人双尖牙牙釉质外层在萌出后0.5与4年的Ca和P的浓度，发现Ca/P比值增加，但Ca与P的含量则随年龄而减少。

人牙的生理性再矿化在牙萌出后第一年程度最高，以后则逐渐减弱。Arends等(1983)的研究表明：无论恒牙或乳牙的表层牙釉质内的晶体均较深层者为大(表13-2)。

表13-2　人牙釉质晶体的平均直径(nm)的比较

深度	恒牙(35～40岁)	乳牙(10～12岁)	未萌出牙
距表面2.5 μm处	59	88	50
距表面150 μm处	38	46	46
比值	≈1.6	≈1.9	≈1

人的口腔中本身就存在着再矿化现象。表层牙釉质经常处于脱矿与再矿化的频繁交替过程中，在健康状态下，再矿化反应胜过脱矿反应。刚萌出牙齿的再矿化速度比萌出已久的牙齿快，特别是萌出后第一年为最甚。在生理状态下，牙釉质的再矿化主要发生在表层内，也就是说距牙釉质表面30 μm的范围内。

二、病理性再矿化

病理性再矿化是指牙齿受到外界因素影响发生破坏(如酸蚀)或牙体组织发生病变(如龋病)后，病变组织内发生的再矿化现象。

临床工作中常观察到，在用磷酸处理牙齿表面后，牙面变为白垩色，此种改变在经过一段时间后即自行消失。在作牙位矫正术时，矫治器旁边的牙面常呈白垩色，取下矫治器械后过一段时间，此种白垩色变化也会自行消失，这就是再矿化的结果。最初出现白垩色是由于酸将表层牙釉质脱矿造成的。白垩色的消失约需4～7天，完全再矿化可在2～48天内完成。完全矿化所需时间与年龄有关。年轻人(<25岁)可在4天内实现，老年人(>55岁)则慢一些，约需16天。

病理性再矿化中最引人注目的是龋病过程中的再矿化。最初的证据是从临床观察发现的。在临床所拔出牙齿的邻面常可见到一些质地较硬而又变色的斑点，经对斑点进行制片并在显微镜下观察证实，这些斑点是龋病病变。分析病变组织的化学成分发现，其中的有机物和氟化物含量增加而碳酸盐和其他痕量元素含量减少。病变区组织的硬度比健康牙釉质小，但却比健康牙釉质耐酸。进一步分析发现，病变区所含氟磷灰石较正常牙釉质多。

1938年Anderson曾指出，在有利条件下，早期龋病变可以终止发展并再度变硬。Muhler(1961)、Hinrichen(1964)、Dirks(1966)均提出早期龋损害未形成洞，都可以逐渐消失。Fehr等人与Löe等均曾证明早期龋在口腔内是可以自愈的。

龋损害在口腔内的再矿化是自然现象。Silverstone测量了龋损害各层晶体在再矿化前后的直径，结果见表13-3。

表13-3　龋损害再矿化前后各层晶体的直径(nm)

层	再矿化前	再矿化后
表层	40～75	80～120
损害体部	10～30	50～100
暗层	45～100	100～150
健康牙釉质	35～40	40

从上列数值可以看出，牙釉质龋再矿化时，表层和暗层的晶体变化最大，也就是晶体增长程度最大。由此可见，龋病中发生的再矿化，不仅是矿物质的沉积，而且晶体也在增长。

Arends 与 Gelhard（1983）曾经用微硬度测量法、定量显微放射照相法、氟测量、扫描电子显微镜和透射电子显微镜、红外光谱法分析比较了具有表层下破坏的典型自然龋病变和用酸软化了的牙釉质在人体内再矿化 3 个月的实验结果。实验期间，受试者分别用水，50 ppm 氟溶液含漱和含 1500 ppm 氟牙膏刷牙。

用显微放射照相法可以测出损害内矿物沉积的容积。该容积用 Z 表示，其单位为 vol%×μm。根据测量数据，结果如图 13-1 所示。图中 Z_0 表示再矿化前的损害容积，Z_1 为再矿化后的损害容积。如果全部损害都再矿化得完全，则其容积应如虚线所示。再矿化前后损害容积的变化用 ΔZ 表示，即 $\Delta Z = Z_0 - Z_1$。矿化完全则 $\Delta Z = 0$。

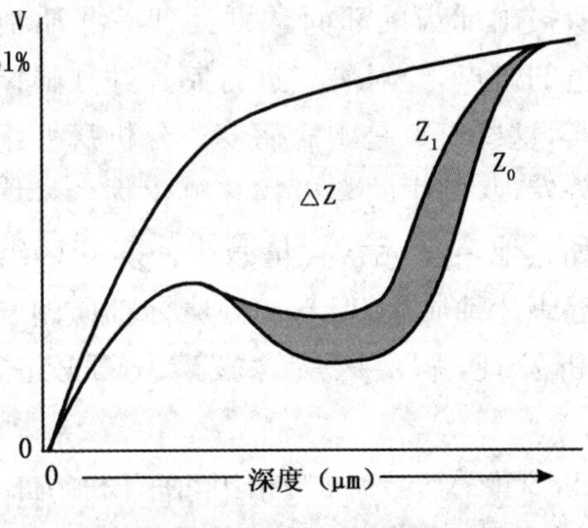

图 13-1　再矿化前(Z_0)后(Z_1)，显微放射测量示意显示的龋损害内容量变化（纵坐标）

根据 Arends 等的实验，用水、50 ppmF 和 1500 ppmF 处理 3 个月后的 ΔZ 各为 2288，2448 和 1952vol%×μm。由此可见用 1500 ppmF 处理的再矿化效果最佳。根据用微硬度测量法得出的结果也完全一样。

根据氟含量分析，应用含 1500 ppmF 的牙膏刷牙者，氟可以达到龋损害的前沿，而且量很多，可达 100～200 ppmF；用 50 ppmF 漱口者，只在表层内的氟增加明显，且达不到损害的前沿。

比较用酸软化和自然龋损害在口腔内的再矿化情况时，可以得到如下结论：①用酸软化表层牙釉质的再矿化比龋损害的再矿化快；②表面软化的牙釉质经再矿化后，其恢复程度比龋损害者更为完全；③表层下损害的再矿化比表层慢。

用微硬度测量法来衡量再矿化的程度只有在理想的条件下，再矿化程度和硬度是平行的，可是这种情况并不多见，在用高浓度氟时，损害表层发生了再矿化，而表层下却发生得很少或根本未发生，这样硬度测量的数据就不能反映真实情况（图 13-2）。

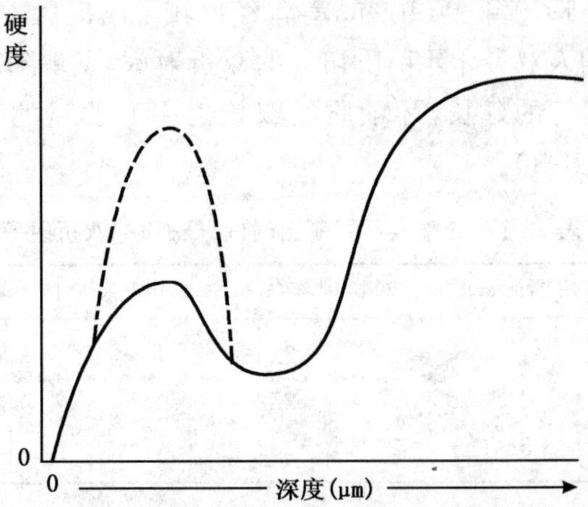

图 13-2　龋损害再矿化后的硬度变化

┅┅：再矿化后表层硬度增加；——：损害原来的硬度

在探讨各种因素对口腔内龋病发生的影响时，曾经建立了一种称为口腔内致龋性试验（intraoral cariogenicity test，ICT）的方法。它是在人口腔内的修复体或矫治器械上安装一小块人或牛牙釉质，经过适当处理和一定时间，牙釉质块上就会产生龋损害，以后将牙釉质块取下进行各种测量和观察。

这种方法也适用于研究再矿化的机理和变化。这种方法的优点在于：①试验的环境是人的口腔，与自然龋产生的环境一致；②不伤害受试者本人的牙齿；③在较短时间（通常为一个星期）可以检验出受试者的龋活跃性，使龋病研究的时间缩短；④实验可以重复，某些条件也易于控制。

龋病病变过程实际上是一个脱矿与再矿化交替进行的过程，并在一定程度上处于相互平衡的状态。用 ICT 试验曾经证实：加入 1 ppmF 可以中止 30%蔗糖的破坏作用，使脱矿—再矿化平衡向再矿化方向转移。

用 ICT 来测试经氟化物处理的牙釉质的性质。用氟化物处理牙釉质一段时间后，测量牙釉质微硬度的变化，同时用显微放射照相法来检查牙标本切片，结果证明氟化物的抗龋效果与再矿化有关。

先经酸处理或作过 ICT 的牙釉质比健康牙釉质更能结合氟化物。这是由于酸处理或 ICT 使牙釉质产生了更多的微孔隙之故。先经酸，再经再矿化处理的牙釉质对酸攻击的抵抗力比健康牙釉质大。这对临床工作具有颇为重要的实际价值：①可以用再矿化方法处理早期龋；②在预防工作中，局部用氟时，先用酸处理牙面，再用氟化物处理，其效果比单用氟化物处理者佳。

Featherstone 等(1981)曾经在人口腔内观察和比较了唾液和再矿化液的再矿化效果。结果发现，如果只依靠唾液本身的再矿化能力，则早期釉质龋损在两个星期后，只有 20 μm 厚的病变组织变硬；如再加上用再矿化液（含钙、氟、锶等）处理，则会有 40～50 μm 厚的损害变硬。Dijkman 等（1986）在 11 名志愿者身上用 ICT 方法检验自然再矿化能力。经过 6 个星期的 ICT 实验，发现牙釉质损害的平均深度为(42±21)μm，矿物质损失为(1284±513) vol%×μm，以后经过 6 个星期的再矿化处理，结果有 20%的标本发生了明显的再矿化。

Holmen 等(1987)在作牙位矫治术的人身上观察到，由于戴用矫治器产生的牙釉质白垩斑，在取下矫治器后不久即恢复原状。用偏光显微镜观察拔下的牙齿，可测出损害内的多孔性减少。Johansen 等(1987)报告对患牙颈部龋损的老年人用再矿化法治疗，发现：①根部龋的成功率高于冠部龋；②损害程度轻者治愈成功率较高，轻者在 70%以上，重者为 53%～61%。

K Gupta(1998)用 SEM 比较了富含矿物质的漱口液以及含氟牙膏对早期龋的再矿化能力，结果显示在无氟牙膏组，釉柱孔有不均一的大小颗粒的沉积；含氟牙膏组则见部分釉柱孔内充满了致密的晶体核；而含矿物质的漱口液组中这些沉积是以无定形球体形式沉积的。E. C. Reynoldsn(2003)比较了酪蛋白无定形磷酸钙(CPP-ACP)与其他形式钙在龈下菌斑的固定以及对釉质表层下再矿化的作用，结果表明含有 CPP-ACP 的漱口液明显增加了龈下菌斑中的无机钙和磷的含量；含有 CCP-ACP 的口香糖对牙釉质具有明显的再矿化作用；表明 CPP-ACP 对釉质表层下再矿化作用优于其他形式的钙。R. S. Jones(2006)将收集到的 20 例后牙分为两组，分别进行脱矿造成人工龋，一组用再矿化液处理，另一组作为对照，PS-OCT（偏振敏感型光相干断层扫描成像术）检测结果显示，再矿化组的釉质表现为偏光反射性的明显减少，说明龋坏部位矿物质含量增加。

三、龋病病变是脱矿与再矿化交替变化的过程

长期以来，人们都认为龋病病变是一个以脱矿为主的病变，自从发现再矿化现象以后，人们才逐渐认识到龋病病变是一个脱矿与再矿化的交替变化的过程。

龋病过程中的再矿化现象的发现，引起口腔医学界的广泛关注，其热度不亚于同一时期人们对早期牙釉质龋的组织病理学和免疫学研究。Koulourides(1980)指出：在正常状态下，牙齿表面的脱矿与再矿化过程保持着平衡，在人的一生中是始终存在的。在受到食物、口腔卫生、牙齿成熟等的影响时，这个平衡可以向一个方面倾斜。食物中的糖含量增多时，脱矿现象就会加重。

Borsboom 等(1982)的研究指出脱矿是一个非连续过程，脱矿与再矿化可以同时发生。Park、Tookey(1982)研究了变异链球菌单菌种生态膜下的牙釉质脱矿与唾液的再矿化作用，结果显示牙釉质的脱矿量与生态膜的膜龄(d)相关。有唾液膜存在则脱矿量会减少。一次性暴露在蔗糖内产生的脱矿可以在唾液中 3～6 小时完成再矿化。

Bowen(1983)等提出当口腔内接触糖的机会增多时，唾液内的钙和磷都会减少。这时，牙面生态膜内的挥发性酸（乙酸、丙酸、丁酸等）减少，而非挥发性酸（主要是乳酸）增多，牙面生态膜内的 pH 值下降，使牙面生态膜内平时比唾液含量还多的钙、磷酸盐的饱和度下降，结果是发生釉质的脱矿。Koulourides(1980)也指出正常情况下，唾液的 pH 值接近中性，其中钙与磷酸盐呈过饱和状态，这时是不会发生脱矿引发龋病的。

高学军(1994)在研究釉质的脱矿动力学中见到，当溶液成分恒定时，脱矿也是恒定的。脱矿量与时间呈线形相关。当溶液容量固定时，脱矿率随时间而降低。脱矿量与时间呈指数关系，最终可以

停止。

Yanagisawa，Miake(2003)在高分辨电子显微镜下观察龋损害内同时出现脱矿和再矿化现象，脱矿表现为晶体的溶解，再矿化表现为形成新的晶体和原有晶体的增大。Hicks等(2004)认为在牙齿萌出后的牙面成熟与以后的牙根暴露，牙面都存在一个敏感的矿物相。这个时期牙齿的脱矿受到唾液、牙面生态膜内钙和磷酸盐的饱和状态的影响。Kidd(2005)更明确提出，正常情况下，唾液内含有丰富的羟磷灰石、氟磷灰石，它们均呈过饱和状态。当牙面生态膜内的pH下降达5或5以下时，牙面生态膜内的羟磷灰石就呈不饱和状态，即会产生龋损。

研究表明脱矿是一个非连续过程，脱矿与再矿化可以同时发生；牙釉质的脱矿量与生态膜的膜龄(d)相关；有唾液膜存在则脱矿量会减少；一次性暴露在蔗糖内产生的脱矿可以在唾液中3～6小时完成再矿化；当口腔内接触糖的机会增多时，唾液内的钙和磷都会减少。这时，牙面生态膜内的挥发性酸(乙酸、丙酸、丁酸等)减少，而非挥发性酸(主要是乳酸)增多，牙面生态膜内的pH值下降，使牙面生态膜内平时比唾液含量还多的钙、磷酸盐的饱和度下降，结果是发生釉质的脱矿；正常情况下，唾液的pH值接近中性，其中钙与磷酸盐呈过饱和状态，这时是不会发生脱矿引发龋病的。

釉质的脱矿动力学研究表明：当溶液成分恒定时，脱矿也是恒定的。脱矿量与时间呈线性相关。当溶液容量固定时，脱矿率随时间而降低。脱矿量与时间呈指数关系，最终可以停止。

在龋病发生过程中，从头到尾都是处于一个脱矿与再矿化的环境中。保持这个平衡，将有利于牙齿的健康；破坏这个平衡(如受到糖类物质的攻击)，将使这个平衡向脱矿方面倾斜，引起龋病的发生。

第二节　人工再矿化的研究

早期龋损害自然愈合的情况，就是在体内观察到的再矿化证据。在龋病发生过程中，除了表层再矿化外，损害主体内出现的板层带(lamination)也是再矿化现象。Bergman等(1958)、Kostlan(1962)在牙釉质龋的损害主体内见到1或2、3层X线阻射的板层带。Kidd(1983)、Driessens等(1986)曾经分析了板层带内的无机物，认为此种板层带结构内除了原有的牙釉质外，还有再沉淀的矿物质。Silver-stone(1980)在偏光显微镜下用浸渍法测量龋病变主体损害周围的暗带，见到其中的微孔比透明带还小，说明其中有再矿化。

一、体内研究

龋病变过程中出现的再矿化现象是机体对病变的一种修复反应。利用再矿化方法，在体内促进龋病病变向愈合方向发展，实际上也是一种自然的再矿化，利用再矿化方法治疗初期龋。

1975年Levine在15名志愿者口腔内，最初三个星期放弃口腔卫生措施并用30%蔗糖溶液漱口，结果产生了很多白垩斑损害；继后在8个星期内，实验组用250 ppmF(氟化钠)溶液漱口，结果实验组的白垩斑损害消失了。Gelhard等(1979)将先经脱矿处理的牛牙釉质块安装在志愿者口腔内作再矿化实验，发现脱矿的牛牙釉质发生再矿化，经硬度测量，再矿化程度达到40%～50%，如果用氟化物处理标本，则再矿化速度可加快。Gelhard、Arends(1984)在30名病人口腔内用ICT法观察了人工龋损害的再矿化现象，实验期3个月，用含1500 mg/L氟牙膏刷牙者，牙釉质的硬度增加接近80%。

有学者(1973，1984)曾报告了在人口腔内对早期牙釉质龋的再矿化研究。表明用再矿化液可以治疗口腔内的早期牙釉质龋。

Lambrou等(1981)在人口腔内作实验，先将口腔内的自然牙用氟化物液涂搽，以后按设计时间放入经过脱矿的牛牙釉质块，目的在于观察自然牙面氟化物对牛牙釉质块再矿化的影响，结果显示牙面涂氟后唾液内的氟化物浓度增加，但在2小时迅速下降，到8小时后则已无氟存在，而脱矿牛牙釉质块在2～4小时可见到再矿化。Featherstone等

(1981)在人体的研究表明加有酒石酸盐的矿化液的再矿化效果比单有钙盐者好而快。Binus 等(1986)临床研究证明氟化硅烷(fluor silane)有明显治疗早期龋的效力，促进釉质的再矿化。

Clark 等(1986)用牛牙釉质块在人口腔内作的再矿化实验证明氟化亚锡有明显促进再矿化的效力。Corpson 等(1986)在人口腔内作的实验也证明含氟牙膏或 APF 均有明显促进再矿化的作用。Klinger、Wiedemann(1986)在人口腔内比较无机再矿化剂和有机再矿化剂的再矿化效果，结果显示有机再矿化剂(含有机氟化物)的效果大于无机再矿化剂(含钙、锶、磷酸钾、氟化钠)。Creaner 等(1986)在人口腔内作 ICT 实验，定期取出标本，用微放射照相法检查，查见所有标本在 5 周后发生了再矿化，同年 Artum、Thylstrup 在人口腔内作的研究显示牙面上的矫正器被取出后，牙面产生的白垩斑损害会逐渐消失，口腔本身就具有再矿化效力。Dijkman 等(1986)、Holmen、Thylstrup、Artum (1987)都证明口腔内自然存在着恢复初期龋损的再矿化能力。

Dijkman 等(1990)在 13 名志愿者口腔内安装有 100 μm 深的釉质龋标本于全口义齿上，3 月后检查发现用含氟牙膏刷牙者，损害深度减少 40%。Mellberg 等(1990)在 10 名志愿者作 ICT 实验，时间 2 周，结果显示厚生态膜下釉质的脱矿程度明显大于薄生态膜者。李东等(1990)将在体行将被拔除的人牙用 400g/L 磷酸酸蚀后，按不同时间拔牙，对这些拔下的牙齿进行观察，显示酸蚀后 2 周的牙面有不规则的钙盐沉积，3、4 周后的牙面则已接近恢复正常。程绰约(1993)在人口腔内用牛牙釉质作的人工龋实验也证明含氟矿化液具有使釉质硬度普遍提高的作用。De Los Santos 等(1994)用同样方法在 6 名志愿者口腔内检查含氟口香糖或释氟剂的作用，显示两种方法都可以促进根面龋的再矿化。Marinelli 等(1997)在人口腔内检验了 3 种氟化物制剂对釉质人工龋的再矿化效果，结果显示氟化物液含漱的再矿化效果比释氟牙膏或释氟修复材料好。Buchalla 等(2002)用含 1000 mg/L 氟溶液作一次性处理，即有明显的再矿化效果。

Cury 等(2001)在人的口腔内的再矿化实验证明：加有小苏打的含氟牙膏比未加者有更强的再矿化。Zero 等(2004)在人口腔内作的 ICT 实验证明加有精油的氟化物漱口液的再矿化效果比单有氟化物者好。

还有一些其他的物质配合氟化物共同参与促进再矿化的研究。Koo、Curv(1996)在含有单氟磷酸钠的牙膏内加入钙，会得到更好的再矿化效果。Zaura-Arita、Ten Cate(2000)的研究表明合并应用氟化物、氯己定的涂料对抑制脱矿的效果更好。

含氟化物的牙体修复材料，如玻璃离子体或将氟化物加入修复材料中(复合树脂中加入氟化物)，具有预防继发龋发生的作用。根据 Ten Cate、Duinen(1995)在志愿者口腔内作的 ICT 实验，时间 2 周，结果显示所有与玻璃离子体修复物对接的人工龋标本内都发生了再矿化。Jang 等(2001)在人口腔内做的研究也得到同样结果。

Donly 等(1999)在 21 名志愿者口腔内作的实验研究表明，用含氟化物复合树脂或玻璃离子体修复，同时合并应用含氟牙膏刷牙，与修复体相接的邻面釉质的脱矿程度明显低于用不含氟树脂修复和用非氟牙膏者($P<0.05$)，其中尤以玻璃离子体效果最明显。

Pecharki GD 等(2005)将人牙釉质块安装在志愿者口腔内研究含有铁离子的蔗糖溶液对牙菌斑形成以及脱矿的影响，其结果中证实了铁具有良好的抑菌效果以及抑制牙釉质脱矿的作用。F. Cai 等(2007)在 10 名志愿者中采用随机双盲交叉设计实验在体内观察含酪蛋白磷酸肽和枸橼酸的无糖口香糖对脱矿釉质块再矿化的影响，经显微放射照相测定，处理组含再矿化程度达到(13.0±2.2)%，与对照组有统计学差异。Farhadian N 等(2008)在研究利用含氟保护漆来预防和降低正畸牙齿托槽周围釉质脱矿的发生的体内实验中发现，在偏光显微镜下观察对照组(未涂布含氟保护漆)中的龋损深度是实验组(涂布含氟保护漆)的 3 倍，实验组牙釉质脱矿程度较实验组明显降低($P<0.001$)

在人的口腔内自然存在再矿化现象，此种再矿化可以受到氟的促进。

二、实验室研究

Head 实验是研究牙齿的脱矿与再矿化现象的最早实验。Pigman 等(1968)将刚拔下的牙齿用酸软化，以后放入含钙、磷酸盐和氟化钠，pH 值为 7.3 的溶液中处理，变软的牙釉质会再变硬。如果溶液中没有氟化物，则牙齿的变硬效果会差一些。后来 Johansson(1965)、Levine(1972)均作了相似实验并得到相同结果。

Levine、Rowles(1973)对龋损牙本质的再矿化研究证明矿化液中的氟化物浓度最适宜者为 5 mg/L、10 mg/L、20 mg/L 氟，他们还用 X 线衍射法证明再矿化形成的物质是磷灰石晶体。Purdell-Lewis 等(1975)，Groeneveld 等(1975，1976)在实验室用氟化亚锡处理牙釉质 30 分钟，牙釉质的硬度和放射性密度都明显增加，表面有一层高度矿化层。随着时间的延长，人工龋的表层下也发生再矿化。有的损害用氟化亚锡处理 6 小时就会完全再矿化。用微探针分析表明牙釉质密度的变化与锡的浓度密切相关。用不含钙与磷酸盐的氟化亚锡(40g/L)处理 1 周，也有明显的再矿化效果，且先出现在表层下。

Ten Cate、Arends(1977)将酸脱矿的牛牙釉质块放入再矿化液(含 80 mmol/L $CaCl_2$、48 mmol/L KH_2PO_4、200 mg/L KF，再加入氯化钾到 0.15mol/L)处理，结果产生了再矿化，经红外线和 X 线衍射分析，查见再矿化物质中有 30%是羟磷灰石。用 SEM 观察再矿化区，发现有晶化很好的晶体，其体积比正常牙釉质的晶体大 5 倍。

Ten Cate 等(1981)探讨了牙釉质再矿化的速度，发现开头 6d，矿物质沉积很快，6d 以后则减慢，第 12～第 15 天时接近稳定。同一年，Ten Cate、Duijsters 对龋损牙釉质作脱矿与再矿化交替处理，发现无氟化物时，牙釉质的全外层是重度脱矿的，出现洞损。如有氟化物介入，则见表层矿化很好而清楚。人工龋形成过程中，脱矿与再矿化交替处理时，如果有低浓度的氟化物存在，到一定时间会产生静止龋。

Takeuchi(1982)用牛牙釉质块在实验室作再矿化实验，将标本在 SEM 下观察，发现再矿化的表面呈层板状。用 3d 再矿化的标本作分析，显示其中 Ca/P 比值略有降低。Moeller、Schroeder(1986)在 SEM 下观察自然龋损害表面在再矿化前后的形态，见到再矿化处理前，损害表面有许多小孔，微晶少而小，再矿化处理后，牙面变得较规则而均匀，微晶排列致密而且体积较大。

房德敏(1981、1982)在实验室研究人工龋的再矿化现象，用微硬度测量显示经过 1～2 个月矿化液处理，牙齿硬度恢复 100%者有 21.5%，硬度恢复 90%以上者占 37.2%。当用放射自显影检查时，发现 24 小时可发生再矿化。王勤、李宏毅(1982)在实验室人工龋模型上作的研究证明：经氟化物处理的牙产生的人工龋，没有表层下脱矿区。

Arends 等(1986)的实验室研究发现在脱矿液中加入白蛋白有明显抑制脱矿的作用，此种抑制作用的强弱与白蛋白的浓度呈正比。Bechel、Kidd (1986)在实验室的研究证明含单氟磷酸钠和氟化钠各 500 mg/L 氟的牙膏，如先用酸性物质处理牙面，会得到更好的再矿化效果。

乐进秋(1989)也在实验室利用人工龋模型研究了再矿化现象，表明再矿化后釉质内的晶体变大，排列致密。White(1991)的实验室研究证明含单氟磷酸钠的牙膏具有比含氟化钠的牙膏更强的再矿化效力。

Seppa(1988)在实验室用无龋人釉质作的再矿化实验表明：含氟化物的涂料的再矿化效果优于氟化物液，而用含 11.3g/L 氟化钠的涂料处理牙面 3 次，每次间隔 2d 的再矿化效果最显著。Jensen 等(1990)在人工龋模型上作的实验显示释氟封闭剂对邻接牙面有保护作用。此后，Hellwig 等(1993)、Sorvari 等(1994)均证明含氟商品涂料 Duraphat 有防止脱矿的效果。Todd 等(1999)的研究表明：用 Duraflor(含氟涂料)处理的牙的脱矿率比对照组减少 50%。

王勤等(1991)用牛牙釉质人工龋模型在体外作的实验，显示含氟过饱和钙磷再矿化液可以使牙釉质硬度增加，晶体密度增加，釉质面孔穴减少，钙量增加。

Donly、Gomez (1994)、Donly、Istre (1995)，Hatibovic-Kofman(1999)、Bynum、Donly(1999)均先后在实验室证明含氟复合树脂或玻璃离子体的再矿化作用。

Pigman 等(1964)在作牙齿的再矿化研究所用的再矿化液就是以钙(1.5 mmol/L)为主的液体，其中有少量的氟，很难说明是氟还是钙在再矿化中发挥作用。Silverstone(1980)的研究证明低浓度钙

(1 mmol/L Ca)矿化液的再矿化效果比高浓度(3 mmol/L Ca)者好。Iijima 等(1999)在实验室探讨了磷酸钙的再矿化效果,再矿化处理时间为2周、5周,结果显示无论是自然龋还是人工龋,再矿化的效果都是一样。

Reynolds(1998)提及乳酪磷肽(caseinphosphopeptide)与无定形磷酸钙复合物具有显著固定磷酸钙于溶液内的能力,增加牙面生态膜内的钙盐浓度,通过它们的多磷酰残基,乳酪磷肽就与正在形成的无定形磷酸钙结合,呈亚稳定状态,当牙釉质脱矿时,这种过饱和的亚稳定状态就有利于再矿化的进行。

Tung 等(2000)的研究证明:无定形磷酸钙制成的矿化液具有更好的再矿化作用,无定形磷酸钙能很快水解形成磷灰石。Zhang 等(2000)的实验室研究证明:磷肽与钙、磷在一起会增强其对磷灰石的亲和力,从而发生促进再矿化的作用。Dicken 等(2003)在实验室的研究表明:含磷酸钙的树脂可以促进牙釉质再矿化。李雪等(2006)的研究证明:纳米羟磷灰石具有促进人工龋再矿化的效力。

Cai 等(2003)在志愿者口腔内作人工龋实验,每天给予受试者含化含乳酪磷肽-无定形磷酸钙的锭子4次,显示有明显提高再矿化的作用。

Aimutis(2004)指出乳酪及其水解产物中的乳酪磷肽与糖巨肽(glycomacropeptide,GMP)是两种具有防龋作用的成分,它们能抑制变链球菌的生长,能与无定形磷酸钙形成短簇(nanocluster),在牙釉质表面维持钙盐的过饱和状态,这种状态对缓冲牙面生态膜中的酸碱度、提供再矿化物质有利,也对牙釉质的脱矿具有抑制作用。Vitorino 等(2005)收集无龋者、龋敏感者的唾液进行分析研究,发现无龋者唾液中有大量磷肽,其中包括富脯蛋白Ⅰ/Ⅲ、(histatin)和富酪蛋白(statherin)。龋敏感者唾液中也有大量肽片,这些肽片具有高溶蛋白活性。

Clarkson 等(1998)用 EDTA 处理成熟的牙根牙本质,可以得到多量磷蛋白,这种磷蛋白具有较强的再矿化能力。骆松江等(2003)、于玲等(2003)的实验室研究,则认为磷蛋白对牙本质的再矿化有明显抑制作用。

王晓灵等(2002)对牙根部龋的再矿化研究表明用0.5mol/L 氟化钠液处理,可以明显提高再矿化效果。李海清等(2006)的研究也得到同样结果,而且他们用X线衍射仪、X线荧光光谱仪观测,证明生成的晶体晶格更稳定。

Kiss 等(1990)报告用硝酸铈液处理牙釉质后用电子探针分析,表明铈与钙交换,形成铈磷灰石,可以增强牙釉质的硬度、抗酸力。Karnad 等(1996)的研究认为含有钙、磷、鳃、氟的矿化液可以使人工龋愈合,并有加强唾液再矿化作用的能力。周学东等(2003)、王敬等(2006)均认为锡具有促进再矿化的作用。

在预防龋病的措施中,糖代用品一直受到重视。糖代用品在牙齿再矿化中的作用如何? Bowen、Pearson(1992)在鼠体上作实验证明木糖醇、山梨醇或 sucralose 具有促进鼠牙再矿化的作用。Makinen 等(1998)在患有严重龋病的8岁儿童的乳牙上作为期20～22个月的研究,给这些儿童咀嚼含山梨醇或木糖醇的口香糖,实验结束时,将即将更替的牙拔下,制成标本,用显微镜、电子显微镜观察,并用微硬度计测量,结果显示大多数病变牙本质及其下层的正常牙本质均出现再矿化。

Amaechi(1999)用牛牙釉质作的实验证明木糖醇只有与氟合用才会起到促进再矿化的作用。Miake(2003)在实验室将经过脱矿的釉质标本放入含/不含木糖醇的再矿化液处理2周,结果显示用含木糖醇再矿化液处理的标本的最外层(约10 μm厚)的矿化少,而中层、深层的矿化程度则较无木糖醇再矿化液处理者多。作者认为含木糖醇再矿化液的效果在损害处50～60 μm处最明显。在高分辨电子显微镜下则可见到晶体形状不规则,大小不一。在中层的晶体则变厚变大,而且轮廓清楚。结论认为木糖醇能诱导脱矿釉质深层的再矿化并促进钙离子的运动。

Buchalla 等(2003)报道橄榄油,李继遥(2004)报道茶多酚,Inaba 等(1996)报道次氯酸钠,Donly、Ruiz(1992)报道树脂局部处理,Al-Helal(2003)报道用磷酸处理根面玷污层均有增强再矿化的作用。

Kimura 等(1997)对激光与再矿化的关系进行了研究:在实验室用纳米秒 Nd-YAG 激光照射人磨牙,剂量为 $1J/cm^2$ 或 $5J/cm^2$,在 SEM 下观察照射后的标本,可见到牙面熔化,牙本质小管堵塞,但却对人工龋的攻击无抵抗作用。Hossain 等(1999)用二氧化碳激光照射,可熔化和硬化牙釉质和牙本质,增强牙齿抗酸力。他们(2001)还报告用 Nd-YAG 激光照射也能增强牙齿抗酸力。

Noel 等(2003)在实验室用氩激光照射牙面 10 分钟,可以明显降低牙釉质的脱矿深度。朱昞等(2004)对牛牙釉质人工龋的研究,李伟丽等(2004)、姚乃晖等(2006)认为五倍子具有一定的抑制脱矿和促进再矿化的作用。楚金普等(2007)邹玲等(2008)的研究表明五倍子粗体物(GCE)在体外具有促进牙釉质早期龋再矿化的作用。谢倩等(2008)的研究表明葡萄籽提取物(GSE)在体外具有促进人工根面龋再矿化的作用。周智等(2006)在 308 名 13～14 岁学生中作的研究表明咀嚼含木糖醇的口香糖可以促进牙面再矿化。Yasuo(2003)体外实验发现木糖醇能够促进釉质龋表层下 50～60 μm 处再矿化,高倍透射电镜发现用木糖醇处理过的釉质表层晶体变大,形状不规则,表层下釉质变厚,并提示木糖醇可能通过加快 Ca^{2+} 的吸收而诱导脱矿釉质表层下再矿化,表层再矿化不明显。

R. Suda(2006)等的试验结果表明:含木糖醇和乳酸钙的口香糖促进早期牙釉质龋的再矿化程度(0.46±0.10)较只含木糖醇组(0.33±0.10)和未使用口香糖组(0.16±0.14)要明显($P<0.01$)。

第三节　再矿化的机制

牙釉质的再矿化过程是一个相当复杂的过程,它是在一个组成与结构均复杂而且不断变化的环境中进行的。牙釉质的再矿化环境具有以下一些特征:①牙釉质本身是一种多孔性的致密组织,这种多孔性尤以年轻牙釉质为最明显,这种多孔性使牙齿周围环境(如唾液)内的物质如钙、磷等可以进入(图 13-3)。②再矿化的全过程在牙面-生态膜-唾液相交的界面上进行,其中尤其活跃的是牙面-生态膜界面。③再矿化的主要物质基础(即原材料)是磷酸钙盐类。在生态膜-牙面界面上,磷酸钙盐类的组成复杂,其中有磷酸八钙、酸性磷酸钙、磷酸三钙、羟磷灰石、双水磷酸二钙等,此外还有氟化钙,因此,它是多相磷酸钙盐,它们的溶解度各不相同。④生态膜-牙面界面上进行的再矿化过程要受到生态膜的影响,其中特别重要的是生态膜 pH 的影响。此外,还要受到唾液中某些物质特别是酸性富脯磷蛋白的影响,这种蛋白质对钙离子和磷灰石均有较大的亲和力。⑤再矿化过程不是单纯的钙盐的沉淀,它还包含钙盐的结晶和晶体的外延生长。⑥除了唾液的介入外,还可能有食物成分的参与。⑦在发生龋病时,还有被溶牙齿组分的参与。

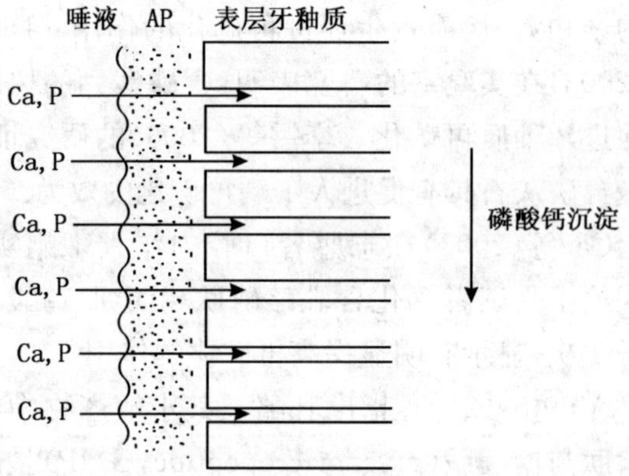

图 13-3　钙、磷等通过微孔隙进入未完全矿化的牙釉质内

这样,牙釉质的再矿化过程,就变得很复杂了。已知唾液内的钙和磷是过饱和状态,这种过饱和状态可以防止牙齿的钙盐被唾液溶解,加之唾液的 pH 呈微酸性,更有利于使唾液内的钙、磷呈过饱和状态。至于生态膜内的钙、磷则更是处于过饱和状态。

在生理条件下,唾液的磷酸钙盐的过饱和状态不是恒定的,而是处于亚稳定态。它之所以呈亚稳定态是由很多因素的影响造成的,如唾液的分泌速度、食物的性质等。这种亚稳定态对牙釉质的生理性再矿化有利。由于牙釉质的微孔隙内的 pH 发生轻度变化(平常这些孔隙内的 pH 略偏碱性),就会发生磷酸钙类物质的沉淀。另外,唾液内的钙盐浓度的增高对再矿化也是有利的。

在用酸蚀刻牙釉质的场合下的再矿化过程基本上与生理性再矿化过程相同。

在龋病病变过程中,再矿化现象就复杂得多

了。已知龋病病变过程是一个脱矿-再矿化交替进行的过程，当这个过程处于平衡状态时，龋病病变保持不变；如脱矿大于再矿化，则龋病破坏加重；反之，如再矿化大于脱矿，则龋病有愈合的可能。

龋病过程中的再矿化现象可用图 13-4 表示之：当生态膜内的细菌与食物中的糖类作用产酸时，牙面的酸通过微孔隙向牙釉质内渗透，将牙釉质内的羟磷灰石溶解，产生 Ca^{2+}、PO_4^{3-} 离子，这些离子向外扩散，但到达生态膜-牙面界面处，就受到生态膜这种结构复杂的胶样物质的阻挡，从而使界面上的离子浓度大为增加，成为高度饱和状态。如果牙面生态膜内的酸度继续维持在临界 pH(5.5)以下，则不会发生再矿化。这一点可以用 Groeneveld 与 Arends 的实验说明，他们在做人工龋实验时，将酸性凝胶不时搅动，结果就没有典型的表层出现。

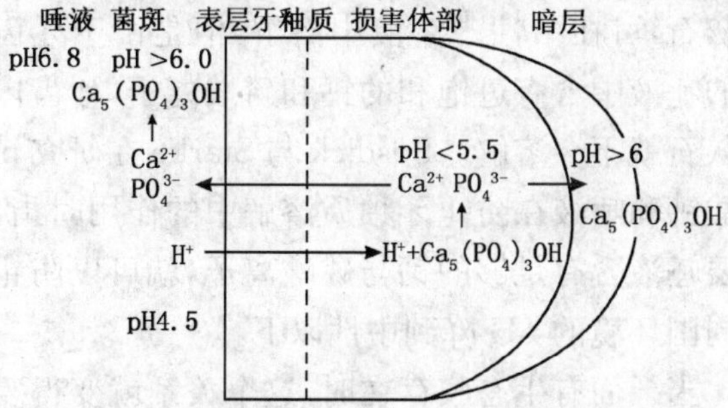

图 13-4　龋病过程中的脱矿与再矿化

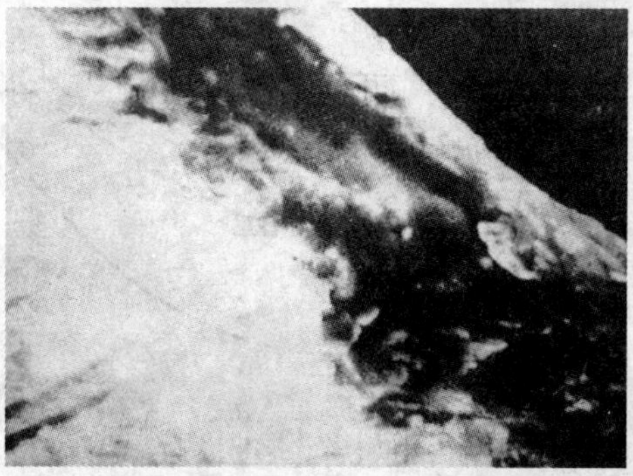

图 13-5　龋病损害的表层下脱矿(SEM)

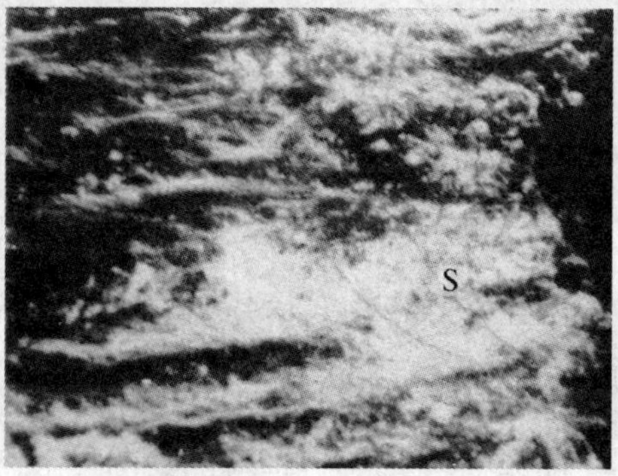

图 13-6　龋损害的表层(SEM)

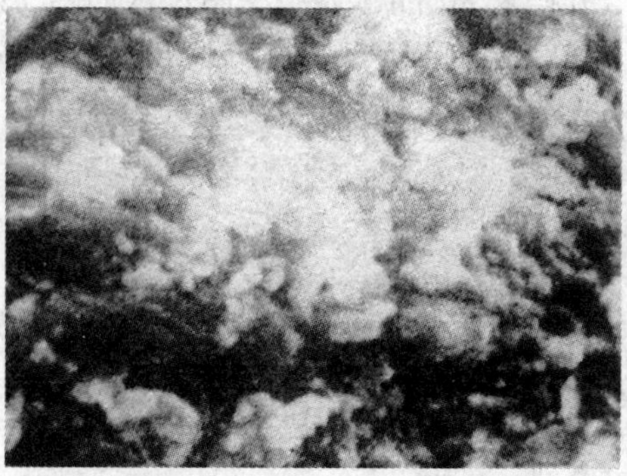

图 13-7　图 13-6 的放大，示表层内的不规则矿物(SEM)

生态膜的液相不会长时间保持在低 pH 状态。由于停止进食糖类和唾液缓冲作用的影响，生态膜内环境的 pH 逐渐上升。此时，生态膜内的 Ca^{2+}、PO_4^{3-} 已呈过饱和状态，在高 pH 的环境内，磷酸钙盐类就会重新沉淀下来。这时，牙面-生态膜界面的内侧为低 pH，外侧为高 pH，加之牙釉质表层内原有的未被破坏的磷灰石晶体的存在，遂重新有磷灰石晶体形成。不仅如此，还可能由于环境的适合(pH、过度饱和的 Ca^{2+} 与 PO_4^{3-})，晶体再行长大。这就是龋损害表层内的晶体比正常牙釉质的晶体还大的道理(图 13-5～图 13-7)。

Silvestone 等测量龋病病变区各层内晶体大小的数值，其中以暗层者增长最大。如所周知，暗层是牙釉质龋病变主体损害的边缘部分，这一部分牙釉质原有晶体的破坏不严重，而且随着酸性物质与损害主体内部分磷灰石作用的结果，使这一层的 pH 上升，从而导致 Ca^{2+} 与 PO_4^{3-} 的再沉淀，因此，这一层牙釉质发生再矿化。

将龋病病变各层内环境的 pH 的变化由表及里作一图，则可窥见其全貌(图 13-8)。

Robinson 等(1983)曾经用微剥离法将龋坏各层组织分离开来，进行化学分析，结果见表 13-4。

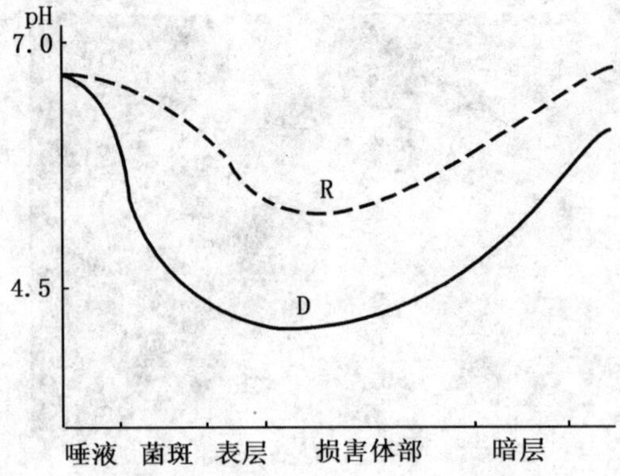

图 13-8　牙釉质龋病变各层内微环境的 pH 变化。实线代表病变破坏过程，虚线代表再矿化过程

表 13-4　龋坏牙釉质各层组织与健康牙釉质化学分析结果(%)

	健康牙釉质	损害体部	暗层	透明层
钙	37	23.3	24.0	26.0
磷	18.5	15.1	15.6	15.7
碳酸盐	2～4	1.9～3.9	1.9～3.9	0.19～3.9
镁	0.2～0.4	0.199～0.398	0.194～0.388	0.196～0.392

根据分析结果，可见牙釉质龋病变各层内物质的变化、孔隙容量、晶体大小绘图表示如图 13-9。

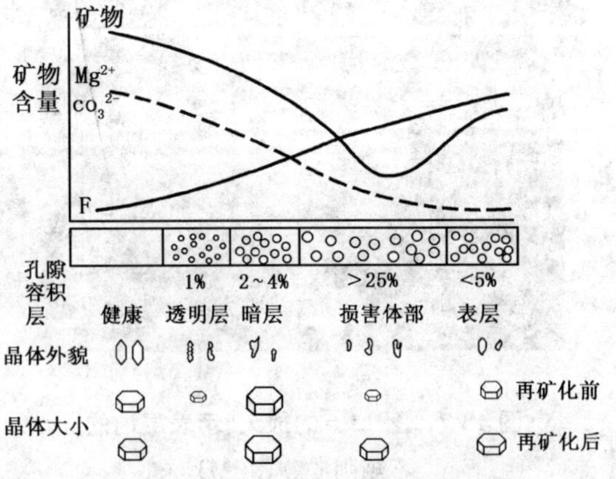

图 13-9　龋损害各层内矿物质含量、孔隙容积、晶体形态及大小的变化

以上介绍龋病病变中产生再矿化的机理和基本过程，并已了解到唾液和生态膜对这个过程有明显的影响，下面将对此问题作进一步的阐述，以弄清龋病中再矿化的真象。

在生态膜的物质代谢中，对龋病来说，最重要的是酸和碱的代谢活动。这种酸和碱的代谢活动使生态膜内环境的 pH 发生大幅度的变化，可自 4.0 到 9.0。这种变化对 Ca^{2+} 和 PO_4^{3-} 离子进出生态膜和牙面有很大影响。当生态膜内的 pH 向碱性方向转移时，对再矿化和牙结石形成有利；当向酸性方向转移时，则促进龋病的发生和发展。在这两种现象中，唾液的作用是使生态膜内的代谢偏向碱性。这是因为：①唾液内含有过饱和的钙和磷酸离子；②唾液有较强的缓冲作用，使牙面生态膜 pH 升高；③唾液内的蛋白质常与钙盐、碳水化合物形成磷酸钙-碳水化合物-蛋白质的复合物，当生态膜或唾液偏碱性时，这种复合物被包入生态膜，起到储存磷酸钙的作用。

龋病的再矿化中，牙面-生态膜界面上存在多相磷酸钙盐类，它们都易溶于酸性环境中。牙齿中的磷灰石，可在中性水溶液中溶解，但是由于牙齿周围的唾液中含有过饱和的钙和磷酸离子，牙齿内的磷灰石就不会溶解。Fosdick 与 Starke 在研究 pH、磷酸钙和唾液在防止牙釉质溶解中的作用时指出：只要唾液含有足够的钙与磷酸离子，就可以防止牙齿周围环境的 pH 降到中性以下。

当牙面有生态膜存在时，这个关系就变得复杂了。首先，在一定条件下，生态膜 pH 能变得比唾液 pH 更低，当生态膜内有碳水化合物发酵时，pH 可低到 5.0 以下，这样就容易使牙齿发生脱矿（图 13-10）；其次，生态膜的存在显著改变了牙齿-唾液扩散条件，使生态膜内产生的酸不易向唾液扩散，从而使酸与牙面接触的时间增加；第三，生态膜内含有比唾液更多的磷与钙，有些且呈固体磷酸钙形式。在酸性条件下，它们易于溶解，这样，在生态膜-牙面界面上，Ca^{2+} 和 PO_4^{3-} 就更多。这样就使牙齿-唾液间的简单溶解度关系变得复杂了。

生态膜内的 pH 变化很大，这种变化是决定生态膜内脱矿-再矿化以及牙齿内病变区的脱矿-再矿化过程的重要因素。生态膜内 pH 值的变化与碳水化物（糖）的摄取、唾液、生态膜的细菌组成、其他食物如蛋白质的摄取等相关。

除睡眠时间外，唾液经常不断分泌并进入生态膜。在进食时，唾液分泌速度加快数倍，由于唾液中含氮较多，且有明显的缓冲作用，就会使生态膜内的环境偏向碱性，原来在酸性条件下，生态膜内

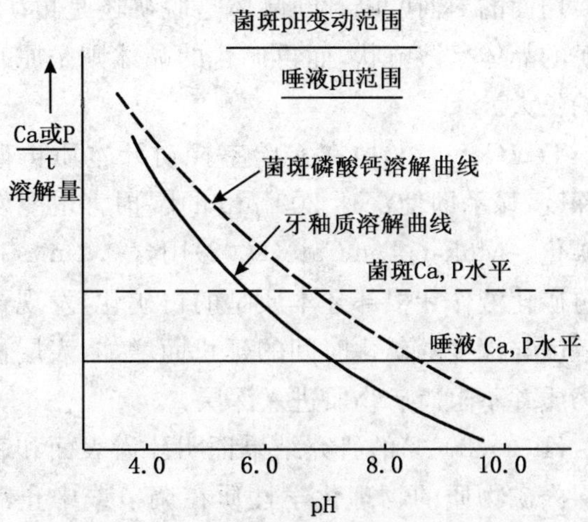

图 13-10　牙齿-唾液-生态膜界面上 pH 与磷酸钙溶解率的关系

（$\frac{Ca或P}{t}$代表单位时间的 Ca 或 P 溶解量）

的 Ca^{2+} 和 PO_4^{3-} 已经呈高度饱和状态，这时就会很快发生再矿化。

生态膜内 pH 的变动有两种形式：一种是一次性的，在摄取糖食后，开始 pH 下降，以后缓缓上升（图 13-11）；另一种则发生在较长时间内，多次摄取糖食，生态膜内的 pH 刚开始上升，又突然下降，反复多次下降，使生态膜 pH 保持在低水平很长时间，直到食物中的糖被利用完为止（图 13-12）。

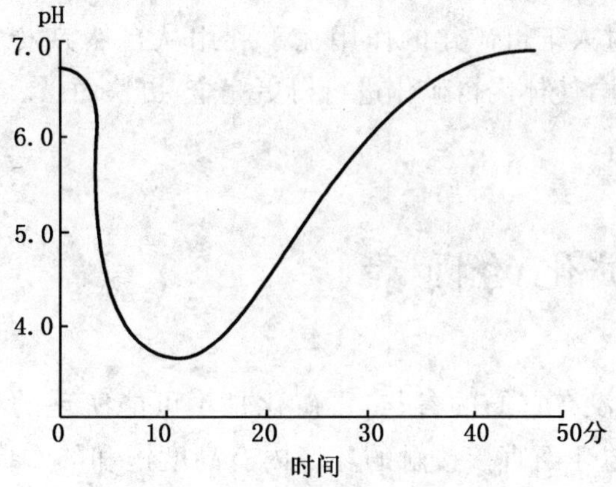

图 13-11　摄糖后生态膜内 pH 的变化

在上述第一种情况下，虽然生态膜内的酸足够使 pH 超过临界点而使牙齿发生脱矿，同时生态膜内的钙与磷酸离子也扩散到生态膜外，在生态膜 pH 回升前自生态膜失去，但同时，还有一定量的 Ca^{2+} 和 PO_4^{3-} 留在生态膜内，在 pH 升高后发生再矿化。在上述第二种情况下，由于生态膜内的 pH

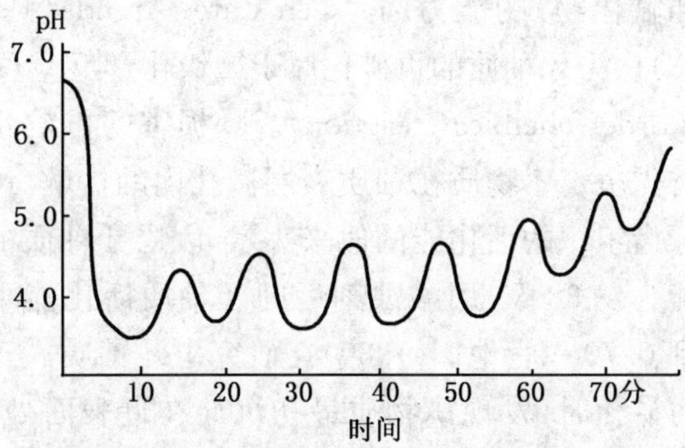

图 13-12　多次摄糖后生态膜内 pH 的变化

长时间保持低水平，Ca^{2+} 和 PO_4^{3-} 虽然也处于过饱和状态，但不能沉淀下来，就不断向外扩散而无法发生再矿化，使龋病继续发展。

生态膜内的过饱和磷酸盐来自唾液，也可能来自牙面。生态膜内的磷酸钙类物质是有利于牙齿健康的。一方面它保护牙面免遭脱矿，另一方面它又可促进牙釉质在遭到破坏时发生再矿化。

根据 Koulourides（1980）和 Kleinberg（1983）引述 Fosdick、Starke（1930）的观点，以及后来 Kidd（2005）的论述，一致认为在生理状态下，唾液中的富脯蛋白和富酪蛋白与钙和磷酸盐有高度亲和力，使唾液中的钙和磷酸盐呈饱和或过饱和状态。这种状态对保持釉质的脱矿与再矿化过程的平衡有重要作用。

当牙面生长有生态膜时，这个关系就会发生很大变化。首先是牙面生态膜内的 pH 值变得比唾液者低，特别是在摄取发酵性食物（如糖）以后，牙面生态膜内的 pH 值降到 5.0 以下时，牙釉质就会发生脱矿。其次，由于生态膜的存在，牙面的物质扩散条件发生改变，细菌发酵糖后产生的酸与牙面接触的时间延长，这就更加使牙面的脱矿（再矿化）过程向脱矿方向偏移。第三，当牙面生态膜内的钙与磷酸基团的浓度达到饱和或过饱和状态，生态膜内的 pH 值就会逐渐上升，如果这时不再有酸产生，就会出现矿物质的沉淀。Koulourides 等（1961）在实验室研究证明当 pH 值达到或接近 7.0 时，牙面生态膜内的 Ca/P 比值为 1.0 时，生态膜内的脱矿和（或）再矿化过程就呈亚稳定状态，软化的釉质就可以再变硬。

Koulourides 等（1965）发现唾液具有再矿化能力，但这种能力比人工合成的再矿化液（含钙、磷酸盐和氟化物)的能力弱。Ten Cate、Arends(1977,1978)认为牙釉质的再矿化属于二级化学反应(second order chemical reaction)。龋损害的再矿化速度首先决定于物质在釉质表层微孔内的扩散,可以由牙齿组织的活化能的值来表示,表层牙釉质的活化能为 0.38eV,用酸蚀刻后的牙釉质活化能可以达到 0.70eV。他们(1980)在研究牛牙釉质人工龋的再矿化时,发现矿物质最初沉淀在近表面处,随着再矿化处理时间的延长,此层再矿化物质容易被溶解,而损害深处的矿物质沉淀会增加,且不易被溶解。

Park、Stookey(1982)的实验室研究表明牙釉质在单菌种生态膜下的脱矿与膜龄相关。如牙面有唾液膜保护,则脱矿会减少。Featherstone(1983)指出牙釉质是一种多孔性物质,蛋白质、水、脂肪组成的基质则是矿物质扩散的通道,牙釉质的脱矿与再矿化都是通过这些基质来实现的。

Admur 等(1983)测试牙釉质透入性的方法证明:脱矿牙釉质的透入性增加,经再矿化处理后,则透入性减低。Kleinberg 等(1983)认为牙面生态膜内的酸碱平衡和矿物质的改变是牙齿脱矿与再矿化的基本因素。

Klont、Ten Cate(1991)用牛牙根作的实验表明牙根部的再矿化发生在矿物质上而不是在胶原基质上。Wefel(1994)、Heilman 等(1997)的研究也得出相同的结论。Yanagisawa,Miake(2003)在高分辨电子显微镜下观察釉质龋损害中的晶体,从晶体横切面的 c 轴可以判断晶体是脱矿还是再矿化。脱矿的晶体呈溶解状,而再矿化的晶体则是原有晶体的长大。

Ten Cate(2001)在实验室探讨牙本质再矿化的深度,显示即使深达 200 μm 的龋损害也能发生再矿化。Mukai、Ten Cate(2002)用含 0.1 mg/L 氟的再矿化液作牙根部牙本质龋的再矿化,发现再矿化程度与深度随矿化时间的延长而增加,表层再矿化物质并不阻碍矿物质进入深层。

Hicks(2004)的研究结果证明牙齿表面和表面下层内矿物质的物理化学性质在调节或中止龋病进展以及再矿化都是很重要的。牙齿萌出后一个时期牙齿表面的成熟程度以及根面的暴露对氟化物的进入都很重要。这个时期,牙齿表面是一个活跃的矿物相。在酸性环境中,牙齿的脱矿会受到牙面生态膜和唾液内的钙和磷酸盐的饱和状态的影响。如有氟化物存在则更是如此。

Hicks 等(2003)在研究龋病过程中的脱矿与再矿化现象时,注意到唾液和牙面生态膜中都存在有许多保护牙齿免受龋病侵蚀的因子,如唾液的流动、唾液缓冲力、抗菌活性、凝集活性等,还有能结合钙的蛋白质。这些因子参与抑制或逆转脱矿过程。

人工再矿化的机理也和上面介绍的情况一样,不过人工再矿化的作用在于利用从自然界发现的规律,使体内再矿化进行得更完全、更快而已。

第四节　影响再矿化的因素

再矿化是一个自然存在的现象和过程,也是一个可以人为地加以促进的过程。掌握和认识再矿化现象的全部内容及其规律,弄清可以影响再矿化过程的各种因素,将有利于利用再矿化来为龋病的预防和治疗服务。下面将对这些影响因素加以较详细的论述。

一、唾液、生态膜和再矿化液中的钙和磷酸离子的浓度

在再矿化中,钙和磷酸离子是反应的物质基础,没有它们的参与,再矿化是不可能实现的。如果与牙面直接接触的环境内有高度饱和的 Ca^{2+} 和 PO_4^{3-},则脱矿的牙体组织可得以再矿化。但是,这种高度饱和的 Ca^{2+} 和 PO_4^{3-} 却只能使损害表层再矿化得好一些,对损害深处的影响则差一些。与此相反,浓度低的 Ca^{2+} 和 PO_4^{3-} 经过长时间应用,反而会得到更好的效果,使损害深处也发生再矿化。显然,浓度低的 Ca^{2+} 和 PO_4^{3-} 渗透得更深一些。

唾液的再矿化能力不如合成的再矿化液强。Mc Gaughey 与 Stowell 认为,在唾液再矿化作用中

有钙-唾液蛋白质-羟磷灰石的相互作用存在。当用2～5 mg 羟磷灰石悬液在唾液中时，发现有57%～86%的钙可以结合；如用50 mg 的羟磷灰石，则只见磷酸基团的结合增加，而钙的结合却不增加。这个结果使人们认为，唾液蛋白质在再矿化过程中起到一定的作用。

二、pH

牙齿表面与生态膜界面微环境的酸碱度对脱矿和再矿化是一个最重要的，也是决定性的因素。基本情况是这里的 pH 值等于或大于 7.0 时则有利于再矿化，小于 7.0 时则不利于再矿化。

牙面生态膜的存在使牙面的脱矿与再矿化过程变得更复杂。首先，当有糖类物质的发酵产酸时，牙面的 pH 值会下降得很低，在 5.0 以下，从而引起牙齿的脱矿。其次，牙面生态膜的存在改变了物质扩散的条件，使细菌产生的酸与牙面接触的时间延长，脱矿的时间也跟着延长。第三，生态膜内含有比唾液更多的钙与磷酸盐，在酸性强的环境下，矿物质会因为牙齿的脱矿而增加更多，如果没有继续产酸，生态膜内的 pH 值就会上升，结果就产生再矿化。如果将生态膜除去，让牙齿直接与唾液接触，再矿化过程就会更加增强。Silverstone(1977)指出：矿化液的 pH 值愈高，再矿化的效果愈好。

三、氟

氟有促进再矿化的作用。1964 年 Pigman 等人发现，0.05 mmol(1 ppm)氟可以大大促进软化牙釉质的变硬。Silverstone 与 Johnson 在实验室内观察到氟对刚萌出的牙有促进矿物沉积的作用。唾液内含的氟很少，也可能是再矿化效果不如合成矿化液的原因之一。Silverstone 等(1983)还观察到低浓度(1 ppm)氟足以激发再矿化，而提高氟化物的浓度并不能提高再矿化的效力。Shannon 与 Edmonds 证明氟化物浓度为 2～3 ppmF 时，再矿化效果最好。Purdell 等的研究表明：用氟化物进行牙齿的再矿化时，经过 24 小时，其反应产物主要是氟磷灰石。

Slater 等(1983)研究发现，不同氟化物对龋损害的不同部位发生作用。单氟磷酸盐主要作用于龋损害的表层，氟化钠则促进损害体部的再矿化。因此，在再矿化剂中加入两种氟化物将对龋损害的再矿化起更好的作用。

关于氟在再矿化中的作用，Hicks 等(2004)的研究结果认为氟在再矿化现象中起到催化剂的作用。可以影响牙齿和牙面生态膜内的磷酸钙的相：溶解还是变形。只要少量的氟(<1 mg/L 氟)即可影响脱矿和再矿化过程，少量的氟可以使羟磷灰石(HAP)产生氟羟磷灰石(HAP)，其抗酸性能和氟磷灰石(FAP)一样。

Aoba(2004)认为氟化物在龋病病变过程中起到补偿矿化介质抑制物的作用。

四、食物

糖可明显地增加生态膜内的乳酸量，使生态膜 pH 下降，这对再矿化是不利的。食糖多的人的唾液内的钙、磷含量均会减少，这也不利于再矿化。

有些食物如奶酪、花生等，可以使生态膜中的 pH 升高，蛋白类食物也有此种作用，这些食物均对再矿化有利。

有些食物可以刺激唾液的分泌，如进食非糖类甜剂(山梨醇、木糖醇、甘露醇、甜菊糖等)，唾液分泌量增加。这种刺激性唾液的 pH 一般都比非刺激性唾液高，对再矿化也是有利的。

五、牙齿的状态

Featherstone 关于牙釉质的多孔性的研究、Silverstone(1971)用再矿化液处理未萌出牙与已萌出牙时，在同样条件下，前者再矿化的深度可达 100～200 μm 深，已萌出牙则只有 20 μm 深，说明牙齿在萌出后继续发生变化。

关于牙面活性的研究。Arania(1980)证实年龄在 25 岁以下年轻人的牙釉质用酸蚀后，完全再矿化需要 4 天，而 55 岁以上老年人的牙齿则需要 16 天。实验说明年轻人牙齿表面的活性大于老年人。如果用酸处理牙釉质的表面，则会增强其活性。

在口腔内，牙齿表面经常有一层唾液形成的获得性膜存在，这种获得性膜有阻碍唾液和生态膜的某些离子进入牙釉质的作用。Varughese 等人曾经证明这种膜有抑制晶体生长的作用，因此它的存在对再矿化是不利的。有人曾经用体外实验证明，获得性膜的存在可以使再矿化速度减缓 30%。

第五节　再矿化区的结构、形态与组分

再矿化区内的主要成分是氟磷灰石。有人观察到在再矿化初期，再矿化区的矿化物是氟化钙。Takuma 等用电子探针和电子显微镜观察分析了牙齿再矿化区的物质，发现这些物质中含特别多的氟和钾，其晶体比正常牙体组织者大。前文已经介绍 Ten Cate 等人的测量分析结果，再矿化区的晶体比正常牙体组织者大 5 倍，其成分主要是羟磷灰石。

Takuma(1980)用电子显微镜观察了牙釉质和牙本质损害再矿化的结构，见到晶体结构完整，但排列较紊乱。其中也有不规则的晶体，呈颗粒状或多角形，体积大者直径达 80nm，小者只有 10nm。用电子衍射法检查这些晶体，计算晶体图像的晶格间隙周期，表明其中不完全是磷灰石，还有白磷钙石、磷酸氢钙、磷酸八钙等。

第六节　再矿化的临床应用

多年来，人们致力研究再矿化，其目的在于用以预防或治疗龋病。实践过程中已经发现用氟化物防龋时牙齿内出现的再矿化现象。有学者研制再矿化液在人身上应用。1975 年 Levine 用二水磷酸双钙与氟化物配成 pH6.0 的再矿化液，在 15 名志愿者身上进行实验，其中实验组 8 人，对照组 7 人。最初 3 个星期，受试者放弃口腔卫生措施，每天只用 30％蔗糖溶液漱口。结果 15 名志愿者口腔内都产生了早期龋病变，以后实验组每天用再矿化液漱口 3 次，共 8 个星期，对照组则用 250 ppmF(氟化钠)溶液漱口，结果表明再矿化液有明显的再矿化效力。

Wöltgens 等(1978，1984)在用再矿化液处理牙面时，加入乙烷-1-羟-1，1-二膦酸盐(EHDP)，收到比单用再矿化液更好的效果。他们认为 EHDP 可以降低细菌的产酸，与再矿化液起到相辅的作用。Binus 等(1982)曾对年龄为 7～13 岁的儿童前牙有牙釉质白垩斑者，给含氟硅烷涂料涂搽，为期 12 个月，获得了满意的再矿化效果，牙齿的白垩斑均消失了。Featherstone(1983)，Klinger 与 Wiedemann(1986)认为，一般再矿化液的作用太慢，他们在再矿化液中加入酒石酸盐，其浓度为 1％，可以加速再矿化的速度。但应用时应当小心，因酒石酸盐本身就可以溶解牙釉质。

再矿化液的配方很多，现介绍几种如下：

1. CaCl，1.5 mmol，KH_2PO_4 1.0 mmol，NaCl 50 mmol；pH7.0。

2. 钙盐 5 mmol，磷酸盐 3 mmol，氟化物 2.5 mmol。

3. 葡萄糖钙 10％，NaF 2％。

4. 硝酸钙 0.2％，硝酸锌 0.01％，氯化锶 0.01％，磷酸钾 0.03％，氟化钠 0.06％，酒石酸盐 1％；pH6.0。

再矿化液的配制必须含有钙盐与氟化物，这是两种必不可少的物质。

要获得良好的再矿化效果，还必须注意改善患者的口腔卫生状况，去除生态膜，限制糖食，否则再矿化治疗的效果也不会令人满意。

(岳松龄)

第十四章　龋病的临床表现与诊断

龋病病因学和病理学研究已经表明，龋病的基本过程是牙体组织内，脱矿与再矿化交替进行的过程，当脱矿大于再矿化而出现净脱矿时，龋病开始发生。随着牙齿无机成分溶解，有机组织崩解，病损扩大，从牙釉质进展到牙本质。病变进行的同时，必然发生机体反应，人体的牙髓-牙本质复合体是敏锐的感受器，遭到龋病侵袭时，出现一系列临床症状和体征。龋病的基本特征和临床表现，与其进展过程密切相关。

第一节　龋病临床表现的基本特征

龋病病变基本过程的特点，首先在牙齿表层组织，表现出定点脱矿的色、质、形改变，随着病程进展，出现组织缺损。

一、牙齿光泽与颜色的改变

龋病首先累及牙釉质，使釉柱和柱间质羟磷灰石微晶体脱矿溶解，出现折光率的变化。肉眼观察时，病变区失去半透明而成为无光泽的白垩色；脱矿后釉质表层孔隙增大，易于吸附外来食物色素，患区即可能呈现棕色、褐色斑。这种变化也有人认为与釉质有机成分崩解有关。据报道褐斑比白斑的氟和有机成分高，氟可因再矿化而参加磷酸盐的组成。龋坏牙本质也出现颜色改变，呈现灰白、黄褐甚至棕黑色。龋洞暴露时间愈长，进展愈慢，则颜色愈深。外来色素、细菌代谢色素产物，牙本质蛋白质的分解变色物质，共同造成了龋坏区的变色。

二、牙齿光滑度和硬度的改变

牙釉质、牙骨质或牙本质在脱矿后都会出现硬度下降；临床用探针检查龋坏变色区有粗糙感，失去原有的光滑度。牙骨质和牙本质因有机成分达20%，经龋坏脱矿溶解后，硬度下降更为明显，呈质地软化的龋坏组织，临床用手工器械即可除去。

三、牙齿组织缺损

龋病由于不断的脱矿和溶解而逐步发展，随时间的推移，临床出现由表及里的组织缺损。早期龋在牙釉质出现微小表层损害，逐步沿牙釉柱方向推进，形成圆锥状病变区。由于牙釉柱排列的方向，在光滑牙面呈放射状，在点隙裂沟区呈聚合状，因此在光滑牙面圆锥形龋损的顶部位于深层，而在点隙裂沟区圆锥形龋损的顶部位于表层（图 14-1）。龋病侵入牙本质后，其发展速度加快，并易沿釉牙本质界扩展，形成顶部朝向深层的圆锥形病变区。早期牙本质龋损，可能有无基釉——失去正常牙本质支持的牙釉质的覆盖。无基釉性脆，在咀嚼过程中不能胜任咬𬌗力时，会碎裂、破损，最终形成龋洞。

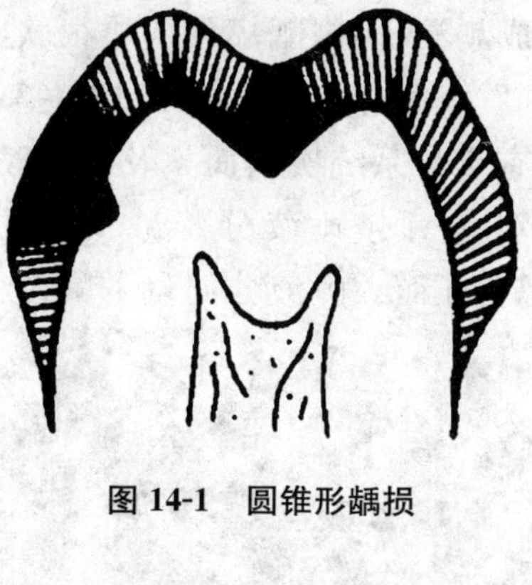

图 14-1　圆锥形龋损

四、进行性发展

牙齿一旦罹患龋病，就会不断地、逐渐被破坏，一般无自愈性。损害由浅入深，由小而大，牙体组织被腐蚀，成为残冠、残根。在硬组织破坏的同时，牙髓组织受到侵犯，引起牙髓炎症，甚至牙髓坏死，进而引起根尖周病变。这一过程可能因机体反应的不同，持续时间的长短有所差异。一般说来，牙体组织一旦出现缺损，若不经过治疗，这一病变过程即不断发展，很难自动停止，所缺失的牙体组织更不能自行修复愈合。

五、有特定的发病部位

龋病发生的部位，一般都具有规律性，在某些牙齿和某些牙面，最容易发生。后面将详细讨论。

第二节　龋病的分类

龋病的临床表现变化较多，为便于认识各具特点的龋损，可分类如下。

一、按龋损的发展速度分类

（一）急性龋

急性龋（acute caries）进展迅速，数月即可出现牙体缺损，形成龋洞。洞内龋坏组织较软且润湿，颜色较浅，呈浅黄或灰白色，使用挖器可成大片状的被除去；多见于青少年的龋病，特别是牙齿刚萌出后的数年内。由于进展速度快，牙髓的修复反应不足，形成修复性牙本质较少，若未获得及时治疗，易于发生牙髓炎症。

（二）猛性龋

猛性龋（rampant caries）是急性龋中一种特殊的快速进展型（图 14-2）。表现为在短期内患者的多数牙、多数牙面甚至牙尖、牙嵴均遭受龋病袭击，并很快形成龋洞，洞内龋坏牙本质很软，且几乎不变色，牙釉质表面有多数弥散性白垩色变。这种情况多见于有全身系统疾病而累及了口腔局部环境改变，特别是引起唾液分泌减少的患者，如患Sjögren综合征而致唾液分泌量下降，或因头颈部肿瘤在接受放射治疗时破坏了唾液腺的患者。

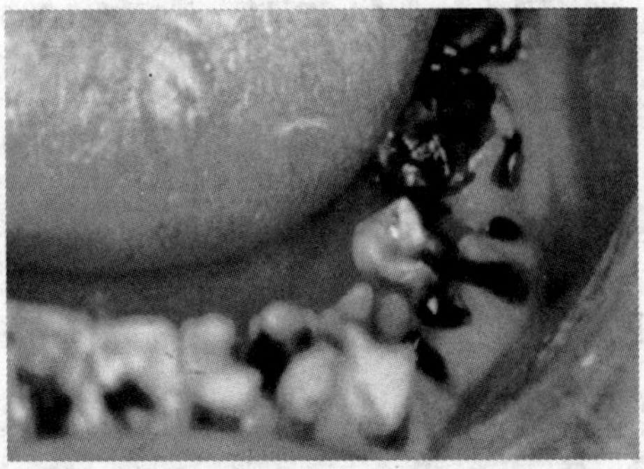

图 14-2　猛性龋

（三）慢性龋

慢性龋（chronic caries）的病程进展缓慢；龋坏组织颜色很深，呈棕褐色或棕黑色；龋坏牙本质较硬而干，用探针常不能插入，用牙钻除去龋坏时，呈粉屑状。由于进展缓慢，所以有足够的时间引起牙髓的修复反应，形成修复性牙本质，对牙髓有保护作用。成年人及老年人的龋损，多属这种类型。

（四）静止龋

龋病发展过程中，由于环境条件的改变，使原来牙面的隐蔽区成了暴露于口腔的开放区，细菌和食物碎屑都易于被清洗干净，从而失去了代谢产酸的条件，龋病不再发展，这种龋称为静止龋（arrested caries）。原来已发生的龋损，早期釉质龋可因再矿化作用而恢复，牙本质骀面龋在咀嚼中可失去软化牙本质或通过再矿化使表层变得坚硬致密。静止龋可见于邻牙被拔除后的邻面釉质龋，日久成为褐色斑块，探查时硬而光滑；还可见于乳牙骀面大面积碟状龋，四壁的无基釉失去后，龋坏牙本质暴露，被磨损，表层呈深棕黑色，探查质地光滑而坚硬。

二、按龋病发生的解剖部位分类

（一）点隙裂沟龋

点隙裂沟龋发生于牙面的各点隙和裂沟部位，包括上前牙腭侧点隙，双尖牙骀面的点隙裂沟，磨牙骀面和颊舌面的点隙裂沟（图 14-3）。这些部位食物碎屑很易嵌入停留而成为细菌隐藏繁殖的天然场所。裂沟内黏附的食屑，可供细菌滞留及代谢

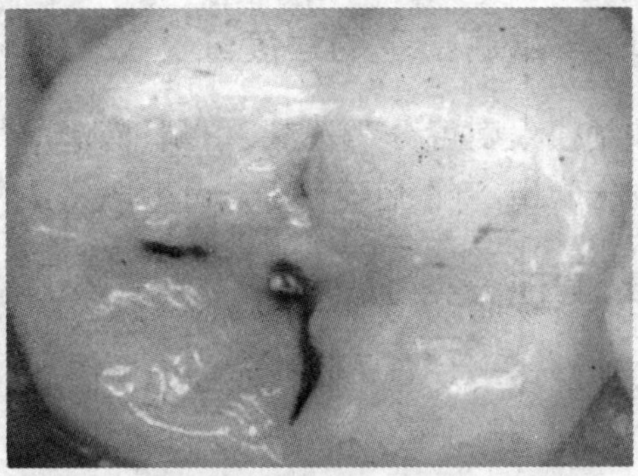

图 14-3　点隙沟裂龋

生长，而不必依赖细菌本身合成黏附牙面的物质。此外，食屑的嵌入还使其停留时间充裕，即使大分子淀粉也可充分被细菌利用，发酵产酸。因此，这是龋病最易发生的部位，也是临床上最多的一类龋损。

（二）光滑面龋

光滑面龋发生于牙齿光滑面，包括前牙唇舌面和邻面，后牙颊舌面和邻面。其中以邻面触点区为光滑面龋发病之冠，其次为颊（唇）侧牙面。舌（腭）侧牙面因有舌部的不断运动摩擦而发病较少（图 14-4，图 14-5）。

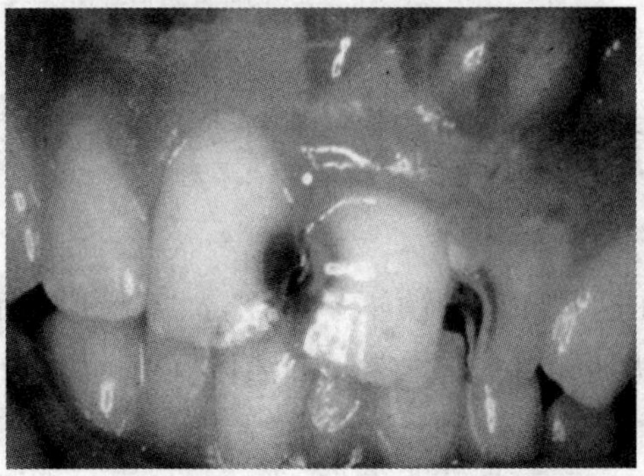

图 14-4　前牙邻面龋

（三）牙根部龋

牙根部龋指发生于因牙龈退缩而使牙根暴露的牙颈部龋损，多见于老年人。随着人口老龄化，根部龋的比例增大。据报告，在 50～60 岁的年龄组内患根部龋者约占 60%。根部龋首先累及牙骨质，但很快进展到牙本质（图 14-6，图 14-7）。

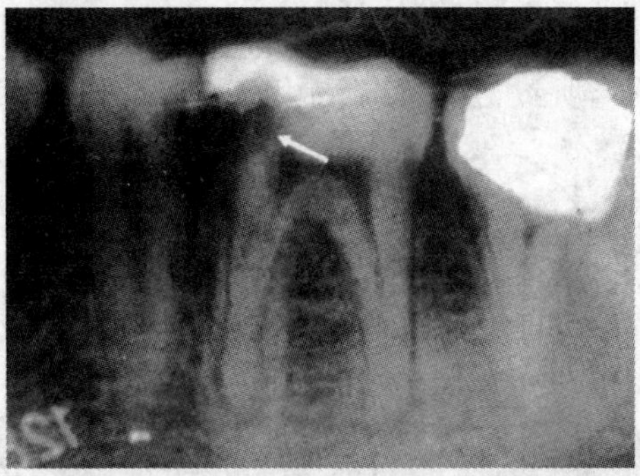

图 14-5　磨牙邻面龋

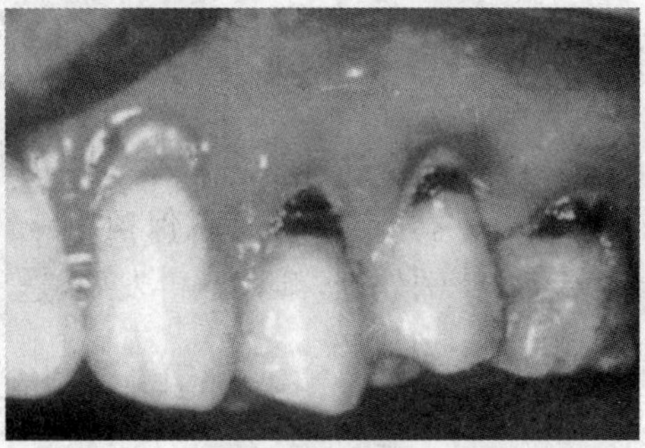

图 14-6　前牙颈部龋

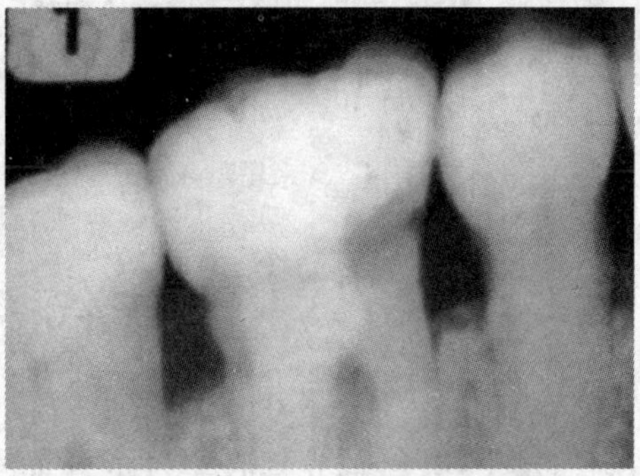

图 14-7　后牙颈部龋，根部已受累

三、按龋损发生与充填修复治疗的关系分类

（一）原发龋

未经治疗的龋损称为原发龋（primary caries）。以上所讨论的都归于这类龋。

（二）继发龋

龋病经充填治疗后，在充填区再度发生的龋损称为继发龋（secondary caries）。继发龋又分为洞缘继发龋和洞壁(含洞底)继发龋(图 14-8)。多为治疗不当所致,常需重新充填。

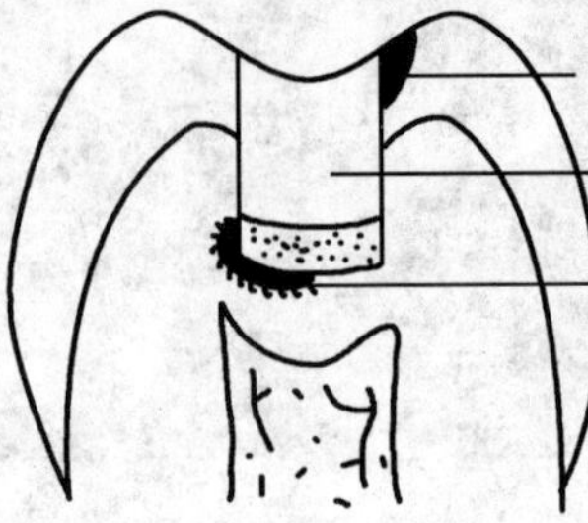

图 14-8　继发龋

(三)余留龋

余留龋(residual caries),是手术者在治疗深龋时,为防止穿通牙髓;于洞底有意保留下来的少量软龋,经过药物特殊处理,龋坏不再发展,这和继发龋有所不同(图 14-9)。

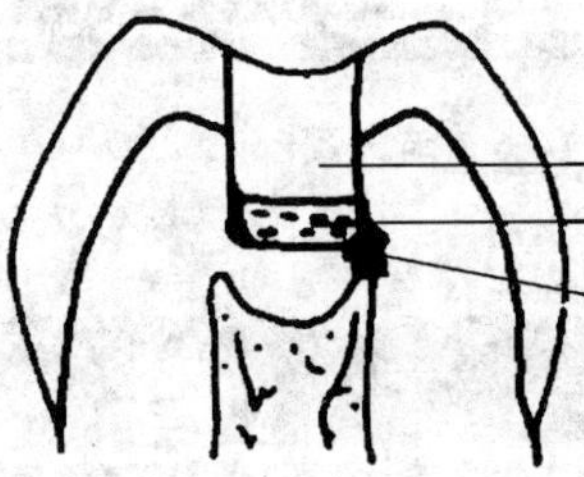

图 14-9　余留龋

四、按龋病损害的程度分类

按龋损程度可分为浅龋、中龋、深龋。这种分类在临床常用,将在后面作重点讨论。

五、其他分类

按照龋坏累及的牙面数而分为单面龋(simple caries),复面龋(compound caries)和复杂龋(complex caries)。复杂龋是指 3 个及 3 个以上牙面均有龋损。复面龋或复杂龋的各面损害可以相互连接,也可是相互不连接的龋损。

按照龋病发展过程及形态分为开放性龋(open caries)和潜行性龋(undermined caries)。前者洞口开阔,洞壁及洞底渐小,呈锥形;后者洞口小而洞壁洞底较大。

龋病的临床分类应有利于指导诊断和治疗,在不同情况下用不同的分类术语予以表达。一般临床首先应作出龋病程度的判断,然后结合 G. V. Black 分类考虑治疗方案,根据龋损特点作出判断。

第三节　龋病的好发部位

龋病的发生,必然首先要在坚硬的牙面上出现一处因脱矿而破坏了完整性的突破点,这个突破点位于生态膜-牙面的界面处。龋病的发生必须有在牙面上能长期存在并代谢产酸的生态膜。如果面生态膜存在一个短时期就被清除,如咀嚼或刷洗,则其对牙面的脱矿作用中断,已出现的脱矿区可由于口腔环境的再矿化作用予以修复。因此,牙齿表面一些细菌易于藏匿而不易被清除的隐蔽区就成为面生态膜能长期存留而引起龋病的好发部位。临床上将这些部位称为牙面上的滞留区,常见的是点隙裂沟的凹部,两牙邻接面触点的区域,颊(唇)面近牙龈的颈部(图 14-10)。牙面上尚有自洁区,系指咀嚼运动中,藉助于颊(唇)肌和舌部运动、纤维类食物的摩擦及唾液的清洗而易于被清洁的部位。在这些部位细菌不易定居,故不易形成面生态膜,龋病也就不易发生。自洁区在牙面的牙尖、牙嵴、牙面轴角和光滑牙面部位。

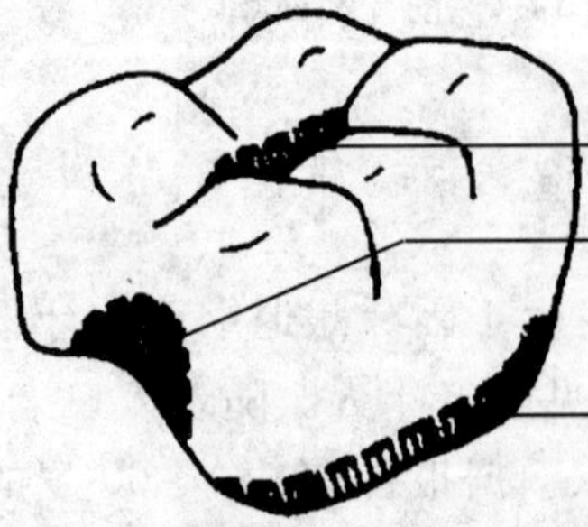

图 14-10　牙表面的滞留区

一、好发牙齿

由于各种牙齿的解剖形态及其生长部位的特点有别，龋病在各牙的发生率也有差异。大量流行病学调查资料表明，乳牙列中以下颌第二乳磨牙患龋最多，顺次为上颌第二乳磨牙、第一乳磨牙、乳上前牙，患龋最少的是乳下前牙(图 14-11)。在恒牙列中，患龋最多的是下颌第一磨牙，顺次为下颌第二磨牙、上颌第一磨牙、上颌第二磨牙、双尖牙、第三磨牙、上前牙，最少为下前牙(图 14-12)。

从各种牙齿龋患频率情况可以看出，牙面滞留区多的牙，如点隙裂沟最多的下颌第一磨牙和形态酷似它的第二乳磨牙，其患龋率最高；而牙面滞留区最少的下前牙，龋病发生最少。此外，下颌前牙舌侧因有颌下腺和舌下腺在口底的开口，唾液的清洗作用使其不易患龋病。

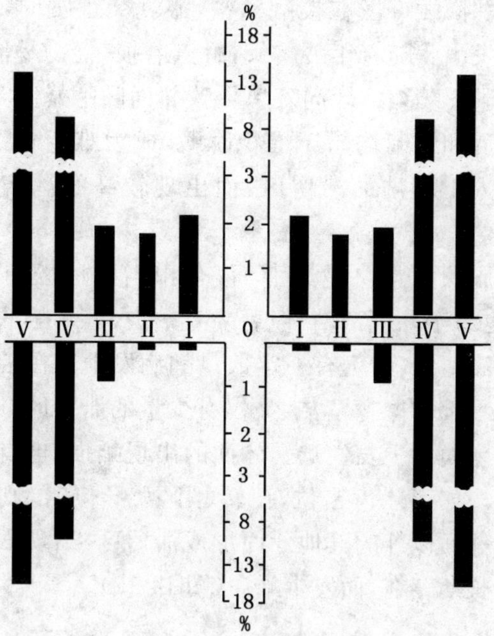

图 14-11 乳牙列龋病发生频率

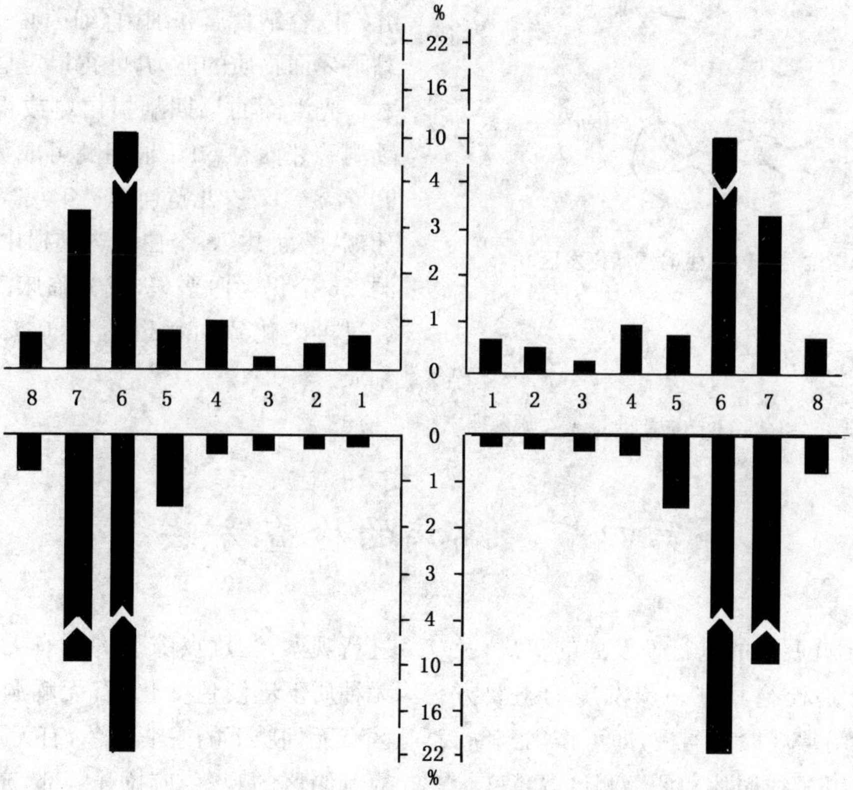

图 14-12 恒牙列龋病发生频率

二、好发牙面

根据流行病学调查资料，同一个牙齿上发病最多的牙面是咬合面，其次是邻面，再次是颊(唇)面，最后是舌(腭)面。有资料表明，恒牙殆面龋损可占到 69.8%，邻面龋损为 20.2%，颊唇面为 8.9%，舌腭面为 1.1%。殆面是点隙裂沟滞留区最多的牙面，其患龋也最多，特别是青少年。

邻面触点区在接触紧密，龈乳突正常时，龋病不易发生。随着年龄增长，触点磨损，食物易嵌入，牙龈乳突萎缩或牙周疾患导致邻面间隙暴露，则食物碎屑和细菌均易于堆积隐藏，成为难于自洁，也不易人工刷洗的滞留区，而出现较高的龋病发生频率。

唇颊面主要是光滑面，有相当的口腔自洁作用，也易于牙刷清洁，但后牙有颊沟，近牙龈的颈部也是滞留区，故仍有一定数量龋病发生。在舌腭面既有舌部的摩擦清洁，又仅有少量的滞留区，因此，这些牙面很少发生龋。牙面的出现龋损，也有特殊情况。如当牙齿错位，扭转、阻生、异位时，则可以在除邻面以外的其他牙面形成滞留区，出现面生态膜的长期存在，而发生龋病(图 14-13)。

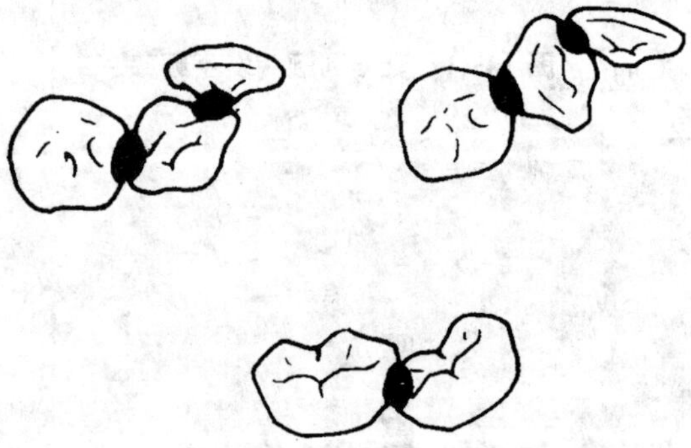

图 14-13　牙错位、扭转、阻生时龋病好发区

三、牙面的好发部位

第一和第二恒磨牙咬𬌗面的患龋最高，龋病最先发生的部位以中央点隙为最多，以下顺序为𬌗面的远中沟、近中沟、颊沟和近中点隙。显微镜下观察牙齿的磨片发现，在点隙裂沟内，龋损最早发生于沟底部的占 69.0%。但也有学者提出，沟裂龋首先发生在沟的两侧壁，随着病变扩展，才在沟裂底部融合。研究中尚发现，沟裂的形态与龋病的发生也有一定关系。深而窄的 I 型沟，口小底大的 U 型沟，均较易留藏食屑和细菌，形成面生态膜。因为一般沟裂横径仅 15～17 μm，即使常用牙刷清洗，也因难于进入沟内而不能除去面生态膜，故易于发生龋损。口大底小或宽而浅的 V 型沟，则因较易清洗而较少产生龋损。洞底牙釉质的厚度和结构的完整性，也与龋病发展有一定关系。

发病频率仅次于咬𬌗面的邻接面上，龋损最早发生的部位有 82.31%都在触点的龈方。说明该部位的面生态膜极易长期存留，而不易被清除。光滑面的面生态膜形成，不像点隙裂沟区有先天存在的缝穴以容纳食屑和细菌，细菌必须具有较强的合成黏附牙面物质的能力，才得以定居于光滑牙面。

光滑面的早期龋损白斑或褐斑不会都发展成龋洞。邻面有 60%早期龋可成为静止龋。有人对 90 名 8～15 岁儿童连续 7 年观察发现，上颌第一磨牙颊，腭面共 73 个白垩斑龋损中，有 9 个发展成龋洞；26 个仍为白垩斑，成为临床静止龋；而有 37 个经过再矿化致白垩斑消失，临床上显现为正常牙釉质。

第四节　龋病的检查方法

龋病是一种无自愈性的进行性发展的疾病，及时发现，早期治疗是杜绝其进一步发展的主要方法。一般情况下，用常规检查器械，即可作出判断。有疑难时，可以采用 X 线照片和牙髓测试等特殊检查方法。

一、龋病的常规检查方法

(一)视诊

在病员主诉区的有关牙齿上，对龋病好发部位进行观察，注意点隙裂沟区有无变色发黑，周围有无釉质下墨浸色变化，有无龋洞形成；邻面边缘嵴区有无釉质下的墨渍变色，有无可见到的龋洞。牙冠颈缘区的观察，应拉开颊部，充分暴露后牙颊面，以免漏诊。视诊应对龋损是否存在，存在的牙面部位，涉及的范围程度，得出初步印象。

(二)探诊

运用尖锐探针对龋损部位或是可疑部位进行检查。检查时应注意，针尖部能否插入点隙裂沟及横向加力能否钩挂在点隙中。如龋洞已经形成，则应探查洞的深度及范围，软龋质的硬度和量的多少。怀疑邻面龋洞存在又无法直接见到时，主要利用探针检查邻面是否有明显的洞边缘存在，可否令其钩挂住。探诊尚可用作机械刺激，在龋洞壁及牙釉本质界和洞底，探查病员有无酸痛反应。深龋时，应用探针仔细检查龋洞底、髓角部位，有无明显探痛点及有无穿通牙髓孔，以判断牙髓状态及龋洞底与牙髓的关系。

（三）叩诊

无论是浅、中、深龋，叩诊都应呈阴性反应。就龋病本身而言，并不引起牙周组织和根尖周围组织的病变，故叩诊反应为阴性。若龋病出现叩痛，应考虑并发症出现。

二、龋病的特殊检查方法

（一）X线摄片

隐蔽的龋损不能直接视诊，探诊也有困难时，可摄片以确定。如邻面龋、潜行性龋和充填物下的继发龋。龋损区因脱矿而在牙体硬组织显示出透射度增大的阴影，从而确定诊断。此外，摄片还可以判断深龋洞底与牙髓腔的关系，可根据二者是否接近以及观察根尖周骨质硬板是否消失及有无稀疏区，以间接了解牙髓炎症程度，从而与深龋作鉴别诊断。

（二）温度诊

龋病的温度诊方法主要用冷诊检查。采用氯乙烷棉球或细冰棍检查，反应敏锐并定位准确，效果较好；也可用酒精棉球或冷水刺激检查患牙。以刺激是否迅速引起尖锐疼痛，刺激去除后，疼痛是立即消失抑或是持续存在一段时间来判断病情。热诊则可用烤热的牙胶条进行。温度诊应用恰当，对龋的诊断，尤其是深龋，很有帮助。采用冰水或冷水刺激时，应注意水的流动性影响龋损的定位，并与牙颈部其他原因所致牙本质暴露过敏相鉴别。

（三）牙线检查

邻面触点区的龋坏或较小龋洞，不易直接视诊，探针判定有时也有因难，可用牙线从牙齿相邻面间隙穿入，在横过邻面可疑区时，仔细作水平向拉锯式运动，以体会有无粗糙感，有无龋洞边缘挂线感；牙线从牙颈部间隙拉出后，观察有无发毛，断裂痕等以作出判断。注意与牙石作鉴别。

（四）诊断性磨洞

隐蔽性的龋损，如邻面龋，潜行龋或充填物下继发龋，有时需要先去除洞口的无基釉，才能观察到洞内情况和进一步检查病损深度和范围。对洞口虽已开放，但洞壁和洞底有多量龋坏的软化牙本质者，为有利于作出正确判断，亦应尽可能先除去龋坏组织。并可用0.5%碱性复红染色软化牙本质，以便将受染牙本质去净，然后再仔细探查病变状况；及与牙髓腔关系和牙髓状态。

第五节　龋病的临床表现和诊断

一、浅龋的诊断与鉴别诊断

浅龋为一种临床概念，并无准确的量值。一般指冠部牙釉质龋和根部牙骨质龋。由于两者临床表现明显不同，根部龋将另作讨论，此处只涉及冠部龋。

冠部浅龋，由于只累及没有感觉反应的牙釉质，因此，无论发生在点隙裂沟或是光滑牙面，一般多无症状。因此，病人常不主动就医，待到出现疼痛再寻医求治，已延误了治疗时机。为此，人们应主动去医院作定期检查，青少年每半年，成年人每年检查一次，以期及时发现，早期治疗。

点隙裂沟龋的病变区呈黑色或黑棕色，并向邻近裂沟延伸而逐渐色浅；发黑裂沟的邻近釉质，有时可见到不透明的白垩色变；肉眼观察时，不易查见牙质缺损。探针检查时锐利针尖可插入龋损沟裂处，在横向加力时，探针可被钩住而不脱出，这说明该区已较正常裂沟有所破坏而加深加宽；发黑变色部位用探针尖或其他器械均不能去除，若易于去除者当是外来食物色素沉积。

光滑牙面龋（smooth surface caries）早期为不透明白垩色斑，病程延长可吸附色素成黄褐或黄棕色，用探针检查时病区有粗糙感，不如正常釉质光滑。若病变发生于邻面，早期不易查出，表层釉有浅缺损时，用牙线嵌入邻接面并仔细越过触点下方，可以有粗糙感或牙线被拉毛的现象。

浅龋较难确定。一般，观察到病区有变色，探针检查有粗糙感，可插入变黑的点隙裂沟，即可考虑确诊。若尚难定，则应列为可疑龋，嘱半年左右复诊检查。

（一）浅龋诊断方法

1. X射线检查　采用咬翼片，拍摄上下颌牙的冠部。X线片上如有牙釉质局部小块的脱矿区透射影像，便可确诊。此法用以判定邻面浅龋，效果较好。

2. 荧光显示法　用氯化烃类染料涂布在可疑釉质龋的部位，持续3分钟左右，使染料得以浸入，然后用长波紫外线照射。龋损区因渗入了染料而显示出荧光。

3. 氩激光照射法　用波长488 nm的氩激光照射牙面可疑区，龋损部位可出现暗影。

（二）浅龋鉴别诊断

点隙裂沟浅龋因其部位独特，较易判断。而光滑面浅龋，在早期牙体缺损不明显阶段，只有光泽和色斑状改变，与某些非龋牙体病有相似之处，临床上应与下列疾病相鉴别：

1. 牙釉质钙化不全　牙釉质钙化不全是牙齿在发育期，釉质基质的钙化阶段受到某些因素干扰，而出现的疾病。表现为牙釉质局部呈现不规则的不透明白垩色斑块，无牙质缺损。

2. 牙釉质发育不全　牙釉质发育不全（enamel hypoplasia）是牙齿在发育期，釉质基质的形成阶段受到某些因素的影响，而出现的疾病。表现为牙釉质表面有点状或带条状凹陷牙质缺损区，有白垩色、黄色或褐色的改变。

3. 斑釉症　斑釉症（mottled enamel）又称氟斑牙（fluorosed tooth）是牙齿发育期，体内摄取了过多的氟而致慢性氟中毒在牙齿的表现。依据摄氟的浓度、时间，所影响到釉质发育的阶段和程度，以及个体差异，而显现不同程度的牙釉质钙化不良，甚至合并牙釉质发育不全。釉质表现白垩色横线或斑状，多数显现黄褐色变，重症合并有牙质凹陷缺损。

这三种牙齿发育期出现的疾病与龋病的主要区别如下：

①光泽度和光滑度的差别　发育性釉质病虽有颜色改变，但一般仍有釉质光泽，且表面光滑坚硬。龋病系牙萌出后的脱矿病变，故颜色出现白垩色、黄褐色，同时也失去釉质光泽，探查有粗糙感。

②病变发生部位的差别　牙面发生的部位，发育性疾病遵循牙齿发育钙化的规律，从牙尖开始向颈部推进，随障碍出现时间，病变表现在不同的平面区带。龋病则在牙面上有其典型的好发部位，如点隙裂沟区，邻面区，唇（颊）舌（腭）面牙颈部，一般不发生在牙尖、牙嵴、光滑面的自洁区。

③病变牙对称性的差别　发育性疾病，绝大多数是全身性因素的影响，在同一时期发育的牙胚，毫无例外均受连累，故表现出左右同名牙病变程度和部位的严格对称性。龋病虽也有对称性发生趋势，但只是基于左右同名牙解剖形态相同，好发部位近似。就个体而言，其病变程度和部位，并不同时出现严格的对称性。

④病变进展性的差别　发育性疾病形成于釉质以往的发育过程，是既成的发育障碍结果，牙萌出于口腔后，病变呈现静止状，不再继续进展，也不会消失。龋病则可持续发展，色泽由浅变深，质地由硬变软，牙质由完整到缺失，病损由小变大，由浅变深。若面生态膜被除净，早期白斑状龋损也有可能因再矿化作用而消除。

二、中龋的诊断与鉴别

龋病从牙釉质发展到了牙本质浅层，就可以称为中龋。牙本质的成分中矿物质含量明显少于牙釉质，结构上也因牙本质小管的存在，易于被细菌侵入，因此龋坏横向沿牙釉本质界迅速扩展，纵向顺牙本质小管深入，脱矿的牙本质变软变色，使龋坏部位上方形成无基釉，随着龋损不断扩展，无基釉不胜咀嚼负荷而折裂、崩塌，暴露出下方已龋坏的牙本质，形成龋洞。

患中龋时，牙本质受到病损破坏，细菌及其代谢产物和口腔内各种刺激，均作用于牙本质-牙髓复合体（dentin-pulp complex），令暴露的牙本质部位产生死区和钙化区，相关的牙髓部位，形成修复性牙本质，可起到一定减缓刺激及保护牙髓的作用。

中龋形成了洞穴后，病员可因某些刺激接触于暴露的牙本质，出现一种酸软性不适感或一种过敏性痛感，但刺激去除后，不适感（痛感）立即消失。这种因刺激而出现痛感，随刺激去除立即消失的症状，称为激发性疼痛。可以引起中龋激发性疼痛的有，黏性软糖和酸果等甜、酸类化学刺激，以及冷和热的温度刺激。此外，临床检查治疗时对龋洞壁钻磨，挖刮等机械刺激也能引起激发痛。在发展迅速的急性龋，主观症状较明显。

未形成开放洞口的潜行龋，因上方牙釉质的覆盖令牙本质未完全暴露，故病员的症状不典型，激发痛较轻。进展徐缓的慢性龋，由于病程长，形成明显的修复性牙本质和牙本质钙化区，对外界刺激的反应减弱，病员的症状也可不明显。此外，症状的表现，源于病员的主观感觉，对疼痛敏感程度的个体差异，也会使反应有所不同，故偶有中龋患者无主观症状或邻面中龋只出现（食物嵌塞所致）咀嚼不适者。

临床可观察到中等深度的龋洞，洞内龋坏牙本质呈深褐、深棕色，并贮留有食屑等。潜行龋在点隙裂沟部位，可见到变黑的裂沟周围牙釉质下有墨浸状的色变区。在邻面部位，则可能在边缘嵴釉质下见有墨浸状改变。

探针检查龋洞壁时，有敏感性痛感。位于邻面的中龋，用探针仔细探查，可以钩住洞边缘，有时须除去软化牙本质，方能确定龋坏程度。特别在潜行龋，更应去除墨浸状区的无基釉，开阔洞口，暴露龋坏牙本质，并挖去软化龋，才能确定病变范围和程度。

叩诊呈阴性反应，因中龋时牙髓及尖周组织均属正常。位于邻面的中龋，可因食物嵌塞等原因，引起边缘牙周组织炎症，出现轻度叩痛，检查时应注意判断。

温度诊检查，以冷水或细冰棍刺激龋坏区，有疼痛感，刺激去除后，疼痛立即消失。

特殊检查方法：可用于病变隐蔽不易直视和探测的部位。①用牙线检查邻接面龋，有龋洞时，牙线有被钩挂感，并被拉毛；②用 X 线照片检查邻面龋或治疗后充填物下的继发龋。用光导纤维装置，把透照光引入口腔内，龋坏区表现为暗区。

中龋一般较易作出诊断。病员有对甜、酸类及过冷过热刺激出现酸痛感，刺激去除后痛感立即消失的症状；检查时患牙有中等深度的龋洞，探针检查洞壁有探痛，冷诊有敏感反应。必要时可照 X 线摄片予以确诊。

中龋的症状源于龋洞内牙本质的暴露，与非龋性的牙本质暴露所表现的过敏症状是类似的。因此，当临床上龋洞位置十分隐蔽而未及时查见，有可能被误诊为牙本质过敏症。

牙本质过敏症是指由非龋性原因，引起牙本质暴露于口腔环境，所表现的症状和体征。多见于咬𬌗面和牙颈部，由于咀嚼或刷牙的磨耗，失去了牙釉质，暴露出光滑平整的牙本质。病变区的颜色、光泽和硬度，均相似于正常牙本质。用探针检查牙本质暴露区，病员有明显的酸痛感。这与中龋的缺损成洞，颜色变深，质地软化病变，易于区别。

病员有明显的中龋症状，检查时患牙既未发现牙本质过敏区，又未发现龋洞，则应作 X 光摄片检查，以确定是否存在隐蔽的中龋。

三、深龋的诊断与鉴别

深龋系指牙本质深层龋。当中龋未得到及时治疗以中止病程，牙本质的成分和结构，都使得龋病易于扩展而成较深的开放龋洞。深龋除了具有牙本质暴露的特征外，更因为深洞底仅余薄层牙本质，病变区已接近牙髓，外界刺激通过牙本质-牙髓复合体的传导和反应，可能出现牙髓组织的病变。

牙本质-牙髓复合体反应与龋病类型有关。急性深龋的修复性反应较少，脱矿性破坏区较宽，再矿化牙本质修复区很窄，微生物一般存在于外层的腐败区，牙髓组织有明显的病变，修复性牙本质缺乏。反之，慢性深龋的修复性反应强，脱矿破坏区较窄，再矿化牙本质修复区较宽，但微生物有可能存在脱矿区或再矿化区内，牙髓组织轻度病变，有修复性牙本质形成。

修复性牙本质的形成需要充裕的时间，还要求牙髓具有修复功能，因此了解修复性牙本质情况，对判断牙髓状态有一定意义。通过了解深龋洞底与牙髓腔之间牙本质的厚度，即有效厚度(effective deepth)可以间接推断修复性牙本质状况。有效厚度可从X光片上测定。一般说来，有效厚度在2 mm以上，牙髓组织可以形成完全性修复性牙本质；有效厚度在0.81～2 mm牙髓组织形成不完全性修复性牙本质；有效厚度在0.3～0.8 mm，牙髓修复功能受到干扰，不能形成或形成极少的不完全性修复牙本质。

患深龋时，虽然临床上尚未表现出牙髓炎症的典型特征，但是牙髓组织已经出现保护性修复反应和慢性炎症反应。外界刺激可引起患牙更为明显的激发性疼痛。已存在的牙髓组织病理改变，成为潜在的发病基础，若不能对深龋及时作出正确的诊断和治疗，随着龋损推进，必将引起临床牙髓病症，从而使病员更为痛苦并使治疗趋于复杂化。

(一)深龋的症状

患深龋的病员，表现出激发性疼痛，引起疼痛的因素以温度刺激最明显，尤其是冷刺激；对甜、酸类化学刺激也可出现激发痛，刺激去除后，疼痛即消失。

病员常具有的另一项症状是进食时，食物落入龋洞中引起的疼痛，以及咀嚼较硬食品时，因间接压迫牙髓，引起的锐性疼痛。停止咀嚼并除去嵌入洞中食物，疼痛可立即消失。深龋洞较大，有时刺激物一直停留在洞内而出现较长时间的疼痛，使病员的叙述不明确，则应在检查时注意区别。

一般说来，同一病员患深龋时其激发痛程度较患中龋时严重。在不同病员，则因受机体修复反应程度、患者年龄及对痛敏感的个体差异性等因素影响，其症状可有变化，个别病员可无明显痛感。

(二)深龋检查

患牙可见到已达牙本质深层的龋洞，洞底有棕褐色软龋，并常有滞留食屑等，龋洞口可有一些无基釉。位于颈部的深龋则因牙颈部釉质较薄，龋洞较𬌗面者为浅。同理，位于前牙的深龋洞也较后牙的浅。

用探针检查洞壁时，有敏感反应，并应特别注意探查有无穿髓孔存在。探查前应先磨去洞口无基釉，使视野更清晰，再洗去洞内食屑并挖除坏变的软化牙本质，以尖锐探针在牙尖下方，相当于洞底髓角部位，轻轻作水平向移动探查。深龋不应有明显的探痛点，更不应有与牙髓穿通的孔。

叩诊应为阴性反应，表明根尖周围组织及牙周组织正常。有时邻面深龋因食物嵌塞压迫牙龈乳突区，引起边缘牙周组织轻度炎症，出现轻度叩痛，应注意与牙髓炎伴根尖周围炎出现的叩痛相区别。

温度诊时用冷水接触患牙，可引起明显的激发性疼痛；用氯乙烷棉球和用细冰棍测试可以更好的定位。

牙髓电活力测试，应与正常对照牙的阈值基本一致。当深龋的牙髓状态判断有困难时，牙髓电活力测试应是重要检查项目之一。

X线摄片的检查发现患牙硬组织有深而接近牙髓的透射区，根尖周围组织显示正常影像。还可以了解龋洞底牙本质有效厚度的状况。

深龋的诊断可根据病员叙述患牙有洞，对过冷过热食物，及食物嵌在洞中出现明显疼痛的症状；检查时发现患牙存在深近牙髓的龋洞，洞壁有探痛，但绝无穿髓孔，冷诊试验有激发性疼痛，而作出判断。必要时进行牙髓活力测试和拍摄X线片，经分析作出正确诊断。

(三)深龋鉴别诊断

严格说，深龋的概念不够准确，临床上也不可能客观量化。看似深的龋洞，有可能只是略深的中龋，也有可能已是伴有局限慢性牙髓炎症的深龋，还有可能已伴有明显的牙髓炎，甚至牙髓腔已有小的穿孔。由于在诊断手段上，很大程度依赖病员本身对刺激反应出现疼痛的主观感觉，而疼痛程度又受患者的年龄、性别、职业、个体耐受性等因素的影响，因此诊断深龋时应注意以下情况。

1. 深龋伴可复性牙髓炎　即牙髓充血。患者出现明显的激发痛症状，对深龋洞作温度诊，迅速产生尖锐敏感的疼痛反应。现代观点认为，即使刺激去除后疼痛即消失，不再延续，有上述情况者仍应列为可逆性牙髓炎范畴，治疗方法也应有所区别。可以说，大部分临床症状明显的深龋患者都伴有可逆性牙髓炎，要严格区分是否伴有，十分困难。

2. 深龋伴不可复无症状型牙髓炎（慢性溃疡性牙髓炎）　患者可有对刺激出现激发痛的症状，食粒嵌塞龋洞直接压迫暴露的炎症牙髓引起剧烈锐痛，剔除食物后，疼痛常持续一段时间后才消失；但无自发性的疼痛。检查时如发现深龋洞，且洞底有穿髓孔，穿孔处有明显尖锐的探痛，便可确诊。

3. 临床查见深龋时，很重要的在于判明龋洞底与牙髓的关系，是近髓或是已经穿通髓腔。查见穿髓孔时，还须进一步判明牙髓状态，是有敏锐的探痛或是深探入髓腔才有疼痛，抑或是完全无探痛。临床上还偶尔见到患龋多年，一直无主观感觉的患者，探诊时又无痛。这时要特别注意，应进行 X 线摄片和牙髓活力测试，才不会导致误诊而造成治疗上的延误和失败。

四、牙根部龋的诊断

牙根部龋多见于中老年患者。因其生理性牙龈退缩或牙周病的组织破坏引起牙根部暴露，加之口腔卫生自我护理欠佳，使牙颈部根面，牙龈缘的滞留区，易于形成面生态膜，而逐渐产生根部龋。牙根表面为牙骨质，其矿物质成分只占 50%，远较釉质的 95%为低，表面结构中有机质的牙周主纤维——夏白(Sharpey)氏纤维成为易于受累的薄弱点。因此，根部龋的进展较快，常呈水平的发展，累及整个暴露的牙根，最终成环状龋。牙骨质的有机成分多，脱矿后常成大块棕黑色，又因牙颈部不直接承受咀嚼功能，磨损较少，故这种深色龋常保持在牙颈部，并不形成深洞。

在局部可摘义齿的基牙上，可因卡环区清洗不良，卫生不佳，食物碎屑堆积，面生态膜得以长期存留而引起根部龋。由于义齿每日摘戴时卡环所致的磨损，软化龋被除去，而形成以牙釉本质界为洞缘的根部凹陷龋洞。

牙根部浅龋只在牙骨质层时，一般病员无主观症状，临床可见到发黑的龋病变区。牙颈部牙骨质较薄，如病损进展形成龋洞，暴露出牙本质，则会对甜、酸化学刺激和过冷过热温度刺激产生激发性疼痛；如发展成牙本质深层龋，激发痛程度更重，尤以对冷刺激出现锐性疼痛。

表面完整，保留棕黑色龋坏牙质的牙根面因牙本质未暴露，临床症状不明显，常因细菌及其产物，直接侵袭牙髓组织，引起牙髓炎症的急性发作，出现剧烈疼痛，患者才来就诊。此时，除去颈部棕黑色软龋，可发现龋损已深达牙髓。此外，根部龋常环绕牙颈部扩展，一旦成为深龋，环状深龋可导致牙颈部的折断，失去整个牙冠。

（罗宗莲　李继遥）

第十五章　龋病的治疗

第一节　龋病的治疗原则

大多数临床观察所发现的龋病，已经属于不能自行愈合的疾病，必须由医生针对病情采取相应的治疗措施，才能将龋病治愈。

不同程度损害龋病的临床表现及病理解剖学改变各有不同，治疗中则应根据其各自的特点采取不同的治疗措施。

一、浅龋

在牙冠部，浅龋多属于牙釉质龋；在牙颈部，浅龋则多已累及牙本质。因此，在临床工作中，见到牙颈部的浅龋时，应特别仔细检查其损害深度，如已累及牙本质，则应按治疗中龋的方法治疗。

治疗浅龋时，应注意浅龋的临床表现，如浅龋呈白垩斑或褐斑，没有龋洞形成，首先应考虑再矿化方法治疗，同时要注意控制面生态膜的生长。

如浅龋已经使牙面形成龋洞，则应根据不同情况，如洞所在位置，患龋牙的功能，在口腔内的保留时间，采取非修复性方法或修复性方法治疗。

二、中龋

一般情况下，中龋必须采用修复性方法治疗。但在某些情况下，也可以不治疗，如即将换掉的乳牙，必须拔除的第三恒磨牙或错位牙，或因正畸治疗需拔除的某些牙齿。

三、深龋

患深龋时，多数病人已经有一些症状，而且，深龋牙一般多已伴发牙髓病变，这一点具有特殊重要的临床意义。因此，治疗深龋时，医生应特别注意询问病史并进行仔细的检查。

询问病史时，应注意询问病人的症状、疼痛性质，与温度和化学刺激的关系，症状出现的时间和持续的久暂。

检查时应注意龋洞的大小、深度和位置，更应注意是否穿通髓腔，有无探痛或叩痛，必要时，应作牙髓活力测验。检查时还应注意患牙的松动程度、牙龈是否肿胀，有无瘘管。

病人患深龋而又长时间没有症状，经检查确定龋洞未使牙髓腔穿孔，牙髓活力正常，也无其他阳性体征，为了消除牙髓已有病变，使之恢复正常，最好先作一次安抚（或护髓）治疗。如病员时间不允许，可以先将病变组织尽量去净，用氢氧化钙一类间接盖髓剂盖上一层，以后再用修复材料修复。

当患者述说患龋牙过去曾对温度、酸、甜刺激物产生过疼痛，刺激物去除后，疼痛立即消失，或持续短时间，则表明牙髓已有轻度慢性炎症（充血）。此时，一定要对患牙进行牙髓活力测验。如牙髓活力基本正常，则先进行安抚治疗；一星期后复诊，病人无不适反应，再检查牙髓活力亦正常，才能作间接盖髓治疗和修复。

病人经第一次安抚治疗后，一星期内仍然有时对冷热刺激有反应，但检查时牙髓活力与原来一样，说明牙髓原有病变未消失也未加重。此时可改作氢氧化钙盖髓治疗，封以暂时性修复物，观察1个月后再决定治疗方案。

第一次安抚治疗后，疼痛反而加重，甚至出现瞬息万变性疼痛，说明牙髓病变加重，应当进行牙髓治疗。在氢氧化钙盖髓后，观察期内无症状，复诊时检查牙髓活力正常，可将暂时修复物去除，保留下面的氢氧化钙，换为永久性修复物。在氢氧化钙盖髓后症状加重，则应进行牙髓治疗。

深龋治疗是一个比较复杂的问题，应该十分注意和慎重，关键是对患龋牙过去和在治疗过程中的牙髓状态了解清楚，这样才能收到良好的治疗效果。为了使读者更清楚理解深龋治疗的步骤和应采取的措施，其治疗流程见表 15-1。

表 15-1　深龋治疗的步骤与流程

牙髓腔已穿破	牙髓治疗
牙髓腔未穿破	
过去有自发痛史	牙髓治疗
过去无自发痛史	
无激发症状，牙髓活力正常	修复治疗
有激发症状，牙髓基本正常	安抚治疗
观察一星期：无症状，牙髓正常	间接盖髓，修复
有症状，重，有自发痛	牙髓治疗
轻，无自发痛	盖髓
观察 1 个月，无症状，牙髓正常	修复
有症状，自发痛	牙髓治疗

第二节　龋病的非修复性治疗

龋病的非修复性治疗是不用牙钻和其他器械将龋洞预备成一定洞型，也不用修复材料修复，而用药物或再矿化法治疗的一种方法。

一、适应证

龋病的非修复性治疗适用：①早期牙釉质龋，尚未形成龋洞者。②早期牙釉质龋，形成的龋洞较浅，损害表面不承受咀嚼压力，也不在邻面触点内。③静止龋：致龋的环境已经消失，如𬌗面的点隙内的龋损害，由于𬌗面磨损，已将点隙磨掉；邻面龋由于邻接牙已被拔除，龋损面容易清洁，不再有生态膜堆积。④虽然龋病已造成实质性损害，牙齿形态的完整已破坏，在口腔内保留的时间不长，如将在一年内被恒牙替换的乳牙。⑤龋病破坏明显，但患龋牙属于无功能的牙，如正畸治疗必需拔除的牙，无咬合功能的第三磨牙。在征得病人同意后，可将患牙拔除，或作一些保守治疗后，待一段时间，让其自然脱落（如乳牙）。

二、非修复性治疗方法

（一）药物疗法

用器械去除损害牙面生态膜，再用细砂石尖将病损牙面磨光，然后进行药物处理。常用的药物：

1. 硝酸银　用 10%～30%硝酸银涂搽牙面损害处半分钟，再用丁香油或碘酊将硝酸银还原沉淀于牙体组织内。

2. 氟化钠　用 75%氟化钠甘油糊剂涂搽损害面，来回揉搽半分钟。

3. 高分子防龋涂料　又称窝沟封闭剂。将清除干净的损害面干燥，按涂料使用说明书介绍的方法涂上一层涂料，并使之干固。

（二）再矿化法

参阅本书第十一章介绍的方法。

第三节　龋病的修复性治疗

龋病的修复法治疗包括两个主要步骤：第一个步骤是制备洞形，即将牙齿上的病变组织去除，按一定要求将洞制作成合理的形状，其性质与一般外科手术相似，因此有人将这种技术叫做牙体外科（operative dentistry）；第二个步骤是修复，就是用修复材料填入洞内，恢复牙齿的功能与外形。

一、龋洞的分类

Black 曾经根据龋洞发生的部位和破坏情况，将龋洞进行分类，这种分类法一直沿用至今，现介绍如下。

Ⅰ类洞　龋损害发生在牙齿的发育点隙裂沟

内者属于一类洞。它包括磨牙和双尖牙咬合面的点隙裂沟洞，下磨牙颊面和上磨牙腭面的沟、切牙舌面窝内的洞(图 15-1a～e)。

Ⅱ类洞　发生在双尖牙和磨牙邻面上的龋洞称为二类洞。如邻面龋损破坏到咬合面，也属于二类洞(图 15-1f～h)。

Ⅲ类洞　这是发生在前牙邻面上的龋洞。如果病变扩大到牙的舌面或唇面，也属于此类洞(图 15-1i,j)。

Ⅳ类洞　龋病病变发生在前牙邻面并破坏了切角者称为四类洞(图 15-1k,l)。

Ⅴ类洞　所有牙齿的唇、舌，颊面近牙颈部 1/3 区域发生的龋洞，但未累及该面的点隙裂沟者，统称Ⅴ类洞(图 15-1m,n)。

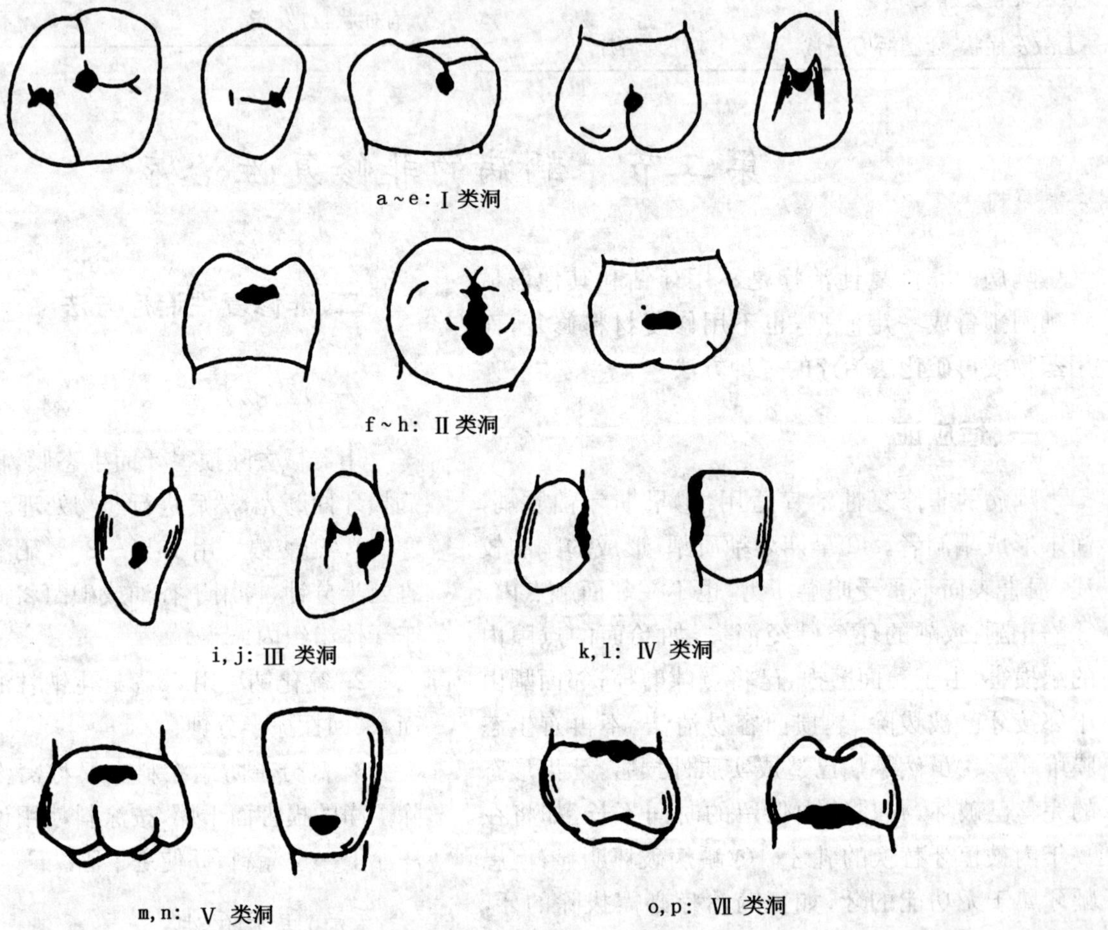

图 15-1　各类龋洞

由于龋损部位的多样化，Black 的分类法已不能满足临床的需要，后来有人将前牙切嵴上或后牙牙尖上发生的龋洞又列为一类，称为“Ⅵ类洞”。也有人将双尖牙和磨牙的近中面—殆面-远中面洞叫做“Ⅵ类洞”者。

鉴于牙颈部发生的龋洞有其特殊性，临床表现和治疗上与其他各类洞有所不同，因而有人建议将此类洞列为“Ⅶ类洞”(图 15-1o,p)。

二、洞的结构

制备好的洞是由若干壁和角构成的。角有点角和线角之分，前者由三个壁相交而成，后者由两个壁相交而成。

洞壁常依其所在的位置来命名，靠近颊面者称为颊壁，靠近近中面者称为近中壁，洞的底面称为髓壁，又常称为洞底。

洞口与牙面相交的线角称为洞缘角或洞缘，洞底与周围壁相交的线角靠近颊面者称为颊髓线角，靠近舌面者称为舌髓线角，其余类推。通常是将构成此线角的两个壁，或构成此点角的三个壁联合起来命名。

Ⅰ类洞周围的壁较圆钝，因而没有清楚的点角

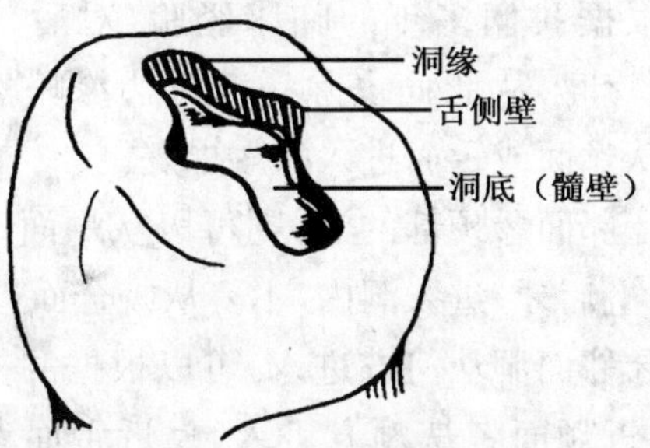

图 15-2　Ⅰ类洞形结构

（图 15-2）。

Ⅱ类洞累及咬合面者，或其他复面洞的结构较为复杂。以双面Ⅱ类洞为代表，这个洞由两个相通的部分构成，一是邻面洞，一是𬌗面洞，二部分相交之处较为狭窄，称为鸠尾峡（isthmus），而习惯把𬌗面洞叫做鸠尾（dove tail）（图 15-3）。

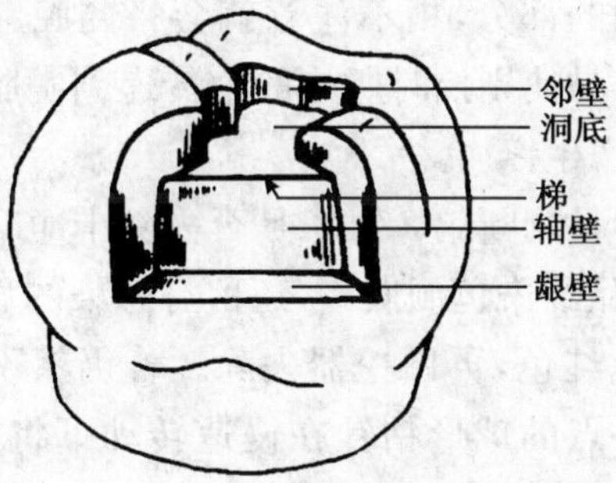

图 15-3　双面Ⅱ类洞形结构

双面Ⅱ类洞的𬌗面部分的结构与Ⅰ类𬌗面洞相同，只是它与邻面部分相交的邻壁是开放的，与邻面洞相通。其邻面部分由四个壁组成，即颊壁、舌壁、轴壁和龈壁。轴壁是靠近牙髓的壁，由于它与牙的长轴平行故称轴壁。龈壁是与牙间乳头的龈缘平行的壁。邻面洞的邻壁则由于龋病病变和备洞的破坏，就不存在了。双面Ⅱ类洞的髓壁和轴壁相交组成轴髓线角，此角所在的部位像一个阶梯，称为梯（step）。

洞的邻面部分有几个点角，一是龈壁与颊壁、轴壁相交所成的角，叫做龈轴颊点角；另外一个是龈壁、舌壁和轴壁相交所成的角，叫做龈轴舌点角。

Ⅲ类洞、Ⅳ类洞、Ⅴ类洞等都可以参照Ⅱ类洞的原则来分析其结构并给以命名。

三、备洞的基本原则

在治疗龋病过程中，洞的制备（简称备洞）是非常重要的过程，它关系到治疗的成败。在备洞时，必须注意遵守下述几项基本原则：

（一）充分认识备洞是在一个生活的器官——牙齿上进行手术

牙齿与身体有密切的联系，即使无髓或死髓牙也是如此。当用钢钻针或金刚砂钻针切割或磨除牙体硬组织时，切割或磨除过程产生的机械、压力和热刺激，均可对牙体、牙髓以至身体造成不良影响，这些影响，有些使牙齿或机体产生立即的反应，有些则产生延缓的反应。

备洞时，当切割或磨除牙本质时，会产生敏感、酸痛，病人感到难以忍受。在切割组织时，牙本质小管内的淋巴循环会受到干扰。

持续不断的切割或钻磨可产生热，这种热传到牙髓，可使牙髓充血，引起牙髓炎；严重者甚至可造成牙髓坏死。用气涡轮机钻牙时，转动速度很高，产生的热也很高，因此，钻磨时，必须用冷水不断冷却切割时产生的热。但是，过长时间的冷却也会刺激牙髓。此外，气涡轮机转动时产生的负压又会使造牙本质细胞的核被吸到牙本质小管内，牙髓周围的造牙本质细胞层可能产生空泡性变。在备洞时，由于需要，不时将洞吹干，这可能造成牙本质的脱水。

备洞时机器转动的声音、气涡轮机发出的尖锐哨音都可能对病员，特别是儿童和神经敏感的病人造成心理上的畏惧感。这就需要做一些思想工作和采取适当措施，如进行麻醉，缩短操作时间、间断操作或改用手用切割器械。对深的龋洞，尤应注意。

备洞时产生的热和负压所引起的牙髓组织反应和变化都可能成为延缓而持久的，有时甚至成为不可逆的。

（二）必须将所有病变组织去除干净

备洞时将所有病变组织去除干净，对治疗效果非常重要。如果遗留一点病变组织，将会继续发生龋病病变，而且这种继续发展的病变位于修复物下面，不易被察觉，危害更大。当然，这里所说的病变组织指的是坏死崩溃的和感染的牙体组织，不包括脱矿而无感染的牙本质，后者是可以保留的。

（三）注意保护牙髓和牙周组织

备洞时术者应当充分了解牙体、牙周组织的结构、性质、形态、组织的厚度、硬度、髓腔的形态、髓角的位置和高低，不同年龄时期产生的牙体（如磨损）、牙髓（如继发性牙本质、修复性牙本质的形成，髓腔形态的变化、牙髓组织的年龄性变化）的特点。注意保护牙髓和牙周组织，不能对它们造成意外的损伤。

（四）尽量保留健康牙组织

在切割磨钻病变组织时，必须尽可能保留更多的牙齿健康组织，这对维持牙齿原有的坚硬度，恢复牙齿的功能有很重要的关系。因为牙体组织特别是硬组织一经破坏就不能恢复原来的性能，哪怕是用再好的修复材料。

还应该注意患者的全身健康和精神神经状态，对患某些慢性病（如结核病、心血管疾病、神经衰弱等）患者或女性病员、儿童及老年患者，手术时间不宜过长，动作更要敏捷轻柔。由于备洞是一种手术，所以现代口腔医学非常重视治疗环境的优化和手术器械的改进。

现代口腔临床工作中使用的是卧式手术椅，并提倡“四手”操作，即一个医生一个助手，建立了一套工作方法。最先进的钻牙机是气涡轮机，其转速可高达每分钟五十万转。但是常规的电动钻牙机还不能废除。

四、备洞的一般步骤

（一）扩开洞口查清病变

扩开洞口查清病变非常重要，只有查清病变情况才能拟定良好的治疗方案。龋洞洞口开放者，比较容易查清；龋洞洞口小或位于较隐蔽的牙面，则必须将洞口扩开，否则无法查清病变范围、洞的深浅等情况。例如位于𬌗面的点隙裂沟龋就属于这种情况。

临床上经常见到的邻面龋洞，如其靠近龋洞的邻面边缘嵴和洞的颊、舌侧均完整，就必须将𬌗面邻近龋洞的边缘嵴钻掉一部分，才能使洞敞开，以便进一步查清病变范围和深度，以及有无髓腔穿通情况。根据我们多年的临床经验，对后牙邻面龋洞，在治疗时，从𬌗面去除一部分边缘嵴然后进入洞内比从颊面或舌面进入的效果好。

后牙邻面牙颈部的洞，则可以从颊面（下后牙）或腭侧（上后牙）进入洞内，不要从咬合面进入。

前牙邻面洞从何方进入，可以根据洞靠近何方来定，靠近颊面者从颊方进入，靠近舌面者从舌方进入。

（二）去除病变组织

扩开洞口让器械容易进入还不能查清病变范围和深度，还必须将病变组织去除干净才能查清。通常用挖器剔挖病变组织最好。在剔挖病变组织时，应当注意将着力点从洞周围往中央剔挖，不能将着力点放在洞底中央。因为一般情况下，洞底中央是薄弱的部分，稍不注意就会将髓腔穿破；而且这里也容易使剔挖时所施的力传递到髓腔，刺激牙髓组织，产生疼痛。

当不易判断龋坏组织是否去除干净时，可以用1%碱性品红染色洞底，若还留有感染的病变组织，则被染成红色，再用挖器去除。若仍然不能去尽，可用大一点的球形钻针在慢速转动下将病变组织轻轻钻掉。

在处理深龋洞时，如将坏变组织去除干净就会有穿破髓腔的可能时，也可以保留一点感染的病变组织，待用药物处理（如抗生素、非腐蚀性消毒药、磺胺等）几天后再继续治疗。

在治疗龋病时，必须将病变组织去除干净，只有这样才能得到良好的治疗效果。

（三）设计并制备洞的外形

查清龋洞内的病变情况和去净坏变组织后，就应当根据龋洞的形状设计和制备洞的外形。

洞的外形设计应以病变范围为基础。将一切病变部分和可疑病变部分包括进去，一些邻近的可被探针插入的点隙裂沟虽未产生病变也应包括进去。保留尽可能多的健康组织，特别是边缘嵴和牙尖，以保证牙齿的坚牢性，不致在修复后承受咀嚼压力时将牙体咬破。

外形的边缘必须建立在牙刷易清洁和唾液易于冲洗的表面。如邻面洞的颊侧和舌侧边缘必须设计在触点(面)以外的牙面上,即所谓自洁区。在𬌗面,不能把洞的边缘做在点隙裂沟内。

外形必须建立在有健康牙本质支撑的部位上,特别是承受咀嚼压力的部位。

外形必须是圆缓的曲线,不能有狭窄的区域,否则不易充填或修复,即使充填或修复了,修复物也容易折裂。

(四)制备抗力形

抗力形和固位形的建立对被修复牙将来能否承担咀嚼功能关系很大。抗力形是指将洞形制备成可以承受咀嚼压力的形状,使无论修复材料或牙体组织都不会在咀嚼食物时发生破裂、脱位或变形。

1. 在制备抗力形时,应当考虑到在生理状态下各个牙齿所能承受的咀嚼压力的不同。第一磨牙所承受的压力最大,前牙较小,双尖牙介于二者之间。不仅如此,男女性别也有差异,男性牙齿承受的压力比女性者要大 1/2。

在制备抗力形时,要求洞底要平,洞壁要直而各壁互相平行(髓壁、龈壁互相平行但不与颊、舌、近中、远中壁平行)。洞口略向外张开。将洞作成箱状,洞底周围的线角要清楚,但不能锋锐,要略为圆钝。过去要求锋锐,但多年的实践证明,锋锐的线角会减弱牙体组织的抵抗力,凝后的修复物的锋锐边缘在咀嚼压力下会像刀刃一样切割洞壁,使洞壁破裂(图 15-4)。

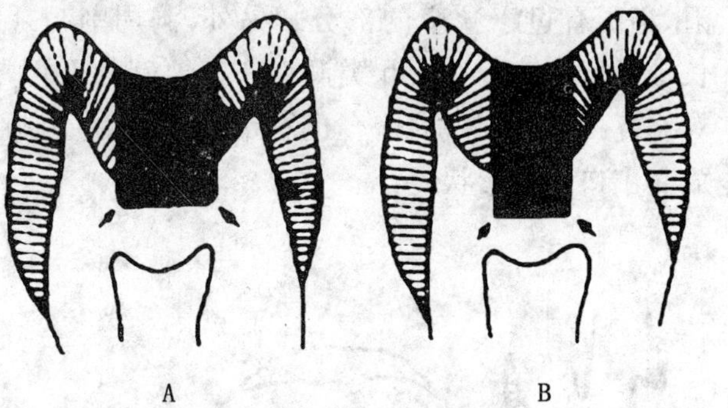

图 15-4　𬌗面洞及其充填体剖面

A. 洞底线角圆钝　B. 洞底线角尖锐

2. 去尽洞口的无基釉,以免洞口的牙釉质在承受咀嚼压力时破裂,产生缝隙,将来发生继发龋。如系邻𬌗洞或邻舌(颊)洞,应在邻面洞与舌面洞或𬌗面洞交界处的洞底做一梯,这样可以保护牙髓,也对承受咀嚼压力有帮助。如不做这个梯,即使未暴露牙髓,将来的修复体也会在承受咀嚼压力时向牙间乳头方向滑脱,刺激牙间乳头,使之发炎疼痛。制备梯时要使梯两侧的髓壁和轴壁互相垂直,但所成线角要略为圆钝(图 15-5)。

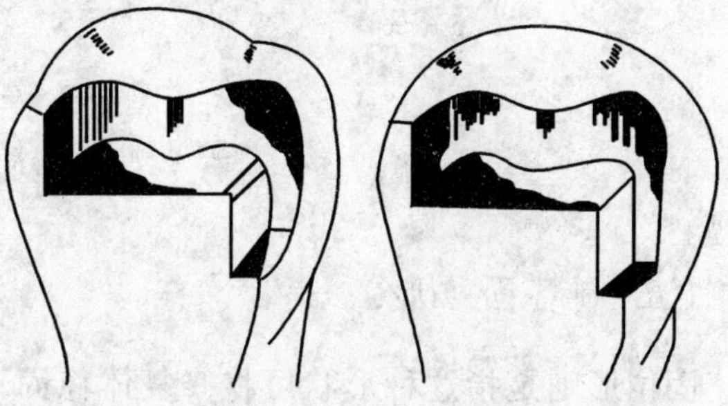

图 15-5　双面Ⅱ类洞剖面图,示梯的线角

A. 圆钝　B. 锋锐

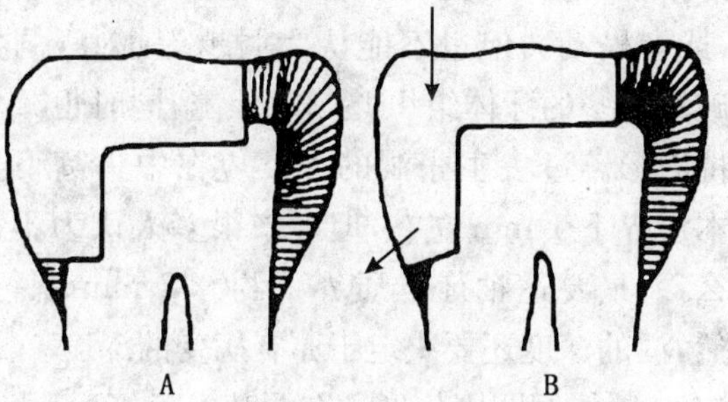

图 15-6　邻𬌗洞剖面,示龈壁

A. 与轴壁垂直　B. 与轴壁成钝角,向龈方倾斜

3. 邻𬌗洞邻面部分的龈壁,在后牙(双尖牙和磨牙)上应制备得垂直于牙的长轴,也就是与轴壁互交成直角,切忌做成斜向龈方的斜面(图 15-6)。

邻𬌗洞或邻舌洞的鸠尾峡应做在𬌗面洞或舌面洞的上方,不能作在邻面洞内,否则将来修复体容易崩裂。鸠尾峡不宜过宽也不宜过窄,对于准备用银汞合金充填的洞,应有鸠尾峡所在的颊、舌牙尖距离的 1/3,对于用复合树脂充填的洞则只要 1/4 就行了(图 15-7)。

4. 保留尽可能多的健康牙体组织,对洞的抗力形很重要。注意对𬌗牙的牙尖高度和锋锐度。如对𬌗牙的牙尖高而锋锐,则在咀嚼食物时易将修复牙上的修复体咬碎、咬破。

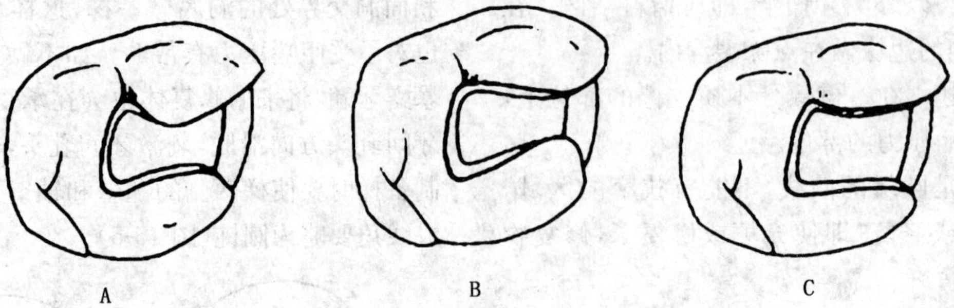

图 15-7 邻殆洞鸠尾峡的位置与宽度

A. 正确 B. 峡位置不当，太近邻面 C. 峡宽度过大

（五）制备固位形

固位形则是指这种形状可将修复体稳固地保留在洞内不致脱落。洞的固位形依靠下列因素来完成：

1. 洞的深度 洞必须具有一定深度，浅洞的固位力很小，稍一承受咀嚼压力，修复体就会脱落出来，或者松动。但也不能认为洞越深越好，洞太深会破坏更多的牙体组织并刺激牙髓，同时也减弱洞的抗力形。过去主张洞的深度应在中央窝下方釉牙本质界下 1 mm 左右，但近来很多人认为不需要这么深，只要达釉牙本质界下约 0.2 mm 就行了。当然，洞的深度还要决定于原有病变的深度。

2. 制作倒凹固位形 在洞基本备好后，用倒锥形钻针在近牙尖部的底端，向外轻轻钻一倒凹（图15-8），将来填进去的修复物硬固后，就像倒钩一样把修复体固定在洞内。一个殆面洞，一般只做四个倒凹。近来，有人主张不用倒锥钻做倒凹，因为会产生锋锐的修复体边缘，主张用球形钻针或梨形钻针制作。

将倒凹做在牙尖的下面，是因为牙尖的硬组织较厚之故。但是，应当注意，这里又是靠牙髓角很近的部位，因此，应当把倒凹做在牙尖下釉牙本质界下面一点就行了，不要太深。有些比较深的洞，可以不做倒凹，靠洞的深度来固位。

由于现代修复材料的进步，有些修复材料具有颇强的黏性，如高黏性复合树脂、玻璃离子体，用这类修复材料修复时，也可以不做倒凹固位形。此外，用暂时性修复材料封洞时，也不必制做倒凹固位形。

3. 制备鸠尾固位形 这种固位形用于复面洞，如前牙的邻舌（腭）洞、邻唇洞；后牙的邻殆洞或邻颊洞。前文讨论制备洞的外形时已经提到后牙Ⅱ类洞的咬合面部分，实际上这就是鸠尾形，其功能是把邻面洞内的修复体固定在殆面，以免它在承受水平方向或侧向的力时，发生脱位。

鸠尾和邻面洞相连接的鸠尾峡应当比鸠尾窄些，这样才能起到固位的作用。

4. 洞壁与充填材料的密合也是一种固位形。要达到此点，在洞形制备上必须将洞壁制备得平滑，不要有过于狭窄的部分。另外，洞周围与牙齿长轴平行的壁（对Ⅰ、Ⅱ类洞而言）、要互相平行，这对修复材料与洞壁的密合也有帮助，不能将洞制备成底小口大的形状。

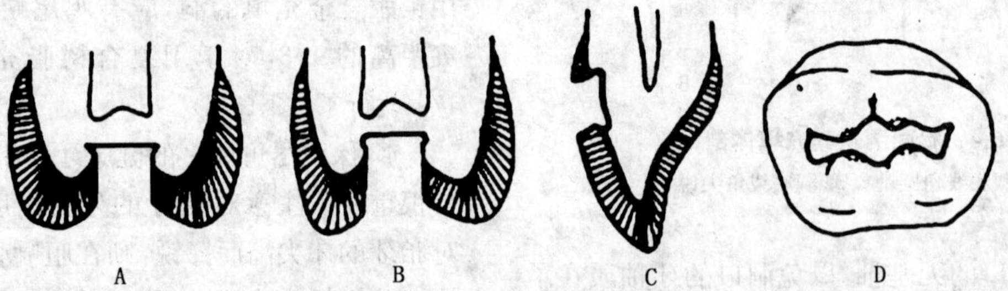

图 15-8 倒凹固位形

A. 倒凹尖锐 B. 倒凹圆钝 C. 五类洞的倒凹 D. 殆面洞倒凹的位置（虚线所示）

（六）洞的完成

按上列步骤将洞制备完毕后，还要最后清理一下洞形。包括检查洞内的龋坏组织是否清除干净，各种形状的要求是否达到，有无悬空的无基釉，有无太狭窄部分。如均已达到要求，则将洞的各壁清洗干净，干燥，准备修复。

五、无痛备洞法

在备洞时，当切割钻磨到牙本质和釉牙本质界时，病人常感到难以忍受的酸痛，为此，必须采取解除病人痛苦的措施，通常可用下列疗法来减轻病人的痛苦。

1. 备洞时选用锋利的手术器械　用锋利的器械备洞，切割钻磨效率高，产热少，刺激小。另外，在钻磨牙齿时，应采用间断操作法，即钻一下，停一下，一般钻和停的时间保持在5～10秒。

2. 冷却法　在用高速转动电动钻牙机或气涡轮机钻磨牙齿时，一定要同时开启冷却水，冷却水除了降低钻磨时产生的高热外，也有减轻疼痛的效果。

3. 脱敏药物的应用　应用脱敏药物涂搽洞壁后再钻磨可减轻疼痛，如用75%氟化钠甘油糊剂、25%氯化锶糊剂、50%酚等。但其作用浅表而且短暂，必须反复使用。此外还有人介绍用5%硝酸钾、5%氯化镧等。

4. 麻醉法　如果以上方法均不奏效时，就必须用阻滞麻醉法。有的国家的医务人员主张所有备洞手术都要进行麻醉。

六、手术区的隔离

在备洞后，准备修复前，应当隔离手术区并消毒洞。所谓隔离手术区就是将准备修复的牙齿隔离起来，不要让唾液或其他液体进入洞内，以免污染洞壁和患牙，影响修复效果或修复材料的性质。

现代化的备洞手术一开始就要求隔离手术区。隔离手术区的方法有以下两种。

1. 简易隔离法　用消毒棉卷放在即将修复的牙的颊侧和舌侧，上颌牙只有放在唇、颊侧。下颌牙可以用棉卷压器将棉卷压住，以免舌或颊部肌肉活动时将棉卷挤开。用小的消毒棉球或气枪将洞内弄干燥。在使用综合治疗台治疗时，可用吸唾管放于口底，将积于口底的唾液或冲洗药液吸走。现代治疗用手术椅上装有吸唾管。每次使用时，均应更换经过消毒的吸唾管，每一病人用一只，以免交叉感染。

2. 橡皮障隔离法　此种方法的隔离效果好，可将手术区完全隔离起来，不受唾液的污染。但此法操作较花时间，而且要求在有四手操作的条件下进行。

七、备洞技术的改进

用化学制剂去除牙龋损组织，再用电动钻针修整洞形的方法称为化学机械备洞法。最早应用于此法的化学制剂为N-一氯甘氨酸。有人先将此种药物放入龋洞内，以后再用挖器去除病变组织时，则更容易。近来有人介绍用一种商品名为Caridex的溶液，处理龋坏组织后，用挖器即可将龋坏组织去净，其作用与N-一氯甘氨酸相似。此法用于治疗儿童的乳牙龋病，可减少儿童对用电机或气涡机备洞的恐惧。

化学机械备洞法的优点是备洞时无痛苦。但迄今为止，这种方法也只能去除龋坏软化的牙本质，在制备洞形仍需要电动钻机作为辅助，而且对隐蔽的洞也作用不大。

有学者曾提出“不钻牙修复法”，根据现有的技术发展，还未能完全实现。只有少数情况，如楔状缺损，现在可不钻牙，用玻璃离子体粘固粉修复。真正实现不钻牙修复，还需要科学技术的进一步发展。

八、各类洞形制备要点

（一）Ⅰ类洞制备要点

Ⅰ类洞的制备比较简单，多系单面洞，但上磨牙腭沟和下磨牙颊沟内的龋洞，有时也必须做成包括𬌗面在内的双面洞。

在制备后牙𬌗面的Ⅰ类洞时，如果𬌗面有两个点隙或沟发生龋病，相距较远，中间有较厚的健康组织，则宜作成两个小洞；如两个龋洞相距较近，则宜将两个洞合并起来（图15-9）。

将病变范围探查清楚后，用小圆钻或裂钻自咬

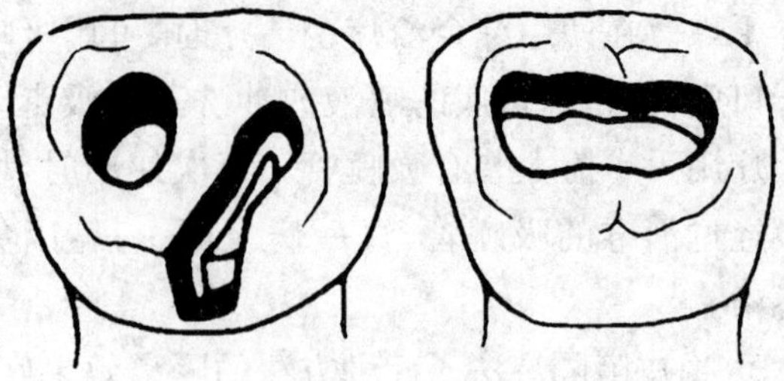

图 15-9　磨牙Ⅰ类洞外形

A. 分制的小洞　B. 包括所有点隙裂沟的大洞

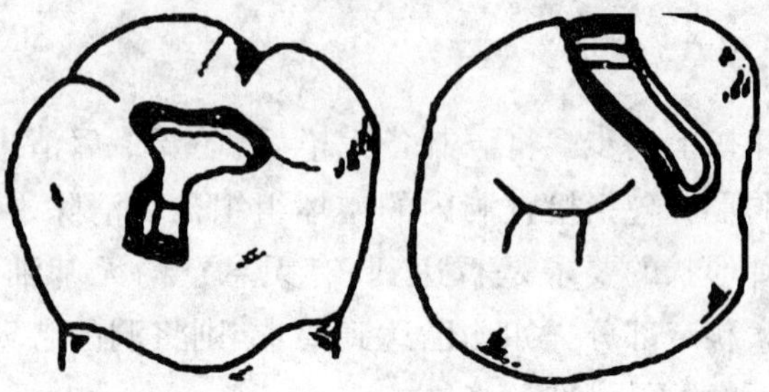

图 15-11　磨牙双面Ⅰ类洞形

A. 下磨牙颊𬌗洞　B. 上磨牙腭𬌗洞

合面病变部位钻入洞内，然后改用较大的裂钻将洞口扩大一些，以便更能看清深处的病变情况。

用挖器将洞内坏变组织挖除干净，然后用裂钻扩展，制成洞壁和洞底，要按前面论述的要求制备好外形、抗力形和固位形（图 15-10）。如果洞底深浅不平，不要从最深处磨平洞底，这样很容易穿通髓腔，应先将较浅处弄平，将深处的坏变组织去净，经处理后垫底与浅处平齐。

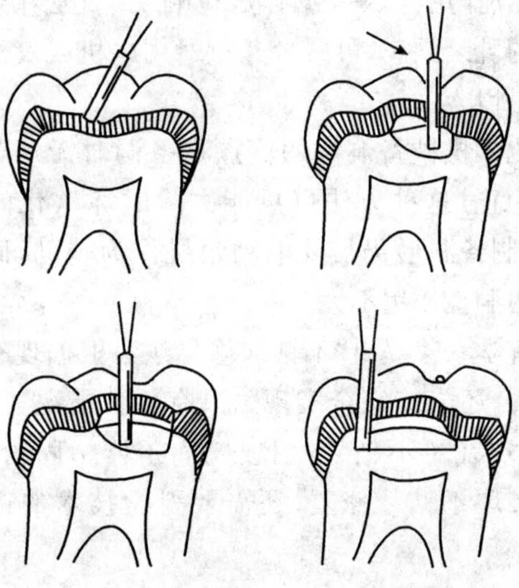

图 15-10　𬌗面洞的扩展和洞底的制备

下磨牙颊沟内的龋洞，应仔细检查病变是否已累及𬌗面。如未累及，则制单面颊面洞。

由于此种洞不承受咀嚼压力，对抗力形的要求不高，主要考虑固位形，因此应做倒凹。一般把倒凹做在𬌗壁和颈壁的中央。

颊沟内的病变已累及咬合面，则应制成双面洞，并将𬌗面的洞做成鸠尾形。洞底髓壁和轴壁交界处，应作成梯（图 15-11A）。上颌磨牙远中舌沟内的龋洞一般多已累及𬌗面，也应将它做成双面洞，并将𬌗面部分作成鸠尾形（图 15-11B）。

在制备下颌第一双尖牙𬌗面的Ⅰ类洞时，由于此牙𬌗面向舌侧倾斜，因此，洞底不能制成水平，必须象牙的𬌗面一样，向舌侧倾斜，否则容易钻穿髓腔（图 15-12A）。

上颌前牙腭面发生龋病时，制备洞底时也不能作平，同时切壁（靠近切嵴的壁）和颈壁都应作成与腭面略呈垂直的形状（图 15-12B），洞的外形呈圆形。

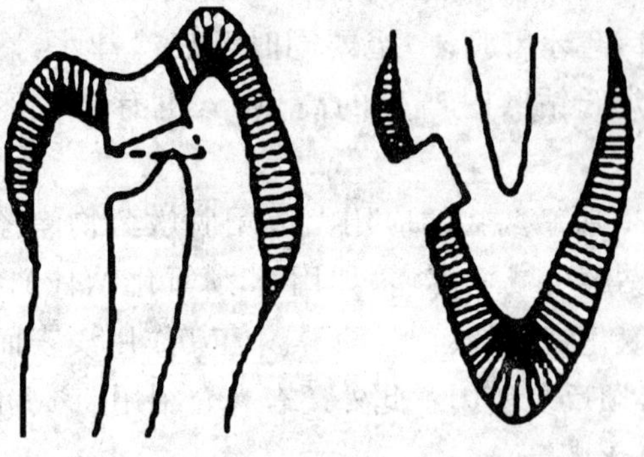

图 15-12　双尖牙与上前牙Ⅰ类洞

A. 下颌第一双尖牙𬌗面　B. 上前牙腭面

（二）Ⅱ类洞制备要点

Ⅱ类洞除特殊情况外，一般都要作成双面洞，即将𬌗面包括进去。如果病变本身已累及𬌗面则更应如此。制备此类洞时，如靠近龋坏面上的边缘嵴尚好，则宜先用小石尖将边缘嵴磨到牙本质，然后用裂钻往病变区内钻，并往颊侧和舌侧扩大，使病变范围暴露清楚，再用挖器挖尽病变组织；然后再根据邻面破坏大小和范围设计𬌗面的鸠尾形。如果邻面病变已经累及𬌗面，则用裂钻将洞口稍加扩大，再用挖器去除病变组织。病变组织去除干净后，就着手设计洞形并备洞。

邻面洞应当将颊侧壁和舌(腭)侧壁作成向牙间隙开扩的形状，此两壁的洞缘角应在邻面的敞开部位，但不能扩到颊面或舌面上。

当Ⅱ类洞的殆面已经破坏，则应按Ⅰ类洞制备法将殆面洞备好，然后向邻面扩展。此时，可用小号裂钻在近边缘嵴处由殆面往牙颈方向钻，再往颊、舌方向扩展，但注意不要伤害髓角；以后再将边缘嵴去掉，去尽病变组织，修整洞形。应特别注意邻面洞的颊、舌(腭)侧壁和龈壁(图 15-13)。

对病变位于触点龈方的邻面洞，触点未被破坏，可将鸠尾制作在颊面或腭面(图 15-14)，但注意不要把鸠尾做得过大，以免影响固位。

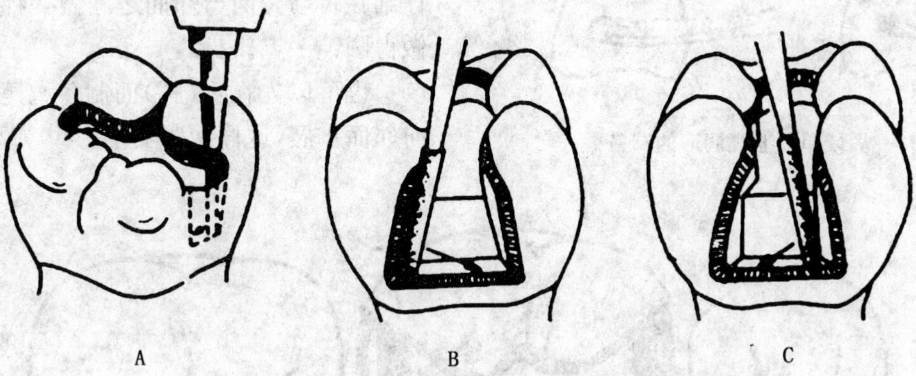

图 15-13　磨牙双面Ⅱ类洞形制备法

A. 殆面部已备好，制备邻面部　B. 用石尖往颊侧扩展大　C. 用石尖往舌侧扩大

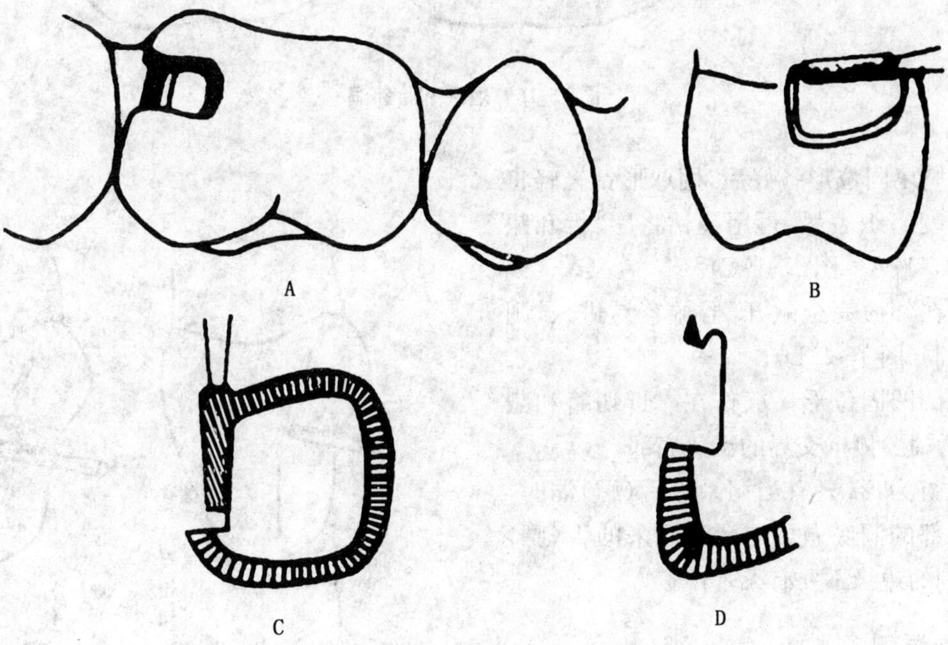

图 15-14　后牙邻面Ⅱ类洞自侧面制备

Ⅱ类洞位于近中面，而其前面的牙齿又已被拔去，有足够的空间容纳器械进入，则可将洞做成单面洞(图 15-15)。

后牙的两个邻面均患龋病，而且坏变较大，则宜将此牙制备成邻殆邻洞。这一类洞也属于Ⅱ类洞。制备方法与上述双面Ⅱ类洞相似，只是要在殆面做一个共同的鸠尾(图 15-16)。在制备此种洞时，应特别注意保留更多的健康牙体组织。

(三)Ⅲ类洞制备要点

Ⅲ类洞是前牙邻面洞。备洞时一般都要把洞扩大到舌(腭)面，如果龋洞靠近唇面，而洞舌侧的边缘嵴很厚实，则可将洞扩展到唇面，但不能太大。

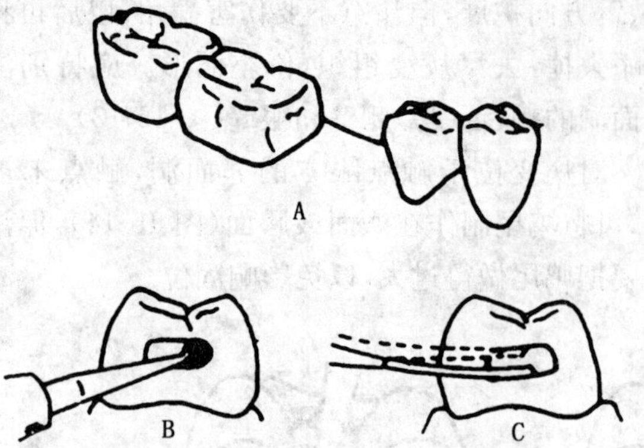

图 15-15　后牙单面Ⅱ类洞形的制备

备洞时先将洞的舌（腭）侧壁用球形钻或裂钻钻掉，然后再用裂钻往切嵴和牙颈方向扩展一点，使洞充分暴露；用挖器将坏变组织去除干净，再根据龋洞大小，在舌（腭）面设计与之相应的鸠尾固位形。可用倒锥钻自邻面洞的轴壁与牙釉本质界平齐往舌（腭）面扩展，然后在舌（腭）面备好鸠尾，再仔细在舌（腭）面与邻面之间做一梯，注意将梯的角做得圆钝一点。

也可以先在舌（腭）面制备鸠尾固位形，以后再向邻面扩展，这样做要安全一些。

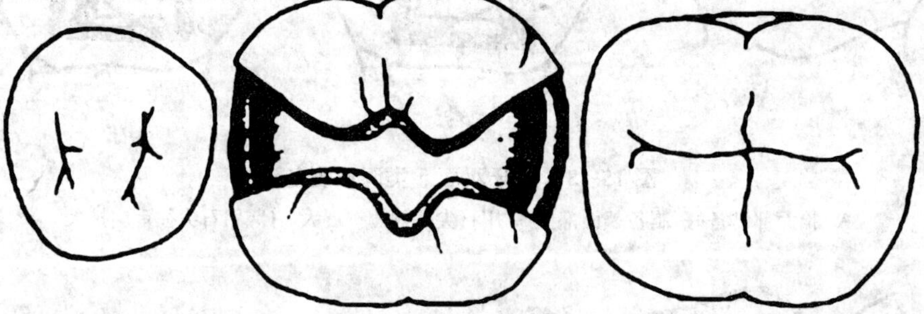

图 15-16　磨牙邻船邻洞

舌（腭）面鸠尾固位形备好后，用球形钻轻轻将邻面洞内的坏变组织去尽，再用裂钻将唇、舌和龈壁修整好（图 15-17A～图 15-17C）。

龋病损害在邻面完全敞开，器械容易进入，则将洞作成单面洞（图 15-17D）。

Ⅲ类洞的倒凹固位形一般作在靠近切嵴和龈壁与颊侧壁、舌（腭）侧壁交界的点角底部。

Ⅲ类洞的抗力形，只有当洞系邻舌（腭）洞时，应注意将鸠尾部的洞底做成与牙齿原来的舌（腭）面平行，洞周围的边缘不要有无基釉。

（四）Ⅳ类洞制备要点

四类洞由于破坏了切角，只能用烤瓷冠或 3/4 冠修复。现在复合树脂材料的问世，使四类洞的修复容易了。

Ⅳ类洞系开放性的洞，不易制备固位形和抗力形，只有在去尽坏变组织后，在近切嵴处和龈壁上制作针道，安放金属固位丝（图 15-18）或固位钉，以后用高黏性复合树脂修复。

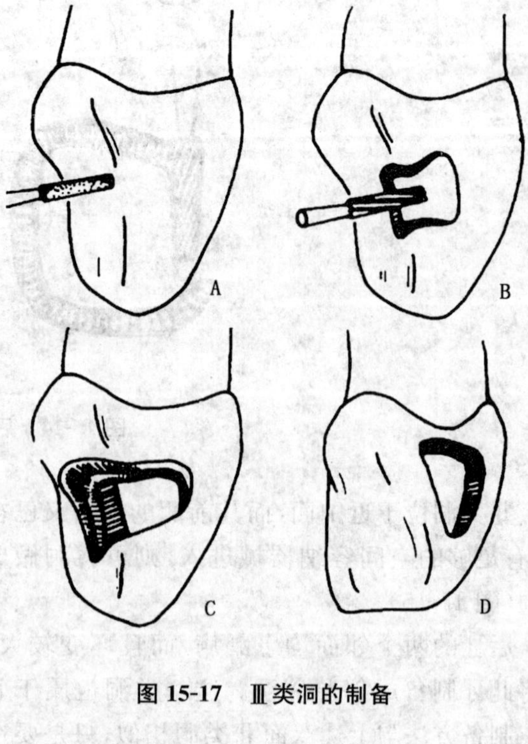

图 15-17　Ⅲ类洞的制备

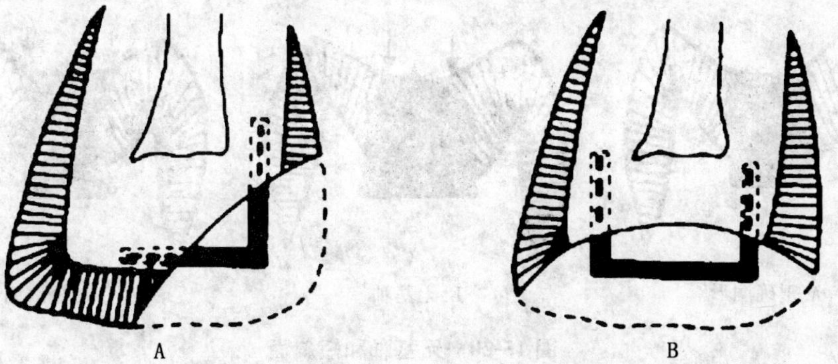

图 15-18　Ⅳ类洞的支架固位

(五)Ⅴ类洞制备要点

Ⅴ类洞是一种简单的洞,由于都在暴露面,备洞不难,加之此类洞多不承受咀嚼压力,对抗力形的要求不高,只要有适当的固位形即可。通常用倒锥钻制备Ⅴ类洞。

一般多将Ⅴ类洞作成肾形或半圆形,洞的龈壁凸向龈方,切壁平直,但均需作光滑,与洞底垂直,洞底略呈凸的弧面,要有一定深度,用小倒锥钻或球形钻在靠近洞底面的切壁(或𬌗壁)和龈壁上作倒凹固位形(图 15-19)。

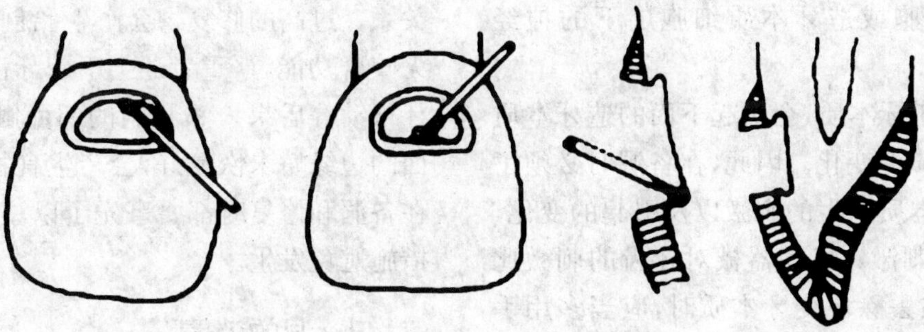

图 15-19　Ⅴ类洞的制备

(六)牙根部龋的洞形制备要点

根部龈洞的病变形态多样。由于靠近牙龈,且病变多发生在邻面,而且往往累及多数根面;除唇颊面的洞外,多数洞都比较隐蔽,器械不易进入,用电动钻牙机备洞时,常易滑动,因此备洞难度较大。最好先用挖器将病变组织去除干净,以后再根据洞的形状稍加修整,并用小倒锥钻或小号球形钻在洞的边缘靠近洞底处作几个倒凹固位形。

九、备洞及修复的生物学基础

龋病的治疗是在生活器官上进行手术,为此,必须牢记牙体组织的特殊生物学性能。

(一)牙釉质

备洞时,钻磨牙釉质必须使用锋利的工具,在高速转动下,才能将它切割下来,气涡轮机的发明和应用,为提高切割牙釉质的效率作出了很大贡献。

牙釉质内虽然没有细胞和血管等,但是牙齿的重要组成部分,牙釉质的深层,还可以从牙本质获得一些营养物质。多年来的临床经验说明,当牙釉质失去牙本质的支持时就变得脆弱了。无基釉质之所以必须去掉,就是它不能胜任咀嚼压力(图 15-20)。

牙釉质的组成单元是牙釉柱。牙釉柱的排列在接近表面的地方,几乎是垂直于表面的,但在中层和内层则弯曲。备洞时应重点注意的是接近外端处,洞周围的各壁一定要与牙釉柱的方向平行,否则就会产生无基釉质,而使其在承受咀嚼压力时发生破裂,产生裂缝。

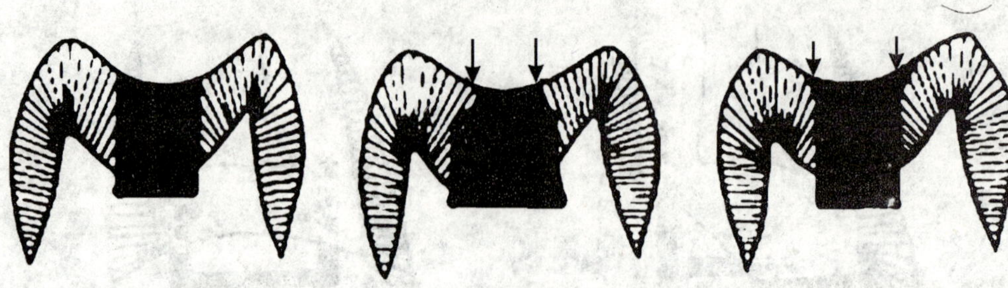

图 15-20　无基釉和短斜面

（二）牙本质

牙本质是一种生活组织，其中有牙本质小管、造牙本质细胞突、淋巴循环及神经感受器。牙本质受到外界刺激时会引起感觉反应。受到冷或干燥的刺激时，牙本质小管内的液体会向外移动；受到热刺激时，液体向内移动。这种液体的移动可以传递到造牙本质细胞或造牙本质细胞层下的神经末梢。

龋损刺激加于牙本质，会引起下面的造牙本质细胞和牙髓的反应性变化。因此，在备洞时必须了解备洞过程对牙本质产生的刺激以及引起的变化，应当避免过多的刺激。机动器械对牙齿的刺激比手用器械者大，在去除坏变牙本质时，应当多用手用器械。

（三）牙髓

牙髓是一种多细胞的、有血液和淋巴循环、有神经分布的组织。备洞时产生的机械性、温度性刺激，气涡轮机产生的负压、修复洞前使用消毒药物以及修复材料，均可对牙髓产生刺激，引起牙髓的反应。轻则使牙髓产生造牙本质细胞的紊乱、血管扩张，重则产生炎症病变。

弱的慢性刺激可以刺激牙髓产生修复性牙本质，对保护牙髓有益。

老年人的牙髓组织也和其他器官一样，发生衰老性变化，如纤维增多，钙化，牙髓腔变窄，这些都会影响牙髓对外界刺激的反应力。因此，在老年患者的牙齿上备洞时，应考虑到这一特点。

（四）牙周组织

在制备邻面洞或Ⅴ类洞时，应特别注意保护牙周组织，不要钻伤牙龈。修复时也要注意不要产生悬突，否则会诱发龈炎。

（五）咬合力

牙齿在修复完毕后，还必须调整修复物与对殆牙的咬合关系。应注意修复物是否过高或过低，如有这种情况必须进行调整，否则会破坏原来的咬合关系。过高的修复物会产生殆创伤，过低则会形成无咬合功能，严重者还会引起牙齿移位、牙周膜炎、牙松动等后果。邻殆洞的邻面触点未恢复好或殆面的边缘嵴未恢复好，会产生食物嵌塞。这些问题在备洞和修复时都要事先予以注意，术中采取相应措施避免发生。

十、洞的消毒

洞形制备完好以后，即当进行修复。但在修复前，还必须将洞消毒，关于这个问题，有不同的看法。传统的看法认为修复前必须消毒备好的洞，以杀灭洞内残留的细菌。

有学者认为备洞时就应当把感染的牙体组织去除干净，以后再经适当的冲洗，洞内的细菌就基本上清除干净。只要经过适当处理，就不必再消毒了。许多种消毒洞的药物，如酚类、硝酸银等均对牙髓有刺激性。

在备好洞后，准备修复前，对洞进行消毒还是必要的。但是应当注意选用消毒力较强而刺激性较小，且不使牙齿变色的药物，特别是深龋洞的消毒。

常用的洞消毒药有 50％苯酚甘油溶液，20％麝香草酚酒精溶液，樟脑酚（含樟脑 6.0 g，苯酚3.0 g，95％酒精 1.0 ml），丁香酚（商品），10％硝酸银水溶液（此药可使牙变黑，不能用于前牙）。此外还可用

75%酒精。

十一、常用的充填修复材料

洞形备好后，必须进行充填修复，才能恢复牙齿的形态和功能，中止龋病的继续发展。

(一)充填修复材料的基本要求

用于龋洞的修复材料有很多种，且由于材料科学的发展，品种愈来愈多，性能愈来愈好。有的材料使用寿命很长，如银汞合金，使用寿命可达数十年；有的材料使用寿命较短，如磷酸锌粘固粉，玻璃离子体粘固粉、聚羧酸锌粘固粉等，使用寿命一年左右；有的修复材料的使用寿命更短，只有一到二周，如牙胶、氧化锌丁香油粘固粉。

充填修复的材料必须具备以下性能：①能承受咀嚼压力，扭力和冲击力，耐磨。②有可塑性，方便操作，固化时间短(嵌体、冠的修复材料除外)。③对机体无毒，对牙髓、牙龈、口腔黏膜无刺激性。④固化后化学性能稳定，不溶于唾液或在唾液内解离变性。⑤热膨胀系数接近牙体组织，固化后的体积收缩微小，不致变形。⑥不导热，不导电。⑦颜色、光泽与牙齿接近，在口腔内不变色。⑧必要时可以用钻磨器械去掉。

上述8条是根据临床需要提出的，实际上现在还没有一种修复材料能满足上述全部要求。

(二)银汞合金

银汞合金是一种历史悠久的修复材料。我国古代称为银膏，唐代《本草经》上已有记载。欧洲应用银汞合金则晚好几百年。19世纪末，Black曾对银汞合金作了许多研究。本书着重介绍关于银汞合金材料研究的进展和新型银汞合金产品。

银汞合金的优越性在于它的抗压强度大，耐磨，体积变化小，使用寿命长。但它也有很多不足之处，如它的颜色与牙齿色泽相去太远，具有导电导热性，而且由于必须用汞调拌，又会带来环境污染的问题。

银汞合金中有各种金属结合的相，各相的强度不一，最强的是银锡相，称为γ相；其次是银汞相，称为γ_1相；最弱的是锡汞相，称为γ_2相。此外，一般的银汞合金中的合金粉(含银、铜、锡、锌)的颗粒形状极不规则。当与汞调合时，调合物中含有很多未结合的空隙，这些空隙能大大降低汞合金的强度。

为了增加银汞合金的强度，近10余年来，材料学家们对其中的合金粉作了重大的改进：

1. 改进合金粉的颗粒形状　将合金粉制成微球形。这样可以增加合金粉颗粒与汞结合的面积，减少银汞合金的空隙。微球形合金粉的制造方法是将熔化的合金粉液体，在真空中进行雾化。一般合金粉与汞调合时的份量比(重量)是5∶8，微球形合金粉与汞的调合配比是1∶1。

2. 改进合金粉的组成　一般合金粉含铜量不超过6%，为了克服其中γ_2相的产生，现在将铜的含量增加，增加后的含铜量可高达25%～30%，称为高铜合金粉。这种高铜合金粉与汞调合后形成的银汞合金，抗压强度比一般银汞合金增强约50%。

3. 改进汞合金的包装和调拌　现在已生产出一种塑料制的胶囊，胶囊中间有一薄隔膜，将胶囊腔分为两部分，其中一部分装合金粉，另一部分装汞。调制时，将胶囊安装在调拌机的震荡器上，开动机器进行调拌。调拌完毕后，取下胶囊，劈开，取出调好的膏状银汞合金，即可供修复龋洞用。

这种包装的改进，大大减少汞污染的机会，是一种很好的方法。

各种合金粉的组成和各种银汞合金的物理性能分别列于表15-2和表15-3。

表15-2　各种合金粉的组成(重量%)

合金粉	银	锡	铜	锌	粒体形状
普通型	65	25	6	2	不规则
细粒	68～70	26～28	2～4		不规则
球形	68～70	26～28	2～4		球形
高铜型	40～60	27～30	13～30		球形

表 15-3　各种银汞合金的物理性能

种类		含尔量(%)	抗压强度(MN/m^2)		蠕变(%)	体积变化(μm/cm)
			1 小时	7d		
低铜合金	细粒	63.7	45	302	6.3	—
	球形	46.2～48.5	132～141	360～380	0.5～1.5	−9.6～−14.6
高铜合金		50.0	118	386	0.45	−1.9

在应用高铜合金时，主要在调制时应注意下列几点事项：①调拌时需用较大的调拌力，才能获得可塑性，如系装在胶囊内用调拌机调拌时，刚从胶囊内取出时是热的；②调拌时，汞与合金粉的比例，按重量计，要稍大于 1∶1，即汞量要多一点，这样才能产生更好的可塑性；③高铜合金的调制时间有一个临界点，如超过这个时间就会发生变质；如调拌时间不够，则汞不能充分溶解，可塑性会降低。具体的调拌时间按产品说明书办理。

在合金粉组成上的另一种改进是在合金粉中加入氟化物，通常是加入 1%～2%的氟化钠，目的是防止被修复的洞周围产生继发龋。

在制备将要用银汞合金修复的洞时，必须注意：①洞必须有足够的深度和宽度，这一方面有利于修复，一方面填入的银汞合金硬固后，有较大较厚的体积，也才有足够的强度。②洞的边沿不能有短斜面，或无基釉，否则容易产生修复体边沿或洞周牙釉质的断裂，形成小缝隙或小坑凹，将来产生继发龋。③由于银汞合金有导热和导电的性能，用它修复时，除浅洞外，均必须先垫底。

（三）复合树脂

复合树脂是一种新型修复材料，迄今为止，已有很多品种问世，供临床医生选用。用途广泛，除一般龋病治疗修复外，还可用于美齿治疗，粘固矫治器械，制作固定松牙夹板等。

1. 复合树脂的基本组成　复合树脂的组成分三个相：一是基质，由高分子有机聚合物构成；二是分散相，由无机物填料组成；三是界面层，由偶联剂组成。

组成有机聚合物基质者，多系单功能环氧化合物，即由甲基丙烯酸缩水甘油酯(GMA)与双酚 A (Bis-A)发生反应形成的化合物组成。两分子 GMA 与一分子 Bis-A 作用，产生一个低聚物，称为 Bis-A GMA。它是一种近于无色的黏稠胶体，含两个反应双键，能在过氧化物和胺的作用下聚合。聚合反应可以借助紫外光或可见光引发，但必须在组分中加入光敏剂，如安息香甲基醚，以增强聚合作用。这种类型的复合树脂称为光敏复合树脂。除了 Bis-GMA 外，还可用其他聚合物作为复合树脂的有机基质，如 TEGDMA；VDMA。

分散的无机相由无机物组成，常用者有石英、三氧化二铝、硼硅酸盐、硅酸盐、氟化钡等。无机相在复合树脂中起到增强修复材料机械性能的作用。无机相的颗粒越细越好。越细的颗粒与有机相结合的面积越大，材料也就越结实。此外，无机相还可以增加材料的耐磨性能。在无机相内掺入钡盐，可以使材料对 X 线阻射，有助于用 X 线检查修复情况。无机相实际上是一种充填料，近半个世纪以来，复合树脂中的填料除在物质种类上加以调整改进外，还对填料的粒度做了很多努力，1964 年提出粗填料型复合树脂(8～10 微米填料)，此类材料为早期产品，机械物理性能较好，但表面抛光性较差。

20 世纪 70 年代末出现超微填料型树脂，色泽抛光度较好，但机械物理性能较差。90 年代，混合/微混合填料复合树脂出现，小颗粒填补了大颗粒之间的空隙，增加了复合树脂的耐磨性及透光度，但抛光性比超微填料树脂差。2002 年出现纳米填料型复合树脂，其用于小于 100 纳米的填料精确排列，除保持材料优良的机械物理性能外，还使材料具有优异的表面抛光性，减少了材料的聚合收缩。

2. 根据填料的大小，复合树脂分型

(1) 微填料树脂(Microfills)：填料直径为 0.04～0.1 μm，体积分数为 35%～50%，色泽抛光度较好，机械性能及耐磨性较差。适合于Ⅲ类、Ⅳ类及Ⅴ类洞修复，牙齿微小改形及局部变色牙釉质的修复。

(2)混合填料树脂(Hybrids)：填料直径 1～

3 μm 左右，体积分数为 70%～77%，增加了复合树脂耐磨性及透光度，但抛光度比超微树脂差。适合于后牙直接窝洞修复、Ⅴ类洞修复，Ⅲ类及Ⅳ类洞的牙本质修复。

(3)微混合填料树脂(Microhybrids)：填料直径为 0.4～0.8 μm，体积分数为 56%～66%，良好的耐磨性及机械性能，美观性能有所改善，但抛光性不好。适合于前后牙直接窝洞修复，复合树脂贴面、牙齿形态改形及变色牙的修复。

纳米填料树脂(Nanofills)：纳米技术是在纳米等级上(1～100 nm)对材料结构和性质有高度精确的规划和控制。

传统填料的获得是“从上往下法”，颗粒的大小无法达到纳米的等级。纳米技术获得的颗粒是“从下往上法”类似于垒墙。和微填料树脂内气化硅石链状网状的结构不同，纳米树脂内纳米颗粒是精确的控制和排列的。将硅石纳米颗粒水溶液(75 nm)做硅烷处理(MPTS)，然后脱水干燥制成粉末状颗粒，电镜下可以看到纳米颗粒均匀高密度的分布于树脂内。采用此技术可以使得微填料重量比加至50%，而不影响树脂的黏度。

纳米颗粒溶液(5～20 nm 硅石溶胶轻度煅烧)使得纳米小颗粒轻度接触经过机械碾磨、硅烷处理形成纳米基团。然后与树脂基质、纳米颗粒共同构成纳米树脂。纳米基团是由氧化锆和硅石纳米颗粒组成，所有纳米基团都经过硅烷处理以达到和树脂最大限度的接触。

纳米填料树脂直径为 20～75 nm，体积分数为75%～80%，具有良好的抛光性及抛光保持性，良好的耐磨性及机械性能，结合了强度和美观。从视觉效果上看，可见光波长在 400～800 nm，纳米颗粒在 20～70 nm，在可见光之外，所以透明度很好。纳米填料树脂适合于前牙Ⅲ类、Ⅳ类及Ⅴ类洞修复，复合树脂贴面，牙齿形态改变及变色牙的修复。

无机相的颗粒的表面必须用偶联剂处理，才能使无机相和有机相结合好。这种偶联剂就构成二者之间的界面层。常用的偶联剂是硅烷类化合物。

除光敏复合树脂外，还有化学固化复合树脂，它一般被包装成两份，或为粉(填料)液(树脂)型，或为双糊剂型。在其中一份内加入化学引发剂，临用时将两份分别取出一小部分，在玻板上调拌成团，用于修复制备好的龋洞。

3. 复合树脂的性能　复合树脂具有较强的抗压、抗张强度，也较耐磨，能承较大的咀嚼压力，而且具有与牙齿色泽非常接近的光泽。因此，它在临床上的应用范围愈来愈广。

无机相表面的硅烷有防止材料吸水的作用，使复合树脂在口腔内不易受到唾液的作用而分解。

复合树脂的聚合收缩和其带来的术后敏感，边缘微漏，继发龋等；还有符合树脂的机械物理性能尽管有很大改进，但其耐磨性仍需要加强；再有就是复合树脂的技术敏感性，复合树脂修复时树脂材料和粘结材料的复杂性要求使用者对材料性能和操作步骤有充分的了解。

4. 复合树脂修复洞形制备的特点　在制备洞形时要特别注意固位形，要保留更多的健康牙体组织，洞应制备得较为开放，洞深要尽可能小。在不承受咬合压力处可保留无基釉，制备洞缘斜面。修复前洞的消毒不能用酚、醇类。

(四)玻璃离子体粘固粉

玻璃离子体粘固粉是 20 世纪 70 年代中期研制的前牙充填修复材料。由粉剂和液剂组成。粉剂主要由二氧化硅、三氧化二铝和氟化钙组成，这三个组分占粉剂总量的 80%，此外还有氟化铝、磷酸铝等。液剂主要由聚丙烯酸衣康酸组成，占47.5%。其余是水(47.5%)和少量酒石酸(5%)。

玻璃离子体粘固粉与牙釉质和牙本质有较强的粘结性，色泽好，但抗压强度不大。玻璃离子体粘固粉对牙体组织的粘结性是靠它里面的羧基和牙齿中的钙结合。

玻璃离子体对牙髓有轻度刺激性。动物实验表明，充填玻璃离子体 8 天后的牙髓有轻度炎症反应。但有人认为，玻璃离子体粘固粉的刺激作用主要是由于修复前用酸处理刚切断的牙本质造成。

玻璃离子体粘固粉与牙体组织有颇强的粘结性，制备洞形时，对固位形的要求可放宽。此种材料脆性大，不能用于承受咀嚼压力的洞，故常用于Ⅲ类洞和Ⅴ类洞的修复。备洞时可以不作倒凹，对楔状缺损可以不备洞，只要将洞干燥，直接用玻璃离子体修复。

玻璃离子体粘固粉还可用作预防性充填和点

隙裂沟封闭。由于它里面含有氟化物，所以有预防龋病的作用。对牙颈部过敏也可用玻璃离子体粘固粉覆盖过敏面。

调制时取粉剂3份，液剂1份，置于玻板上用塑料调拌刀调制，1分钟内完成修复，3～5分钟即固化。

(五)磷酸锌粘固粉

磷酸锌粘固粉是一种暂时性修复材料，不传热和电，有一定硬度和耐压强度，也作为隔离刺激性修复材料和牙本质之间的垫底材料。

磷酸锌粘固粉由粉剂和液剂两部分组成。粉剂主要成分是氧化锌，占重量的90%，还有少量氧化镁、二氧化硅、氧化钛等。这些成分混匀后，在高温炉中煅烧，冷却后再研成细粉。磷酸锌粘固粉的粉剂中还加有少量色素物质如氧化铜、二氧化锰等。

液剂主要是正磷酸，此外还有少量金属铝和锌，它们可以使磷酸与粉剂调合时的化学反应延缓一些。另外，液剂中还有一定量的水。盛液剂的小瓶在取出一小份后应立即盖上，以免受潮。

当将粉剂与液剂调合时，粉剂被磷酸溶解，这是一个产热反应。固化后的物质是一种含结晶水的磷酸锌网状结构，此网状结构将未完全溶解的氧化锌颗粒包围。固化完成后就形成晶体磷酸锌($Zn_3(PO_4)_2 \cdot 4H_2O$)。

磷酸锌粘固粉固化后的抗压强度约为1000 kg/cm^2，可以承受一定的咀嚼压力。调制过程中，如粉液份量不当，调制温度上升或有水污染，都会降低其抗压强度。

磷酸锌粘固粉在未完全固化时具有一定的黏性。固化后几乎不溶于水(0.06%)，但可被酸溶解。一般唾液微带酸性，因此它可被唾液所溶解。

磷酸锌粘固粉在刚调制后有轻度膨胀，2～3小时后，体积发生收缩，这种收缩可持续7天，收缩程度为0.04%～0.06%(容积)。在固化时如有水浸入，则会有一些膨胀。在水中时固化不完全，形成软而松脆的表面。

磷酸锌粘固粉有较好的绝缘性能，可阻断热和电的传导。磷酸锌粘固粉在固化后常遗留有少许游离磷酸，可对牙髓产生刺激。在调制最初3分钟，磷酸锌粘固粉的pH为3.5，这样的酸度，对牙髓不利，可使牙髓发炎。但其pH在1小时后就上升到6.0，48小时后就接近中性。因此，磷酸锌粘固粉不适直接用于深洞的垫底。修复深洞时，必须先用盖髓剂以及护洞剂等处理后才用磷酸锌粘固粉垫底，再行修复。

磷酸锌粘固粉对牙龈组织也有刺激性，可以使牙龈发生中等程度反应，如上皮细胞增生，牙龈水肿等。

磷酸锌粘固粉主要用于暂时充填，如在治疗深龋洞需要在洞内封药，观察2～3个月。另外就是前面提到的用于中等深度洞的直接垫底和深洞的间接垫底。由于它未固化时有一定粘性，故也可用于粘固嵌体、金属冠，固定桥等。

调制时取粉剂和液剂适量，分开放于冷而清洁玻板上，将一部分粉以调拌刀推向液体，用旋转推开法调拌。这样可以使化学反应产生的热容易散失，以后再陆续加粉调制，直到需要的稠度。一般调制要在1分钟内完成。调好后的磷酸锌粘固粉常在3～5分钟固化。调拌时注意不要水混入，否则会破坏粘固粉的结晶和固化，进而影响其性能。

(六)氧化锌丁香油粘固粉

氧化锌丁香油粘固粉有粉剂和液剂两部分。粉剂主要由氧化锌组成，含量占粉剂的69%，另外还有天然树脂(如松香)，占29.3%，很少量硬脂酸锌和醋酸锌。树脂可增加粘固粉的韧性，减少其脆性；锌盐可增加其强度。液剂大部分为丁香油，占85%，此外还有橄榄油，占15%。丁香油内含有丁香油酚(eugenol)，这种酚含正甲氧基团，它与氧化锌反应能生成一种螯合物——丁香油酸锌，这种螯合物有较大的硬度。但是与之反应的氧化锌如含有水分，则变硬加快，且水分越多越快。如含2%的水可在24小时变硬，含水5%者15分钟即可变硬。有人利用这种反应特点，在临床实践中将含水少的氧化锌和丁香油调合起来，搁置数小时仍可使用，不会干固。放入牙洞内时，粘固粉吸收口腔内的水分，就会很快固化。

有学者对氧化锌丁香油粘固粉作了一些改进。一是在粉内加入甲基丙烯酸甲酯，加入量为20%，另一个是在粉内加入三氧化二铝，液内加入乙氧苯甲酸。这两种办法都是为了增加粘固粉的强度。

氧化锌丁香油粘固粉在调合后4～10分钟即可固化。抗压强度不大,未加树脂者为140 kg/cm^2,加入树脂可提高两倍。加入甲基丙烯酸甲酯或乙氧苯甲酸者则强度更高。

氧化锌丁香油粘固粉在口腔内可被溶解,时间长了就会崩解。在水中的溶解度24小时为2.5%。

氧化锌丁香油粘固粉在临床应用上的最大优点是它对牙髓的刺激性很小。虽然它可使牙髓引起炎症反应,且持续达8个星期,但炎症细胞很少,修复性牙本质形成较多。不仅如此,氧化锌丁香油粘固粉对发了炎的牙髓还有一定的安抚和镇痛作用。氧化锌丁香油粘固粉还有一定绝缘性能。

氧化锌丁香油粘固粉常作为深龋洞的护洞剂。如其中加有甲基丙烯酸甲酯或乙氧苯甲酸,可作为暂时性修复材料,在口腔内可保持2～10个月。

氧化锌丁香油粘固粉常用于龋病和牙髓病治疗的暂时封洞。氧化锌丁香油粘固粉可以与牙胶尖或银尖一起合用于充填根管。在其中加入棉纤维、鞣酸、花生油调合,可以用作牙周外科的塞治剂。

调制时取适量粉和液分别置于清洁玻板上,以不锈钢调拌刀将粉推入液中,用旋转法调拌,逐渐加入粉剂直至调成膏状或需要的稠度。调拌时不产生热。另外,还应注意调拌时不要推得太宽,以免吸收空气中的水分。

(七)聚羧酸锌粘固粉

聚羧酸锌粘固粉有粉剂和液剂两部分。粉剂为经过煅制的氧化锌和氧化镁的混合物研磨而成。有的还加有三氧化二铝,以增强其硬度。聚羧酸锌粘固粉具有550～750 kg/cm^2的抗压强度,比磷酸锌粘固粉低,但它具有比后者大40%的抗张强度。液剂为聚丙烯酸的水溶液,在液中的浓度为32%～42%。聚丙烯酸的分子量为25 000～50 000。

固化后的聚羧酸锌粘固粉是由聚丙烯酸锌凝胶状基质将未反应的氧化锌颗粒联接而成,基质系无定形物质。

聚羧酸锌粘固粉对牙釉质和牙本质都有较大的粘结力,对牙釉质为35～105 kg/cm^2,对牙本质为21 kg/cm^2。这种粘结力主要是由于聚丙烯酸的分子与牙齿硬组织内的钙络合之故。

聚羧酸锌粘固粉对牙髓的刺激性很轻微,与氧化锌丁香油粘固粉相似,但无刺激修复性牙本质形成的能力。对已暴露的牙髓则会引起不同程度的炎症,因此不能用于直接盖髓。

聚羧酸锌粘固粉在未固化时,黏稠度较大,能黏着器械,应用时应予以注意。

在清洁的白纸片或玻璃板上调制,粉液之比为1∶1或2∶1,调拌时要注意,只要液体一自瓶内取出,就要赶快调拌,否则聚丙烯酸内的水分蒸发就会使黏固粉变稠。调拌需在20～30秒内完成。调制中不产热,但加热能使反应加速。

聚羧酸锌是一种良好的垫底材料。由于它具有较大的抗压强度,因此在用于深洞时不必垫两层,只垫一层聚羧酸锌粘固粉即可。

聚羧酸锌粘固粉可以作洞衬剂。由于它的粘结性较强,可用于粘固嵌体、冠、桥等。

(八)牙胶

牙胶是一种用马来亚赤铁科树脂加氧化锌、氧化钙、白蜡等制成的条状固体。

商品牙胶条有粉红色和白色两种,加热至40 ℃即变软,冷却后又变硬。当其变软时有很好的可塑性。牙胶条微具弹性,能溶于氯仿、乙醚等,对热和电均不传导,但热胀系数较大。常用作暂时充填材料,如封固洞。也可制成牙胶尖,充填根管。用时在酒精灯上烤软,用粘固粉充填器截取一小块,放入洞内,压好。

十二、充填修复术

洞形备好以后,经过清洗,隔离手术区,消毒、干燥后即可用修复材料进行充填修复。

充填修复包括以下几个步骤:①将修复材料放入洞内,压紧;②修整表面,按原来生理解剖形态恢复成形;③调𬌗;④打磨抛光修复物表面。

如果被修复的洞系双面洞,特别是包括邻面在内的双面洞,由于邻面洞部分没有洞壁,必须用成形片(matrix)将邻面包围起来,否则修复材料就会被压出洞外。供后牙邻𬌗洞用的成形片系用不锈钢薄片制成,常用者有三种样式。一种供磨牙双面洞用,片的两翼各有三个小孔;一种供双尖牙邻𬌗洞用，较短，两翼各有两个孔；另一种是供后牙邻𬌗邻三面洞用的，片较长，无孔。

成形片必须通过成形片夹，才能固定在牙上。成形片夹有两种，一种供邻𬌗洞使用，夹上有两个喙，喙端有小齿；用时，将小齿插入成形片翼的小孔中，根据牙齿冠部大小调整插入的孔，调整好后，放松片夹后面的螺纹钮，然后轻轻将成形片套于牙上，并旋紧夹后面的螺纹钮(图 15-21A)。上成形片时，应注意将成形片长边中有微凸边缘的一边贴近邻𬌗洞的龈壁。还要注意将片夹的喙放在与牙龈缘平行的位置。

一种成形片夹是供邻𬌗邻三面洞用的，用时将上述三面洞成形片的两端合并拢，插入片夹的咀部，以后用夹上的卡子将成形片卡紧，套上牙齿后再旋紧片夹后端的螺纹钮，使其固定在牙上(图 15-21B)。

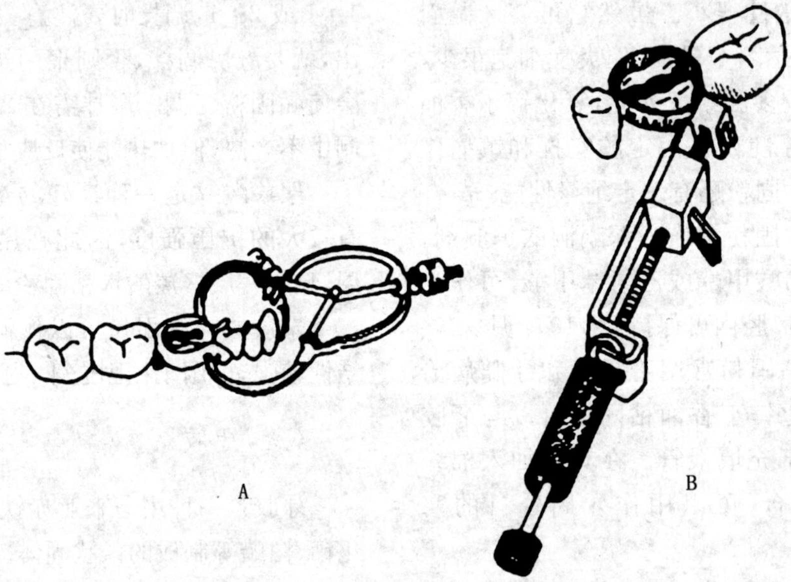

图 15-21 上成形片及片夹法

A. 双面洞；B. 三面洞

一种 T 形成形片，使用时操作较简单，不必使用成形片夹。这种成形片可以自己制作。取宽度为 1.0 cm 的薄不锈钢片，剪取约 5 cm 长一段(用于双尖牙者可略短一些)，然后用钢剪按图 15-22A，B 所示剪成 T 形。将 T 形片 D 端的小翼向片中心方向卷褶，然将 T 形片另一端套入(如图 15-22C_1～C_4所示)。当将 T 形片套在牙上后，用力拉紧此端并向小翼方向褶紧压平，并剪去多余部分(图 15-21)。

为了使成形片的近牙颈部分与邻面洞的龈壁紧密贴合，使修复物在充填时不致从龈缘挤入牙间隙内，可用一端尖的三角形木楔插入成形片外的牙间隙中，这样就可以保证成形片与牙面的贴合了(图 15-23)。

在上金属成形片于牙齿上时，切勿弄伤牙龈。

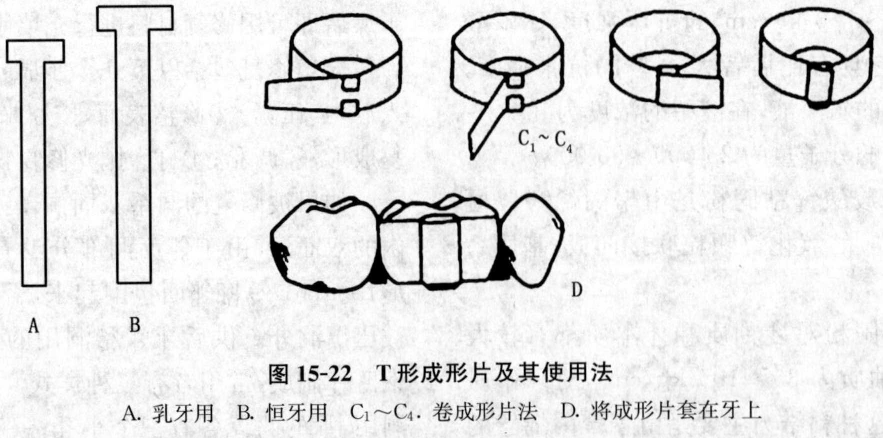

图 15-22 T 形成形片及其使用法

A. 乳牙用 B. 恒牙用 C_1～C_4. 卷成形片法 D. 将成形片套在牙上

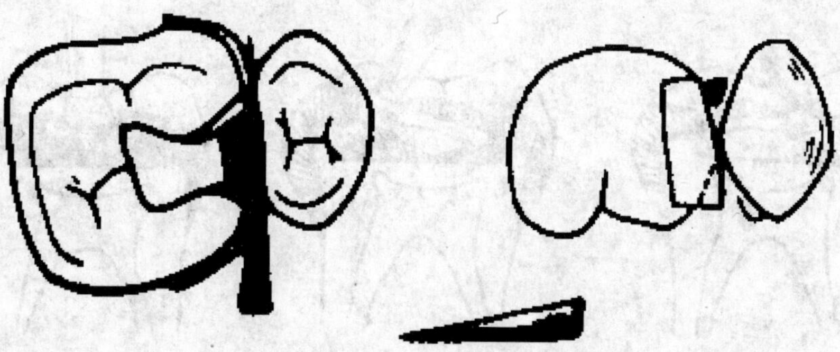

图 15-23　木楔及其用法

前牙用的成形片系用赛璐珞制成，也可用聚酯薄膜。使用时将它按图 15-24 所示的方法卷摺起来，然后放入牙间隙，待将修复材料放入洞内并稍加压迫后，再将成形片自唇、舌两侧压紧。

充填修复完毕后，必须将成形片和片夹取下。取出时应小心，先将片夹松开取下，然后用手指握紧成形片的两端，沿水平方向从唇颊面或舌面轻轻滑出，切勿将修复物拉坏，也不要将牙间乳头弄伤。

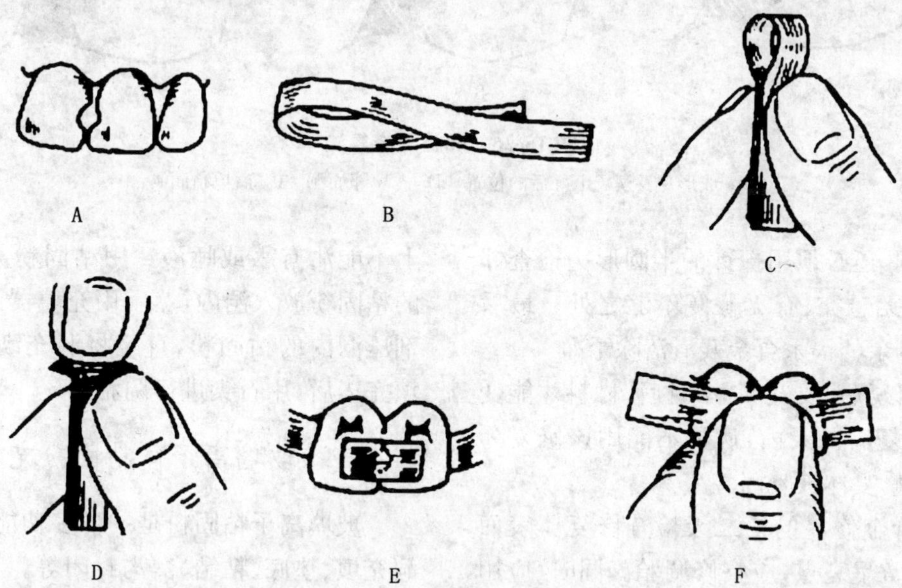

图 15-24　前牙成形片使用法

A. 上前牙邻面洞　B. 赛璐珞成形片　C.D. 成形片摺叠法
E. 放入两中切牙间(腭侧观)　F. 用手指压迫(唇侧观)

(一)银汞合金充填修复

在龋病的修复治疗中，银汞合金是应用最为广泛的材料，必须掌握好它的性能和使用方法。修复时不能将调好的一大团银汞合金一次放入洞内，必须一小块一小块地放入，每放入一小块，即用压器压紧，并将压出的多余汞用挖匙挖出，放入一小杯内，切忌随地乱丢。如此多次逐层填紧，直至将牙齿外形恢复(图 15-25)。

在修复邻殆洞时，应先将邻面洞修复，然后再修复殆面洞部分(图 15-26)。

银汞合金将洞修复完毕后，稍等片刻即将成形片和片夹取下，除去洞周围的多余合金，然后用雕器(carver)或挖匙将咬合面的生理解剖形态雕出。所谓生理解剖形态是指牙面经咀嚼作用后形成的形态，而不是牙齿本来的形态。在年轻人的牙齿，咬合面有较明显的牙尖和窝沟，而老年人的牙齿则因长期磨损使咬合面变得较平。在雕刻时，应随时注意与对殆牙的咬合关系，既要恢复咬合接触，又不能有高接触点。

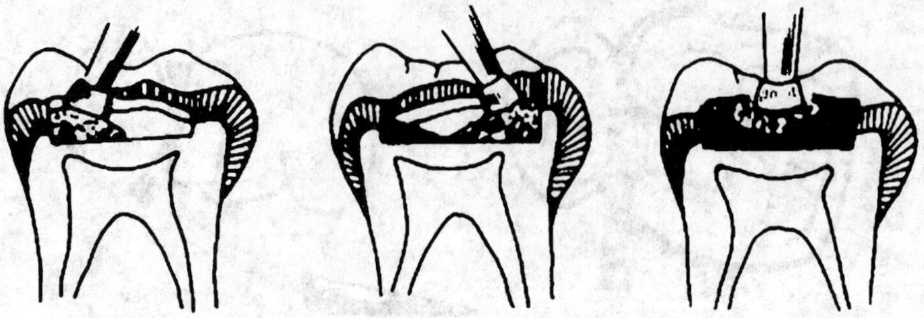

图 15-25　用压器压紧逐层充填的银汞合金

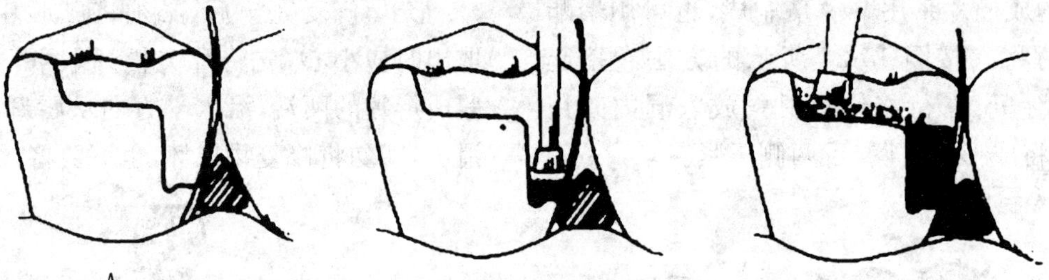

图 15-26　邻𬌗洞修复法

A. 成形片及楔子上好后的位置　B. 先填邻面洞　C. 后填𬌗面洞

若系邻𬌗洞，还必须用探针的半圆形头检查邻面修复情况，有无悬突，有无修复不够之处。最后还应将口腔内剩余的银汞合金残渣清除干净。

银汞合金修复后，要经 24 小时后，材料才能变硬。因此，在修复后一天内，病员不能用该修复牙咀嚼，否则会使修复体被咬碎。

在用银汞合金修复的第二天检查修复体表面高接触点，有则常呈亮点，应整修调𬌗。同时，应用抛光器械（常用小绒轮）将修复体表面打磨光滑，这样可以使修复体表面经常保持光洁。这一步骤现在已被多数医务工作者忽略，应重新恢复。

（二）复合树脂充填修复

用复合树脂充填修复时，对中等以上深度的洞切勿用氧化锌丁香油粘固粉，用玻璃离子粘固粉垫底，洞深时需用氢氧化钙衬洞，再用玻璃离子垫底。因复合树脂每次固化厚度不能超过 2 mm，因此分层修复是必需的，为了减少聚合收缩，最好采用斜面堆塑作复合树脂修复。

（三）磷酸锌粘固粉充填修复

用磷酸锌粘固粉充填洞时，应注意洞内和器械上不能沾有水或唾液。用粘固粉充填器挑取调好的粘固粉放入洞内，然后用充填器的钝端蘸一点粉剂压洞内的粘固粉，直至将洞充满，不留空隙。充填完毕后，用石尖进行调𬌗。

（四）玻璃离子体粘固粉充填修复

玻璃离子粘固粉是一种多功能材料，可用于龋洞充填、垫底、粘结、窝沟封闭等。充填时多使用树脂改良型玻璃离子。

（五）聚羧酸锌粘固粉充填修复

由于聚羧酸锌粘固粉具有粘性，容易粘在器械上，因此，将材料放入洞内后，只能用小棉球蘸少许水，将材料压入洞底，并压平。

（六）氧化锌丁香油粘固粉充填修复

此材料在未固化时，也会粘器械，不易压入洞内，可用小棉球蘸水少许（浸润即可），压迫修复材料，直至将洞压满。

（七）牙胶充填修复

将牙胶条的一端在酒精灯上烤软，用粘固充填器的刀端截取一小块，放入洞内，并趁其尚软时用另一头压紧。这种材料使用方便，不粘器械，以后要除去时也容易，只要将挖器稍微在酒精灯上烤热，放入牙胶充填物内，往洞外轻挖，即能干净地将洞内牙胶去除。

十三、充填修复时对牙髓的保护

在治疗龋病时，应当特别注意保护牙髓，不仅在备洞时应当注意，在修复时也是如此。

（一）关于涂层

涂层(smear layer)又称玷污层，是在备洞过程中产生的热，使牙体组织（无论受染或未受染）中的有机物质发生变性，掺和着牙釉质和牙本质的粉末，其中也有细菌，这些混合物粘在洞壁上而形成。这个涂层有人曾经主张把它保留在洞内，可以起到隔离保护的作用。但现在许多人主张在修复前将它去除，因为保留它，弊多利少。一方面涂层内的细菌在用消毒剂消毒洞时，不一定能将涂层内的细菌完全消灭干净，另一方面洞壁上的涂层还会阻碍修复材料直接与牙体组织结合（如聚羧酸锌粘固粉，玻璃离子体粘固粉，粘结剂等）。因此，主张将它去除。

去除涂层可用含草酸盐（30%）和乙二胺四乙酸（EDTA，10%）的水溶液搽洗，也可以用 35%枸橼酸溶液搽洗。

（二）漆洞、衬洞和垫底

在临床实践中，长期以来只注意到用垫底的办法来隔绝修复材料直接或间接产生的刺激。而对保护牙本质本身，对增进修复材料与洞壁的密合，以及对促进修复性牙本质的生长注意得很不够。这些都与保护牙髓有联系，但也有不同，包括漆洞(cavity varnishing)、衬洞(cavity lining)和垫底(basing)。

漆洞是在洞壁上涂上一层洞漆（varnish）。这种洞漆能封闭牙本质小管，隔绝来自外界或修复物的刺激（如汞合金内未汞齐化的汞，磷酸锌粘固粉中的酸），但不能隔绝温度刺激。它是一种清漆样物质，用天然树脂或合成树脂溶于有机溶媒（如丙酮、氯仿、乙醚）内而成。将洞漆涂于洞壁上，有机溶媒很快挥发，留下一层薄树脂膜于洞壁上。

洞漆除了上述保护作用外，还有增进修复材料与洞壁密合，防止边缘渗漏的作用，特别是在用银汞合金、磷酸锌粘固粉修复时。对复合树脂类修复材料，洞漆是不能用的，因为树脂中的未聚合的单体能将洞漆溶解。

衬洞是既能隔绝化学刺激，又能阻断一定温度刺激，刺激修复牙本质形成的一种措施。衬洞时要用衬洞剂（liner）。常用的衬洞剂有氢氧化钙及其制剂、氧化锌丁香油粘固粉。羟磷灰石可以作为衬洞剂。

氢氧化钙制剂已有许多商品出售，常见者有：

1. Dycal　包括甲、乙两组分，甲组分包括氢氧化钙 51.0（重量%）、氧化锌 9.23、硬脂酸锌 0.29、氨磺酰乙甲苯 39.48。乙组分有二氧化钛 45.1、钨酸钙 15.2、硫酸钙 0.6。

2. Cavital　由粉剂和液剂所组成，粉剂配方包括氢氧化钙 78.5（重量%）、碘仿 20.0、抑菌药物 1.5。液剂有丙二醇 50.0、地卡因 49.5、蒸馏水 0.5。

垫底则是以阻断温度变化产生的刺激为主，也有隔绝电流刺激的一种措施。通常用得最多的垫底材料是磷酸锌粘固粉，现在还可以用聚羧酸锌粘固粉。

垫底主要是垫于洞底或髓壁上。垫底时要注意，并不是把整个洞底都垫上厚厚的一层，而是对深的地方多垫，浅的地方少垫或不垫，要求垫紧实，垫底材料的表面要平匀（图 15-27）。

在邻𬌗洞的修复中，当邻面洞较深（指从未破坏前的邻面到轴壁的深度）时，则应在轴壁上垫底，其法是用粘固粉充填器的刀端挑取一小块调制好的磷酸锌粘固粉于轴壁上，再用充填器的柱形端或小蜡刀的侧面将粘固粉向轴壁压紧，注意不要将粘固粉压到龈壁和邻面洞部分的颊、舌壁上（图 15-28）。同样，在其他类型的洞内垫底时，也不能将垫底材料压到髓壁以外的壁上。

十四、粘结在充填修复治疗中的应用

粘结(adhesion)的意义是将两种相同或不相同的物体借助粘结剂联结在一起。在口腔科最常见的也是最早利用粘结术的例子是用磷酸锌粘固粉

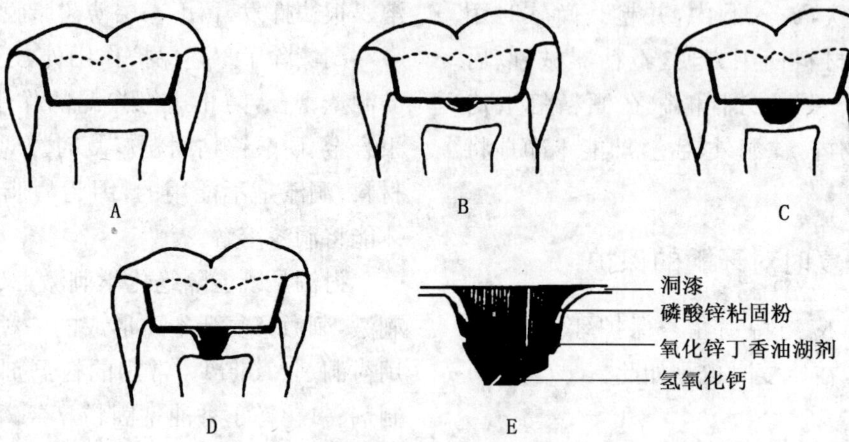

图 15-27　垫底法

A. 无底　B. 磷酸锌粘固粉单层垫底　C. 双层垫底
D. 用氢氧化钙直接盖髓后,双层垫底　E. D. 图放大

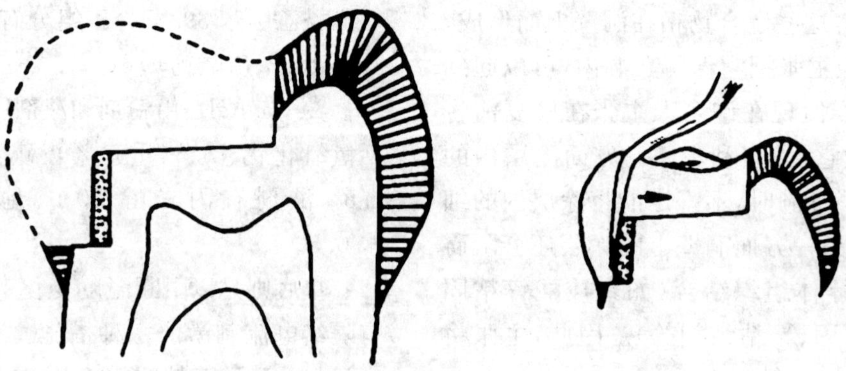

图 15-28　轴壁垫底法

将嵌体、冠、固定桥等修复体粘在牙齿上。

由于材料科学的迅速发展,粘结术和粘结剂(包括粘结材料)在口腔科的应用越来越广泛,涉及的面也越来越广,并已正在逐步形成专门的学科体系。由于它的发展,牙体修复技术已发生了很大的变革,原来有些病变损害必须用较复杂的技术和材料才能修复的,现在都可以在一次或短期治疗中完成。例如Ⅳ类洞的治疗,大面积缺损的修复等,过去必须用冠或嵌体修复,现在可以用粘结技术和新型修复材料来进行了。

在龋病的预防方面,点隙裂沟封闭剂的应用,也是一种粘结。其他如四环素牙、氟斑牙的覆盖也是靠粘结来完成。

粘结是将两种物体联接起来,这种联接是否有效,是否能耐受长期咀嚼压力,要受到很多因素的影响:①粘结面积的大小;②粘结物体表面的物质活性,这里指的是物体表面参与粘结反应的物质活性;③粘结剂的性质;④粘结物体表面的清洁度;⑤粘结物体表面的干燥度;⑥操作技术。

对上述各种因素,在日常生活中已有不少体验。例如在修补轮胎时,要在轮胎的孔上粘上一块橡胶皮,必须把轮胎穿孔处周围和粘贴上去的橡胶皮表面弄得很干净,并用锉子把表面打毛,涂粘结剂(胶水)前,还要使粘结的两个物体表面干燥。这个过程很可以用来说明牙体粘结现象。

修复材料与牙体的粘结过程主要分为两个步骤,即表面处理和粘结。表面处理的意义是将牙体被粘结面清理干净,使之干燥,增加粘结面积并使之活化。

被粘结面不干净,有一些其他污染物质存在,这些物质将阻碍粘结反应的进行,破坏粘结效果,它们的存在也大大减少了粘结面的面积。

粘结的牙体表面潮湿甚至有水存在，也会大大破坏粘结的效果甚至使粘结失败。

在牙体粘结中要增加粘结面的面积，有效的办法是用酸蚀法处理粘结面。酸蚀法又叫做蚀刻(etching)，这种方法是用磷酸(30%水溶液)，枸橼酸(50%水溶液)或 EDTA 水溶液，其中以 30%磷酸最好；如在磷酸内加入 7%氧化锌，酸蚀效果更好。这里所指的酸蚀效果是指酸侵蚀牙釉质后形成的小缝隙的深度。

影响蚀刻效果的因素除了上述酸的种类外，酸蚀的时间、酸的浓度，酸蚀后用水清洗脱酸的时间都会影响酸蚀效果。Silverstone 曾经用 20%～70%的磷酸分别酸蚀牙釉质，证明酸的浓度愈低，蚀刻的牙釉质深度愈大。Williams 等曾经研究了酸蚀时间和用水洗的时间对将来粘结力的影响，发现酸蚀时间长者效果好，但水洗时间长了反而会降低将来的粘结强度。

经过多次实验和临床实践，现在公认用 30%磷酸(加 79.5 氧化锌)酸蚀 1 分钟的效果最佳。

牙釉质表面被酸蚀后，用肉眼观察可见牙釉质表面失去原有光泽，呈白垩色，似粉笔色泽。在电子显微镜下观察时，可见牙面呈凹凸不平的蜂窝样形态(图 15-29a)，如果在电子显微镜下观察酸蚀面的剖面，则能看到牙釉柱被蚀后留下的许多缝隙。以后用树脂类材料修复时，修复材料进入这些缝隙，就会形成许多钩突(tags，图 15-29b)。这些钩突就可以增强修复材料与牙体的粘结强度。

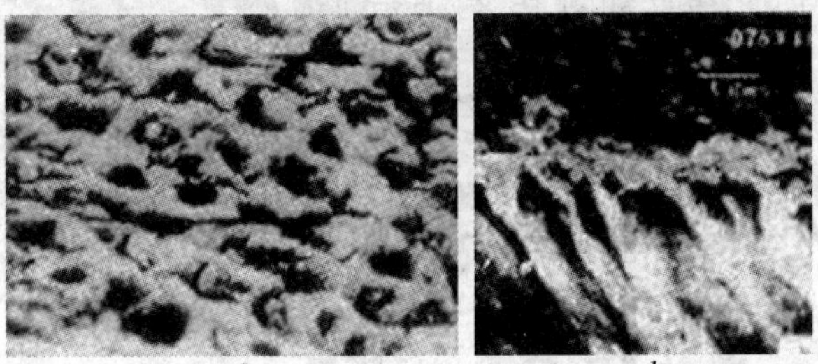

a　　　b

图 15-29　蚀刻后的牙面(a)和树脂在蚀刻缝隙内形成的钩突(b)

在整个酸蚀过程中，一定要避免唾液或其他液体污染酸蚀面。

活化是指通过牙面处理，使牙面中牙体组织的组分能有效地与粘结剂或复合树脂结合。通常牙齿的表面由于长期处于口腔内唾液的浸泡中，加上其他因素(食物、饮料等)的影响，是一种惰性表面，不能与粘结剂中的有效成分结合，因此必须将它去掉。去掉的办法可以用石尖将表层磨去，上面介绍的酸蚀法也是一种使表面活化的方法。此外，前文提及的备洞时产生的涂层，也是一种钝化物质，必须将它除去，方法前面也已介绍，不再重述。

牙齿表面经过活化处理后，就使下面一层具有较强化学能的组织暴露出来，才能更好地与粘结剂或复合树脂类材料结合。

将牙面酸蚀或活化后，当用蒸馏水冲洗被粘结面，并很快吹干或用消毒棉球拭干，进行粘结。整个粘结或酸蚀过程最好能在用橡皮障隔离的条件下进行。

(一)修复材料与牙体的两种粘结方式

1. 一种是修复材料与牙体组织直接粘结　依靠材料本身的粘结性能，如前面介绍的玻璃离子粘固粉，对牙本质有较强的粘结力，与牙釉质也有一定粘结力。因此在修复五类洞或楔状缺损时，只要将洞壁弄干净，就可以直接修复。又如聚羧酸锌粘固粉对牙本质的粘结力也很强。

现在市面上已经有许多具有高粘结性能的复合树脂出售，如日本生产的 Clearfil 系列。据报告这种复合树脂在修复治疗龋病时，不需作特殊的固位洞形，只要将病变组织去除干净，除去无基釉质，即可进行修复。

2. 修复材料与牙体组织的间接粘结　借助有强粘结力的化合物将复合树脂与牙体组织粘结起来。

(二)口腔临床应用的两种类型粘结剂

1. 树脂类　主要是甲基丙烯酸甲酯(MMA)类的树脂，如 Nuvaseal 是 MMA59 与 BisA-GMA 组成；Orthomite 是 MMA 和 MMA 的聚合体(PMMA)组成；此外还有 MMA-4-META，即甲基丙烯酸甲酯和 4-甲基丙烯酰氧乙基偏苯三酸酐组成。这些树脂类在稀薄状态下，流动性好，容易渗入酸蚀后的牙体组织缝隙中；另一方面，这种树脂的成分与复合树脂的成分相同，就能很好地与复合树脂粘结起来。

2. 偶联剂　偶联剂有促进粘结能力的作用,其单体可以与组织内的蛋白质共价结合。所谓偶联剂就是一方面它可以与修复材料结合,一方面可以与牙体组织中的成分结合。常用的偶联剂有 N-苯基甘氨酸-甲基丙烯酸缩水甘油酯(NPG-GMA)、N-苯基甘氨酸-氯苯缩水甘油酯(NPG-CGE)、有机磷酸酯类、γ-甲基丙烯酰氧丙基三甲氧基硅烷(KH-570)等。

粘结剂的用法是在被粘结面经活化或酸蚀后,经快速洗净干燥,立即用小棉球蘸上粘结剂,涂于粘结面,不必等其干燥,立即将修复材料充入洞内,使全部洞壁均被修复材料盖住。

十五、牙齿大面积缺损的修复

当龋病病变将牙体组织破坏太多,但牙齿仍可以保留时,修复治疗就困难得多,这时可供选择的方法如下。

(一)固位钉增强修复法

当龋病病变组织去尽后,无法制作固位形或抗力形时,只有用固位钉来增强修复体的固位。

作固位钉修复时,应首先制作固位钉,选择直径为 0.8～1.0 mm 的不锈钢丝,在一端用尖嘴钳或日月钳扭成所需要的形状,根据洞形需要剪取一段,然后将钉的一端或两端磨尖。

将固位钉准备好以后,在洞内制作钉道,所谓钉道就是牙体内容纳固位钉的点隙。根据固位钉的粗细选用相同大小的裂钻制作。钉道通常做在龈壁上的牙本质内,位置靠近牙骨质牙本质交界处,钉道的方向一般与牙齿长度平行,深度为 2 mm。

钉道的位置应在牙本质厚度较大处。据研究,无论双尖牙或磨牙,从牙颈部的横断面上看,均以颊、舌面和邻面交界处的位置最厚。在这些部位内选择作钉道,还要注意钉道应做在距牙釉本质界或牙骨本质界内≥0.5 mm 处。一方面要注意使钉道周围有足够厚的牙体组织,另一方面还要注意不要伤害牙髓。

制作较多的钉道,应注意两个钉道间的距离,至少需 2 mm。制作钉道时,宜用慢转速进行钻磨,通常要求 300～500 转/分。钻时要一次做好,不要中途停顿,也不要分几次制作,要在定好位后,稳而准地一次完成,否则钉道就不规则或过大。

固位钉的数量应根据损害范围来定,一般前牙及双尖牙 1～2 根,磨牙最多 6 根。前牙切角缺损时可以用 L 形固位钉,这样就需作水平向钉道。前牙切嵴大部分缺损时,则需作 U 形固位钉。

钉道和固位钉制备好以后,将洞和钉清洗干净,并试将钉插入钉道内,如合适,先取出,将洞和钉道吹干,然后调拌少量稀一点的磷酸锌粘固粉,涂于钉上,趁未干时立即插入钉道内,并用镊子柄轻敲钉头,使之插入钉道底。如需安装几只固位钉,则应分几次调拌磷酸锌粘固粉,分次插入不同钉道。全部钉均就位粘固后,将露出钉道外面钉上多余的粘固粉去净。然后在洞底盖上一层衬洞剂,注意不能留有空隙,不要将洞的固位形部分盖住。固位钉安装如图 15-30 所示。

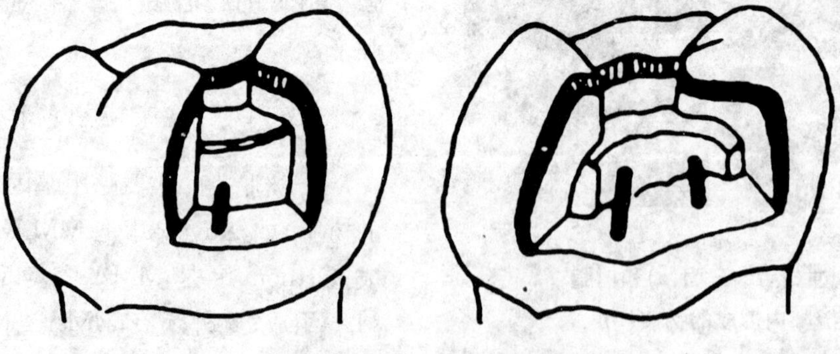

图 15-30　固位钉安装就位

用磷酸将周围洞壁蚀刻一分钟,水洗 10 秒钟,干燥后涂粘结剂。单一的树脂可自行聚合,偶联剂类则宜在未干时,立即用复合树脂修复。如系光敏复合树脂,则应分层修复,每填一次,照射一次,干固后再填第二层,直至将洞修复完好。应用光敏树脂修复时,由于需多次进行,可以一边修复,一边注意修复体的形态，与洞壁的密合以及咬合关系等，不要等修复完毕再行修整。

前牙切角缺损修复不需要安装固位钉。修复前可在缺损边缘的牙釉质上用石尖作短斜面（图15-31），并且注意不要将缺损面磨平，这样更有利于粘结固位。无论何种缺损的修复，最后都要注意调整好咬合关系，再涂上一层保护剂（油脂）。

自身攻纹钉（self-threading pin）又称自攻自断螺纹钉，可上在电动钻牙机的手机内，以慢转速（750～1000 RPM）钻入钉道，当钻入约 2.0 mm 深时，略加力扭转，钉即自行断开（图 15-32）。

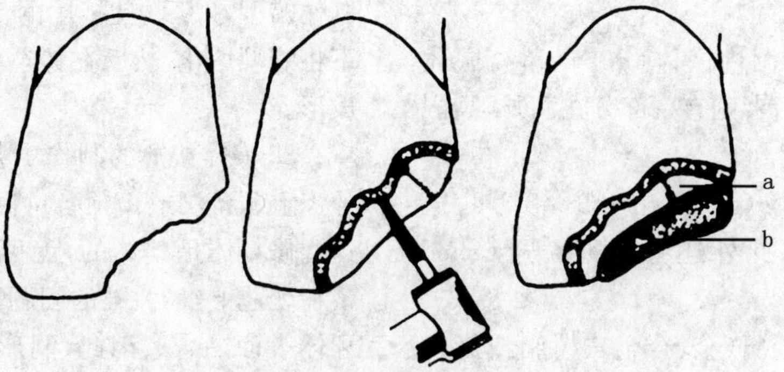

图 15-31　切角修复前制作短斜面

a. 牙釉质短斜面　b. 牙本质

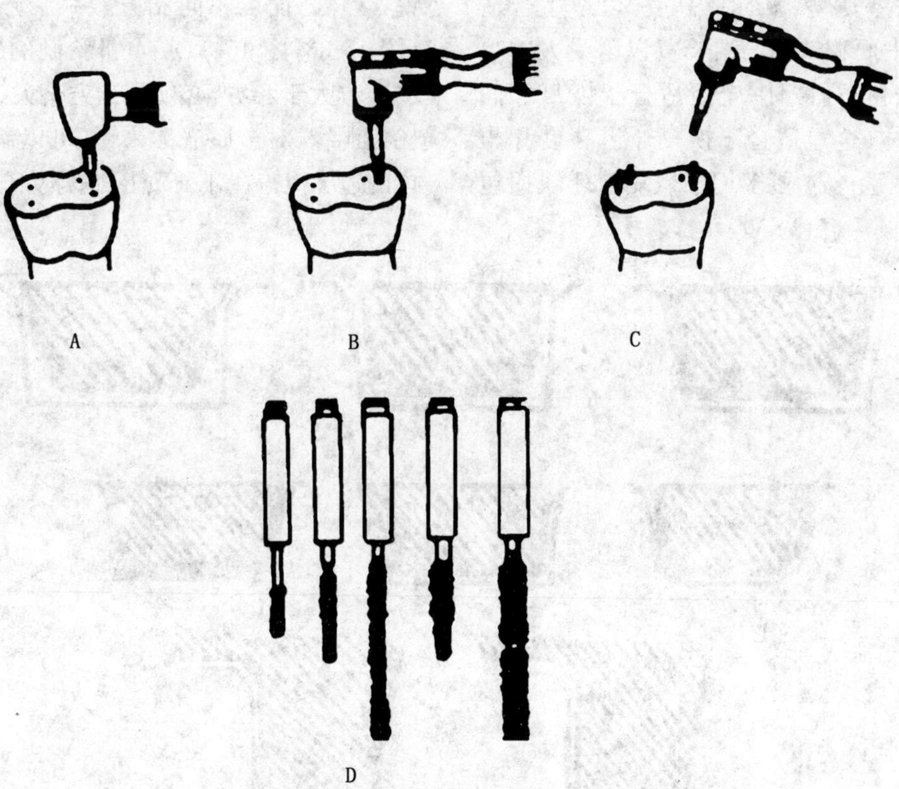

图 15-32　自身攻纹钉的用法

A. 先用气涡轮机钻钉道　B. 慢速电钻将自身攻纹钉打入钉道

C. 钉就位后将钉断开　D. 不同规格的自身攻纹钉

商品自身攻纹钉的长度和粗细（钉直径）有不同规格，中间有一至两个狭窄的节供断开之用。钉的长度 2.0～5.0 mm，直径 0.4～0.8 mm。用时根据牙体大小，钉所在位置的牙体硬度及强度来决定。

（二）嵌体和冠修复法

利用粘结和固位钉修复大面积缺损，在现阶段还不够理想，主要是这种修复不能耐受长期的咀嚼活动加在修复体上的负荷。嵌体和冠修复是较好的修复方法。

嵌体有两种，包括洞内嵌体（inlay）和高嵌体（onlay），前者在洞内，后者则有一部分在洞外，高嵌体可以恢复牙冠的高度。

冠修复包括全冠（full crown）和 3/4 冠（threequarter crown），此外还有一种壳冠（shell crown）。

嵌体和冠可以用金属（金、合金）、树脂或烤瓷制作。制作工序较多，要求也严格，而且要有专门的设备将冠和嵌体先制备好。

1. 嵌体和冠修修复适应　①恢复邻面接触关系以消除食物嵌塞；②恢复牙体高度，以产生合适的咬合功能；③大面积缺损需要修复以承受大的咀嚼压力。洞内嵌体、高嵌体、全冠适合于恢复邻面接触关系；高嵌体、全冠适合于恢复牙齿高度和与对殆牙的接触关系；3/4 冠多用于恢复前牙缺损包括切角和切嵴的缺损，唇面可以用复合树脂来修复，不影响美观。

嵌体和冠都是整体塑造或铸造成形的，因此它的机械性能都较强。烤瓷冠是先在牙上或牙的模型上用修复材料塑造好，以后在高温炉内烤制成固定形状的；金属冠或嵌体则需先在牙上或牙模型上制作蜡型，以后包埋（用耐高温材料），在高温条件下将蜡型熔化，然后在铸造机内用熔化的金属铸造成形。

2. 嵌体或冠的制作工艺　第一步要在患龋的牙齿上预备洞形。预备供嵌体和冠的洞形时，由于这些修复体是整体的，无可塑性，需要嵌入洞内或戴在牙冠上，最关键的问题是要能戴入并与洞壁或牙体表面贴合。因此，洞形制备要求：①洞不能有倒凹；②洞的各轴向壁（即与牙齿长轴平行的壁）要互相平行，或者对洞内嵌体来说，各轴向壁可以稍为向洞口方向开放一点，但不要过分；对冠修复来说，牙体各面可稍向殆方收缩一点，但也不要过分（图 15-33，图 15-34）；③邻殆洞的邻面外形不能制成龈方大于殆方，必须是殆方略大于龈方；④在洞的殆面洞缘，对金属嵌体来说，可以制备短斜面，使嵌体的边缘覆盖在牙釉质上，这样更有利于保护洞缘。

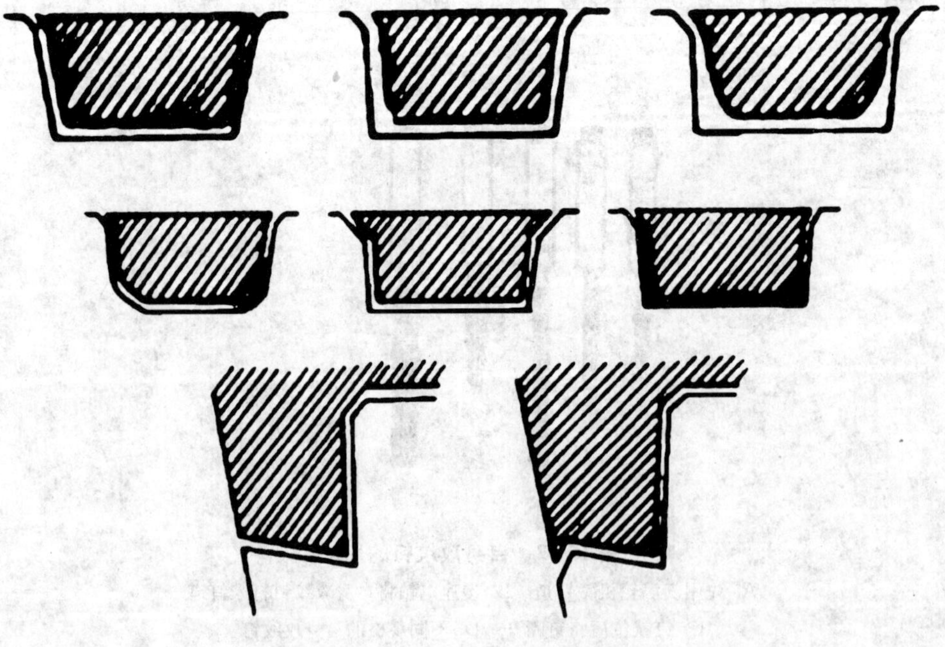

图 15-33　嵌体的洞形制备

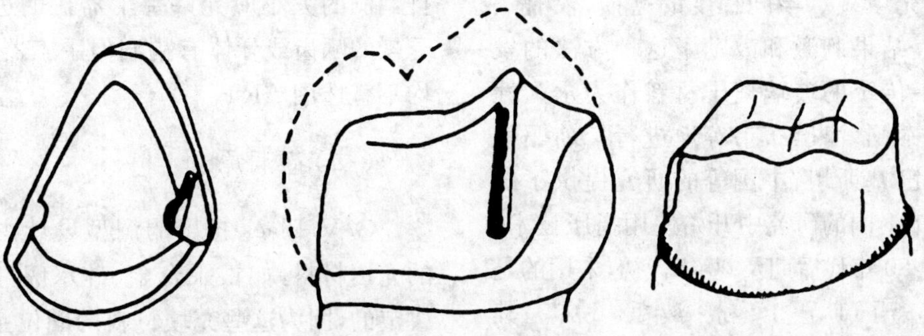

图 15-34 四分之三冠(A:前牙,B:后牙)和全冠(C)的牙体制备

3. 嵌体和冠制作的一般步骤 ①在患龋牙上制备洞形或牙体。②制备蜡型:有直接和间接两种方法。直接法是直接在病人口腔内制作;间接法是用印模材料自备好的牙上取印模,在体外用人造石、银汞合金等制作代型,以后在代型上制作蜡型。③铸造:将蜡型用耐火材料包埋,在高温炉中将蜡型熔化,然后在铸造机内用熔化金属铸造成冠或嵌体。④修整和抛光冠或嵌体的粗制品。⑤试戴和粘固:将制备好的嵌体或冠在病人口腔内试戴,调整好与邻牙和对殆牙的关系。一切适合后,在隔离唾液条件下,将洞或牙体面清洁,消毒,干燥,然后用稀薄的磷酸锌粘固粉将冠或嵌体粘固在牙齿上。

第四节 非创伤性修复治疗

非创伤性修复治疗(atraumatic restorative treatment,ART)是一种阻止龋病发展,最大预防和最小侵入的治疗方法,涉及使用简单的手用器械如勺型挖器、牙用斧形器或锄形器去除软化的、完全脱矿的患龋牙体组织,然后使用具有粘结、抗压和耐磨性能较好的牙科材料充填龋洞,并同时封闭存在的容易患龋的点隙窝沟的一项集龋病的治疗和预防为一体的新牙科治疗技术。目前常用的是耐压和耐磨性较好的新型玻璃离子材料——树脂增强型玻璃离子,除此之外传统玻璃离子材料、复合树脂以及复合体也可应用于 ART 治疗。由于 ART 采用的是手动器械而不是电动设备,这在一定程度上减少了去除龋坏牙体组织时对牙髓产生的机械刺激以减少局麻药物的使用,同时手工操作减少了患者的疼痛,增加了患者对治疗的接受度;又由于 ART 器械价格便宜、推广方便,能够在较简陋偏僻的条件下应用,使更多人群有机会接受龋齿的充填治疗。

一、ART 的发展与充填效果

ART 最初的发展是为了寻找一种方法,以满足发达国家与发展中国家资源缺乏地区各种年龄人群的龋病治疗需要,保护龋坏的牙齿。过去几十年在龋病的预防和管理方面有了长足的发展。尽管如此,世界上 2/3 以上人口的龋病仍然没有得到应有的充填治疗和基本口腔保健。在一些经济不发达的国家和地区,由于缺乏现代化的牙科设备以及对设备进行维护保养的能力,甚至缺乏消毒设施、牙科治疗药品材料和专业训练的牙科人力资源,加之这些地区的人们缺乏口腔保健知识、经济能力较差,许多龋齿得不到充填治疗最终不得不被拔除。

(一)ART 的发展

非创伤性充填(ART)起源于 20 世纪 80 年代中期坦桑尼亚 Dares Salaam 牙学院开展的初级口腔保健项目的一部分,Frenken 医生使用手用器械去除龋坏,使用聚羧酸水门汀作为充填材料充填龋洞,9 个月的前驱研究发现即使大的龋洞充填物仍然良好，其他的充填显示不同程度的磨损，仅有一个牙需要拔除。结果刺激和鼓励了这种方法的发展。此后使用了传统的玻璃离子材料作为永久性的修复充填，在泰国、津巴布韦等地进行了前驱性研究，为后来在巴基斯坦、中国等的研究提供了研究经验。1996年泰国的研究中开始使用指压技术。此外，在20世纪80年代后期及90年代初，采用的是中等强度的玻璃离子(1.5∶1≤粉∶液≤3.6∶1)，其耐磨性能不足于承担咬合面的较大压力。从90年代中期采用了新型的高强度玻璃离子(粉∶液≥3.6∶1)，使充填的保留率有了明显的改进。

1994年4月7日，WHO正式提倡ART技术，并得到广泛的关注，很多国家和地区正在开展ART的临床和实验室的相关研究。其中由香港大学牙学院与四川大学华西口腔医学院合作在四川省德阳市评价中学生恒牙ART充填及窝沟封闭的效果是目前全世界进行时间最长的ART研究。此外四川大学华西口腔医院连续6年对197名儿童的ART效果进行的临床评价，发现前3年Ⅰ类洞充填得保留率超过90%，第六年为75%。其保留率较高，但与洞型大小有关。大量的研究为ART的临床应用提供了相关信息。

(二)ART的充填效果

多数ART研究应用于恒牙牙列，近年的ART研究显示两年保存率为92%～94%。津巴布韦1994－1997年及中国1996－2000年的研究显示，单面洞现场研究3年的最高保留率为88%～89%。中国1996－2000年的研究中，使用了USPHS的标准，结果为：检查时所有存在的修复体在继发龋、边缘着色、解剖形态和颜色匹配方面上都是令人满意的，在边缘完好上有92%的满意度。该研究提供了唯一的四年研究结果-单面洞的保留率为84%。如果将这些修复体按大小分为小修复体-不到合面1/2，以及大修复体-大于合面的1/2，那么四年的保留率分别为89%和64%。波兰的三年保留率为94%，是目前的报告中保留率最高的。

二、ART的临床应用

(一)适应证

ART主要适用浅龋、中龋和深龋的充填治疗，且龋洞的大小应允许手工器械的进入。凡牙髓已受累的龋齿或牙体有龋洞但手工器械不能进入者，均不宜选用ART。

(二)备洞原理

G. V. Black提出的洞型设计主要是由所使用的充填材料，如银汞合金、硅水门汀的物理性能所决定的，因为这些充填材料的固位主要依赖于牙齿对材料的机械性锁结，因此，必须去除一部分健康牙体组织以达到此目的。这一传统的洞型设计可以认为是一个生物学的发展过程采用的机械性的设计。

近年来，粘结性能可靠的牙体修复材料的发展导致对备洞的机械固位要求降低，只用去除外层龋坏牙本质(软化龋组织)，而不必去除内层牙本质龋和健康牙体组织。研究表明，通过成牙本质细胞突由活髓提供的钙磷酸盐及修复材料(如玻璃离子)释放的矿物质可以使内层龋坏牙本质发生再矿化。在此基础上发展起来的ART在备洞过程中以锐利的手用器械取代了高速钻头，先用斧形器，转动刀刃以去除无基釉扩大龋洞入口使最小的挖器能够进入，然后利用挖器的绕轴运动去除软化牙本质和在此过程中产生的无基釉，最后用清水清洗窝洞检查是否将所有的釉牙本质交界处的软化牙本质去除干净。这一系列过程中减少了对牙髓的机械刺激，所产生的疼痛是有限的，同时也最大限度的保留了牙体组织，符合生物学备洞原则。

(三)基本材料和器械

1. 材料　玻璃离子粉、液，牙本质处理剂。

2. 器械　主要有口镜、镊子、探针、挖匙、牙用斧形器、雕刻刀、调拌刀与调拌垫、杯子等，治疗的成功有赖于操作者掌握各种不同器械的作用及正确的使用方法。

勺型挖器：去除软化的龋坏牙本质，取得进入釉牙本质界入口。一般有三种型号，小号的直径约1 mm，用于小龋洞，去除牙本质交界处的软龋；中号直径1.5 mm，用于去除较大龋洞及髓底的软龋；大号直径2.0 mm，用于去除大龋洞及髓底的软龋，也可用于去除修复体上过多的玻璃离子材料。

牙用斧形器：用于扩大龋洞入口，在挖出龋坏牙本质后去除无基釉。

雕刀：双头器械有两种作用。平头用于放置充填材料，尖头用于去除多余充填材料及修整外形。

调拌垫与调拌刀：用于调合充填材料，也有利于感染控制。

树脂条和T形带：用于恢复牙的邻面外形，防止形成悬突，也防止与邻牙粘连。

木楔：用于放入邻面固定成形片以防止材料被压入牙龈沟内。

棉卷：用于隔湿、保证操作区域干燥，棉卷的大小视病人口腔大小而定。

棉球：小棉球用于清洁和擦干龋洞，同时可用于涂布处理剂或涂膜。

（四）操作步骤

1. 备洞前器械与材料的准备　在备洞前应将可能用的器械与材料以合理的顺序放置，器械应按照操作顺序放置。

2. 术区隔湿　是成功充填的重要因素。进行ART操作时通常可以用棉卷隔湿，设施好的牙科诊所也可使用吸唾器。棉卷一旦被唾液浸湿应及时更换。在关键步骤之间更换较好。

3. 检查龋坏牙齿　用探针去除面生态膜和沟裂内的软垢，然后用湿棉球清洁，再用干棉球擦干，应用软龋显示剂查找变色的脱矿牙釉质及其范围。

4. 入口制备　在龋洞洞口较小时，常常需要扩宽入口，通常使用斧形器扩大入口。将斧形器刃部置于开口处，在稍加压的情况下前后旋转，使脆弱的脱矿牙釉质碎裂，从而扩大洞口到至少1 mm，使最小的挖器能够进入。

5. 去除软化的、完全脱矿的牙本质　根据龋洞大小选择型号合适的挖器去除软化牙本质。对已经变色但质地较硬的牙本质应予以保留。从釉牙本质交界处去除软化牙本质时常常导致更多的无基釉及悬空牙釉质，最好将其去除以便能进一步深入龋洞。将手用斧形器放在牙釉质边缘轻轻加压沿釉柱去除悬突及无基釉。然后挖去洞底的软化牙本质。对深龋要小心以避免穿髓。尽量使用大号的挖器，使用小号挖器时不要过于向洞底加压，避免在备洞过程中穿破髓腔。

6. 洞及邻近沟裂的处理　在牙本质表面使用手用器械将导致牙本质玷污层的产生，为了提高玻璃离子体与牙齿组织的粘结，必须用处理剂去除牙本质玷污层，可以用专门的牙本质处理剂或含有弱酸的玻璃离子液体成分。用小棉球蘸处理剂涂布于备好的洞壁及邻近的沟裂，10～15秒后用湿棉球清洗，再用干棉球擦干。如果处理后的牙面被唾液或血液污染，应及时止血，冲洗并干燥，重新使用处理剂。

7. 玻璃离子体的调拌　目前玻璃离子体材料有双组分调拌型和胶囊型两种。ART使用的新型玻璃离子有较高的粉液比，调拌时必须严格按照产品说明书的比例取用适量的粉和液。调拌得太干或太稀都会影响充填质量。调拌过程在20～30秒时间内完成，然后尽快将调拌好的材料放入要充填的洞内。如果材料已经失去光泽变硬，应重新调拌。玻璃离子体的工作时间与温度有关，因此在调拌时应注意调拌温度，最好由经过训练的助手调拌材料。

8. 修复龋洞、封闭窝沟　材料调拌好后应立即用雕刀的平头将其压入洞内。如有可能，可先将部分玻璃离子材料放于洞的边缘，尤其在悬空的牙釉质下，这样有助于避免气泡进入修复体。同时将多余材料置于邻近的窝沟点隙处。用戴手套的食指涂上凡士林将材料紧紧压入窝洞及沟裂中，这称之为“指压技术”。当材料不再有粘性后再移开手指（约30秒）。用大号的挖器或雕刀去除多余的材料。用咬殆纸检查咬殆，必要时用雕刀修改修复体高点。最后涂一层凡士林，嘱病人一小时内不进食。

在充填邻面洞时，应使用树脂条及软木楔，以帮助恢复邻面外形，防止材料压入牙龈沟内。为了避免邻面洞充填的边缘嵴承受有过大的咬殆力，此处应修整到刚好与对颌无接触。

乳牙的邻面洞充填时，不强调完全修复邻面外形。可根据龋洞大小及牙齿在口腔中可能维持的时间而定。为了避免牙齿邻面嵌塞食物，比较大的乳牙邻面龋可选择T形成形片将邻面充填为斜面。

（五）ART修复体的评价标准

目前多数ART研究使用的评价标准见表15-4。充填体边缘磨损和折断使用牙周指数(CPI)

探针测量。CPI 探针头的直径为 0.5 mm，所以成功和失败的临界点定在 0.5 mm。ART 的封闭部分没有评价。研究反馈信息显示这一标准使用方便、重复性好。

表 15-4 ART 充填的评价标准

评分	标准
0	充填体完整，未脱落，能承受咀嚼压力
1	充填体边缘轻微缺损或表面轻度磨损不超过 0.5 mm 深，不需修复
2	充填体边缘轻微缺损或表面轻度磨损在 0.5～1.00 mm 的深度，需重新修复
3	充填体边缘有较大缺损或表面磨损有 1.00 mm 或更深的磨损，需重新修复
4	修复体已全部(绝大部分)脱落，需重新治疗
5	不管什么原因而做了其他治疗
6	不管什么原因的牙齿缺失
7	充填体大面积磨耗，但最深处小于 0.5 mm。不需要修补
8	充填物大面积磨耗，深于 0.5 mm。需要修补
9	不能作出判断

注意：其中评分为 0、1、7 视为充填成功；评分为 2、3、4、5、8 视为充填失败；与成功和失败无关的是 6。

(六)ART 修复失败的原因及其预防

1. 与材料有关的原因包括玻璃离子材料的机械强度不足导致的折断；玻璃离子体磨损过多导致龋洞边缘牙釉质暴露达到或超过 0.5 mm。

2. 与操作者有关的原因有牙本质龋坏未完全去尽；降低了材料的粘结性；处理剂使用不当；术区隔湿不当；玻璃离子调拌不正确，太干或太稀；充填不当，导致表层下空洞并逐渐暴露。

三、ART 的评价及发展方向

(一)ART 的优点

ART 是一种符合生物学原理的方法，挖除相对少的龋坏组织，保留较多的牙体组织。操作中疼痛感较低，降低了患者对局麻药物的需求。

使用简便和经济的手用器械，操作简单、费用低，适用于设备条件差的地区。手动器械易于清洗、消毒，易于控制交叉感染。

玻璃离子粘固剂的化学粘结性能避免去除过多牙体组织，有助于充填体的保留。玻璃离子粘固剂中的氟离子的释放可以阻止继发龋的发生，并且有可能使龋坏的牙本质重新矿化。

ART 将龋病的预防和治疗融合为一体。容易修补充填体的缺损或部分脱落。

(二)ART 的局限性

玻璃离子粘固剂的强度和耐磨性较银汞合金低，保留率也就降低，对小的或中等大小的单面洞效果较好，而对大的复面洞效果较差。玻璃离子粘固剂充填体周围不可避免地有微渗漏现象发生，但微渗漏的程度取决于制备窝洞洞型的大小和位置，所使用玻璃离子粘固剂的类型、治疗方法以及充填物表面是否覆盖有树脂型封闭物。

存在由于较长时间使用手用器械所造成的手指疲劳感的可能性。在调拌玻璃离子粘固剂过程中，操作者专业水平、地理和气候等均影响材料的性能。

公众可能错误地认为 ART 技术简单，其充填材料仅仅是临时充填物，影响了 ART 技术的应用。

(三)发展的方向——正在改变的口腔健康哲学

牙科治疗的哲学随时间不断发生改变，更多的研究提供了充足的证据重新评定传统的龋病治疗方法。口腔保健方法应该尽可能从一开始就保护和促进健康。任何时候都应将预防放在第一位，如果失败，则应尽少破坏牙齿，使用抑制龋病的方法保护牙齿。由于 ART 和与 ART 相关的方法给予可靠的科学依据，WHO 在 1994 年世界卫生日首次提出了促进推广非创伤性充填(ART)技术治疗和预防龋病的新理论。

ART 技术是手用器械和粘结性材料的结合，其发展依赖于充填材料的发展。新的充填材料应具有更好的物理化学性能，在更强的粘结性、更强的耐磨性、较小的微漏、更强的再矿化能力方面有所发展。改进手用器械的操作性能，使其能进入不易进入的部位，有效去除龋坏。ART 技术起源于发展中国家，它应该是龋病治疗技术的发展方向，因此ART不仅仅适用于发展中国家，在发达国家ART其他方面的价值包括在常规牙科临床中的作用也被认识到，ART以其最大预防和最低限度的损伤，在儿童和有牙科恐惧症的成人中具有很广的应用潜力，成为牙科诊所和社区医疗工作中应用于特殊人群如残疾人、需要特护的病人以及老年人的便捷的龋病治疗途径。

ART的应用不应该依赖于一种修复材料，而应将其作为一种随着更新材料问世，能更成功修复牙齿的治疗方法。同时，ART技术作为完整口腔保健的一部分，应与其他措施相结合，包括控制面生态膜的方法、适当的饮食指导、氟化物的应用等。ART作为一种新技术，在临床上的成功率较为满意，为更多的人得到龋病治疗提供了可能，为发展中国家提供了实际的解决办法。ART技术具有很大发展潜力，适用于所有经济发展水平的所有人群，符合现代预防和口腔修复的概念，是集治疗和预防于一体的具有很好发展前景的牙科治疗手段。

第五节　龋病治疗中的意外及其处理

在治疗龋病的过程中，有时由于对病情估计不足，或者由于病员不能很好合作，或其他原因，发生意外事件。此时首先应当抱着对病人负责的态度，实事求是的分析，采取适当措施，来完成治疗。

一、意外穿通髓腔

在备洞时，意外穿通髓腔，可能由于下列原因造成。

(1)髓腔解剖结构上的变异，在少数情况下，个别人的牙髓腔的髓角较高，稍一钻到牙本质，就会钻穿髓腔。例如第一恒(乳)磨牙的近中髓角就可能出现这种情况。

(2)年轻人的恒牙髓角较高，牙本质较薄。

(3)急性龋的软化牙本质较多，修复性牙本质较薄甚至没有形成，在清除坏变组织时，稍不注意就可穿破髓腔。

(4)在扩展洞形或修整洞底时，在洞底最深处的水平上拉平，往往很容易将髓角穿破。

(5)在深龋洞中去除病变组织时，未考虑保留未受染牙本质，这样在用钢钻钻时，容易将髓腔穿破。

当髓腔穿破时，病员会感到剧痛，但有时病员也可能未感觉到，必须十分注意。因此，在去除坏变组织时，最好用挖器，不要用钻。在用气涡轮机备洞时，尤应注意，因水的不断冷却可能将牙髓神经麻痹。

发生髓腔穿破时，应当首先看清穿破位置，用生理盐水将龋洞冲洗干净，再用消毒小棉球吸干(注意不要用空气吹)，然后用盖髓剂盖上，再放上一块小棉球，最后用氧化锌丁香油粘固粉封固。以后则按前面介绍的治疗深龋的方法和程序处理。

二、牙髓炎

备洞时由于连续不断地用电动钻牙机钻牙，或在用气涡轮机备洞时冷却水管突然堵塞，以致产生过多的热，刺激牙髓，甚至引起牙髓炎。此时病人会感到疼痛，有时也很剧烈。如遇这种情况，应立即停止备洞，用一小棉球蘸上丁香油放于洞内，稍停片刻，再用氧化锌丁香油粘固粉封洞，第2天复诊，根据病情发展，继续对症治疗。

下列原因，可能产生修复后牙髓炎：①病变组织未被清除干净；②患深龋时，诊断不准确，尤其是对牙髓状态判断不确，很快就进行修复；③备洞时产生的热刺激过多，但又未引起立刻的反应；④消毒洞时，药物使用不当，例如用酚消毒深洞；⑤垫底材料使用不当，如在深洞内直接用磷酸锌粘固粉垫底；⑥修复材料使用不当，如直接用复合树脂修复深洞。

如果发生上述情况，应当把修复物去除，仔细检查并判断牙髓病变情况，然后根据病情进行治疗。

有时可以出现牙髓坏死，原因包括：①备洞时未采取间断操作法，而持续久钻；②对有刺激性的修复材料未垫底；③测试牙髓活力时，电流过大。

发生牙髓坏死时，应当按治疗牙髓病的方法治疗。

三、继发龋

继发龋的发生原因有：①备洞时未将坏变及受染组织去净；②备洞时，洞缘留有无基釉质，以后在咀嚼食物时，将无基釉质咬断，脱落，留下小缝隙，滋生面生态膜，产生继发龋；③在制备可塑性修复材料修复的洞时，洞口做了短斜面，以后短斜面上的修复材料在咀嚼压力下被咬破，更易于滋生面生态膜，产生继发龋；④修复时，未将洞口封密，留有缝隙；⑤修复时，修复材料未压紧密，中间留有空隙，咀嚼时，将修复体咬破；⑥垫底时将磷酸锌粘固粉或其他粘固粉垫在洞口处，以后唾液将粘固粉溶解，出现缝隙。常见于修复邻面洞时。

防止继发龋的方法是严格按照正规操作程序和要求，合理备洞，正确修复。发生了继发龋，则应除去原有修复物，将龋坏组织去净，重新修复。

四、充填修复体脱落或折断

修复物脱落或折断常由于下列原因造成：①洞形制备上的缺点是未按要求作好抗力形和固位形。常见者如邻𬌗洞邻面部分的龈壁太窄，甚至没有作出，或将龈壁作成向外倾斜的斜面；邻𬌗洞的梯过高过锐，洞底不平，鸠尾峡过宽或过窄，鸠尾与邻面洞的大小不平衡，尤其邻面洞大而鸠尾部太小，鸠尾部的深度不够等。如果发生这些情况，应将修复物去除，仔细检查洞形，作必要的修改，重新修复。②未向病人交待修复后注意事项，以致病人走出医院，就去进食，企图试试被治牙是否合用。有的当时就将修复体咬破；有的虽当时未破，但产生了隐裂，过一段时间才破裂脱落。发生这种情况时，应重新修复。③修复材料调制不当，或在修复时洞内或器械沾上唾液，将会影响修复体的使用寿命和性能，从而发生折断和脱落，这些情况都应重新修复。

五、牙齿折裂

修复后牙齿折裂，有的为部分折裂，有的则为牙冠一分为二，部分折裂多由于备洞时，某一侧壁的健康组织被去除得过多，或原来病损留下的健康组织很少。全部折裂者多见于作干髓术治疗的牙，或由于龋坏病变累及牙的三个面（邻𬌗邻颊或𬌗舌），对𬌗牙牙尖过高过锐。

发生部分折裂时，可考虑重新修复，改变修复方法或修复材料。全部折裂时，如已累及牙根，则应拔除折裂牙齿；如未累及牙根，可考虑嵌体、冠修复。

预防牙齿折裂的方法是：医生应事先对被治疗的牙齿的病变、洞形、受力情况有全面了解，备洞时保留尽量多的健康组织，治疗时尽可能保存活牙髓。

六、牙龈和牙周组织损伤

龋病治疗中可能由于下列原因损伤牙龈和牙周组织。

（1）备洞时，特别是备Ⅰ类、Ⅱ类、Ⅲ类、Ⅳ类洞时，钻针或手用器械将牙龈甚至牙周韧带损伤。

（2）消毒洞时，使用腐蚀性强的药物，药物溢至牙龈上，将牙龈腐蚀。

（3）修复邻𬌗洞时，安装成形片，或装木楔，或修复体上形成悬突（图 15-35）均可能对牙龈和牙周组织造成损伤。悬突的长期刺激可使牙龈发炎，牙龈萎缩，严重者甚至牙槽骨被吸收。发生这种情况时，应将修复物去除，重新修复。

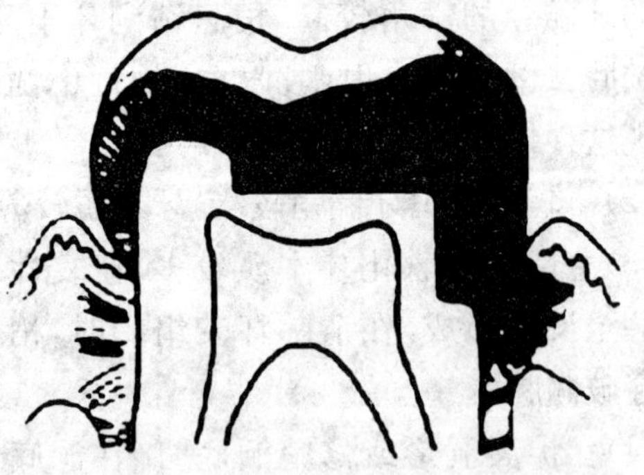

图 15-35　悬突对牙周组织造成刺激收缩，病人长期感到肿胀、疼痛

七、术后非牙髓病性疼痛

病人在修复治疗后，发生持续几天的隐痛，或者对温度变化产生过敏，其原因可能是：用汞合金修复时，有水进入洞内，使合金发生延缓性膨胀，或者由于中等深龋洞未垫底或垫得不够好。遇到这种情况，可观察等待一段时间（几个星期），并嘱病人不要进食过冷过热食物或饮料。

有时在修复治疗后，病人感到咀嚼食物时疼痛，应当检查修复体上有无早接触点、修复体折裂或折裂后断块嵌入牙间隙内。此时应针对产生疼痛原因进行治疗或重新修复。

八、无𬌗或食物嵌塞

修复时修复体的高度不够，以至咀嚼时对𬌗牙无接触或接触不良。邻面洞的触点未恢复好，则会产生食物嵌塞。另外，邻𬌗洞邻面部分的边缘嵴未按生理形态恢复，使这部分低于相邻牙的边缘嵴，也会产生食物嵌塞。或者边缘嵴恢复得过高，以至使修复体边缘嵴与邻牙边缘嵴间形成一个峡谷，食物即易从此峡谷挤入牙间隙。

发生上述情况时，应针对发生无𬌗或食物嵌塞原因，采取相应措施。触点恢复不好，或邻面洞部分的修复体边缘嵴过低，则应去除原修复物，重新修复，牙间隙过宽者应考虑作嵌体或冠修复。如系由于修复体边缘嵴过高者，可适当磨低边缘嵴。

（岳松龄 吴红崑）

第十六章　早期龋诊断与治疗

人类对疾病的认识与所采取的对策，从原始的无为状态到现在的有为状态是经历了一个漫长的历史过程的。从口腔医学的发展里程来看，人们经历了从求神拜佛、找巫医、挑牙虫转变到重视现代科学并以预防为主的策略上来，这是多么大的变化和进步。

对龋病而言，人们早已认识到预防疾病发生的重要性。在疾病已经发生的对策上，早期病变的发现与治疗已经，特别是近 20 余年来受到口腔医学界的普遍重视，而且已成为龋病学临床研究的一个重要课题。

第一节　龋病早期诊断和治疗的意义

龋病是一种细菌感染引起的慢性病，但它不是由细菌本身或它产生的毒素引起的疾病。龋病破坏的机体组织又是一种体内最硬、矿化程度最高、相当程度上是活力不大、无感知能力的组织，特别是龋病破坏的第一步是牙釉质。龋病破坏进度之慢确实令人惊异。

根据 Schwartz 等(1984)用 X 线咬翼片追踪检查牙齿邻面龋病变进展的速度，在乳牙上龋坏病变通过整个牙釉质层约需 2 年时间。成年人的恒牙则需更长时间，在美国的调查约需 4 年，在瑞典的调查需要 7～8 年。在龋病病变未破坏到牙本质时，一般是不会有自我感觉或不适的，等到病人自己有不适感觉时，病变已经破坏很严重了。这样就给龋病的早期察觉造成困难。

第二节　早期诊断的方法

临床上，龋病的一般检查方法是用口镜和探针进行的，对于比较隐蔽的部位则用 X 线照片检查。但是，有时这两种方法都无能为力，特别是早期龋病变。根据我国高等医药院校试用教材《口腔内科学》(郑麟蕃主编，1961 年人民卫生出版社)、高等医药院校教材《口腔内科学》(岳松龄主编，1987 年人民卫生出版社)的界定，早期龋的特征是牙面变色和失去光泽，点隙早期龋则加上探针可以插入或被钩住。WHO 将单纯卡住探针、沟内已软化作为龋前状态。

Howat(1981)曾经在 99 名 11～12 岁儿童口腔内作龋病检查，比较两种检查方法。一种是临床上常用的方法，另一种则在检查前必须将牙面点隙清除干净，并用压缩空气吹干牙面，再作仔细探查。追踪三年比较两种方法的结果，显示后一种方法的准确性和预见性比前一种方法高。周平与王勤(1989)对一些被诊断为龋前状态的牙齿标本在体视显微镜下观察，发现好多牙齿的病变已经破坏到牙釉本质界，一些早期龋则已破坏到牙本质。由此可见，所谓“龋前状态”或“可疑龋”是不存在的。产生这种认识是由于缺乏准确有效的探测手段。由此可见，对早期龋的检查，方法是非常重要的。

长期以来，口腔医务工作者已经熟知用 X 线照片来检查邻面龋和继发龋，但从预防医学和组织病理学角度来考虑，一般常用的小 X 线牙片的检查效果，对邻面龋损害比较好，但是用以检查咬合面点隙龋则效果较差，特别是早期龋损。Creaner 等(1990)的临床研究结果显示，用 X 线照片检查咬合面龋的检出率比肉眼观察和探针检查的检出率高 2%～15%。Nordenram 等(1988)对 40 名 65～95

岁老年人的54枚牙齿比较了常规检查和用X线片检查的差异,结果表明X线检查能查出更多的龋损害,二者的不一致性达24%。

Araujo等(1992)用X线咬翼片检查168名高校学生的第二双尖牙与第一磨牙间的邻面龋,并与用分离牙间隙后作常规检查相比较,显示X线检查比临床检查查出的邻面龋损更多。

Eli等人(1996)研究了X线咬翼牙片对检查早期龋的效果,认为咬翼牙片对检查前牙和双尖区的效果比用于检查磨牙区好,因为后者要受到照射角度、曝光时间、牙齿形态等的影响。

X线照片检查也有一定的限制,比如对咬合面上很小的早期龋与较深的点隙沟裂的区别,被修复体掩盖的继发龋,牙体的机械性破坏等也很难区别。有鉴于此,有学者根据龋病变中的特殊性质(脱矿)和病变组织的一些物理或化学性质的改变研制出一些新的检查方法。

Rawls与Owen(1978)报告用一种氯化烃染料(Zyglo Zl-22)将龋坏或可疑病变区染色,然后用紫外光的长波段照射。由于染料能透入龋坏部位的病变组织内,在紫外光照射时发生荧光,从而被人眼查见。

Shrestla(1980)在动物体内证明用长波紫外光(366 nm)检查早期龋比用染料(红紫酸铵 murexide)更灵敏。

Bjelkhagen等(1982)报道用氩激光的蓝绿区(488 nm)可以清楚显示早期牙釉质龋。Sundstroem与Angmar-Mansson(1983)也报道用蓝绿色氩激光照射牙釉质和牙本质可以激发牙齿组织产生荧光,而病变组织则不产生荧光。他们认为可以用这种方法来检查早期龋。

Benedetto与Antonson(1988)在实验室用CO_2激光(2.5W,18次/秒,光斑500 mμm)检查沟裂早期龋,证明用激光照射检查比常规探针检查更准确。

Brinkman等(1988)介绍一种可以用于人口腔内检测光滑面龋损害的设备,此仪器的主件由一束细的纤维组成光针(optical needle)。基本原理是龋坏组织对光的散射作用强于正常牙齿组织。将纤维光针探头对准可疑牙面,借着病变组织的散光而将龋变情况查出。

Van de Rijke等(1991)在实验室将荧光染料涂于有人工或自然白垩斑的前磨牙邻面,将牙齿邻面对接呈相邻状态,然后用一特别设计的光纤探针(fiber optic probe)照射,测量损害内的荧光。与此同时,又用微放射照相测量矿物质损失,结果显示荧光消失量与矿物损失量相关(r=0.86)。本研究表明自然龋或人工龋对染料的摄取可以作为诊断早期龋的一个灵敏手段。Hafström-Björkman等人(1992)在实验室用激光荧光(laser fluorescence, LAF)和纵向微放射照相(longitudinal microradiography)对人工牙釉质龋作不同时间的脱矿量测量,将两种方法检测得到的结果作相应对比,发现两种方法的相关性很高(r=0.97)。作者认为LAF可以作为临床上检查早期龋的有效手段。

Angmar-Mansson等(1996)介绍两种准确有效的检查牙釉质龋的方法:一种是根据牙釉质晶体对光的散射的原理,以龋坏部分与健康牙釉质作对比。另一种是用蓝绿区可见激光照射牙釉质产生荧光。根据后者,后来就研制出一种叫做量化光激荧光(quantitative light-induced fluorescence, QLF)法。Ferreira-Zandona等人(1998)介绍用激光荧光法加染料。对检查咬合面沟裂龋,其效果比单用激光荧光法还好。

Angmar-Mansson与ten Bosch(2001)在临床研究中证实QLF是一个检查早期龋的有效手段。矿物质的损失与荧光强度的减退成正相关($0.93<r<0.99$)。

Amaechi等(2003)比较了用QLF测量早期龋的荧光消减和用光干涉体层照相法(optic coherence tomography, OCT)测量光反射性损失,显示二者之间呈线形相关(后者测出的数值表示损害内的矿物质损失)。Mendes与Nicolau(2004)在实验室用24枚乳牙人工龋作的研究表明用激光荧法检查乳牙早期龋有效,但用来测量矿物质的损失则不够理想。Shi等人(2001),Aljehani等人(2004)比较了QLF和DIAGNOdent用于检查固定矫治器旁的白垩斑损害,并以组织病理学和横向微放射照相检查作为金标准,结论认为QLF是一种更为适合的检查早期龋的方法。Higham等(2005)认为QLF可用于体内测量牙面的脱矿与再矿化,且可进行纵向研究。实验证明QLF对殆面浅龋的诊断率是直观检查的两倍,前者比后者对未形成龋洞和更小的殆面龋有更高的敏感性。但同时，QLF的影像捕捉和分析过程比较费时。

Aljehani等研制的DIAGNOdent，这种仪器也是一种激光诱发荧光的检查设备，具有灵敏度高，稳定性好，重量轻的优点，可用于测量牙齿矿化程度。Shi等(2001)，Bamzahim等(2002)均证明DIAGNOdent用于检查光滑面龋与咬合面龋的效果良好。Lussi等(2004)，Guignon(2003)，Pinelli等人(2002)均对此仪器做了临床应用研究，认为它具有良好的再现性。

Ng与Ferguson(1988)在离体牙上，用不同时间产生的人工龋模型，根据超声波回声现象和测量回声的相对振幅的变化，用18 MHz中心频率的超声波检查早期龋损，控制超声波频率，限定测量从牙面和牙釉质返射回来的声波，计算回声返回时间的差异，即可得出龋损害的范围和破坏程度。

Matalon等人(2003)认为超声诊断优于X线咬翼片。

1992年，Nummikoski用数码减除放射照相仪(digital subtraction radiography)检查人工复发龋比用常规X线照相法的效果优越，可以减少假阳性诊断。

1994年Ogaard与ten Bosch用光消散原理测量矫治牙位患者矫治器旁牙面的光消散程度，实际就是测量早期龋病变。Parks等(1994)用一种根据电荷偶联设计的电子感应装置(electonic sensor)来检查早期龋，结果显示具有可行性。

1997年，Lloyd等人用AM300WB三相核磁共振光谱仪(magnetic resonance spectrometer，装有Brucker微成像附件microimaging attachment)检查龋损害，在图像上显示影像浓厚，边界清楚。

2002年，Zoellner等在实验室用一般常用X线照相或数码X线照相(direct digital radiography)检查7，14，21与28天人工龋标本，并在偏光显微镜下检验损害深度，结果显示常规X线检查与数码X线照相无区别。但1996年，Kang等人在实验室用计算机化牙科放射照相和常用乳胶X线照相比较，经过数据处理证明计算机化X线检查对鉴别自然龋和人工损害的效果差。

Schmidlin等(2002)在实验室用计算机辅助密度影像分析法(computer assisted densitometric image analysis)检查早期龋，可以查出损害内的脱矿程度。Jeon等(2004)报道用频率域红外线光热辐射测量(frequency-domain infra-red photothermal radiometry)与频率域荧光(frequency domain luminescence)合并用于检查早期龋具有优越性。

Rock与Kidd(1988)用电阻抗原理测量牙齿组织的电阻，病变牙齿组织的导电性增加，电阻抗减小，以此来探测咬合面沟裂点隙的龋损害，以后用组织病理学方法复查，在50枚标本中，符合率为74%。后来，Lussi(1995)也用了这种方法来在临床上检查沟裂龋。但是，这种方法的可靠性值得探讨，因为正常牙齿的咬合面有形状不同、深浅各异的点隙沟裂，它们的电阻抗也有不同，因此很容易与龋损害混淆。从而使其诊断价值失去意义。最近，有学者用一种能适应牙齿形状进行自我调整并和电子仪器合作通过电阻抗的变化来检测龋坏的微形流体探针进行离体牙实验，发现在健康牙齿和龋齿之间电阻抗差别大于20倍，而且这种探针还可以用于大部分检测手法都难以检测到的领面龋。

此外，还有人报道用多层神经网感知器进行早期龋的诊断实验，检测邻面龋时可以比影像学诊断率提高39.4%。

第三节　早期龋病的治疗方法

由于科学技术的发展，人们对龋病发生发展的规律，认识更加深入，加上材料科学的进步，新型材料不断问世；再有对牙齿再矿化研究取得的成绩，所有这些都为早期龋的治疗创造了条件。

1985年，Laswell认为在口腔医学界盛行多年的Black的洞形制备原则，应该给予修正。比如关于预防性扩展的原则，关于除腐必尽的原则，关于倒凹固位、鸠尾固位、洞底和洞周边角度的规定等都应加以修改。

Steinberg(2002)提出对龋病治疗的观念，应该从外科性向内科性转变，这种转变来源于两个重要的认识，一个是龋病是一种细菌感染性疾病，一个是在龋损害未形成洞以前，龋病是一个可逆的病变过程。

当前，口腔医学界提出的一个重要话题是所谓“无创伤修复”(atraumatic restoration treatment，ART)或微创牙科(minimally invasive dentistry，MID)，这些都是在上面提到的基础上建立起来的。20世纪70年代，Goldman等研制出一种化学药剂作为备洞之用，同时配合牙钻制洞，称为化学机械备洞法(chemomechanical preparation)，用N-一氯甘氨酸(N-mono-chloroglycine)软化龋坏组织。Tonami等(2003)报告的Carisolv就是在此基础上研制的，Carisolv清理窝沟龋有机残物后的牙面，表面粗糙度增加且表面特征更为优越，在经过酸蚀后可以使封闭剂更能适应釉质，与其结合的更好。

在修复材料方面，成功研制的玻璃离子、新复合树脂以及涂料都为龋病的早期治疗创造了条件。

1995年Simons等用离子透入治疗早期龋，实际上是再矿化的方法。Garcia-Godoy等(1997)用人工龋模型将一种抗酸树脂(acid resistant resin)封闭白垩斑及人工龋可以防止龋损害继续进行。Biesbrock等人(1998)在人口腔内作了为期三年的临床观察，0.243%NaF与0.4%氟化亚锡牙膏刷牙可以使早期龋愈合。

Gray与Shellis(2000)对患白垩斑牙齿，Robinson等(2001)对人工龋用树脂涂于损害牙齿表面，均证明这些树脂涂料有透入损害内部，防止酸侵蚀和促进再矿化的作用。Mount与Ngo(2000)提出用再矿化法来治疗牙釉质的龋损害。Mukai等人(2001)在实验室用4000 ppm的氟化物溶液含漱可以有效地使浅和深龋损害再矿化。临床观察发现，0.243%NaF与0.4%氟化亚锡牙膏刷牙可以使早期龋愈合；进一步的研究显示，4%Tif涂料比起商品NaF和NaF/CaF涂料以及4%TiF溶液，在轻度腐蚀环境中具有更可观的防止釉质龋坏的治疗前景。再矿化治疗还可以有效的停止或逆转潜行邻面龋的进展。诊所和家用氟剂的局部使用，联合传统的修复治疗可以大大提高治疗效果，而且从长远来看，也可以减少治疗费用。

Clarkson与Rafter(2001)提出治疗早期龋防止牙齿进一步脱矿，促进再矿化；激光照射牙齿可以使其具有强抗酸能力，释氟修复材料可以促进再矿化。骨形成蛋白(BMP)可以诱导管性牙本质的形成。

Steinberg(2002)，Barber与Wilkins(2002)都强调在治疗早期龋时，除了做局部处理外，还应该在治疗计划中注意用氯已定溶液含漱以控制感染，限制糖类食物的摄取，定期清除牙面生态膜，并作追踪观察。Haukali与Poulsen(2003)在一批儿童中用含氯已定和麝香草酚的涂料(商品名Cervitec)涂于病损牙面，每3个月一次，观察期2年。发现此种涂料有抑制邻面龋发展的效果。最近，有学者将含氟涂料、含氟封剂、树脂封剂和玻璃离子GIC进行比较发现，在龋损区使用GIC可以最大程度的实现再矿化减少修复体周0.5 mm内继发龋的发生，随后依次为含氟涂料、含氟封剂和树脂封剂。

Hudson(2004)提出用微创牙科方法治疗Ⅰ类洞。

高宝贤等人(2004)对117名6～8岁小学生用玻璃离子按ART技术治疗Ⅰ类洞，一年后成功率为87.04%，而Ⅱ类洞成功率只有68.90%。

有学者研究用激光来治疗早期龋或防止继发龋。Konishi等(1999)报道用波长0.3 μm，脉冲时间100 μm/sec，照射强度5 J/cm^{2}的CO_2激光照射，对防止继发龋有明显的作用。Ceballos等人(2001)用波长2.94 μm，脉冲250 μm/sec，功率300 mJ(牙釉质)或250 mJ(牙根面)的ER-YAG激光照射有预防继发龋的功效，显然，用激光来治疗早期龋也是有用的。

龋病的早期诊断与治疗是口腔医学领域的一个重要课题，到目前为止，上面介绍的方法都还存在一些问题，有待于继续改进。过去的研究多偏重于物理学方法，今后可否从化学或化学与微生物学方面去考虑。在治疗方面，利用再矿化现象并辅助以含药物的涂料是一个很有前途的方法。

(岳松龄)

第十七章　儿童龋病

儿童龋病是临床上最为常见的儿童口腔疾病，乳牙患龋不仅影响儿童的咀嚼，引起患牙的疼痛，牙髓炎和根尖周炎发生；进一步发展还可对继承恒牙及恒牙列造成影响，可使继承恒牙釉质发育不全，如 Turner 牙的发生；另一方面会导致局部牙槽骨的破坏、乳牙牙根异常吸收、残根滞留等使继承恒牙萌出过早或过迟，影响恒牙的萌出顺序和位置。

第一节　儿童龋病在不同牙列阶段的患病特点

多数乳牙患龋、牙体的缺损和崩解，咀嚼功能必然降低，进而影响儿童的营养摄入，导致正处于生长发育旺盛时期的儿童颌面部及全身的生长发育受到影响，机体的抵抗力也可降低。幼儿期是儿童学习语言的时期，早期乳牙的崩坏和早失会影响患儿正确发音。儿童龋齿，尤其是前牙的龋齿还会影响美观，给儿童正常心理的发育产生一定负面影响。

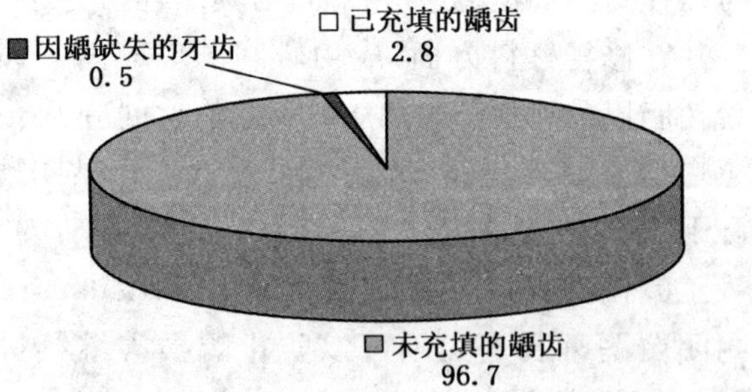

图 17-1　中国 5 岁儿童乳牙龋失补构成比(%)

一、乳牙列龋

乳牙在萌出后不久即可患龋，临床上最早可见 6 个月的儿童，上颌中切牙尚未完全萌出，其远中唇面就已经发生龋坏。与恒牙相比，乳牙萌出后发生龋病较早。Weddell 和 Klein 对美国 6 个月到 36 个月的婴幼儿进行了调查，患龋状况是 12～17 个月的婴幼儿患龋率为 4.2%，24～29 个月的婴幼儿为 19.8%，30～36 个月的婴幼儿为 36.4%。邓辉等对我国 1～4 岁的儿童进行了乳牙患龋情况的调查，发现 1～2 岁的儿童患龋率为 38.93%，3 岁儿童患龋率为 58.71%，4 岁儿童为 60.53%。2005 年我国的全国口腔健康流行病学调查发现 5 岁儿童乳牙患龋率为 66.0%，龋均为 3.50，所患龋齿中龋失补构成比如图 17-1 所示，有 96.7%的乳牙龋齿未充填。

乳牙列龋齿好发的牙位依次为上颌乳中切牙、下颌第一乳磨牙、下颌第二乳磨牙、上颌第一乳磨牙、上颌第二乳磨牙。乳牙龋好发的牙面在上颌乳牙为：乳中切牙之近中面，其次为远中面和唇面；乳侧切牙以近中面、唇面多见；乳尖牙则多见于唇面，其次为远中面；第一乳磨牙多见于咬合面，其次为远中面；第二乳磨牙则多发于咬合面和近中面。在下颌为：第一乳磨牙咬合面，其次为远中面；第二乳磨牙咬合面，其次为近中面；乳尖牙早现于唇面，其次为远中和近中面；乳中切牙和侧切牙少患龋，如患龋则多出现在近中面。各年龄段的乳牙龋病发生部位也有其明显特点，2 岁以下时主要发生于上颌乳前牙的唇面和邻面，3～4 岁时乳牙龋多发于乳磨牙咬合面的窝沟，4～5 岁时好发于乳磨牙的邻面。

由于左右侧同名乳牙的形成期、萌出期、解剖形态及所处位置等相似，又处于同一口腔环境，故在乳牙龋病中左右侧同名牙同时患龋的现象较恒牙突出。石四箴等(1991 年)分析了 28 654 对乳牙同颌同名牙，其中 60.5%对同时患龋，35.51%对的龋损面为左右侧相对称。

乳牙龋病少有累及下前牙，除非患儿罹患猛性龋(rampant caries)。Massler 把突然发生广泛快速的龋损，即使不易患龋的下颌乳前牙也受到累及，且随着乳牙龋损的发展很快发生牙髓感染的这一类儿童龋损称为猛性龋。临床上常见在同一个个体的大多数乳牙，甚至全部乳牙在短时期内同时患龋，且多个牙面患龋，牙冠很快被破坏，甚至成为残根残冠（图 17-2a，b）。Massler 认为猛性龋常出现于瘦弱型儿童，也有学者认为与儿童的情绪不稳定有关。

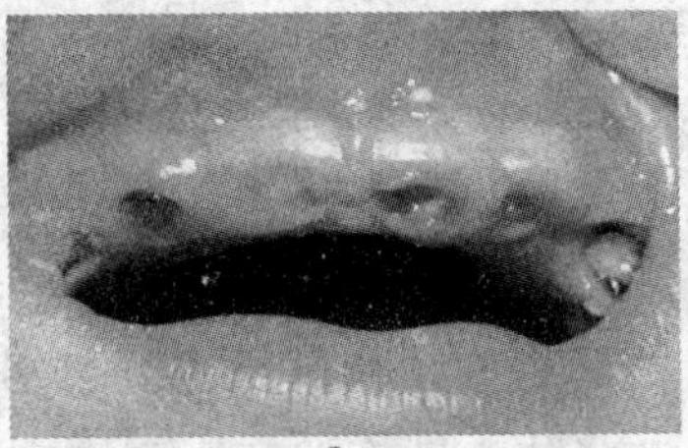
a

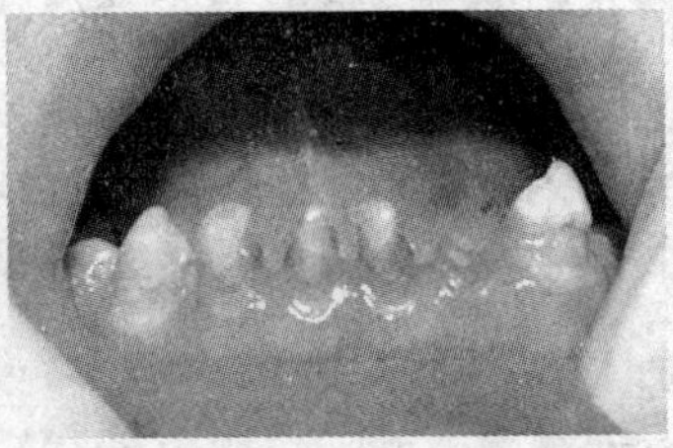
b

图 17-2　猛性龋

a. 上颌；b. 下颌

乳牙龋在临床上还可表现为一特殊类型，即多在乳前牙唇面、邻面的牙冠中 1/3 至颈 1/3 处发生围绕牙冠的广泛性环状龋（图 17-3）。这类病损在恒牙中极为少见，但在儿童乳牙列为一种较为常见的龋损类型。有学者认为与乳牙新生线的矿化薄弱有关，但有学者予以否定，并经病理组织学观察分析，认为环状龋的形成与出生后乳牙牙颈部釉质的矿化程度低有关。龋向两侧扩展，而不易向矿化程度高、抗酸力强的出生前釉质扩展，以致形成环状。环状龋的发生与幼儿的自洁作用较差及局部食物滞留有关。

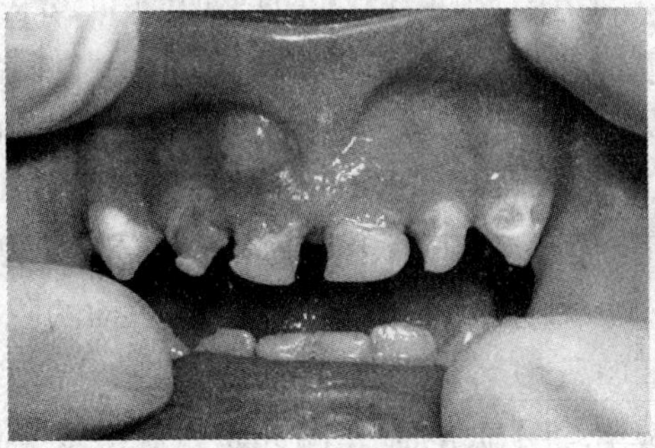

图 17-3　环状龋

延长哺乳时间或者长时间的奶瓶人工喂养可导致幼龄儿童发生较为严重的龋患，这一类乳牙龋损称为奶瓶龋。Fass（1962 年）首次提出了奶瓶喂养龋（nursing-bottle caries），此后乳牙龋病类型又出现过各种名称，如喂养龋（nursing careis），婴幼儿奶瓶龋（baby bottle caries），奶瓶喂养综合征（nursing bottle syndrome）、婴幼儿奶瓶牙龋损（baby-bottle tooth decay，BBTD）等。许多学者认为由于长时期用奶瓶人工喂养，瓶塞贴附于上颌乳前牙，奶瓶内多为牛奶、果汁等易产酸发酵的饮料，加之低龄儿童的乳牙刚萌出不久，牙齿表面不成熟，更易受酸的作用而使低龄儿童发生龋损。近年来随着对奶瓶龋研究的深入，逐渐认识到奶瓶喂养虽与奶瓶龋的发生有关，但并不是唯一因素。

1994 年美国疾病控制中心（CDCP）会议上首次提出早期儿童龋（early childhood caries，ECC）的概念，其定义不是依据受累牙的个数，而是患者的年龄和患牙的位置。对于一个 18 个月的孩子来说，通常 1～4 个上切牙受累而下切牙和第一乳磨牙很少累及；对一个 36 个月的孩子来说，除了第二乳磨牙外全口牙齿均可受累。ECC 可较好地反映这一疾病多因素的特征，但目前该疾病在世界范围内尚无公认的定义，在不同的研究中其临床诊断标准也各不相同，因此在各国学者的调查中其发生率差异较明显（3%～79.9%）。Damle（2006 年）将重症早期儿童龋（severe early childhood caries，S-ECC）定义为 3 岁以下的儿童发生有光滑面的乳牙龋患，或 3～5 岁的儿童发生一个以上的上颌乳前牙的光滑面龋损或 3 岁的儿童 dmf＞4，4 岁的儿童 dmf＞5，5 岁的儿童 dmf＞6。

ECC 患儿在 2、3 或 4 岁时具有典型的临床特征，可早期累及上颌乳前牙，也可累及上下颌第一乳磨牙，上颌乳前牙光滑面患龋是其主要特征，且病损牙位呈明显的对称性，下颌乳前牙少有累及。

二、混合牙列龋

儿童乳牙的患龋状况在 1 岁左右起即直线上升,7～8 岁时达到高峰,此后由于乳恒牙的替换,儿童口腔中乳牙列进入混合牙列阶段,新生恒牙陆续萌出,乳牙的患龋率明显下降,恒牙的患龋率开始上升。新萌出的年轻恒牙在达到咬合面之前高低不齐,自洁作用差且难以清洁,年轻恒牙表面牙釉质尚未完全成熟,加之儿童喜好甜食、进餐次数多,因而在混合牙列期除了存在的乳牙龋,新萌出的年轻恒牙也易患龋。图 17-4 所示为临床上一严重乳磨牙患龋的儿童新萌出第一恒磨牙发生的窝沟龋。

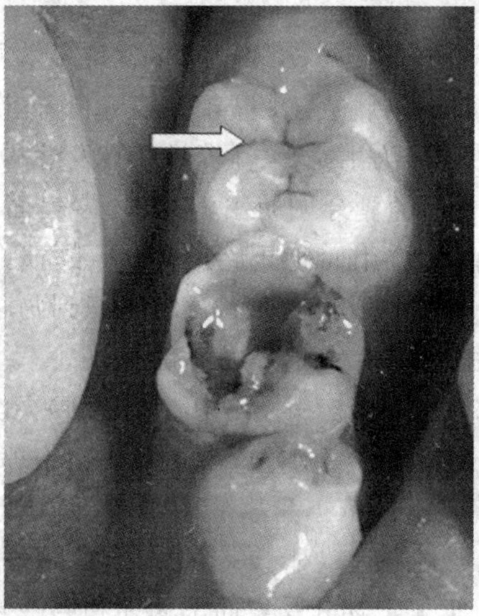

图 17-4 新萌出的第一恒磨牙窝沟龋

Lopez(1998 年)研究指出,婴幼儿早期龋与其后发生的乳磨牙龋密切相关,婴幼儿时期的乳前牙龋坏是预测乳磨牙可能发生龋病有意义的指标,而乳牙龋病的发生又与其后恒牙龋有一定的相关关系。随着第一恒磨牙的萌出,需定期对儿童新萌出恒牙进行检查,如发现龋损,应及时进行封闭或修复,预防年轻恒牙龋的发生。下颌第一恒磨牙较上颌第一恒磨牙易早发和高发龋患。一些学者通过对儿童龋齿进行纵向研究发现,7 岁儿童第一恒磨牙患龋的最好预测根据是 5 岁前有 3 个或更多的乳磨牙患龋。

混合牙列中,上颌中切牙、侧切牙并不易患龋,除非患猛性龋。但上颌侧切牙常常可见舌侧窝的发育缺陷,如畸形舌侧窝等,如果这些部位患龋会很快进展波及牙髓。如果舌侧窝能被尖锐的探针探入,则需要做预防性树脂充填(preventive resin restoration,PRR)或窝沟封闭。下颌切牙患龋极少见,如果出现则提示为非控制性的龋病,需制定综合治疗方案。

三、年轻恒牙列龋

保护与及时治疗年轻恒牙,形成健全的恒牙列是儿童口腔科的主要任务。随着氟化物及其他一些防龋措施的推广应用,儿童恒牙的患龋状况近年来有了明显改善。1995 年的全国口腔健康流行病学调查显示 12 岁组儿童的患龋率为 45.81%,DMFT 为 1.03。2005 年第三次全国口腔健康流行病学调查结果显示 12 岁组儿童的患龋率下降为 28.9%,DMFT 下降为 0.5,这也反映了我国儿童口腔保健方面的发展。

儿童恒牙龋中最为常见的是窝沟龋,急性龋较成年人恒牙多,第一恒磨牙患龋率最高,危害最大。年轻恒牙龋的好发牙位依次为:第一恒磨牙＞第二恒磨牙＞第二双尖牙＞第一双尖牙＞侧切牙＞中切牙和尖牙。好发牙面:上颌切牙为邻面、唇面、舌窝;双尖牙为咬合面、邻面;磨牙为咬合面、颊面、舌面、近中面。

低年级的学龄儿童大部分恒牙无龋发生,许多高年级的学龄儿童有较高的 DMFT 记分,提示在年轻恒牙列儿童存在一些高危龋患的群体,恒牙龋的预防应着重于这一部分龋活跃性强的青少年人群。

年轻恒牙列正畸治疗的儿童恒牙龋易感性增加,图 17-5 所示为正畸儿童上颌牙唇面的脱矿。有研究证明戴用固定矫正器的患者菌斑指数和口腔内致龋菌均明显增加,正畸儿童口腔中变异链球菌和乳杆菌数量明显高于正常儿童。佩戴固定矫正

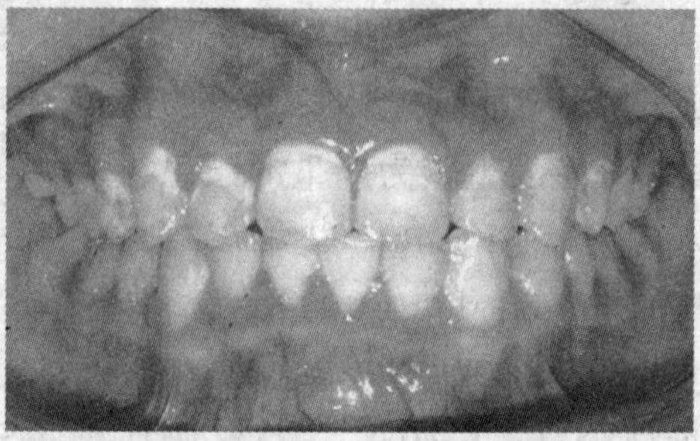

图 17-5 正畸儿童上颌牙唇面的脱矿

器的儿童口腔内容易发生龋患的牙齿为上颌前牙及下颌第一恒磨牙，牙釉质脱矿的好发部位依次为牙颈部、托槽周围、邻面，这些均是细菌容易滞留且不容易清洁的部位，尤其是牙颈部结构较薄弱，更容易出现脱矿。因此，在儿童正畸治疗过程中应做到严格的口腔卫生控制，局部应适当用氟化物处理。

第二节　儿童龋病的临床特点及发病因素

一、乳牙龋的临床特点及发病特征

与恒牙龋相比，乳牙的患龋率高、发病早，7 岁左右到达高峰，乳牙萌出不久即可患龋，发病时间早。龋齿多发、龋损范围广。在同一个口腔内的多数乳牙常同时患龋，也常在 1 个牙的多个牙面同时患龋。恒牙龋损主要发生于咬合面和邻面，乳牙龋损除发生于咬合面、邻面外，还常发生于唇面、舌面等光滑面和牙颈部。

乳牙龋龋损进展速度快，牙体因龋损进展快在短期内易转变为牙髓和根尖周的炎症、残根和残冠等。

1. 自觉症状不明显　乳牙龋损发展迅速，但自觉症状不如恒牙明显，故临床上常见因家长忽视，在发展成有牙髓和根尖周炎症状时才去医院就诊。

2. 修复性牙本质形成活跃　龋损促使乳牙修复性牙本质形成活跃，此防御功能有利于龋病的防治。修复性牙本质能防御细菌感染牙髓，保护牙髓，避免露髓。

乳牙较恒牙易患龋，其原因有如下几点：

1. 乳牙解剖形态的特点　乳牙牙颈部明显缩窄，牙冠近颈部的 1/3 处隆起（特别是下颌第一乳磨牙），相邻牙之间为面与面的接触，咬合面的点隙裂沟以及牙列中的生理间隙等均易导致食物滞留，且易成为不洁区。

2. 乳牙组织结构特点　乳牙的牙釉质、牙本质薄，矿化程度低，抗酸力弱。

3. 食物　儿童的饮食多为软质食物，黏稠性强，含糖量高，易发酵产酸。

4. 口腔的自洁和清洁作用较差　由于儿童的睡眠时间长，口腔又处于静止状态，唾液分泌减少，故自洁作用差，有利于细菌增殖，增加了患龋机会。又因儿童年龄幼小，不能很好地刷牙，食物、软垢容易滞留于牙面，成为儿童龋发生的重要原因之一。

二、年轻恒牙龋的临床特点及发病特征

年轻恒牙自开始萌出到达咬合平面之前，在牙列上高低不齐，自洁作用差且难以清洁，牙齿容易患龋，下颌磨牙较上颌磨牙易患龋。年轻恒牙龋好发于第一恒磨牙的咬合面、邻面及上颌中切牙的邻面。

第一恒磨牙发病早，龋患率高。第一恒磨牙于儿童六岁左右即萌出，因萌出时间早又处于口腔的后位，因而发生龋患率最高（约占年轻恒牙患龋率的 90%），且常被家长将其误认为乳牙，不予重视，从而耽误其早期治疗的时机。而第一恒磨牙承担着咀嚼力的重要部分，且对恒牙列的形态有着重要影响，第一恒磨牙的龋坏可影响到整个混合牙列和恒牙列的功能，影响到颌骨的发育及面颌的形态，因此，对第一恒磨牙的防龋措施具有特别重要的意义。值得注意的是，儿童的第一恒磨牙患龋常常呈左右对称，40%以上的第一恒磨牙龋累及两个以上的复合牙面。

年轻恒牙萌出后 2 年左右才能矿化完全，存在萌出后的再矿化现象，因此刚萌出的年轻恒牙表面釉质不成熟，硬度较差，渗透性较大，耐酸性差而易患龋，且进展较快。不仅如此，年轻恒牙的髓腔大、髓角尖高，牙本质小管粗大，病变快，容易引起牙髓感染和根尖周组织的炎症。

受乳牙患龋状态的影响。有研究已经证实乳牙患龋可增加年轻恒牙患龋的几率，相邻乳牙的龋坏可能波及相邻年轻恒牙的邻面。

年轻恒牙易患龋的因素有如下几点：

1. 年轻恒磨牙的咬合面积大，窝沟点隙复杂，易滞留细菌和食物残渣，且其窝沟常常不完全融合，细菌往往沉留在其底部，与暴露的牙本质直接

接触。此外，上颌恒磨牙的腭侧沟、下颌恒磨牙的颊侧沟、上颌切牙的舌侧窝均为龋易发生的部位。

2. 年轻恒磨牙萌出时咬合面的远中部分被龈瓣覆盖时间长，龈瓣下的牙面长期处于不洁状态。

3. 年轻恒磨牙到达咬合面的时间长，咬合面在较长的时间内低于牙列咬合平面，无咀嚼状态难以自洁。

4. 年轻恒牙萌出时儿童年龄小，刷牙护齿意识弱，刷牙效果相对较差。

5. 年轻恒牙新萌出时可出现暂时性拥挤和不规则排列，被拥挤的隐蔽部位很难自洁，即使刷牙也不易清洁，这些部位就很容易发生龋病。

第三节 儿童龋病的病因学特点

儿童龋病的致病因素与成年人的龋齿类似，主要还是由口腔致龋菌、碳水化合物、易感宿主和时间引起，但因儿童处于特殊的生长发育时期，饮食习惯的特殊性和正常的口腔卫生习惯尚未建立，因此儿童龋病有其特殊性。

口腔生态学理论认为，与龋病发生有关的细菌都是口腔正常微生物群，在生理状态下，细菌之间、细菌与宿主之间处于动态平衡，不发生疾病；由于局部的、全身的、食物因素的改变引起口腔生态环境的变化，正常细菌与宿主之间的生理性组合改变为病理性组合，口腔生态平衡转化为生态失调，正常细菌成为条件致病菌，引起龋病发生。

一、婴幼儿口腔正常微生物群的建立

出生时婴儿口腔中一般是无菌的，新生儿口腔中检出的少量细菌可能来源于母亲分娩过程中污染的阴道细菌，如乳杆菌、棒状菌和肠球菌，由于微生物定植环境的选择性，这些细菌多成为口腔的暂时菌丛。邹静等(2003年)对婴幼儿口腔早期定植细菌的动态研究证实，母亲的分娩方式对新生儿口腔细菌的定植有重要影响。

胎儿出生后便暴露在与之接触的人和周围环境中，由于宿主缺乏足够的防御能力，微生物开始在新生儿口腔内定植，黏附是细菌定植的第一步，在新生儿口腔中，细菌首先黏附于黏膜表面，在此基础上开始建立口腔正常微生物群。胎儿在出生后的第一天，口腔中的细菌便快速增多，α-溶血链球菌和唾液链球菌是新生儿第一天口腔中的主要菌丛。

随着对新生儿的喂养和看护，与之密切接触的父母或亲属口腔中的微生物可传播到婴儿口腔。在一项对出生1～2天的新生儿口腔菌群的调查中发现，从新生儿口腔中检出的唾液链球菌与母亲口腔中的唾液链球菌血清型相同。Li等对婴儿最初从母亲获得变异链球菌的真实性进行的研究发现，女婴变异链球菌基因型与母亲的一致性为73.3%，男婴为53.3%，表明母亲是婴儿口腔变异链球菌的主要来源。这些研究均提示了口腔正常微生物群在亲属或家庭中流行或传播的可能性与特异性。

Tagg的研究中发现新生儿口腔内存在多种血清型的唾液链球菌，在这些唾液链球菌中多数菌株均不能在其母亲的口腔检出，在出生后的第五天其母亲口腔中的唾液链球菌成为新生儿口腔中检出的唾液链球菌的优势菌群，其原因可能与母亲对新生儿的喂养与亲密接触，新生儿口腔微生态系对母系来源的菌株有偏爱有关。

儿童口腔正常微生物群的建立与宿主的年龄、饮食习惯、口腔卫生习惯、其父母的口腔固有菌群有密切关系。口腔生态区从新生儿无牙到乳牙的逐渐萌出和乳牙列建立的逐渐改变，口腔微生物群也发生相应的改变。新生儿无牙口腔中以唾液链球菌和奈瑟菌为优势菌丛，幼儿期乳牙萌出后牙面定植的血链球菌、变异链球菌和丝状菌成为口腔中的优势菌。

McCarthy对0～12个月婴儿口腔内菌丛的研究报道表明，新生儿口腔所检出的细菌中，唾液链球菌为主要常驻菌，检出的厌氧菌只有乳杆菌和韦荣氏菌，所有12个月的婴儿口腔中均有链球菌、葡萄球菌、韦荣菌和奈瑟菌，半数以上婴儿口腔中可培养出放线菌、乳杆菌和梭杆菌，不到半数的婴儿口腔中可分离出念珠菌、纤毛菌和棒状菌。在整个研究期间链球菌一直是优势菌，随着牙齿的萌出，放线菌和梭杆菌的检出率增加，在牙齿萌出前检测不到对牙面有亲和力的血链球菌和变形链球菌。在所检出的菌群中，放线菌、类杆菌、梭状菌、纤毛菌所占比例从低到高不等，存在个体差异；棒状菌、念珠菌在婴儿口腔中的量很少，且随着年龄的增加呈下降趋势。随着乳牙的萌出，幼儿口腔中的微生物数量与种类均明显增加，牙齿的邻面、咬合面的点隙裂沟等滞留区有利于微生物的附着和厌氧菌的生长。

目前多数研究认为唾液链球菌是新生儿口腔固有菌群的主要优势菌，但随着新生儿月龄的增加，唾液链球菌所占比例逐渐减少。乳牙尚未萌出的婴幼儿缓症链球菌和唾液链球菌在颊黏膜和牙槽嵴部位最常检出，乳牙萌出的第一年中，缓症链球菌的检出率为100%，唾液链球菌的检出率为79%，血链球菌的检出率上升为50%，口腔链球菌属的这一生理性变化与乳牙萌出导致口腔中滞留区的出现、细菌的选择性黏附有关。

Caufield研究发现血链球菌在婴儿口腔中早期定植的“窗口期”为9个月左右，其定植依赖于乳牙的萌出，随着乳牙的不断萌出，血链球菌在唾液中所占的比例增加；变异链球菌在婴幼儿口腔定植的“窗口期”为19～31个月，随着变异链球菌在婴幼儿口腔中的出现血链球菌的水平开始下降，口腔中没有变异链球菌定植的婴幼儿其唾液中的血链球菌水平明显高于口腔定植有变链菌的婴幼儿，这一结果说明血链球菌在口腔中的早期定植影响着后来的变异链球菌的水平及其在牙面上的黏附，提示可用一些微生态的方法来预防早期儿童龋的发生。

二、早期儿童龋的微生物学特点

变异链球菌是早期儿童龋的主要相关菌，在ECC累及的牙面上定植着大量的变异链球菌和乳杆菌。van Houte等对ECC儿童进行细菌学分析，发现无论龋损部位还是龋损边缘，变异链球菌约占生态膜细菌的60%，在唾液中变异链球菌约占可培养总菌的10%，且检出多为血清型c，e，f变异链球菌；在龋损部位的生态膜和已龋坏的牙本质中乳杆菌的水平比白垩斑或健康牙面高，说明乳杆菌对ECC的发生可能呈有限的影响，而对龋病的发展起重要作用。

儿童对早期龋的敏感性与变异链球菌首次感染婴幼儿口腔的时间有关，变异链球菌定植于口腔越早、口腔中的变异链球菌数量越大，婴幼儿越易罹患ECC。Caufield的研究表明，世界不同地区、不同民族之间的变异链球菌存在遗传基因型的不同，其传播方式和感染受地区、种族及社会环境的影响。1989年Caufield和Walker首先将DNA指纹技术应用于变异链球菌传播方式的研究，发现71%的儿童与其母亲有相同的基因型。

变异链球菌可在密切接触的人类之间相互传播，通过唾液的母婴传播是其主要途径，母亲可通过亲吻、用嘴接触婴幼儿的奶嘴和饭匙等途径传播致龋菌。Li等通过DNA指纹图谱分析发现，母乳喂养的婴幼儿口腔中检出的变异链球菌88%与其母亲的变异链球菌基因型相同。母乳中含有一些抑制因子，对定居在婴幼儿口腔中的与其母亲基因型相同的变异链球菌发生特异性抑制，从而对龋产生一定的免疫力，部分学者认为母乳喂养的婴幼儿其ECC发生率较人工喂养的婴幼儿低。

Emauelsson等应用DNA指纹图谱分析了3岁儿童口腔中不同变异链球菌菌株与其家庭成员口腔变异链球菌的一致性，发现儿童口腔中变异链球菌菌株的遗传型与其父母口腔中变异链球菌菌株的遗传型有很高的一致性，但在变异链球菌的垂直传播中也可发生其遗传性的丢失或获取家族外的遗传型。Katsuyuki指出，血清型d，e，g变异链球菌在垂直传播中的可能性明显高于血清型c。同一所幼儿园儿童中也可能存在变异链球菌的水平传播，邹静等的研究结果支持儿童口腔变异链球菌可以多种途径传播的观点。

变异链球菌的检出率和数量随着儿童年龄、萌出乳牙的数目及牙面的增加而增加，同时受到幼儿母亲的教育程度、儿童的口腔健康状况和口腔卫生行为的影响，特别与婴幼儿是否含着装有甜饮料的奶瓶睡觉习惯有关，婴幼儿夜间进食次数过多、含奶瓶睡觉、离乳时间延长、人工喂养等均可能引起变形链球菌的过早定居。

Alaluusua等首次用核糖核苷分型法鉴定了ECC儿童口腔中的变异链球菌基因型，发现2/3患有ECC的婴幼儿检出高水平的2种遗传型变异链球菌(S. mutans)和表兄链球菌(S. sobrinus)，而无龋儿童仅检出一种低水平的变异链球菌，该结果提示口腔中同时存在变异链球菌和表兄链球菌的儿童比口腔中只检出变异链球菌的儿童更易患 ECC。van Houte 的研究也证实，变异链球菌和表兄链球菌均可在患有 ECC 的儿童口腔中检出。无龋儿童口腔中检出的变异链球菌多为一种基因型，而 ECC 儿童的口腔中多为几种基因型变异链球菌混合感染。

一些学者强调表兄链球菌因其较强的产酸力、耐酸力和黏附能力与 ECC 的发病密切相关，但另一些学者却认为表兄链球菌在喂养龋的发生上不起主要作用，口腔中高比例的变异链球菌才是 ECC 的主要致病菌，表兄链球菌很少被检出或不能检出。变异链球菌和表兄链球菌在喂养龋发生发展中所起的作用目前国内外文献资料显示尚无定论，还需进一步的研究论证。

放线菌是口腔中常见的厌氧杆菌，为牙面生态膜和龈沟的优势菌，在 ECC 儿童口腔中，放线菌占整个口腔菌群的 3%～18%。邹静等的研究发现，内氏放线菌、戈氏放线菌和龋齿放线菌在无龋儿童中的检出率高于龋敏感儿童，但其检出情况与乳牙检测部位的关系不大，提示放线菌的存在可能与生态膜的生态平衡有着重要的关系，放线菌在 ECC 发生中的作用是通过改变生态膜生态平衡导致其余致龋菌毒力增强而导致龋病发生。放线菌在口腔中的定植在一定条件下可被变异链球菌族阻止。而在色素沉着病损中放线菌和乳杆菌的数目高于无色素沉着者，其原因可能是有色素沉着的 ECC 发展更快、破坏性更强的缘故。

有学者对严重 ECC 的患儿上前牙进行电镜观察和生态膜微生物培养，结果除了变异链球菌、乳杆菌，患儿牙面存在大量可发酵糖类的白色假丝酵母菌孢子和菌丝。Marchant 等在研究喂养龋龋损部位的优势菌时也观察到 ECC 龋损部位白色假丝酵母菌的数量远远高于龋损周围生态膜中的数量。鲁莉英等的研究发现，A 型白色假丝酵母菌普遍存在于 ECC 儿童的龋损部位并占主导地位，当儿童口腔生态失衡时 A 型白色假丝酵母菌可转变为条件致病菌。

三、儿童早期龋的相关因素

2005 年全国口腔流行病学调查结果显示，与我国儿童龋发生相关的因素有：儿童的口腔卫生行为、儿童的饮食习惯、儿童家长的口腔健康知识和行为等。对 5 岁组儿童龋病的多因素分析显示该年龄组乳牙龋的患病状况与儿童睡前进食含糖食品、开始刷牙的时间和家长对孩子的口腔清洁护理有关。有睡前进食含糖食品习惯、开始刷牙时间在 3 岁以后的儿童患乳牙龋的风险高，有家长帮助刷牙并检查刷牙效果的孩子患龋风险低。

不正确的喂养方式是 ECC 发生最重要的危险因素。哺乳不定时、母亲频繁给婴儿喂奶，含奶瓶或乳头入睡习惯及延长哺乳时间等与 ECC 发生明显相关。

母乳喂养长期以来被人们认为在免疫、营养和对儿童心理发育方面具有优势，而牛奶中含有较高浓度的钙、磷、蛋白质可减少牙釉质脱矿，且牛奶中的酪蛋白和乳清蛋白为牙釉质表面提供一层保护性有机膜，可抑制变异链球菌在牙面的附着，因此目前不含蔗糖的母乳或牛奶是否有致龋性仍存在争论。有学者提出婴儿出生后 6 个月内，母乳喂养较人工喂养 ECC 患病率相对较低，6 个月以上的母乳喂养比人工喂养更易患龋的观点。有研究发现母乳喂养和人工喂养的幼儿口腔唾液中 F、Ca、Zn、Cu 4 种微量元素差异有显著性，这几种元素与不同喂养方式 ECC 发病有一定关系。

婴儿睡眠时吸吮乳头，牙面上的细菌可长时间与乳汁中的可发酵底物如乳糖或蔗糖等接触，加之睡眠时唾液流速减少和吞咽率下降，使致龋菌充分利用这种静止的环境，增加患龋几率。正常情况下婴儿哺乳时间为 12 个月，离乳的时间越晚，患龋的几率越大。Muller 研究指出，与 ECC 相关的不良喂养方式包括：①用蜜糖或果汁放入奶瓶中促使孩子更快入睡的喂养习惯，睡前哺乳、夜间哭闹用哺乳安抚与 ECC 的发生呈正相关；②超过正常哺乳时间的母乳喂养，无规律的母乳喂养或含乳头入睡与睡前使用奶瓶极为相似；③孩子一出生即给予奶瓶喂养，且在奶瓶中加入蔗糖的喂养习惯；④孩子患有慢性疾病，反复使用糖浆而不及时清洁幼儿口腔。

廖义东等(2002 年)研究发现，早产儿和低体重儿容易罹患早期儿童龋，儿童含奶嘴睡觉并不是唯一的危险因素，牙釉质发育缺陷和新生儿早产也是儿童罹患 ECC 十分重要的内在因素。乳牙釉质的形成在胚胎第 15～19 周时开始，在乳牙萌出后的第 1～第 2 年，牙釉质还要经过成熟和硬化阶段，这个阶段牙齿最容易受到龋病侵袭。乳牙釉质发育不全与许多因素有关，例如遗传性疾病、低出生体重儿、早产、胎儿宫内感染、出生时困难(如难产、臀位分娩、剖腹产)、营养不良(维生素 A、维生素 C、维生素 D 及钙磷缺乏)、代谢紊乱和化学毒素等。

许多研究都表明社会经济地位较低，父母亲受教育程度较低的家庭 ECC 的发病率明显较高。Wynn 等的调查发现哺乳时间为 12 个月，离乳时间越晚，患龋的几率越大。Tanget 等的研究也表明社会经济地位与儿童的 dmfs 指数呈负相关。而种族与 ECC 的发病也有一定关系，很多国家中少数民族以及移民人口中的 ECC 患病率高于本土居民，这可能与不同的种族有不同的生活习俗、不同的儿童喂养方式、饮食习惯和口腔卫生习惯相关。

Grindeford 指出在 2.5 岁已经有早期龋坏和明显龋坏发生的幼儿其在 3.5 岁出现新的龋齿的可能性分别比无龋幼儿高 8.8 倍和 13.5 倍。在缺乏干预措施，口腔健康和卫生行为无明显改变的条件下，受试者的龋易感状态具有持续性，乳前牙龋是预测乳磨牙可能发生龋坏有意义的指标。

儿童龋是一种多因素疾病，与定居在儿童口腔的细菌、饮食习惯、口腔卫生及家庭因素等有关。奶瓶喂养并非其主要致病因素，甚至可能不是儿童患 ECC 的必需因素。儿童龋的致病因素目前还不十分明确，有待进一步的研究。

第四节 儿童龋病的治疗

儿童龋病的治疗应基于正确的临床诊断，并制定系统的治疗计划。治疗计划中应考虑乳牙根的吸收程度及继承恒牙的发育状况，还应考虑患儿罹患龋病的风险(结合患儿的口腔卫生状况、家长的患龋程度、家长的社会经济地位及配合度、复查的可能性等患儿的患龋风险评估)以及患儿对治疗的合作程度等。需要强调的是，儿童龋病的治疗计划必须与相应的有针对性的预防计划相结合。

一、乳牙龋病的治疗

乳牙龋齿治疗的目的是终止龋损的发展，保护牙髓的正常活力，避免因龋而引起的并发症；恢复牙体的外形和咀嚼功能，维持牙列的完整性，使乳牙能正常地被替换，有利于颌骨的生长发育。近年来，随着口腔医学和材料学的发展，在乳牙龋病的治疗方法及使用材料方面均有一定的进展，针对不同程度的龋损，乳牙龋病的治疗主要有阻断性治疗、再矿化治疗和修复治疗。

(一)阻断性治疗

阻断性治疗是指不切割或少切割牙体龋损组织，仅在龋损部位涂抹适当的药物使龋损停止发展或消失。主要适用于龋损面广泛的浅龋或剥脱状的环状龋及一些不易制备洞型的乳牙。这类龋损常见于乳前牙邻面和唇面，有时也可见于乳磨牙的咬合面与颊面。若有条件应尽可能作修复治疗，因为药物治疗并不能恢复牙体外形，仅起抑制龋损进展的作用。常用于儿童乳牙龋阻断性治疗的药物为 2%氟化钠溶液、8%氟化亚锡溶液、1.23%酸性氟磷酸钠溶液、75%氟化钠甘油糊剂、10%氨硝酸银溶液和 38%氟化氨银溶液，前 4 种无腐蚀性，可用于不合作儿童。

用于儿童乳牙龋齿阻断性治疗药物的作用原理如下：①氟与釉质中的羟基磷灰石作用，大量变成难溶的氟化钙，少量成为氟磷灰石，氟磷灰石的抗酸能力强，从而增强釉质的抗龋力；停留在釉质表面的氟化钙可有少量溶解而释放出氟和钙离子，促进龋坏组织的再矿化。氟保护漆固化后可封闭暴露的牙本质小管，阻断龋病的进一步发展。②氨硝酸银涂布，又称氨银浸镀法，主要是硝酸银中的银离子与有机质中的蛋白质结合形成蛋白银沉淀，从而起抑菌和杀菌作用。银离子沉积于牙本质小管能堵塞小管，并抑制小管内的细菌生长和繁殖。③氟化氨银水溶液涂布，可形成难溶的蛋白银、氟化钙和磷酸银，且对牙髓的刺激小于硝酸银。氟化氨银对无机质、有机质均有强化作用，同时有较强的杀菌作用，可杀灭软化牙本质及牙本质小管内的细菌而抑制龋损的发展，其抑菌作用优于硝酸银和氟化钠，缺点是对软组织有腐蚀性，可使局部牙面变黑。

儿童乳牙龋齿阻断性治疗的操作步骤为：①除去腐质及无基釉或尖锐边缘，修整外形，形成自洁区。②清洁牙面，干燥防湿：清洁前可先涂菌斑染色剂，明确范围，以便彻底清洁。用含氟药物涂布者，清洁牙面时不宜使用含碳酸钙的摩擦剂，因药物中的氟离子易与碳酸钙中的钙离子结合形成氟化钙，影响氟化物对牙齿的作用。牙面清洁后需吹干，用棉卷隔湿或用吸唾器排唾，以免唾液污染牙面或将药物溢染他处。③选择合适的药物涂布于患区：涂药要有足够的时间浸润牙面，操作时应反复涂擦2～3分钟，每周涂1～2次，3周为一疗程。使用有腐蚀性的药物时，药棉切忌浸药过多，结束时应拭去过多的药液，以免流及黏膜造成损伤。涂氟后30分钟内不漱口、不进食。

应用药物治疗时应注意，使用氟化物应避免咽下，使用硝酸银、氟化氨银应避免触及黏膜组织。银浸镀后会使牙齿变黑，治疗前应先征得家长的同意。

（二）再矿化治疗

已经脱矿而硬度下降的早期釉质龋，用特殊配制的再矿化液处理牙面使其重新沉积钙盐，恢复牙釉质的硬度，这种治疗方法为早期龋的再矿化治疗。适用于乳牙光滑面的白垩斑牙釉质龋，对龋病活跃的龋高危儿童可作预防用。再矿化液主要有单组分和复合组分两种类型，近年来的研究更趋向用复合组分的再矿化液，此类再矿化液的主要成分为氟化物、钙盐和磷酸盐类。

用作含漱剂时每日含漱，用作局部涂抹剂时先清洁牙釉质白垩斑区，隔湿、干燥，用小棉球饱浸药液放置于白垩斑处，反复涂擦2～3分钟，每周涂抹1～2次，3周为一疗程。要获得良好的再矿化效果，还必须注意改善患儿的口腔卫生状况，限制甜食，否则再矿化治疗的效果不会令人满意。

（三）修复治疗

乳牙龋损后可致咀嚼功能降低，多个乳牙牙冠破坏严重时可致乳牙牙弓长度缩短、咬合高度降低，对颌面部的正常生长发育及恒牙列的形成均带来不良影响。故去除病变组织、恢复牙体形态、提高咀嚼功能的修复治疗是非常重要的。对于牙体缺损面积不大的患牙可选择不同材料的充填修复，对牙体缺损面积较大的乳磨牙可进行不锈钢预成冠的修复，对缺损面积大的乳前牙可进行树脂冠套的修复。

充填修复治疗指去除龋坏组织，制备大小与形态适当的窝洞，在保护牙髓的状况下，用牙科材料充填窝洞，恢复牙体外形的一种治疗方法。窝洞的制备的基本原则同恒牙的牙体窝洞制备，但应考虑乳牙牙体解剖结构的特点，如牙釉质、牙本质薄，牙髓腔大，髓角高，牙颈部缩窄，牙冠向咬合面聚拢以及易磨耗等。制备洞型时还应考虑到不同的修复材料对洞型有不同的要求。

目前，儿童牙科常用的备洞器械仍然是钻机，近年来在一些发达国家采用了一些备洞新技术以减轻由于钻机备洞可能给儿童造成恐惧和疼痛，如化学机械备洞、激光备洞和喷砂备洞等新技术。Carisolv是在化学机械备洞时应用的一种去除龋坏组织的新型活性凝胶，它含有次氯酸钠和携带不同电荷的三种氨基酸，这三种氯代氨基酸分别静电吸引龋坏胶原蛋白纤维肽链中的粒子团，打破不饱和的肽链结构，软化龋坏牙本质，应用Carisolv的化学机械备洞在乳牙龋损的治疗中已被证明为一种有效的安全的微创龋病治疗新技术。激光备洞去除龋坏组织可不用术前麻醉，且几乎无术后反应。喷砂备洞需要橡皮防水障和强吸唾装置，不用钻机，虽然避免了患儿对牙钻的恐惧，但有吸入石英砂的危险。

充填修复牙体外形时凡位于牙本质中层以下的窝洞均应垫底后再充填。垫底材料要对牙髓无刺激，如氧化锌丁香油粘固粉，聚羧酸锌粘固粉等。由于磷酸锌粘固粉中的游离磷酸对牙髓有刺激，应尽量避免使用。对于较薄的复面洞邻面轴壁，可放置Dycal、Cavital等氢氧化钙制剂作洞衬后再行充填治疗。儿童牙科临床常用的牙体修复材料有复合体，玻璃离子材料，复合树脂及银汞合金材料。银汞合金因其毒性和不美观在儿童牙体缺损修复治疗中的应用越来越少，逐渐被一些性能优良的牙色材料，如树脂增强型玻璃离子材料（resin-modified glass ionomer cements，RMGIC）、复合体（compomer）所替代。儿童牙体缺损修复的操作基本同于恒牙牙体修复，但在修复乳牙邻面外形时还应考虑到乳牙列生理间隙的存在，不必勉强恢复接触点。在多个牙的牙冠崩坏时，应注意恢复咬合高度。

在儿童乳磨牙大面积缺损修复中常用的不锈钢冠为厚度 0.14 mm 的镍铬合金冠，富有弹性，且具有各乳磨牙的不同解剖形态及不同大小。主要用于乳磨牙牙体广泛缺损，难以获得抗力形和固位形者；颈部龋损致窝洞已无法制备龈壁者；一个牙多个牙面龋损者；龋病活跃性强，易发生继发龋者；釉质发育不全的乳牙；以及在全冠丝圈式间隙维持器中作固位体。临床常用的金属成品冠修复的优点是牙体制备所需去除的组织较少，较容易恢复牙冠的解剖形态、近远中径和功能，操作简单。缺点是成品冠与牙颈部的密合需要操作者用冠钳处理，易受人为因素的影响；成品冠较薄而易磨损。

（四）儿童乳磨牙不锈钢预成冠

在恒牙牙冠修复中已用铸造冠代替锤造冠，而乳牙牙颈部明显缩窄、髓腔宽大、髓角高以及釉牙本质薄，若以铸造冠修复的要求制备牙体组织就极易露髓，因此在乳牙基本不作铸造冠修复，以成品冠修复乳牙牙冠大面积缺损。

修复步骤如下：

1. 牙体制备　首先清洁牙面，去除龋坏组织。用细的金刚砂针切割邻面使近远中面相互平行（图 17-6）。若第二乳磨牙为牙列中最后一个牙时，远中面的制备比近中面稍深达龈下。颊舌面制备时应注意颊面近颈部 1/3 处隆起，此处应较多地切割，但应掌握适度，以免使牙体与成品冠之间的空隙过大（图 17-7）。颊面与邻面相交处应制备成圆钝状，咬合面磨除 0.5～1 mm 的间隙。

2. 成品冠的选择　按牙的类别及其大小选择合适的成品冠，一般成品冠以其近远中径的大小制定冠的号码。为减少患儿的不适，可用间接法来进行选择，即在牙体制备完成后，对该牙局部取模，翻制石膏模型，在模型上测量患牙的近远中径，选择合适的成品冠。

3. 修整成品冠　参照模型上患牙的牙冠高度及颈缘曲线形态，剪除，修整成品冠的高度及颈缘，颈缘需达龈下 0.5～1.0 mm。用各种冠钳调整冠的形态，恢复牙冠应有的隆起，缩紧牙颈部，尽量恢复患牙的解剖形态（图 17-8）。

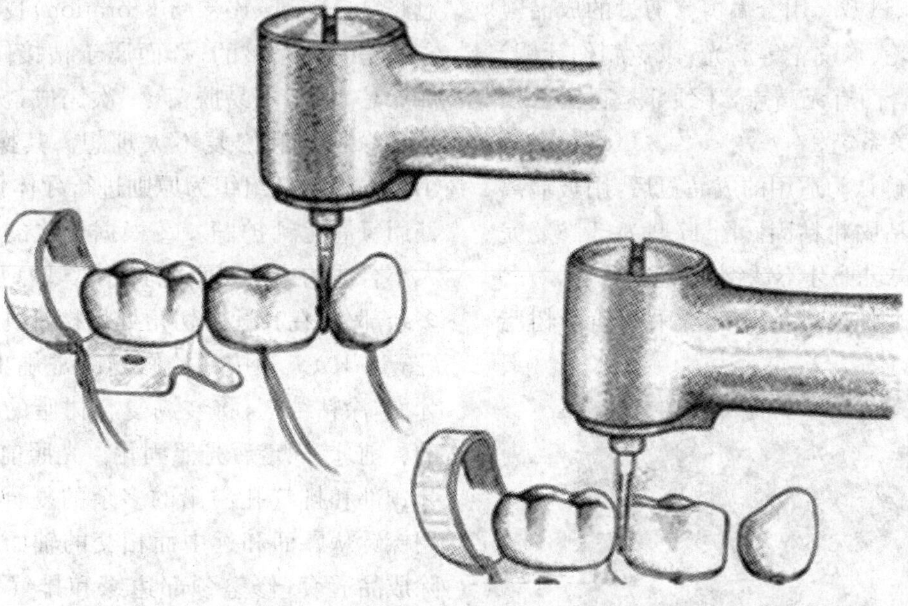

图 17-6　近远中面的制备

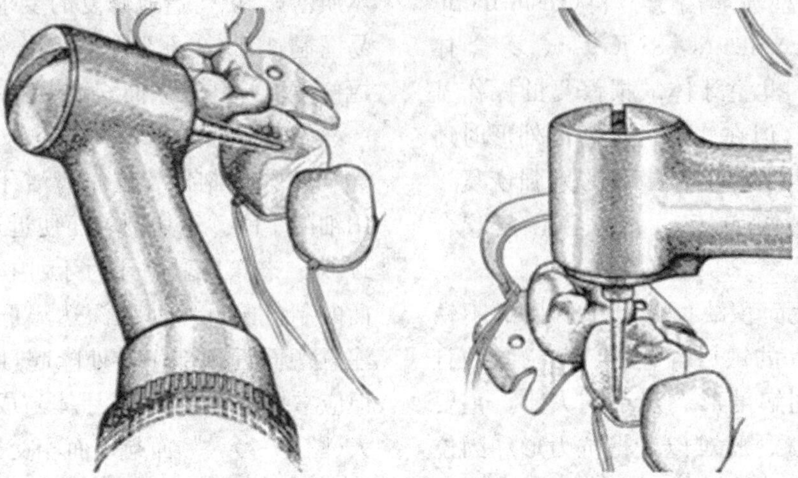

图 17-7 咬合面及颊面制备

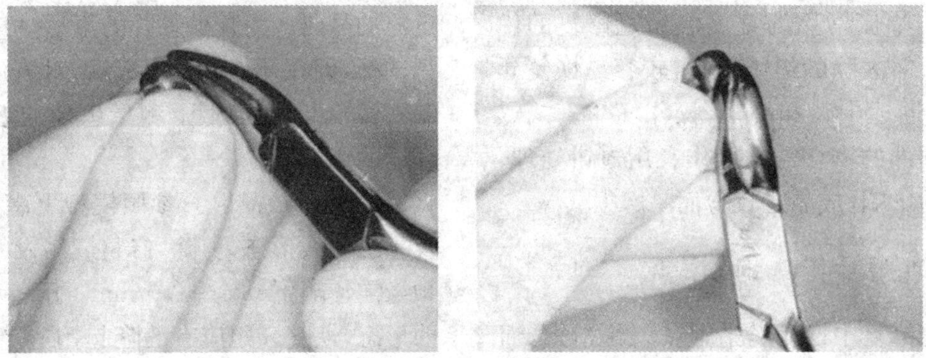

图 17-8 修整预成冠

4. 磨光颈缘、试戴 用金属剪修剪过的成品冠颈缘必须用细砂轮、橡皮轮等磨光，以免刺伤牙龈。试戴时应检查咬合面有无高点，牙颈部是否密合及成品冠与邻牙的关系等。

5. 粘固 经确认为适用的成品冠后，用玻璃离子材料或聚羧酸粘固粉粘固。图 17-9 为已修复完成的下颌双侧第二乳磨牙不锈钢成品冠。

对于大面积缺损的乳前牙可以采用前牙树脂冠修复(Resin crown restoration)技术，严格地讲，它不是一种完整的冠，而属于粘接修复的范畴，其优点是美观、不易脱落，一次完成，操作简单，缺点是颈缘粘结和修复不太理想。其操作步骤如下：①以去净龋坏组织为原则进行牙体预备，深龋近髓处用氢氧化钙护髓。②根据牙冠的近远中径选择大小合适的成品树脂冠套并试戴，剪去颈缘以下的多余部分，在其远中切角处用探针扎一个小排气孔(图 17-10)。③按粘接修复的常规步骤酸蚀、干燥牙面，涂粘结剂，将装满复合树脂的冠套入待修复的乳前牙，固定后光照固化。光照前可用探针去除牙颈部和排气孔溢出的多余的复合树脂。固化后用探针从唇面和远中面相交的轴面颈部挑破并去除成品冠套，修整颈部边缘和排气孔处多余的树脂，调整咬合，打磨抛光。图 17-11a 为在患牙上试戴冠套，图 17-11b 为打磨抛光后的修复体。

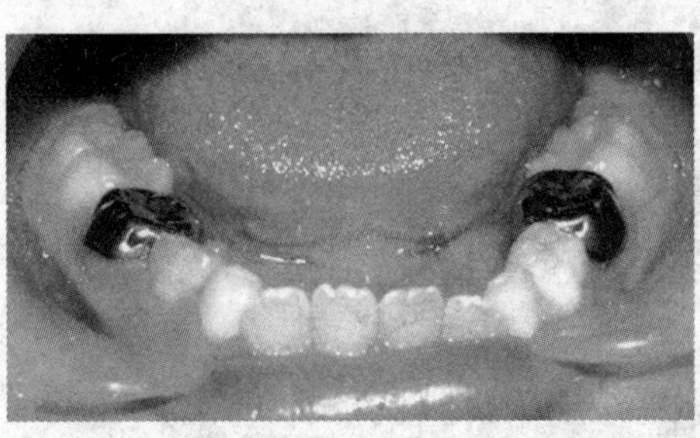

图 17-9 双侧下颌第二乳磨牙不锈钢冠修复

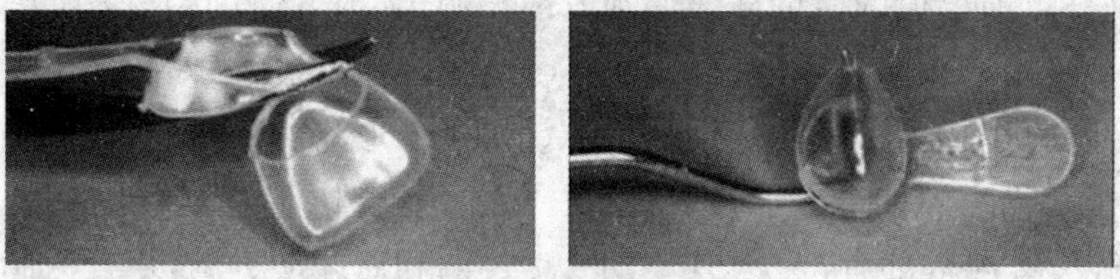

图 17-10　修整树脂冠套

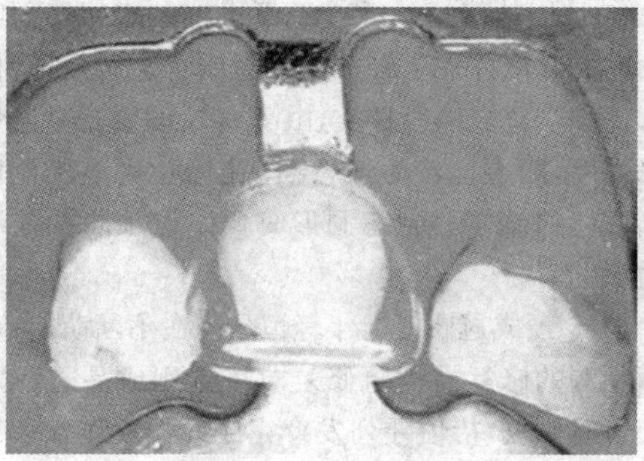

图 17-11a　试戴冠套

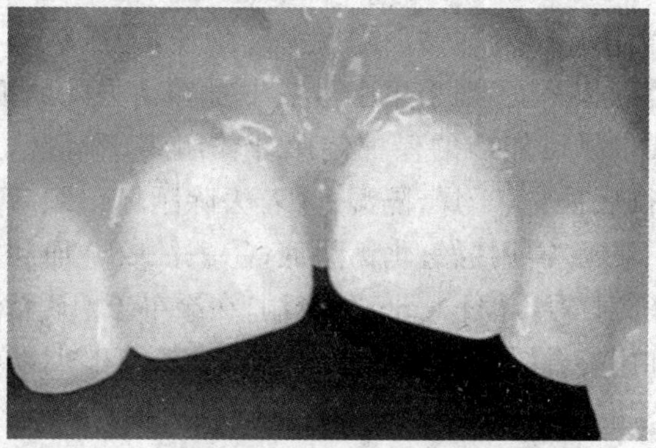

图 17-11b　打磨抛光后的修复体

二、年轻恒牙龋病的治疗

正常生活的牙髓是牙根发育完成的根本保证，年轻恒牙牙根发育未完成，保护牙髓甚为重要，在进行年轻恒牙的龋病治疗时，应考虑到年轻恒牙的形态、组织结构和生理特点。由于年轻恒牙的牙体硬组织硬度比成熟恒牙差，弹性、抗压力及抗曲挠力也低，故制备洞形时宜用金刚钻针减速切削，减少牙质发生裂纹。

年轻恒牙髓腔大，髓角高，而龋损多为急性龋、龋损组织染色淡、分界不清，故在去龋和制备洞型时应小心操作，用龋损显示液较稳妥。可用大小合适的球钻低速去龋，去除深部软化牙本质时，可选用挖匙挖除，应避免造成不必要的露髓。年轻恒牙缺乏继发性牙本质的保护，加之牙本质小管粗大，其牙髓易受细菌、化学及物理等外来刺激的影响，对机械刺激尤为敏感，在去腐时钻磨时间不宜长，不宜用刺激性强的药物消毒窝洞，对中龋以上的窝洞充填时要进行双层垫底，不宜用磷酸锌粘固粉直接垫底。

深龋一次去净腐质可能导致穿髓者，应分次去腐质，第一次可保留近髓处的软化牙本质，窝洞干燥后用氢氧化钙垫底，再用氧化锌丁香油粘固粉暂封，2个月后再继续去净洞底的软化牙本质，因这时相应的髓腔内有修复性牙本质生成，在确定无露髓点后，再用氢氧化钙间接盖髓，垫底或作永久性充填。

年轻恒牙未经磨耗，牙尖、沟、嵴均极为清晰，窝沟形状又复杂，在磨牙咬合面制备洞形时很难确定洞形的边缘，对这种情况可采用复合树脂充填的同时加用窝沟封闭剂作预防性树脂充填（preventive resin restoration，PRR）处理。

萌出过程中的年轻恒牙龈沟呈袋状，有时尚有部分龈瓣覆盖牙面。若龋洞部分被牙龈覆盖，也应按备洞原则扩至龈下，必要时于扩洞前推压或切除牙龈以便于备洞。

年轻恒牙在混合牙列中有一定的垂直向和水平向的移动度，邻接点尚未固定，在修复牙体时应以恢复牙冠的解剖形态为目的，以防影响今后正常邻接关系。

1. 再矿化治疗　适用于早期脱矿无牙体缺损的牙釉质龋，应用方法见乳牙龋病的再矿化治疗。

2. 预防性树脂充填　PRR 是指当牙面窝沟有可疑龋或小范围龋坏时，仅去除窝沟处的病变牙釉质或牙本质，采用酸蚀技术和树脂材料充填窝洞，并在此基础上施行窝沟封闭术。这是一种治疗与预防相结合的措施，符合目前提倡的微创牙科的观点。其优点是充填洞型不要求预防性扩展，保留了更多的健康牙体组织，同时也达到了预防窝沟龋再次发生的目的。适用于窝沟点隙能卡住探针者；窝沟深在，封闭剂不易流入窝沟基部者；窝沟有早期龋迹象，牙釉质混浊或呈白垩色者。

操作步骤如下：①用钻机去除龋坏组织，球钻大小依龋坏范围而定，若窝沟仅有患龋倾向或可疑龋，需用最小号球钻去除脱矿牙釉质；若龋坏有一定范围和深度，则采用小号或中号球钻去除龋损，但要求尽可能多的保护健康牙体组织；②清洁牙面，彻底冲洗，干燥，隔湿；③若去除龋坏组织后牙本质暴露，需用氢氧化钙垫底；④酸蚀咬合面和窝洞；⑤对深度超过 1 mm 的窝洞，在涂布牙釉质粘结剂和用复合树脂充填后再涂布并固化封闭剂；对洞深不超过 1 mm 的窝洞，可用封闭剂直接封闭；⑥术后应检查充填及固化情况，有无漏涂，有无咬合高点等。

3. 修复治疗　银汞合金充填适用于后牙Ⅰ、Ⅱ类洞，基本方法同恒牙龋的银汞合金充填术，应注意预防性扩展，减少继发龋，正确恢复咬合面和邻接面的形态，以防影响日后正常的咬合与邻接关系。复合树脂及复合体充填适用于前牙Ⅰ、Ⅲ、Ⅴ类洞和后牙Ⅴ类洞，复合树脂还可用于前牙Ⅳ类洞和后牙Ⅰ类洞的修复，玻璃离子材料在年轻恒牙仅用于Ⅴ类洞及后牙的非创伤性充填技术中。

4. 嵌体修复　适应于面积较大或邻接面咬合面窝洞。嵌体在年轻恒牙的应用有金属嵌体，树脂嵌体和陶瓷嵌体等种类，由于 20K 的金合金嵌体边缘强度，耐磨性较为理想，适用于磨牙，Ⅱ类洞以及高嵌体的修复。制备洞形时要注意预防性扩展及边缘的斜行。

5. 预成冠修复　年轻恒牙尚在不断萌出，多牙面龋洞的修复需作冠修复时可选用成品冠或冠套作暂时修复，待恒牙列发育完成后再改作永久性修复。预成冠多选用抗压性能好的不锈钢成品冠，操作步骤基本同与乳牙的预成冠修复。

第五节　儿童龋病的预防

预防儿童龋病有四个关键的方面，即限制糖食、控制牙面生态膜的致龋力、口腔卫生、包括职业性预防、应用氟化物和窝沟封闭等。张博学对北京十年儿童龋病预防效果进行了评价，认为儿童龋病的预防应为综合防治模式，以健康教育为基础，以落实氟防龋措施为核心，以龋齿早期治疗为重点，三者缺一不可。学龄前儿童口腔预防保健是人一生口腔保健的基础，这一时期的口腔保健工作应当立足于帮助幼儿养成良好口腔卫生习惯，这需要在幼儿园建立口腔保健制度，如开设幼儿口腔保健教育课程，刷牙训练和早晚及饭后刷牙，定期口腔检查和早期治疗等。另一方面需要家长配合，对家长进行口腔保健方面的教育和指导，提高他们自身口腔健康水平和帮助儿女进行口腔卫生操作。

一、营养素和饮食在预防儿童龋方面的作用

许多研究已经证实，氟是唯一能够在牙齿萌出前阶段对牙齿萌出后的龋易感性产生影响的营养成分。虽然胎盘对氟有一定的屏障作用，但母亲在其孕期摄入适量的氟仍可有效降低孩子乳牙对龋的易感性。婴幼儿严重的营养不良不仅可以导致唾液腺发育不良，使唾液分泌量减少、唾液质量下降，且可导致釉质发育缺陷，二者均降低了儿童牙齿对龋侵蚀的抵抗力。

孕妇饮用含有一定量氟化物（如氟化钠）的水，或吃足够的蔬菜如海带、水果、喝茶、牛奶等含有一定量氟化物的食物和饮料，多吃含钙高的食物及适当日晒，对小儿牙齿的发育和减少龋齿的发生都有意义。在牙齿的发育期，尤其孩子 10 个月，2.5 岁和 5 岁是牙齿发育的关键时期，要增加儿童的营养，保证供给充足的蛋白质、维生素 A、维生素 B、维生素 C、维生素 D 和含钙、铁、磷等的食物，以利于牙齿的正常发育。

蔗糖是致龋性最强的糖类，但饮食中的葡萄糖、果糖、麦芽糖等也具有一定的致龋性，乳糖的致

龋性较弱。以淀粉为主要成分的食物不致龋，但精制面粉经过加热处理与糖混合制成的食物(如饼干等)则和糖一样具有致龋性。每天食糖量的多少与龋齿的发生呈正相关，摄取糖的频率对儿童龋的发生也十分重要，因此对儿童蔗糖的摄入要适当控制，一般为饭后，晚间不能吃糖，尽量减少儿童的食糖量和摄糖频率。一些研究显示，碳酸饮料、带水果味的含糖饮料是低龄儿童罹患 ECC 不可忽视的一重要因素，孩子饮用装入奶瓶或易于携带的包装中的这些含糖饮料对乳牙有巨大的致龋作用，在奶制品中加入额外的糖也是导致幼儿乳牙患龋的原因。推广使用糖的代用品，尤其在糖果、饮料中使用对预防儿童龋病有着积极的作用，因这些糖代用品不能或很少被生态膜细菌所利用，另外，咀嚼加入了糖代用品的香口胶还可通过刺激唾液分泌而抗龋。

需要指出的是，有些患全身疾病的孩子需要特殊的饮食，需要摄取大量的糖以提供足够的能量，尤其是蛋白质和脂肪代谢紊乱的患儿，对这些孩子儿童牙医需要和营养学家协调合作，使这些孩子的饮食结构对全身及牙齿健康均有益处。

合理的饮食建议对于低龄儿童的家长尤为重要，且在儿童 ECC 的治疗中占有重要的地位，不容忽视。

二、氟化物和儿童龋病的控制

可通过氟化饮水、食盐、牛奶等全身用氟，也可通过氟化牙膏、含氟凝胶、氟化泡沫等局部用氟。流行病学资料显示，两种或两种以上的用氟方法综合使用对儿童防龋会有更好的效果。

综合用氟计划的原则是对一个个体或群体只能用一种全身用氟方法(氟化水源、食盐、牛奶或氟片、氟滴)，再根据个体或群体的不同情况结合 1～2 种局部用氟方法。在实施之前应综合考虑所实施对象的年龄、龋易感性、水氟浓度及孩子的合作程度，制定符合个体或不同群体的综合用氟计划。

三、窝沟封闭

早期对氟的研究发现，氟对防止邻面及光滑面龋很有效，但对窝沟点隙缺乏保护。对乳磨牙、年轻恒磨牙的咬合面及颊舌面窝沟等容易患龋的部位用封闭剂予以封闭，能起较好的防龋作用。对乳前牙融合之沟裂也可应用。常用的窝沟封闭材料为化学固化类、光固化类的合成高分子树脂及有较好的粘结力、可促进牙釉质再成熟的玻璃离子粘固剂。

进行窝沟封闭(Pit and fissure sealing)前必须先将牙面，特别是窝沟表面清洁干净，必要时用洁治器刮除，然后再酸蚀。目前进行窝沟封闭常用的酸蚀剂为 37％的磷酸，操作时应注意隔湿、局部清洗和干燥，必须防止唾液的污染，利用橡皮防水障能很好地做到这一点。未被封闭剂覆盖的被酸蚀的釉质表面在 24 小时内可再矿化。

第一恒磨牙是儿童时期龋病的好发牙位，时有在萌出过程中尚未到达咬合平面就已经患龋。由于对半萌出状态的第一恒磨牙进行窝沟封闭难以用橡皮防水障隔湿，常用的高分子树脂封闭剂又具有较大的流动性，故封闭效果较差，易发生脱落。建议对龋易感儿童的半萌出状态的第一恒磨牙用含氟的玻璃离子材料在棉卷隔湿下进行窝沟封闭，促进牙釉质的再成熟及防止年轻恒牙龋的发生。

对身体上或精神上有残疾、社会生活经济条件差的儿童，应对其所有萌出恒牙进行窝沟封闭；对 S-ECC 患儿，在其恒牙萌出后也应尽快进行窝沟封闭；第一恒磨牙有龋的儿童提示需要尽快对其第二恒磨牙进行窝沟封闭。

四、刷牙及其他去除牙面生态膜的方法

龋齿是由于牙面生态膜中的细菌发酵食物中的糖产酸使釉质脱矿溶解，去除生态膜可有效防止龋齿的发生，认真正确地刷牙可有效控制牙面生态膜的致龋力。预防儿童龋齿首先要让家长重视儿童的口腔卫生，督促孩子养成良好的刷牙习惯，并掌握正确的刷牙方法。

出生后 6 个月左右，乳牙一旦萌出，就应在哺乳或进食后由母亲用纱布或指套牙刷用清水擦洗牙面。随着乳牙萌出的逐渐增多，先应由家长为孩子刷牙，并培养孩子对刷牙的兴趣，随着幼儿的成长，应让其在家长的督促下逐渐掌握正确的刷牙方法并养成良好的刷牙习惯。

家长应为孩子选择合适的牙刷。刷毛不宜过长，尤其在初期，应选用短刷毛的儿童牙刷。在残

障儿童或家长操作不便时也可选用电动牙刷，有助于提高刷牙效果。适合儿童的刷牙方法可选用擦洗法（scrub-brush method）和巴斯法（Bass method）等刷牙方法。为提高刷牙效果，可用生态膜显示剂指导刷牙，让家长及其孩子能直观地了解其口腔卫生状态，使孩子重视保持口腔卫生应采取的措施。除了让儿童掌握正确刷牙方法外，还应培养儿童早晚定时刷牙、饭后漱口的卫生习惯。

儿童龋病预防的四种最基本途径，即合理饮食、控制牙面生态膜、应用氟化物和窝沟封闭，每一种途径都能防龋，但对个体或不同的群体而言，需要综合分析、个体设计，每个人都应得到一些控制龋病的知识，对龋易感儿童更应得到全面的防治计划。

（邹　静）

第十八章　牙根面龋病

世界上很多国家的人口老龄化已经成为社会关注的一个重大问题，老年人的健康是其中的重要组成部分。老年医学和老年保健已成为一门重要学科，而老年人口腔疾病中，牙根面龋病是备受关注的题目。

老年人的牙齿由于磨损，由于牙龈和牙槽骨的萎缩，牙根暴露，再加上其他原因，老年人的牙根表面就容易遭受致病因素的攻击，其中尤以龋病的危害性最为严重。老年人的牙根面龋近 20 余年来已经受到普遍重视，不少人对它进行专题研究。

第一节　老年人牙根面龋的特征与发病因素

老年人牙根面龋的发病率是颇高的，随着人口的老龄化发展，世界各国报道的患病率均处于较高水平，根面龋成为各国学者越来越重视的问题。第三次全国口腔健康流行病学调查报告，我国 65～74 岁年龄段的老年人根面龋患病率为 63.6%，是老年人失牙的重要原因。近年来各国学者对根龋发病因素的研究结果不尽相同，但都认为根面龋发生的可能危险因素具有多样性，主要可分为口腔局部因素、全身因素和社会环境因素。

口腔局部因素：多数学者的研究支持，附着丧失、牙龈萎缩是根面龋发生最重要的危险因素，牙根面龋的发病率与原有牙冠部龋状态、唾液内的变异链球菌（MS）和乳杆菌计数呈正相关，与根面牙面生态膜、糖摄取频率、唾液流速及唾液缓冲力也有密切关系；有研究结果表明唾液细菌量＞10^6/ml 的人，根面龋的发病率更高，且唾液对葡萄糖的清除率与根面龋的发生也具有显著相关性。此外，根面龋的发生还与氟化物的使用、糖摄取频率、口腔卫生等因素密切相关。

全身因素：研究显示随着年龄的增长根面龋的发生率明显增加。老年人唾液腺萎缩，唾液分泌功能下降造成自洁作用减低，同时血清钙磷含量降低等全身因素也与根面龋的发生具有一定相关性。此外，氟化物的全身运用、心血管病药物或神经活跃药物的应用均与牙根面龋的发生密切相关；还有研究发现糖尿病患者的根面龋和已修复根面龋的牙根面数显著高于非糖尿病患者，认为Ⅱ型糖尿病也是根面龋的重要危险因素。

社会环境因素：根面龋的危险因素不仅仅只包括患者本身的因素，社会和医疗环境及口腔服务条件、社会教育程度等也是影响牙根面龋发生的可能因素，社会发展程度较高的地区，人群中根面龋的发生率则较低。

第二节　根面龋的细菌学研究

口腔内的细菌数量与老年人牙根面龋的发生有很密切的关系。Ellen 等人（1985）对 45 名平均年龄 68.6 岁老年人的龈萎缩根面的细菌分析表明，凡是牙根面查出 MS 者，无论是否查出乳杆菌，以后发生根面龋的频率都是最高的。

Fure 等人（1987）对 24 名牙根面无龋者和 24 名牙根面有龋者的根面面生态膜的细菌学分析，表明有龋者牙面生态膜的变异链球菌数量显著多于无龋者，两类人牙根面的放线菌数量却无区别。有龋者牙根面面生态膜中的乳杆菌数量虽然多于无龋者，但二者差异不很显著（$P<0.05$）。Keltjens（1987）的研究结果也说明有龋根面的变异链球菌

数量最多。

Van Houte 等人(1990)在 273 名 46～64 岁对象中,对有/无牙根面龋者的生态膜和唾液内的细菌作分析,结果显示牙根面无龋者根面生态膜内的变异链球菌(MS)很少,但内氏放线菌很多。无龋者唾液内的变异链球菌和乳杆菌却比有龋者少。在根面有龋者中的健康牙根生态膜内的变链球菌比有龋根面少。健康或有龋根面的乳杆菌都很少。作者认为在牙根面龋的发生中,变异链球菌的作用是主要的。

Schupbach 等人(1996)按照龋损害的程度作细菌学分析,结果显示,无论是在早期或严重龋损害中,革兰氏阳性菌的数量都占绝对优势(90%)。早期龋损害中,放线菌,特别是内氏放线菌占的比例显著高于其他细菌。在重度损害中,变异链球菌占的比例比在早期龋中者高,而乳杆菌在重度损害中都非常少(占 0.8%)。

Lundgren 等(1998)在 92 名年龄 88 岁的老人中进行研究,其中 89 人牙根暴露,除 2 人外,其余 87 人的牙根面都查出 MS。有 51 名只查出变异链球菌,1 名只查出表兄链球菌,有 35 人被查出有变异链球菌和表兄链球菌,有表兄链球菌的人的根龋指数明显高于无表兄链球菌者($P<0.05$)。

近期的研究发现,将口腔生物膜的变异链球菌、嗜酸乳杆菌和依氏放线菌在体外作单一或二种菌或多种菌组合,单一乳杆菌培养产生的人工根面龋深度最浅,但各菌单一或组合的培养物 24 小时后的 pH 值没有显著性差异,且在根面形成的细菌生物膜上并未观察到"玉米棒"状的结构,只呈现出复杂不规则排列的致密菌细胞层。另外,单菌培养的依氏放线菌对牙骨质的脱矿程度最为显著,因而认为依氏放线菌也是根面龋主要的致龋微生物,其对根面牙骨质的脱矿能力强于变形链球菌,并对后继其他菌种在根面的定植起到积极作用。

从上面介绍的资料可以看出对根面龋的细菌学分析各家得出的结果颇不一致,这可能与样本的选择、样本大小和分析方法有关。样本量太小,往往不能发现规律性、本质性的东西。

第三节　牙根面龋的病理组织学研究

牙根面龋的组织病理变化有三种形式。一种是重型,其特征表现是不同形式的脱矿,细菌大量向侧方扩散并进入管间牙本质,使未受累的牙本质呈坑道状。一种是静止型,管间牙本质出现部分或全部矿化,牙本质小管内有矿物质沉淀。有时在牙本质小管内可见到血影细胞(ghost cells),有的血影细胞被矿物晶体所包围。介于上二者之间的是中间型。Schupbach 等认为重度牙根部龋的病变,见到病变向根管方向扩展很深,细菌侵入的深度和牙本质的脱矿均比临床探测者深而大。静止根面龋的病变牙本质小管和管间牙本质都明显矿化。在接近损害表面的牙本质小管内可见到细菌的衰亡和形状不规则的晶体。

Phankosol 等人(1985)用人牙根在酸性凝胶内产生人工根面龋,见到有 47%的损害表面有射线阻射表层,表层下则为损害主体,呈射线透射,主体损害周围有一矿化层。Wefel(1994)的研究结果显示牙根面龋的组织病理学表现和牙釉质龋一样,也是一个动态变化过程。有时可见到一个完整表层。在无氟化物存在时,可见到明显的未矿化的胶原层。有氟化物存在时,则会见到对 X 射线阻射的致密板层带(lamination)。

McIntyre 等人(2000)在偏光显微镜和微硬度测量的观测下,比较人工和自然根面龋的组织病理学变化,显示二者有很大的相似。当用水浸渍时,可清楚看见损害主体和表层。如用喹啉浸渍,则可见到一前沿带(frontal zone)。重度损害显示一宽而弥散的进行性破坏。

近期研究对根龋病损进行了偏振光显微镜观测及三维重建,发现静止期和进展期的根面龋损害也显示出形态学上的差异。进展期根面龋呈现出较深的龋损和较宽的牙本质脱矿区,其表层牙本质处于脱矿状态,其下是已脱矿的牙本质,深部的死区散在或呈单一的条带状处于半透明牙本质中。静止期的根面龋表层为较小的无牙骨质覆盖的牙本质脱矿区,邻近脱矿区的是范围较小的矿化区,深部为向牙髓方向延伸的死区，而龋损相应的牙髓腔另一侧有修复性牙本质形成，静止期根面龋的脱矿指数（DI）小于进展期根面龋的 DI。电镜下，有 50%～70%的根面龋样本管内牙本质发生闭塞。

第四节　牙根面龋的防治

老年人的牙根面龋由于位置特殊化、组织结构也与牙冠不同，在操作处理和隔离唾液都有一定困难，对于早期根面龋来说，目前常用再矿化的治疗方法，而对于已经形成牙体组织缺损的根面龋，充填治疗仍是主要的治疗方法。

一、氟化物制剂防治根面龋

氟化物制剂具有增加牙体组织耐酸性，促进再矿化并干扰微生物的新陈代谢等多项优点。研究证明：用 4 000 ppmNaF 的溶液处理深的或浅的牙根面人工龋有较强的再矿化效果；在临床上每 3 月涂搽一次氟化清漆（varnish）对防止根面龋的发生和中止根面龋的进行都具有良好效果；应用氟保护漆和洗必泰联合治疗老年人早期根面龋也取得良好效果；运用不同的氟化制剂对人工根面龋模型和活体根面龋进行研究，发现一天两次用含有 250 ppm氟的清洗液和含有 1 400 ppm 氟化铵的牙膏能够促进早期根面龋的再矿化；在实验室证明用牛奶或加氟化物的牛奶有促进牙根部人工龋再矿化和愈合的作用，尤以加氟牛奶的效果更为显著；对老人分别采取每月一次的专业人员清理牙面并置防龋涂膜（Duraphat vanish）和一日两次用 5 000 ppm和 1 450 ppm 的含氟牙膏正确刷牙两种不同的清洁措施，8 个月后使用根面龋评分系统（root caries scoring system）检测指出，专业人员干预措施和含氟牙膏清洁措施均能有效的预防和阻止根面龋的进程。

二、天然药物防治根面龋

天然药物防龋研究方面取得很大的进展，主要包括厚朴、五倍子、蜂房、茶多酚等。研究显示：可可粉的水溶性提取物可以抑制链球菌的非水溶性葡聚糖合成，其活性成分（GTF-inhibitor）可以有效抑制葡糖基转移酶（GTF-I，GTF-T）的催化作用，从而降低致龋菌毒力，达到防龋效果；茶多酚的活性成分包括儿茶素和茶黄素等在降低 GTF 活性，以及抑制细菌在获得性膜和胶原粘附的作用；使用茶多酚漱口液后其活性成分在口腔中的有效存留浓度，为茶多酚预防龋病的临床应用提供了依据；五倍子能明显的提高早期龋的表面显微硬度，使病损体部出现呈负性双折射的再矿化条带，同时龋损深度也明显变浅。此外，植物多酚的防龋和抗龋作用成为国内外学者关注的热点，植物多酚为植物体内的复杂酚类次生代谢物，含有初生外菌幕（PA）等抗龋活性成分，具有促进根面龋再矿化的能力；初生外菌幕能够有效改变牙本质胶原结构，增强其对酶消化的抵抗作用而达到防龋效果。目前，我国已建立了药物防龋效果评价的口腔生态模型，对防龋天然药物进行有效成分药效学研究和防龋机制等系统研究，并规范了药物防龋筛选实验。

三、手术充填治疗

目前根面龋常用充填材料有玻璃离子和复合树脂等。玻璃离子可以通过释放氟发挥一定的抗菌作用和促进再矿化。研究表明：树脂改良型玻璃离子（resin-modified glass ionomer cement）与激光去龋技术联合运用充填根面龋损，可达到较好的修复效果。复合树脂粘结系统也在防治根面龋方面进行着不断改进，包括添加氟化物，抗菌剂等；含有氟化物及戊二醛成分的复合树脂粘接系统充填修复后能够有效抑制根面致龋菌的生长，促进龋损再矿化；含有 MDPB 的复合树脂可以有效的抑制致龋菌的生长，MDPB 单体具有较强的杀菌作用，可与树脂单体靠化学键连接，直接对粘附在树脂表面的细菌发挥作用，而不需要通过释放抗菌因子来达到抗菌效果；MDPB 可以渗透到脱矿牙本质杀灭细菌，并且封闭牙本质小管，有效阻止根面龋的发展。

四、非创伤性修复治疗(详见第十五章第四节)

五、臭氧防治根面龋

臭氧具有快速有效的杀灭致龋微生物,氧化致龋相关生物分子等特点。臭氧治疗早期根面龋损,通过杀灭病原微生物及促进龋损的再矿化而使其自愈。对于龋洞形成的病损,臭氧治疗可以和ART技术联合使用。研究显示:臭氧治疗老年人早期根面龋一年半的治愈率达到100%;联合使用臭氧和根面封闭剂治疗有软龋形成的根面龋能够使66.6%的活跃性龋转为静止龋,同时臭氧可以促进牙本质的再矿化。

六、激光治疗

激光照射能够有效的去除龋坏和切割正常牙体组织,且不产生高热刺激牙髓,达到去龋和备洞作用。研究显示:用激光和传统牙钻治疗根面龋,从去龋效能,窝洞表面的牙本质硬度,组织病理等几个方面进行比较,认为激光去龋虽相对用时较长,但能有效的去除龋坏并最大限度保留健康牙本质,且组织病理并未发现激光治疗后牙本质的热损伤、破裂和碳化;激光在相同能量输出和脉冲率的激光照射下,切割体积和切割后牙本质表面努氏硬度值有显著的负相关,脱矿牙本质比健康牙本质的切割体积更大,提示可以通过控制Er:YAG激光的能量输出和脉冲率去除龋坏组织而不影响健康牙本质。

(郭　斌)

第十九章　猛性龋

猛性龋(rampant caries)是急性龋的一种,其病变进展很快,多数牙及多个牙齿或牙面在短期内同时患龋,故称猛性龋。常见于奶瓶喂养的婴幼儿,颌面及颈部接受放疗的患者,此外,有些口腔干燥综合征患者及一些患有严重全身性疾病的患者,由于唾液分泌量明显减少,身体抵抗力下降,或口腔卫生极度不良也可发生猛性龋。

第一节　病　因

众所周知,龋病的发生离不开细菌、食物、宿主因素。正常情况下三者在牙齿表面相互作用,相互制衡,维护牙齿的完整性。当任何一因素发生剧烈的改变,三者间平衡被打破,在一定的时间内牙齿就会发生龋损。猛性龋的发生和发展正是由于三者间失衡所造成。

一、细菌因素

对于口腔环境急剧改变,导致猛性龋发生的患者口腔,其产酸耐酸菌数量增加,包括变异链球菌族和乳酸杆菌。大量的猛性龋细菌学研究证明变异链球菌族细菌与猛性龋的发生和/或发展密切相关。通常最多分离出的变异链球菌族细菌是变异链球菌(Streptococci mutans,简称变链菌)和表兄链球菌(S. sobrinus,简称表链菌)。在龋活跃人群中,变链菌检出率高达86%以上。

对于儿童猛性龋的主要致病菌目前存在一定的争议,表兄链球菌是否参与猛性龋的发生仍未确定。变异链球菌血清C型既可从龋活跃人群检出,也可从无龋个体中检出,而表兄链球菌只从龋活跃人群中检出。Van Houte 等(1994)发现幼儿猛性龋患者口内生态膜部位和龋损处变异链球菌族的数量远高于正常牙面,其中大部分为变异链球菌,只有少部分为表兄链球菌,认为儿童猛性龋是一种微生物专一性疾病,变异链球菌族在该病的进程中是重要的病原因子。Helderman 等(1996)的研究也显示,在母乳喂养造成的猛性龋的过程中并没有检出表兄链球菌。

与之相反,1985 年 Milnes 和 Bowden 通过研究印第安儿童进展性猛性龋,认为除了变异链球菌族外可能还有其他因素对猛性龋产生影响。Kohler,Hirose,Ooshima(1990,1993,1998)等学者的研究都显示口腔内同时定居有变异链球菌和表兄链球菌的儿童,其患龋率和猛性龋发生率都高于只有其中一种细菌定居的儿童。De Soet(1995)强调表兄链球菌具有高度的产酸力、耐酸力和致龋力,在龋病特别是猛性龋中起重要作用,表兄链球菌单独存在即可以造成光滑面龋。刘艳玲(2001)等采用细菌分离培养、形态学、生理生化学和 DNA G+C mol%测定方法,对 30 名 2~5 岁猛性龋患儿牙生态膜菌丛进行分离鉴定,结果显示变异链球菌和表兄链球菌为幼儿猛性龋的优势病原菌。此外,通过采用酸度计和自动气相色谱仪比较儿童猛性龋、非猛性龋、无龋者变异链球菌的临床株降低环境 pH 值的能力,得出儿童猛性龋表兄链球菌分离株的产酸力显著大于非猛性龋和无龋分离菌株,表明猛性龋儿童表兄链球菌分离株致龋性更强。

但是对于这些产酸耐酸细菌增加,是引起猛性龋发生发展的原因,或是由于猛性龋发生后龋坏部位选择性定植这些细菌而导致口腔环境检出增加,目前仍无定论。

二、饮食因素

饮食是人体的营养来源,也可作为致龋微生物的底物,或者直接与牙面发生作用,影响龋病过程。饮食因素主要包括两个方面,食物种类以及饮食方式。

(一)食物种类

1. 蔗糖　蔗糖等食用糖是饮食中主要的致龋物质,其致龋能力最强。过量摄入含糖食物再加上唾液流量的生理性减少,容易形成猛性龋。Eronat等(1992)通过使父母填写调查表,来记录连续3天内儿童摄入食物及饮料的量和次数,并计算出4种主食的日均摄入量。之后用Nizel提供的同年龄组正常值进行评估,看饮食是否均衡。再将甜食分为液态、固态、黏稠和难溶四种,每一种的日均摄入量乘以该类甜食的计分系数后相加,即可得出此儿童的"甜食得分"。如果评分不超过5为优秀,不超过10为良好,1 5分以上的被算作是危险区 ,最后用卡方检验对所得数据进行了统计分析。结果显示,大多数猛性龋患儿的饮食不均衡且含糖量高,而非患儿正好与之相反,饮食均衡,糖含量适中,二者之间有高度显著性差异。提示如若饮食不恰当,高糖饮食,则易产生猛性龋。

2. 碳酸饮料及果汁　碳酸类饮料、果汁(浆)及果汁饮料(品)类及含酒精类(乙醇含量小于0.5%)饮料与龋齿呈正相关。大部分饮料的pH值在2.2～4.9之间,远低于牙脱矿的临界pH值5.0～5.5,且含有蔗糖、果糖等,在这样的环境中,定植在牙面生物膜内的产酸细菌代谢产生大量的酸,造成牙体硬组织大量脱矿,引起牙齿硬组织脱矿量远远大于再矿化量,给牙齿带来相当大的危害。

碳酸饮料是在经过纯化的饮用水中压入二氧化碳,并添加甜味剂和香料的饮料。美国第三次国民健康及营养调查认为含糖软饮料与恒牙龋坏有密切关系,每天饮用含糖碳酸饮料比饮用无糖碳酸饮料多3倍以上者,其龋齿发生率比正常人高17%～62%。通常碳酸饮料中还含有大量的糖,一般为蔗糖、葡萄糖、果糖及麦芽糖等。在美国,饮料中所含糖的量占糖总摄入量的1/3,它们都可被生态膜发酵产酸,具有较强的致龋性。因此,过多饮用高糖饮料将增加敏感患者发生龋坏的可能性(Gedalia I,1991)。但Grenby等(1989)通过生态膜发酵实验观察发现,含糖量少的饮料并不比含糖量高的饮料脱矿能力低。果汁是由各种水果直接压榨制成,含大量的酸性物质或人工加入的酸性物质,其pH值大多在4.5以下,且含离子成分较少,因此其致龋性不容忽视。有研究表明橙汁能去除牙本质玷污层,使牙本质小管暴露,同时使牙本质脱矿引起牙酸蚀现象。

同样,在碳酸饮料中也含有大量酸性物质,包括柠檬酸、苹果酸及磷酸等,其pH值大多在2.8～3.3之间。Gedalia(1991)等将牙齿浸泡于可口可乐中1小时,发现釉质有明显的显微硬度下降,扫描电镜观察釉质表面呈不规则状。有学者认为酸能进入牙釉质的窝沟和裂隙引起牙表面的结构丧失,在pH值下降时羟磷灰石的溶解量呈对数增长而引起牙釉质脱矿,导致牙齿表面软化,因而在物理作用下易磨损(图19-1)。

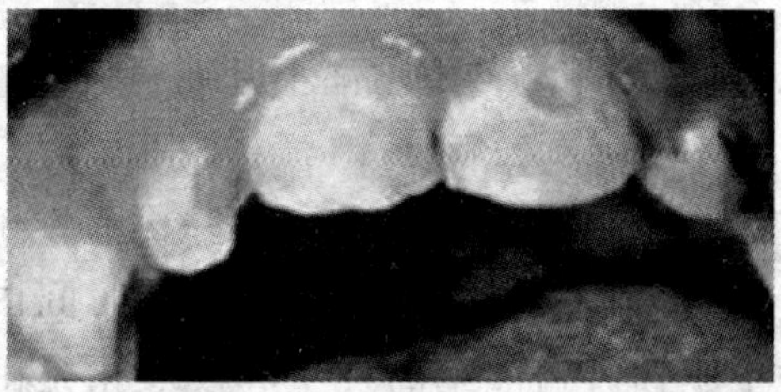

图19-1　碳酸饮料所致的牙釉质表面结构丢失

(二)饮食方式

1. 不正确的奶瓶喂养及母乳喂养　奶瓶喂养是引起婴幼儿猛性龋的一个重要因素。Ronald等(1989)对48名新泽西州儿童进行对照研究后发现,病例组的儿童大多喜欢睡觉时仍含着奶瓶嘴,而且奶瓶喂养时间平均为20.2个月,对照组仅为13.4个月,有明显差别。许多母亲习惯于让婴儿在哺乳中入睡,这也是诱发猛性龋的重要因素。Matee等(14)观察到猛性龋与婴儿含着乳头入睡的哺乳习惯有密切联系,当婴儿含着乳头入睡时,唾液流速减缓,自洁能力下降,乳头位于上腭与舌体之间,使乳汁积聚在上颌前牙颈部周围,乳汁中所含的乳糖发酵产酸可使龋损形成。此外,有学者报道,吸吮浸有蜂蜜或果酱的橡皮奶头与婴幼儿猛性龋有密切联系。

刘淑杰等(2000)通过对2～5岁患婴幼儿猛性龋儿童及无龋儿童进行生态膜pH检测和生活习惯调查,使用Logistic回归分析的方法,筛选婴幼儿猛性龋的危险因素。猛性龋儿童饮食蔗糖含量高,母乳喂养时间过短者补充的食品均为甜饮料并用奶瓶。母乳喂养时间过长者在断奶时也会发生猛性龋。喂养时间同猛性龋相关，喂养时间越长，与猛性龋的关系越密切。这可能与母乳喂养的次数多，且不规范有关。

2. 睡前进食或频繁进食　睡前饮用饮料或含糖量高的食物，食后未刷牙是龋病的主要危险因子。碳水化合物对龋病发病的影响还受到一个主要因素的调控，即进食频率。进食次数越多，龋活跃性越显著。加之唾液分泌减少，唾液流速减缓等因素，极易形成猛性龋。

三、唾液因素

唾液的质和量与口腔环境的健康、龋病的发生和发展密切相关。一旦唾液腺功能受损，唾液分泌量下降，均可能促进龋病的发生与发展。如果在非刺激情况下唾液分泌率低于 0.1 ml/min，并且刺激作用下分泌率低于 0.5 ml/min，则临床上被定义为口干症。Almstahl（1999）报告在唾液分泌低下的人群，口腔中乳杆菌的数量显著增加，变异链球菌族的比例增加而 α 溶血链球菌比例下降，结果提示口腔唾液腺分泌功能降低将促进与龋病发展有关的细菌在口腔环境中生长繁殖，从而加速龋病的发展。

引起唾液分泌减少的原因包括①长期服用全身系统疾病治疗药物降低唾液流率，如抗抑郁药、利尿剂、抗组胺药、抗高血压药、止吐药、催眠药等。②头颈部放射治疗。③自身免疫性疾病：风湿性关节炎、口腔干燥综合征、肉状瘤病、系统红斑狼疮。④严重的免疫缺陷如艾滋病。⑤更年期。内分泌激素改变会影响唾液流率及其组成成分。更年期后妇女唾液流率显著下降。但这种改变存在个体差异。⑥易饿病、神经性厌食症、营养不良等。当这些疾病严重且持续时间长时，唾液流率下降而引起牙齿更易脱矿和患龋。⑦糖尿病。糖尿病导致唾液分泌率下降，同时唾液中葡萄糖浓度升高，从而促进龋病的发生与发展。⑧精神消沉。⑨唾液腺结石。

口腔干燥综合征属于一种常见的自身免疫类风湿疾病。其显著的临床特征是极易疲劳，同时伴有眼干、口干（xerostomia）。因该病可导致腺体实质萎缩，且不仅侵犯大涎腺如腮腺、颌下腺，小唾液腺也可受累，使得唾液分泌量显著减少，因此口干为其典型临床表现。研究表明口腔干燥综合征不仅引起唾液量的减少，而且改变唾液的组成成分和性质，其中乳铁蛋白、β_2 微球蛋白、钠、溶菌酶 C、组织蛋白酶 C 的含量增加，唾液淀粉酶、碳水化合物水解酶的量下降。尽管唾液中的抗菌成分浓度增加，但唾液量减少，导致患者口腔中失去唾液的清洁，稀释及缓冲作用，其抗龋力下降，易使患者在短期内全口或多数牙发生猛性龋。系统性红斑狼疮等自身免疫性疾病伴发口腔干燥综合征（继发性口腔干燥综合征）者发生猛性龋的病案也有报道。（S. A. Mathew，2008）

随着年龄的增加，唾液分泌量也减少。主要表现在小唾液腺和颌下腺舌下腺，而腮腺唾液分泌未见明显减少。与年轻人相比，老年人小唾液腺分泌量减少 50%。

四、放射治疗

头颈部肿瘤患者接受放射治疗后，猛性龋的发病率增加。这种由放射性治疗导致的猛性龋又称为放射性龋。

头颈部放疗后患者唾液流速明显下降，而对于放射线破坏唾液腺组织的机制究竟是射线直接作用于唾液腺的分泌细胞和导管细胞，还是继发于细的毛细血管损伤目前还不清楚。当放射剂量＜10Gy 时，只引起唾液分泌量一过性降低；当放射剂量＞10 Gy 时，可引起唾液腺功能降低；当放射剂量在 15～40 Gy 时，可引起严重的唾液流率下降，但仍然存在恢复正常情况的可能；当放射剂量＞40 Gy 时，可引起唾液腺体软组织不可逆损伤，而后萎缩纤维化。俞海英等（1998）指出放射剂量及放射部位与猛性龋（放射性龋）的发病有着密切的关系：剂量越高，发病率越高，52 Gy 以上组发病率可达到 60%，照射部位离靶区中心越近发病率越高。

放射线不仅引起唾液腺分泌减少，还可改变唾液的成分，使之变黄甚至棕褐色，变得黏稠，同时伴有唾液 pH 值下降，缓冲能力降低，电解质、蛋白质异常。放疗患者唾液的缓冲能力明显低于年龄相当的正常人（$P<0.01$）。放疗后唾液缓冲能力的下降是由放疗后唾液中的 HCO_3^- 减少所致。

大唾液的缓冲能力与龋病的发生呈负相关。

放疗后唾液缓冲能力下降，使龋齿患病增多。放射线对牙齿的直接作用，是大剂量外照射，使牙齿硬组织脱钙，硬度下降，腺体血管成分减少并发生纤维性变。

杨文东等(1999)对22例头颈部放疗患者进行观察，发现在相同的糖代谢条件下，放疗后牙面生态膜pH值下降程度明显高于放疗前。从牙面生态膜的pH值变化可看出生态膜的致龋潜能增强。产生这种变化的原因，可能是由于放疗后生态膜中的细菌组成以及细胞代谢活动发生改变所致。生态膜及口咽菌群在放疗后都会发生明显改变，虽然总菌量变化不大，但变异链球菌、乳杆菌、白色念珠菌等产酸菌明显增多，同时伴随着非产酸菌的数量下降，并且发现口咽菌群在放疗期间变化有3个特点：总阳性检出率上升、真菌检出率升高、致病菌增多。此外，其对13例头颈部放疗患者观察2年，10例发生龋损，最早的1例出现在放疗结束后1个月；最严重的1例，放疗结束后2年15颗牙折断成残根。头颈部放疗患者的猛性龋特征多为牙颈部的环状龋，发展到一定程度后，牙冠从龋坏处折断形成残冠，残根。放疗后出现环状龋多的原因，是放射线损害了牙周组织，牙龈、牙间乳头萎缩，牙颈和牙间隙暴露，造成食物嵌塞与细菌停留，再加之唾液缺少，自洁作用差以及牙颈部解剖上存在弱点等，致使患者的牙颈部容易遭受龋损。

五、线性牙釉质发育不全

线性牙釉质发育不全是指位于牙齿(特别是乳切牙)唇面上新生线与龈缘间的平行于牙釉质生长线的白垩色、黄灰色、棕色或黑色条带状凹陷。Matee等(1994)在对2192名坦桑尼亚幼儿进行研究时发现，患线性牙釉质发育不全儿童的猛性龋发病率高于非患者，猛性龋常发生在线性牙釉质发育不全的部位.两者之间显著相关($P<0.01$)，相对危险度高达14.5。其可能机制是牙面凹陷利于细菌在牙面积聚，牙釉质发育不全引起牙釉质硬度的降低更加快了龋病的进展。

六、其他严重全身性疾病

糖尿病患者因长期处于高糖状态，可以引起口腔内腺体特别是腮腺内血管基底膜的改变，从而影响腺体转递分子能力和涎液的输出，表现为唾液减少、口腔干燥，而部分患者无主诉口腔干燥，可能存在其他代谢机制。唾液的减少势必造成口腔内冲洗及自洁能力减弱，即宿主本身的因素促成龋病的发生。同时糖尿病患者或其他严重全身性疾病患者，由于其本身抵抗力差，致龋细菌活力及数目增加，就可能造成短期内发生牙体急性猛性龋。

自身免疫性疾病如系统红斑狼疮患者长期服用皮质激素，也可能增加牙齿多发性龋病发生。

七、吸毒

猛性龋是吸食冰毒(甲基苯丙胺)者口内特征表现之一。曾有多名学者报道(Shaner等，2006)。其原因可能为甲基苯丙胺对中枢系统作用导致唾液分泌降低，且其本身是一种酸性物质，影响了龋病的发展过程(Donaldson与Goodchild，2006)。

八、其他

黏脂贮积症可导致患儿猛性龋。黏脂贮积症是一种溶酶体功能紊乱的遗传代谢病，由于溶酶体中某些酶的缺乏使不同的酸性黏多糖不能完全降解，它们在各种组织内沉积而引起。主要影响结缔组织、肾小球、肾小管上皮。黏脂贮积症病变多以骨骼的病变为主。其导致猛性龋的机制可能是影响乳牙的矿化，使牙齿的抗龋能力下降，还可能影响患儿唾液的某些成分和和性能，从而加剧乳牙龋病的进展。

第二节　临床表现

短期内全口多个牙及多个牙面出现广泛龋损，即使平日不易发生龋坏的光滑牙面，甚至不易患龋的下前牙区也发生严重龋损。牙颈部常呈现环状龋坏，重者多个牙可出现牙髓症状，导致很快形成残冠，残根。

婴幼儿的猛性龋(奶瓶龋)多发生于上颌乳前

牙，呈广泛性龋损。与长时期内婴儿睡卧奶瓶喂养或母乳喂养有关。上颌乳前牙按萌出顺序依次受到影响．有时累及乳磨牙。病损多位于不易发生龋病的牙面上如唇面。乳上颌切牙患龋最为严重，而下颌切牙却很少受影响。恒牙好发部位同乳牙(图19-2)。

对于放射性龋，发生和发展快速，通常首先累及具有较强抵抗力的牙齿光滑面的颊面、舌面、牙尖、切缘，而对于平常龋易感部位如邻面触点下方，却是放射性龋最后累及的部位。

放射性龋典型的临床特点有 3 点：①牙颈部环状龋坏，最后导致牙冠折断。②整个牙冠色素沉着呈棕黑色，同时见切端及𬌗面磨耗严重。③散在分布于牙冠各牙面的点状浅表龋损(图 19-3)。

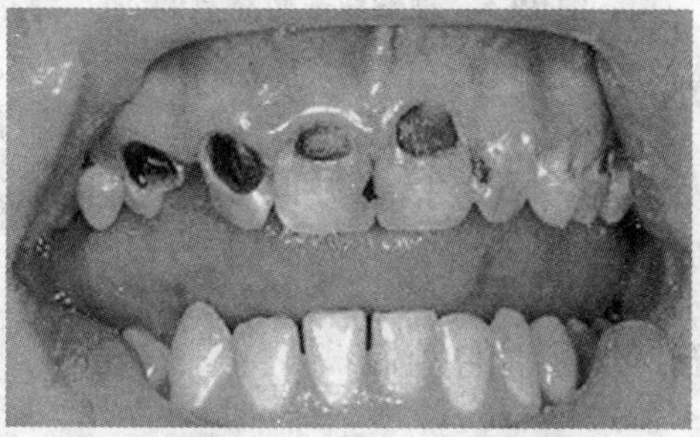

图 19-2　恒牙猛性龋右上侧切牙，尖牙及前磨牙龋坏组织已部分去除

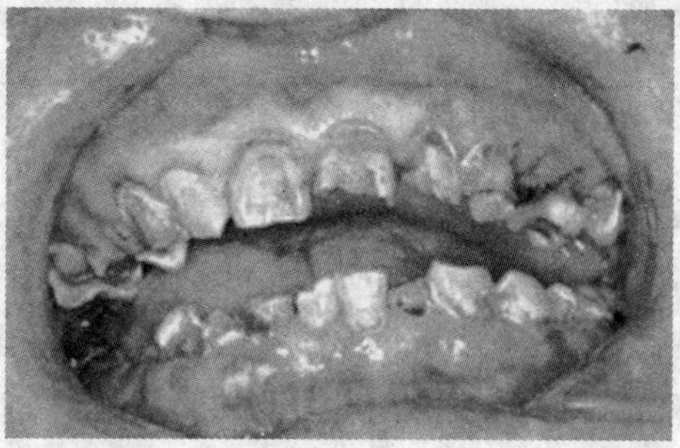

图 19-3　恒牙放射性龋，釉质呈片状剥脱

第三节　诊断要点

患者可在较短的时间内(6～12 个月)，全口多数牙齿及牙面同时患龋，连平时不易患龋的下前牙、不易滞留生态膜的前牙切端、后牙牙尖等部位均可患龋。龋损组织质地湿软，易用挖器剔除。龋病进展极为迅速，患牙可在一年时间内变成残冠或残根。患者多伴有严重全身性疾病，如口干综合征，或为头颈部肿瘤行放射治疗者，其共同特征是患者唾液量较正常人明显减少。

第四节　治　疗

积极治疗全身性疾病，搞好口腔卫生，保持牙齿清洁。努力控制牙菌斑。

一、过渡性修复

尽快行过渡性修复，以及时终止龋病发展。短期内将全部龋齿腐质去净，采用含氟的玻璃离子材料进行过渡性修复。无论患牙还是未受累的健康牙齿，其牙面深的点隙窝沟处均应预防性涂布封闭剂。近髓脱矿牙本质若无法一次去净，可采用“逐步去除”的方法(图 19-4)，隔 6～8 个月，复诊该患牙，再次去除脱矿牙本质。

去腐时应予适当的预防性扩展，并将洞缘扩展至自洁区，以防再次发生龋损。

二、永久性充填

当病因治疗奏效，龋病进展得到控制时，换行永久充填，恢复患牙的形态和功能。

应注意乳牙的牙釉质和牙本质薄，窝洞也不如恒牙深，所受的咀嚼压力低于恒牙，深龋垫底时，一般用氧化锌丁香油粘固粉或聚羧酸粘固粉作单层垫底，如用复合树脂作充填，则不能使用丁香油氧化锌垫底，否则会影响复合树脂的固化，常用用氢氧化钙、磷酸锌粘固粉等作垫底材料(图 19-5)。

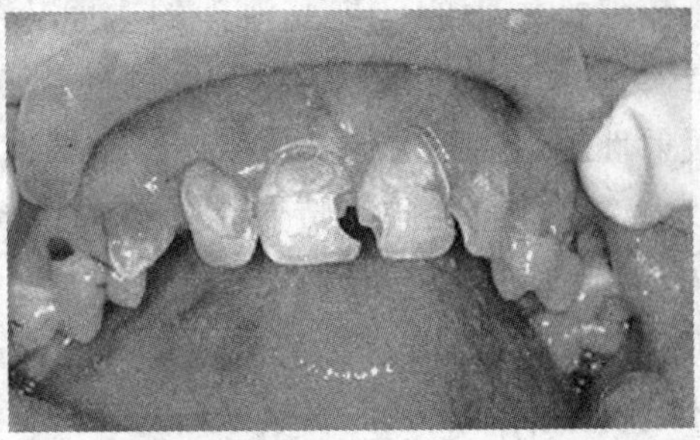

图 19-4　过渡性修复中的步骤 1:去净龋坏组织

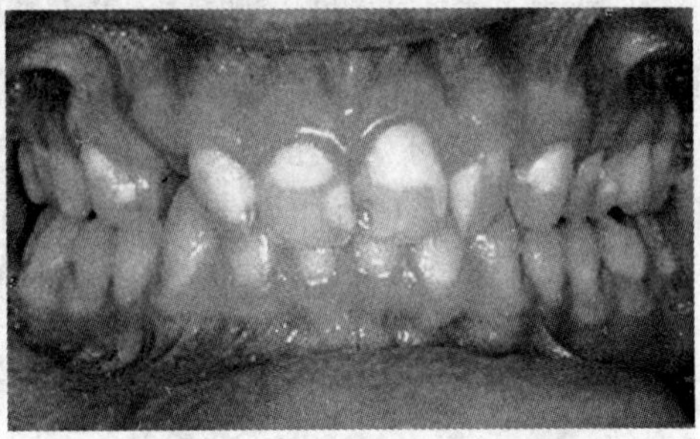

图 19-5　玻璃离子暂充窝洞

三、根管治疗术

有牙髓症状的患牙,以及可予以保留的残冠,残根,应行根管治疗术。恒牙同一般根管治疗术。乳牙根管治疗有异于恒牙,乳牙牙根有生理性吸收,根管预备时应注意避免损伤恒牙胚。根管治疗要选择在牙根稳定期进行,若牙根吸收超过根长1/3,不宜作根管治疗,可采用姑息疗法。

四、拔除患牙

牙冠严重龋坏,已成残冠及残根者,无法进行牙体及牙髓治疗,无功能的患牙,在一定条件下,选择性拔牙或全口拔牙,并及时镶配义齿,恢复口腔咀嚼功能。

五、奶瓶龋的控制

患儿家长需定时应用湿纱布擦洗牙面和口腔,每日 3 次～4 次,对预防和控制奶瓶龋的发生、发展极为有效。此外,应改善、调整喂养方式,增强幼儿体质。

第五节　预　防

定期进行口腔检查,发现问题及时处理。

进食后刷牙,使用高氟牙膏(氟浓度应为 5000 ppm),采用牙线、牙缝刷、冲牙器等清洁牙齿邻面,是最简便、最廉价而有效的预防猛性龋的方法。定期进行全口洁治,必要时行刮治。维护口腔卫生。

控制饮食中糖的摄入,最好不食蔗糖或含蔗糖食物,必须摄糖时,可用糖代用品,如木糖醇等。避免睡前进食,减少两餐间蔗糖的摄入次数。少喝碳酸饮料,运动饮料及果汁。避免长期含化含蔗糖的润滑片。规律生活,保持乐观情绪。

当乳牙萌出后定时擦洗牙面,可有效地预防奶瓶龋的发生。奶瓶喂养时不应在牛奶中添加糖类,更不要将睡前吸吮作为促使幼儿入睡的方法。提倡母乳喂养,但应减少喂养次数特别是避免睡前喂养,此外,避免将含糖食物作为母乳替代品。

接受放疗或口腔干燥综合征等患者,口腔唾液分泌减少,口腔干燥。何伦中等(1988)报道,放疗后口干症的患者,如以糖水作为润口剂,会加重龋病的发生与发展;用茶水者则有减少龋病发生的作用。此外,咀嚼木糖醇口香糖,可促进唾液分泌并改善唾液缓冲能力(Edgar WM,1990)。实验证明,每日咀嚼木糖醇口香糖 3 次,每次 5 分钟,可取得良好的防龋效果。(Zimmer 等,1999)

头颈部肿瘤患者在放疗前,应进行全面的口腔检查,制定合理的治疗计划。龋齿应治疗,对不能医治的病牙,应予拔除。注意口腔卫生,用餐后刷牙,并建议患者用 1.5%苏打水含漱,每日 3 次,以改变唾液的 pH 值。维生素 E、维生素 B_{12} 不仅有润滑、减轻口腔干燥、提高牙齿自洁作用,对口腔黏膜也有一定保护作用。洗必泰有较强杀菌作用,使黏膜上皮迅速修复,放疗期间可以预防应用洗必泰及维生素 E、维生素 B_{12}。2 周疗程的洗必泰含漱,抑制链球菌增长的能力可保持 12 至 26 周。洗必泰含漱建议在夜间唾液分泌量减少时进行,一日 30 秒。俞海英等(1996)应用个别托盘技术局部使用含氟凝胶处理对放射龋取得了很好预防效果。局部用氟的关键是氟与牙齿接触的时间，提高氟的渗入量和深度，以及在牙齿组织内停留的时间。

对于放疗后牙本质过敏采用氟保护剂治疗也可取得较好疗效。放疗前腮腺部冰袋冷敷，有助于减轻腮腺的放射损伤。潘斌等(2002)在放疗前用液氮局部冷敷鼻咽癌患者腮腺区，使腮腺组织血管兴奋性降低，减少射线对腺组织血管的损害。将放疗后治疗组的患者与对照组的患者比较，口干程度明显减弱，唾液量相对增加，对预防放射性龋起到积极的作用。

（黄定明）

第二十章　我国的龋病预防

自人类出现在这个地球上以来，就不断遭到来自多方面的侵犯和干扰，其中包括来自病原体的侵犯。龋病就是一种至今尚未找到致病元凶的、危害人类健康颇为严重而历史久远的疾病。人类与龋病作斗争的历史源远流长。在我国，两千多年以前就有关于与龋病进行斗争的记载，也有患龋病牙齿的头颅化石被发现。

第一节　我国的龋病预防现状

龋病是危害人类健康的重要口腔疾病，但疾病本身并不威胁人类的生命，一般情况下，龋病发病过程比较漫长，在相当一段时间不会产生自感痛苦，牙齿坏了，患者本人也不知道，这种情况也就引不起人们对它的重视，人们常说“牙痛不是病，痛死没人问”，这是一个很能说明问题的写照。

任何疾病都应贯彻预防为主，防治并重的方针。龋病也是这样。在全世界范围内，重视并把龋病预防工作做得很好、受到人民欢迎的地区不多。我国是一个十三亿人口的泱泱大国，要把十三亿人的口腔保健工作做好，确是非常不容易的大事。新中国建立以前，全国只有极少的口腔科医务工作者，好一点的专业医疗机构也很少，只在少数几个大城市里有为数不多的牙科医院，而且收取很高的治疗费，一般人都把牙病当做一种“贵族病”，得了病也不敢上牙科诊所去治疗。

新中国建立以后，党和政府非常重视人民的医疗卫生事业的建设，组建了各级医疗卫生机构，培养了大批医护人员，使人民享受到基本的健康保健。口腔科专业人员的培养也得到很大发展，全国许多高等学校都建立了口腔院系，很多地、县级医院和城市里的医疗机构都开展了口腔医疗业务，对人民的口腔保健作了很大贡献。但是，在龋病预防方面却还是个空白。在全国范围内，只有少数几个城市开展了牙病防治工作。上海建立了牙病防治中心和区防治所，广州市已于 1965 年实施了饮水氟化防龋措施，沈阳和天津也建立有牙病防治机构，但专门从事龋病的预防而且长期坚持不懈地做下去，取得明显效果并使该地区龋病发病率明显下降的确实少见。

城市的情况如此，农村的情况就更难表述了。我国是一个农业大国，至今在农村的人口还占人口总数的绝大部分。农业生产方式还比较落后，虽然国家非常重视农业建设，制定了很多方针和政策来促进农业的发展，但人口多，底子薄，农业生产的水平还不够高，要使七八亿农民都富裕起来并受到很好的文化教育培养，使绝大多数农民都能得到良好的医疗卫生保护，的确是一件很重、很难、很伟大的事业。要完成这桩伟大事业还必须具备一个先决条件，那就是要有高度发展的经济、科学和文化水平，否则，就很难实现了。

另一方面，也应当看到，我国人民的生活习惯与别的国家的人民有很大的不同，特别在饮食方面，我国人民对糖类食品的爱好远不如某些国家的人民，据相关记载，有的国家，平均每人每年的糖摄入量达到或超过本人体重的程度，我国人民却很少见。通过大量调查表明，我国人民的患龋率和人均龋齿数均较低，这些情况也使我们对龋病感受的压力要小一些。

第二节　关于我国龋病预防工作的构想

要把我国的龋病预防工作搞好，必须要有很好的设计，要有很好的设计必须先要进行科学的、详尽周密的调查，也就是要掌握居民的患龋情况，这一点，本书第三章已有详细论述，本章不再重复。

根据调查结果和结合我国具体情况，也要根据当地具体经济和教育情况来制订龋病预防方案，并先进行试点，取得良好效果后再进行推广。从我国当前和预计不远的将来的发展考虑，作者认为在较大范围内应当以如下的一些内容作为我国龋病和牙周病预防的主要目标，即让全民普遍而深刻地认识到口腔卫生对个人健康的重要意义，并在实践中认真执行。

过去认为口腔卫生与龋病的发生没有直接关系，但是，从严格而科学的意义上讲，龋病的发病与口腔卫生有着极为密切的关系。龋病的发生与牙面生态膜的存在是互为因果的。根据不少的调查资料显示，口腔卫生情况良好者，龋病的发生率低。这里所说的良好口腔卫生是指口腔内不存在具有致病能力的牙面生态膜。

其次，一个重要方面是龋病的预防工作必须要受到从中央到地方各级领导机构和领导者的重视，制定相关政策，并要求有关责任部门认真执行。龋病预防工作的开展必须以集体为服务对象。对于那些散在的、流动的人，龋病预防工作，特别是带有一定技术性的预防工作是很难开展。比如涂擦防龋涂料，作专业性预防（professional prophylaxis）等，这里所指的集体是指如机关、学校、工厂等。

开展龋病预防工作必须要由专业人员进行指导，有的工作还必须由专业技术人员来亲自操作。从全国范围来看，如果有专门的口腔疾病防治机构来操作，当然是最好不过了。但是，国家这么大，人口这么多，要建立全国性的口腔病防治网点，在目前甚至不久的将来也是不实际的。作者认为与现有的保健机构结合不失为一个可行的办法。将龋病和牙周病的防治纳入已经建立的保健机构工作范围内，作为它们工作的一个重要组成部分是比较现实和可行的。

口腔预防保健工作具有一定的技术性和延续性，它与其他疾病的预防工作不同，种痘打防疫疫苗针，由工作人员作了就完成任务了，一般不存在随访或定期复查，而龋病的预防则需要追踪查访，观察预防效果，如系用涂料防龋，必须定期检查涂料是否脱落等。这些工作必须由专业技术人员来执行。因此，在开展龋病预防时，必须由专业人员的参与而且要认真负责执行。目前我国有些地区口腔专业人员较多，建议有关行政部门作出规定，让他们来承担一部分龋病预防工作，也是可行的。

第三节　龋病预防工作的对象和范围

在龋病病因和致病因素以及相关的论述中曾经提到在一个人的一生中，龋病的发生有一个易发期，一般是在牙齿萌出后两年内，因此，在这个时期要特别注意龋病的预防。不仅如此，在胎儿时期，牙齿已在发育，母亲的与牙齿发育相关的营养物质都必须由医师指导作合理的补充或调整，如维生素A、维生素D、钙、磷、蛋白质等，以保证牙齿良好发育。

婴儿出生后，还应该继续注意营养素的供给。乳牙在出生半岁左右开始萌出，这时，还不具备自我完成口腔卫生实际任务的婴幼儿，必须依靠父母来执行。这就有一个让父母认识婴幼儿口腔卫生的重要意义的问题，必须对父母进行这方面的教育，要他们为子女服好务。

当幼儿的生活能力增强后，就必须培养幼儿学会刷牙、漱口，少进糖食等保护牙齿的重要习惯。必要时应当定期咨询专业医师，作口腔牙齿的检查。这些健康保健工作应当坚持到儿童能够自行做好口腔卫生操作时为止。

当儿童生长到 6 岁时，恒牙开始萌出，到 12 岁时第二恒磨牙萌出，从 6 岁到 12 岁这段时期是人类两个牙列混合共存的时期，根据不少资料显示，这个时期是口腔内细菌菌群的“传代”时期，乳牙期的口腔菌群会过渡“传代”到恒牙列上，有证据表明，乳牙期龋患严重的儿童，往往恒牙列也容易患龋，这在下一章“龋病活跃性预测”详细介绍。

从人的乳牙萌出到 14 岁一段长时期是龋病危害人类口腔健康最严重的时期，因此，这一个时期是龋病预防的重要时期。龋病预防的重点对象应当是儿童。

一、社会预防

社会预防是针对全体社会成员的预防措施，例如曾经在我国广州市实施的饮水加氟，以及实验中的食盐加氟，牛奶加氟等。这些措施在实施前必须作好调查研究，得到人民群众的认同，政府机关的批准才可执行。

目前，国内外对用氟防龋持有异议，认为不管是什么样的氟都不能在人体上应用。笔者认为，任何社会性防病措施都必须很安全，很可靠，很有效。在实施过程中必须有严格的管理制度和负责的管理机构，而且一定要得到当地人民群众的认可，氟化物的防龋效力是已经通过大量的临床和科学实践所证明了的，合理应用氟化物来预防龋病的发生是可行的。

二、集体预防

集体预防是在一定范围内的群众进行预防龋病的工作，例如在幼儿园、学校、工厂、机关等。这里的群众是有组织，有管理的。对集体进行预防工作有很多有利条件，主要是可能得到该集体单位负责人的支持、配合和协助。关键是该负责人对龋病预防要有充分认识。他们的支持、配合协助包括安排预防工作需要的时间、场地、工具，事先的准备工作，如填写表格、组织群众等。最好是预防工作人员能在事前向该集体的群众作一次宣传，介绍预防措施的意义、内容和如何配合等事宜。

集体预防的另一个优点是便于追踪随访，以便获取预防效果或了解发生的其他情况，随时加以调整，修正。随访工作还可以使专业技术人员与群众加强沟通和联系，对预防工作的开展和持续更为有利。

三、个人预防

个人预防是预防龋病的一个重要环节，预防龋病必须靠个人自己来完成，其中最关键的内容就是很好地去执行和完成口腔卫生工作。口腔卫生中最重要的是刷牙。千万不能小看这个问题，很多调查表明口腔卫生的好坏与龋病的发生有着很密切的关系。过去人们对此有不同的看法。今天人们对口腔卫生的认识有所进步，那就是口腔卫生必须包含达到控制牙面生态膜的致病（龋）力，这个问题将在后面专章论述。

漱口也是口腔卫生中的另一个重要环节，我国古代对漱口很有建树，比如主张饭后用茶水漱口，可以保持牙齿健康。另外还提出鼓漱的方法，认为鼓漱是一种很好的健齿方法。鼓漱时，将嘴唇闭着，鼓起腮帮子，作漱口动作，同时运动舌头，作上下左右旋转。这样运动几十次，刺激唾液分泌，用分泌出来的唾液含漱牙面，很有利于维护牙齿健康。

我国古代医书中还介绍一种口腔保健方法，那就是扣齿，扣齿的方法简单，闭着嘴唇，上下牙齿作上下扣击，每天早上和晚上作此操作百余次，对稳固牙齿，大有好处。

目前我国正在推行九年制义务教育，农村也在逐步推广农民集居生活，加强乡镇建设，这些重要措施的实现对保健卫生事业的开展大为有利。

第四节　预防龋病与法律的关系

龋病预防是一种社会行为，它服务的对象是广大群众。在实施龋病预防工作时，首先要征得群众的认同，也必须受到法律的保障，否则这种工作是很难维持久远的，也不会收到预期的效果。

由于龋病发生的原因的不确定性，龋病预防措施还没有找到一种像痘苗防天花，伤寒副伤寒疫苗防伤寒副伤寒那样高效的预防效果，因此，执行保健任务的口腔专业技术人员就难于向服务对象承担预防效果的可靠性的责任。这样一来，龋病预防的推广就会遇到难以克服的困难。为此，笔者认为很有必要将龋病的预防和龋病的治疗结合起来。这样才会受到参与接受预防者的欢迎和接受。

总结以上所表述的情况和观点，我国的龋病预防可以归纳为以下三个为主，即：儿童为主，集体为主，口腔卫生为主。

我国虽然是一个人口大国，只要把众多人口的积极性，合理而又科学地组织调动起来，那将是多么大的力量。在这样众多人群中，选拔一批人才从事口腔预防保健工作是不难办成的。在我国建立覆盖全人口的保健网也是不难实现的。那时，人人享有良好的口腔保健是指日可待了。

我们的民族要复兴，我们的国家要富强，富民强国的愿望正在逐步成为现实，但是一个国家的富强不只体现在人民的富有和国力的强大上，人民的文化素质和体格健康也是一项重要的指标。身体的健康也包括口腔和牙齿的健康，这是非常重要的。

（岳松龄）

第二十一章　龋病活跃性预测

龋病是人类最常见的口腔疾病。由于发生在牙齿硬组织上，龋病发生发展速度较缓慢，从早期牙釉质表面脱矿到出现临床上肉眼可见的龋洞，一般需要1～2年。龋病又是一种多因素相互作用的疾病。因此，在龋病发生发展的漫长过程中，通过一些实验室方法和技术，分析研究对龋的敏感程度和发生龋病的可能性，对龋病发生早期发现，有针对性地对龋敏感人群做出预测，重点预防，对于减少人群的患龋有着十分重要的意义。

第一节　龋病预测的目的

龋病是一种进展很慢的疾病，在其病变发展过程中，口腔中许多动力因素会影响其发展速度。这些因素可以归纳为以下三大类：①细菌、生态膜的致病力；②宿主、牙齿的抗龋力；③再矿化能力。如果细菌致病力大于抵抗力和再矿化力，龋病便可能发生。龋病预测目的就是检测与龋病发生过程有关的参数，提示细菌致病力的强弱或抵抗力和再矿化力的强弱。这些资料可以用来估计龋病发生的可能性和严重性，对于采取相应的预防和治疗措施极为重要。

临床上，口腔医师借助口镜、探针、X线片比较容易检查出一个人是否患有龋病，不能预测是否是龋活跃者或是否可能发生龋病。寻找一种可靠的龋病预测方法，判断龋病活跃程度，预测人群中龋病发生发展趋势是口腔预防医学的重要课题。龋病活跃性(caries activity)是指一定时间内牙齿新龋的发生和现有龋损进行性发展速度的总和，也可称为患龋的易感性和倾向性。

龋病预测和活跃性试验的目的是：

1. 用于易感人群的筛选，找出龋病重点防治的对象。这有助于选择适当的预防措施和方法，有助于检测龋病发生、发展的趋势。

2. 作为评价预防措施是否成功的指标。

3. 用于初步筛选抗龋药物和评价抗龋药物效果的指标。

4. 有助于针对患者进行口腔卫生宣传教育和正确的口腔保健指导，使患者能主动实践口腔卫生措施，自身控制生态膜形成。

5. 作为龋病防治方案的重要依据和参考。

Jokela与Pienihakkinen(2003)从经济上评估了两种口腔保健措施，一种是按流行病学调查结果设计的方法进行预防，一种是以龋病活跃性预测为基础进行的预防保健措施。后一种方法是以测量牙面生态膜内变异链球菌(M. S.)数量和/或两岁时早期龋损害的发现为指标计算的。在为期3年的防龋措施中，前一种方法所花的费用为每一儿童69欧元，按后一种方法实施所花的费用为每一儿童54欧元。

Petersson等(2004，2003)对一批儿童和老年人用计算机处理的危机评估程序(computerized risk assessment program，Cariogram)按设定指标(过去患龋情况、口腔卫生、食物、用氟情况、唾液变链球菌与乳杆菌计数、唾液分泌速度与缓冲力等)进行龋病活跃性测试，为期5年，结果显示此种预测方式对掌握儿童或老年人的龋病发展趋向具有重要意义。Anderson(2002)也强调龋病活跃性预测对保障儿童口腔健康的重要性。由此可见龋病活跃性预测对实施口腔预防保健是很重要的。

龋病活跃性预测是一种持续时间很长的，有计划规律性的、在群体中进行的工作，对探讨与龋并发病相关的因素很有价值。廖义东等人(2002)在98名儿童中做的研究发现牙釉质发育不全、早产、口腔卫生不良、含奶嘴入睡习惯都是幼年儿童龋病发病的危险因素。董艳梅等(2004)对175名12～

14岁儿童中作为期2年的追踪观察分析，证明儿童基线DMFS和每天进食零食次数是影响龋活跃性的重要因素。

龋病活跃性预测不是一种单一进行的工作，它必须和龋病预防工作的实施相结合，因此，对于检验某种或某些设计的预防措施的效果，从而进一步映证该措施是否适当是很有价值的。

一种理想的龋病活跃性试验就该具备以下条件：①检测结果与被查对象的患龋现状有相关性；②检测结果应具有预测性，即与新龋的发生和已有龋的进展之间相关性好；③检验结果准确、重复性好，即保证结果的稳定性和可靠性。通常，微生物试验比生化试验所得资料的变异性大。因此，对于前者可采取多次试验，求得均值，减少误差；④试验方法简便易行，不需精密仪器设备，短时间内能直接获取结果。

第二节　龋病活跃性试验

龋病活跃性试验的要求概括为三个特性：正确性、可靠性和可行性。目前，尚无一种试验能满足这些要求。因为，没有一种试验能同时检测细菌致病力、宿生敏感性或抵抗力以及食物的致龋能力。

一、龋病活跃性的细菌学试验

细菌在龋病发生中的作用早已被肯定。口腔中的细菌，尤其是与龋病发生有关的细菌数量和代谢活动，可以反映个体对龋病的敏感程度或龋活跃程度。

（一）以乳杆菌为对象的试验

乳杆菌曾一度被认为是龋病的主要致病菌，因此，最早的龋活跃性试验即是以乳杆菌为对象。至今仍不失其价值。

1. 乳杆菌计数　1933年Hardley首次采用乳杆菌计数(1actobacilli count)判断个体对龋的敏感程度。作者用一种只允许乳杆菌生长的选择性培养基，将凡是能在这种培养基上生长的细菌均作为乳杆菌。最初，这种培养基含40％西红柿汁。

Rogosa(1951)用高浓度醋酸代替西红柿，提高了培养基的选择性，也简化了培养基的制作程序。Rogosa培养基的组成为葡萄糖20 g，胰酶消化蛋白胨(trypticase)10 g，酵母浸剂5 g，枸橼酸胺2 g，磷酸二氢钾6 g，醋酸钠25 g，冰醋酸1.32 ml，琼脂15 g，吐温1 g，蒸馏水1000 ml，盐溶液5 ml。盐溶液是由硫酸镁11.5 g，硫酸锰2.40 g，硫酸铁0.68 g，加蒸馏水100 ml混合而成。此培养基pH调整在4.7～4.8范围内。

采集嚼石蜡刺激分泌的混合唾液5～10 ml，取1 ml，用Rogosa培养液做对数稀释，充分混匀后，取0.1 ml涂布于Rogosa琼脂平板上，在37 ℃下培养4天，计算平板上菌落数。菌落计数时注意应选择菌落数为35～100的平板，平板上菌落过多不易计数，过少则缺乏统计学意义。如果选择稀释度为10^{-3}的平板，菌落计数为50，认为唾液中乳杆菌的总数为50×10^3个。乳杆菌计数与龋活跃性关系见表21-1。

表21-1　乳杆菌计数与龋活跃性

每ml唾液中乳杆菌数	龋活跃性
0～100	无
1000	低
10 000	中
100 000	高

2. Snyder试验 Snyder试验的基本原理是根据乳杆菌既产酸又耐酸的生物特性，测定在低pH条件下(pH5.0)乳杆菌的数量与产酸速度和产酸量的关系。该方法比乳杆菌计数法更简便。

Synder培养基的组成：胰蛋白水解物13.5 g，酵母提取物6.5 g，葡萄糖20 g，氯化钠5 g，琼脂16 g，溴甲酚绿0.029 g，蒸馏水加至1000 ml，冰醋酸调pH至5.0。溴甲酚绿作为指示剂，表示产酸造成的pH改变，判断产酸速度和产酸量，以此分析个体的龋活跃性。表21-2表明培养基pH变化与溴甲酚绿颜色改变的关系。

表 21-2　pH 与溴甲酚绿颜色变化

pH	溴甲酚绿颜色改变
5.0	蓝绿
4.6	绿
4.2	淡黄
3.8	黄

收集早餐前嚼石蜡的刺激性唾液 0.2 ml，注入盛有 Synder 培养基的刻度试管内，在 37 ℃下连续培养 24、48、72 小时，观察培养基颜色变化，结果判断见表 21-3。

表 21-3　Synder 试验结果评价

	24 小时		48 小时		72 小时	
颜色	绿	黄	绿	黄	绿	黄
龋活跃性	继续观察	显著	继续观察	中	无	低

Synder 方法操作简便，只需一支试管，不必做系列稀释，所得数据与乳杆菌计数法的相关性较好。

3. 拭子试验　此方法是在 Synder 氏试验基础上进行改良而成。不收集唾液，而是用棉拭子采取牙齿颊面的生态膜，放入 Synder 氏培养基，在37 ℃下培养 48 小时后，用 pH 测定仪测试其 pH 值变化，以判断龋活跃性（表 21-4）。此法最适用于儿童，可不收集唾液。

表 21-4　拭子试验结果评价

培养基(pH)	龋活跃性
5.0～4.6	无
4.6～4.5	低
4.4～4.2	中
4.1 以下	高

4. Alban 氏试验　这也是一种改良 Synder 试验。即减少 Synder 氏培养基琼脂用量，使细菌和代谢产物更易扩散到整个试验试管内。将培养基制成半固体装入试管内，让受检者将唾液直接吐入管内，培养 4 天，每 24 小时记录培养基颜色改变。根据试管由上而下颜色变黄部位的多少判断龋活跃性，结果判断见表 21-5。

表 21-5　Alban 试验结果判断

管内颜色变黄部位	龋活跃性
无	无
上 1/4	低
上 1/2	中
上 3/4	高
全管	极高

5. 斜玻片法　芬兰学者 Larmas(1985)采用斜玻片法(dip-slide)培养乳杆菌。即用一种可以密封的螺旋盖小瓶，瓶盖上固定着附有乳杆菌选择性培养基琼脂的塑料片，将被检唾液倾在塑料板上，旋紧瓶盖，37 ℃培养 4 天；观察片上生长的菌落情况，与标准图谱(图 21-1)比较，判断龋活跃性。

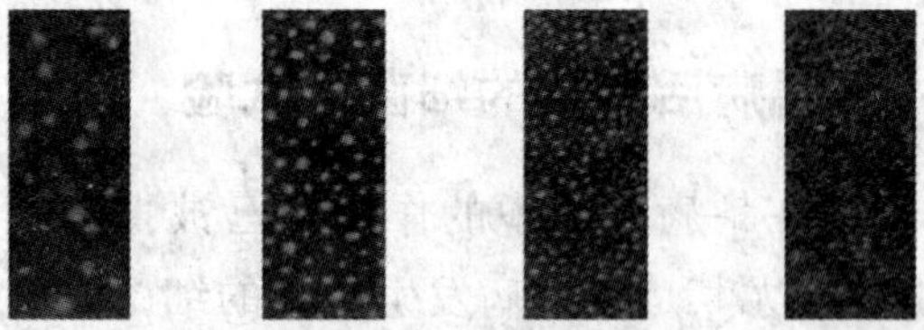

图 21-1　斜片法的标准图谱

CFU 1000 为无活跃性；10 000 为低活跃；100 000 为中度活跃；1000 000 为高度活跃

（二）以变异链球菌族为对象的试验

愈来愈多的研究发现口腔中的变异链球菌族是与人类龋病发生关系密切的细菌。因此，以变异链球菌族为对象的龋活跃性试验不断出现。这里只介绍以下几种。

1. 菌落计数法　采用变异链球菌族的选择性培养基，即 MSB 培养基，其主要组成为胰蛋白胨 5 g、豆胨 5 g、蔗糖 50 g、琼脂 20 g、磷酸氢二钾 4 g、0.1%结晶紫 0.8 ml、1%亚碲酸钾 0.28 ml、1%锥虫蓝 7.5 ml，将上述成分混合后校正 pH 至 7.6，并按 0.2 u/ml 比例加入杆菌肽。

取唾液 1 ml，用 MSB 培养液对数稀释，接种入 MSB 琼脂平板，在 37 ℃下，厌氧培养(N_2 95%、CO_2 5%)4 天，计算菌落数，判断龋活跃性(表 21-6)。

表 21-6　变异链球菌族计数与龋活跃性

CFU/ml 唾液	龋活跃性
$<10^4$	无
5×10^4	低
10^5	中
2.5×10^6	高

2. 斜片法　具体方法同乳杆菌斜片法，唯采用 MSB 琼脂培养基塑料培养板。受检者唾液直接放在片上，在 37 ℃下培养 48 小时。结果判断：菌落数＜200，低龋活跃性；菌落数＞200，为龋敏感者。

3. 抗原特异性试验　可以采用免疫荧光技术分析样品中变异链球菌的数量，如生态膜直接涂片免疫荧光染色计数变异链球菌的数量，以此判断龋敏感性。已证明此法与菌落计数有较好的相关性。

此外，也可以通过测定个体对变异链球菌特异性抗体滴度，分析人群的龋敏感性。潘志红等采用酶联免疫吸附技术，研究不同龋敏感性人群唾液的特异性抗变链抗体水平。他们发现在 36 名受检者中，无龋组抗变异链球菌（c、g 两型）的 sIgA 水平明显高于龋活跃组。因此，提出唾液中抗变链 sIgA 抗体，无龋者明显高于龋活跃者。

（三）牙面生态膜 pH 测定

牙面生态膜中，微生物使碳水化合物发酵产酸，造成牙齿硬组织脱矿，这是目前公认的龋病发生的直接原因。测定生态膜中 pH 值，可以了解生态膜的产酸代谢活性，判断个体对龋病的敏感性。在口腔内，直接测定原位牙面生态膜接触糖后的 pH 变化，可以估计牙面上发生龋的实际部位。将微型玻璃电极或锑电极直接插入待测生态膜中；参比电极通过饱和氯化钾盐桥与受检者身体相连，可以放在前臂或口底，用 pH 测定仪直接记录。龋活跃者生态膜 pH 变化远较非龋活跃者大；含漱糖液后，牙面生态膜 pH 的下降速度前者亦比后者快。

（四）刃天青圆片快速评价试验

此法是在直径 8 mm，含刃天青（resazurin）和蔗糖的圆形滤纸片上，涂上受检者唾液 30ul 后，放入两张塑料膜中，造成厌氧状态，在 30～37 ℃下保温 15 分钟，再根据滤纸片颜色变化判断龋活跃性（表 21-7）。颜色变化是由于细菌代谢的作用，尤其是革兰氏阳性细菌。

表 21-7　刃天青圆片试验结果判断

颜色改变	龋活跃性
无色变	无
淡红色	低
红色	中
白色	高

二、唾液的检验

唾液作为宿主因素参与龋病的发生、发展过程。唾液既可以促进细菌对牙面的黏附和生态膜的形成；又起清洗和缓冲作用，保护牙齿免受龋病侵害。因此，测定唾液的一些理化性质可以了解机体对龋的敏感性。

（一）唾液流量测定

唾液的流动具有冲洗清洁口腔的作用，并影响唾液的缓冲力和 pH。唾液流量是指在一定条件下和时间内分泌的全唾液量。测量方法为：用标有刻度的试管，收集 5 分钟非刺激性唾液，让被检者嚼石蜡，收集 5 分钟刺激性唾液，一般可以采集到 13 ml。如果少于 5 ml 就值得注意。唾液流量容易受到各种因素的影响，个体差异较大。低流量的唾液有利于致龋性环境的建立。

（二）唾液黏度测定

唾液流速减低，常常使唾液的黏度增加，进而使细菌或食物残渣难以清除出口腔。唾液黏度是与水比较而言。测定时用微量定量滴管先测定 5 ml水的黏度，记录水流动所需要的时间，再测5 ml唾液，按以下公式计算黏度：

$$唾液的相对黏度=\frac{唾液流动所需时间}{水流动所需时间}$$

（三）唾液缓冲力测定

测量唾液缓冲力的试验方法较多，均是收集在酸性条件刺激下，分泌的唾液 5 ml，测量唾液中重碳酸盐和磷酸盐的缓冲作用，即唾液达到一定 pH 时所消耗的酸量（Dreizen 实验用 0.1mol/L 乳酸、寺田实验则用 0.001mol/L 盐酸)。Dreizen 试验的结果判断见表 21-8。

表 21-8　Dreizen 试验评价

0.1mol/L 乳酸用量(ml)	龋活跃性
0.615 以上	无
0.615～0.485	低
0.484～0.353	中
0.353 以下	高

(四)其他唾液试验

1. Fosdick 试验(又称钙溶解试验)　收集被检者唾液 25 ml,加入牙釉质粉末(过筛 30 目)1.0 g,5%葡萄糖 1.25 g,37 ℃下培养 4 小时,测定唾液中含钙量;再根据实验前后唾液中钙量变化,计算出钙的溶出量。判断龋活跃程度的评定标准见表 21-9。

表 21-9　Fosdick 评价标准

钙溶出量(mg)	龋活跃性
0～5	无
5～10	低
10～20	中
20～30	高
30 以上	极高

2. 唾液葡萄糖清除试验受检者在摄入一定量的葡萄糖后,测定糖从口腔中消失所需要的时间,即糖在口腔内滞留的时间,以判断口腔自洁作用的好坏。具体方法是用 10%葡萄糖液 10 ml,含漱 1 分钟后吐出,5 分钟后开始检测 0.1%葡萄糖界限浓度,以判断口腔内是否残留葡萄糖。用从开始检测到测到无糖所需时间来判断结果见表 21-10。

表 21-10　葡萄糖清除试验评价

检出时间(min)	龋活跃性
5 以下	无
5～10	低
10～15	中
15 以上	高

三、牙齿的龋敏感性试验

牙齿是龋病发病多因素作用的靶器官,针对牙齿的龋敏感性试验是直接观察牙齿表面是否存在早期龋改变。牙齿始终是处于动态的脱矿与再矿化的反应中。如果能对早期病理改变进行直接或间接定量观察,则可早期发现可能发生病变的牙齿。这类龋活跃性试验正值研究时期,具有很好的临床应用前景。

(一)牙釉质活检法

牙釉质活检法是通过测定牙釉质表面的钙、磷、氟浓度来反映牙釉质表面对龋的易感性或抗龋性。一般说,牙釉质表面含钙、磷、氟愈多,牙釉质的抗酸性愈强,对龋愈不敏感。牙釉质的活检可以通过酸蚀法和微量磨除法两个方法。

1. 酸蚀法　将浸有 pH2.5 或 4.0 乳酸,或 0.5mol/L 过氯酸溶液的圆形滤纸片(直径 5 mm),直接贴在牙釉质表面,30～60 秒后取下,测定滤纸上所含的元素含量。

2. 微量磨除法　用锥形毛毡蘸碳化硅甘油磨搽剂,磨削 20 mm^2 的被检牙面,定量分析磨削糊状物的元素含量。

(二)电阻抗测定

牙釉质、牙本质及牙髓组织的组成成分不同,其电阻、电传导性也不一样。当牙釉质有实质性缺损时,其阻抗比正常牙釉质低,低阻抗的牙齿可能发生龋齿。有报告提出电阻抗 600kΩ 以上,牙齿是抗龋的;低于 250kΩ,对龋敏感。砂田等报告牙釉质龋的阻抗平均为 283kΩ,牙本质浅龋平均为 111kΩ,牙本质深龋平均为 43kΩ。

此方法最适用于早期龋的诊断。其灵敏度高,可以在早期龋病变还没有明显的色、形、质改变之前,利用已经出现的牙体阻抗降低的特点,作出早期诊断。

(三)超声检测法

超声检测法是根据超声波作用在牙齿表面,波进出牙釉质的时间随着矿物质的丢失而增加的原理,检测超声波进出牙釉质的时间差,判断早期龋存在的可能性。早期龋损过程中，由于牙釉质表层下羟基磷灰石晶体的大小和密度发生改变，使超声波进入后的反射方式亦发生改变。这种改变也易被查出。

（四）光学检查法

利用普通光照检查干燥牙面，可以发现牙釉质的早期脱矿现象。

（五）荧光染色法

荧光染色法的基本原理是早期龋出现牙釉质表层下脱矿，使釉质内出现许多小孔隙，孔隙内可以滞留液体。若将荧光染色剂溶于挥发性载体液中，荧光染色物可以扩散入这些孔隙中，待牙釉质干燥后，在荧光灯下可以看到荧光。

第三节　龋病活跃性试验的局限性

目前的龋活跃性检测方法按要求是不够理想的，尤其是预测的可靠性。没有一种试验能十分可靠地预告个体是否患龋。这是由于龋活跃性试验不可能同时反映宿主，微生物及食物诸因素，而只是检测某一致病因素的某一方面。另外，龋病发病是动态过程，受到细菌的黏附与解黏附，牙釉质脱矿与再矿化，以及外界因素如氟化物的使用，口腔卫生措施的影响，而龋活跃性试验只能反映被检者受检时的口腔卫生状态及是否存在强烈的致龋因素。

在细菌的龋活跃性试验中，以乳杆菌为对象的试验主要反映受检者开放性龋齿的多少和摄取不同碳水化合物的情况。乳杆菌在早期龋的发生中不是主要细菌，早期白垩斑的生态膜中乳杆菌的数量极少。因此，用乳杆菌计数来预测龋病是不准确的，只说明机体的患龋状态。

1970 年 Woods 提出口腔变异链球菌族的数量与新龋的发生有关。他设计一种筛选试验，收集口腔混合生态膜，用白金接种针蘸生态膜稀释液在选择性培养基上划线，培养 72 小时，计数平板上 10 个格内的 CFU，并分成三个等级；一年后复查新龋发生。结果发现新龋发生与口腔变异链球菌族数量呈正相关（表 21-11）。

表 21-11　变异链球菌族筛选试验

等级	CFU	被检人数	新龋人数
1	无	21	4
2	<8	11	5
3	$\geqslant 8$	12	12

由此可见，针对变异链球菌族的龋活跃性试验可以划分人群中龋易感者，有一定的预测价值。但这类试验费用高，技术操作复杂，唾液变异链球菌族计数不能确定该族菌在牙齿表面的分布状态，也不能估计所在牙面受到感染的程度。有研究发现，变异链球菌族常定居在牙齿的特定部位，如光滑牙面上。

另一个问题是针对细菌的龋活跃性试验，绝大多数是采用唾液作为检测样品，而唾液中的细菌主要来自舌背、口腔黏膜、生态膜和龈沟。唾液腺不断分泌唾液，继而被吞下，细菌没有足够时间在唾液中繁殖，使唾液中细菌的种类和数量变化较大。因此，龋活跃性试验以生态膜为被查标本比唾液更为恰当。

为了使龋活跃性试验的预测性与实际龋敏感程度更符合，可以配合采用几种试验方法，再结合临床检查和饮食习惯调查，通过综合分析，做出比较准确的预测性判断。Wilson 采用六种预测指标来预测 2～3 年后儿童龋病的发生。这六项指标分别是：唾液的缓冲能力，唾液中变异链球菌和乳杆菌的数目，两餐间摄入糖的次数和总量以及现在患龋情况。结果表明，没有任何一项指标可达 80％的预测效果，利用变异链球菌的数目及唾液缓冲能力的联合预测效果最好，可信度达 75％。用糖量摄入的次数和总量来预测，可信度仅为 47％和 43％，证明其预测意义不大。采用综合指标，即评定口腔卫生指数、乳杆菌数、唾液黏度、牙釉质抗酸力和再矿化力的测定可以预测小儿龋病的发展。

龋活跃性试验除受到致病因素的影响外，还与受检者年龄、被查牙面、试验时间有关。在选择活跃性试验时，应根据具体情况灵活选用，可以综合几种方法一并使用，争取较真实地反映个体对龋的敏感程度。应该承认，龋活跃性试验有预测性，也存在局限性。因此，很有必要继续寻找，设计出更为理想的试验方法，提高预测的准确性。只有这样，才可能筛选出迫切需要龋病防治的易感人群，提高口腔预防工作的准确性和质量，提高人民的口腔健康水平。

第四节　关于龋病活跃性预测的研究

龋病是一种以细菌感染为核心的多因素疾病，很多龋病活跃性预测的指标都是以不同的因素，其中主要是细菌作根据来制订指标的。但是，这些测试都未能得到公众的认同和推广。

学者在人口腔内用口腔内致龋试验(intraoral cariogenicity test，ICT)检验个体的龋敏感性或龋活跃性。最初几个星期，病变是比较恒定而无差异。几个星期后才显现出显著变化和差异。他们的研究表明个体口腔卫生习惯和进食糖对标本中产生的损害程度有明显的影响。

Martens 等(1984)用电子自旋共振技术探测人牙釉质内与碳酸盐相关的顺磁(paramagnetic)中心，牙釉质内的碳酸盐组成部分是与龋敏感性密切相关的部分。用这种方法可以探测出人牙齿的龋敏感性大小，也就代表人体的龋敏感性。

Honkala 等人(1984)在 153 名儿童中作的研究证明将儿童在作龋活跃性预测前的患龋情况(DMF，即基线 DMF)与唾液乳杆菌计数结合起来衡量龋病损害的增长情况，二者有明显的相关性。Seppa 与 Hausen(1988)对 124 名 11～13 岁儿童作为期 5 年的追踪观测结果表明将预测计划开始前的患龋情况作为预测指标，与预测结果并无多大关系。Bjarnason 与 Kohler(1997)研究了瑞典人群，将基线龋指数(DMF)与明显龋损害(manifest caries)加起来则能更准确预测未来的患龋趋势，其准确性可达 86%～89%。周艳等人(2003)在 293 名5～6 岁儿童替牙期的患龋情况作为期 4 年的追踪观察，表明乳牙列患龋、特别是乳磨牙患龋对恒牙列的患龋情况有高度相关性。

关于用基线患龋情况或唾液乳杆菌计数纳入预测龋活跃性的指标，各家意见颇不一致，其中原因较为复杂，如年龄、居住地区、生活习惯等，均可能影响检测结果。

上述资料中，有一部分是用唾液的细菌分析作为预测指标，有一部分则以唾液的非细菌因素如唾液流速，唾液缓冲力，唾液产酸性，唾液清除糖时间等作为预测指标。Tenovuo(1977)的评述认为用唾液分泌速度作为预测指标，在理论上是与龋病的发生有很重要的关系，实际调查分析却未能得到证实。他认为这个参数必须达到一个极限值才能产生对龋病发生有影响，譬如口干症那样。唾液的缓冲作用也是如此。因为龋病是在牙面生态膜这样一个微生态环境中产生的，而不是在唾液中产生的。Nyvad 与 Fejerskov(1997)总结过去用各种参数作为评估龋活跃性的指标，发现没有一个可行的标准。Kirstila 等人(1998)在 63 名 13 岁儿童中作为期 2 年的纵向观察分析，也证明唾液中没有一个抗菌因子可以作为评估龋活跃性的指标。

由于 20 世纪后半期人们对致龋菌的认识从乳杆菌转向变异链球菌，从而在探讨龋活跃性的方法中也将变异链球菌纳入预测指标。如 Klock 与 Krasse(1979)在 300 名 9 与 12 岁儿童中进行了按下列指标作龋病活跃性预测：唾液中的变异链球菌数量、唾液乳杆菌数量、唾液缓冲力、唾液分泌速度、唾液酸碱度、生态膜指数和龋频度(caries frequency)。经过 1 年、2 年后的检测，发现只有龋频度和变异链球菌数量与龋活跃性有显著相关性。

Alaluusua 等(1990)在 122 名 12～17 岁人群中作为期 3 年的追踪观察中，将过去的患龋情况(DFS)和唾液中变异链球菌(MS)和乳杆菌数量结合起来，作为预测龋活跃性的指标。Thibodeau 与 O'Sullivan(1999)在开始时平均年龄为 3～8 岁的 85 名儿童中作为期 6 年的追踪观测分析，表明将唾液内 MS 的数量对乳牙期和混合牙期的儿童做龋活跃性预测指标是有价值的。

人们对牙面生态膜内的变异链球菌(MS)数

量，特别是第一恒磨牙咬合面生态膜内的MS数量在预测龋活跃性中的价值尤为关注。Splieth与Bernhardt(1999)在230名6～7岁儿童的第一恒磨牙收集生态膜，分析其中MS，表明第一恒磨牙生态膜中MS量与龋病发病有显著关系。Noronha等人(1999)在儿童中作的研究也证明用第一恒磨牙面生态膜内的变链球菌数量作为预测混合牙列龋活跃性的第一指标是恰当的。Munshi等(1999)的研究也认为牙面生态膜内的变异链球菌数量与龋活跃性密切相关。

Sanchez-Perez与Acosta-Gio(2001)在高龋、低龋和无龋儿童各20名作为期18个月的研究表明用下颌第一恒磨牙咬合面沟裂内的变异链球菌(S. m.)数量作为指标，显示与龋损害数量增长强度相关。Keene等(1981)在39名年龄2～56岁的人身上采取全口牙齿邻面生态膜分析其中变异链球菌数量与龋病发病的关系，结果显示全口牙邻面生态膜的变异链球菌水平与DMFS(不是DMF)间的相关性更为明显(r＝0.552)。

Seki等人(2003)在129名1.5～5岁的学前儿童中，检测牙齿邻面生态膜内的MS水平与预测龋活跃性的关系并与测量唾液内MS水平的结果对比，显示检测牙邻面生态膜MS计数对预测龋活跃性的效果比用唾液MS计数的准确性更好。刘颖熠等(2004)在126名6～8岁儿童中作为期2年的追踪观测，表明第一恒磨牙咬合面窝沟内的总细菌数量、酸性条件下产乳酸能力以及全口牙光滑面集合生态膜中耐酸菌数量是个体恒牙新增龋的危险指标。

虽然在20世纪末，人们已经认识到检测牙面生态膜中MS数量对预测龋活跃性中的重要，但到21世纪还有很多人对检测唾液中的MS或MS加乳杆菌数量作研究。其中部份研究强调唾液中MS计数在预测龋活跃性中的重要性。本文作者认为用牙面生态膜内的MS数量作预测指标更为恰当，因为牙面生态膜是龋病发生的直接环境。

在强调唾液中MS水平与龋活跃性的关系外，还有人补充了其他一些因素，认为性别、单亲、餐间摄糖都应纳入衡量龋活跃性的因素中。Smith等则认为母亲唾液的MS水平，摄糖情况都高度与患龋情况相关。廖义东等人在984名2～4岁儿童做龋病危险因素分析，发现牙釉质发育不全、早产、口腔卫生不良、含奶嘴入睡均是幼儿龋病活跃性的危险因素。

目前研究认为口腔内的乳杆菌和白色念珠菌与龋病活跃性明显相关。

近期研究在其中除了涉及唾液和牙面生态膜的MS和乳杆菌数量外，还加入Snyder试验等因素。也将摄糖频度，基线龋和MS计数是准确判定龋活跃性的指标，强调口腔卫生状态和摄糖频度对无论是儿童还是老人的龋活跃性都具有重要关系，口腔卫生状态在龋病活跃性预测中、特别是儿童具有重要性。

(周学东)

第二十二章　口腔卫生宣传教育

随着现代科学技术的发展、医学模式的转变，特别是口腔预防医学与口腔公共卫生学的进步，一些安全、有效的预防方法的广泛使用，在一些发达国家和地区龋病的患病率有了明显降低，使千百万人开始牙龄与寿龄大致相等。人们对口腔健康的要求与期望也随之发生了深刻的变化，从被动治疗和等待义齿修复的高花费情况下，悟出了新的口腔健康模式—预防口腔疾病，保护牙，维护自身完好的牙颌系统。

我国龋病与牙周疾病患病率成上升的趋势，随着人口的老龄化，老年人失牙较多，口腔健康状况又直接影响老年人的生活质量。加之我国城乡差别大、农村人口覆盖面广，改善农村人口的口腔卫生状况任务艰巨。如何控制口腔疾病，提高自我口腔保健意识，改善口腔健康状况，不断完成医学服务模式的转变，是我国口腔医学的任务。这样必将推行一整套有效的预防口腔疾病的方法与项目，努力使公众摆脱旧观念的束缚，增长自我口腔保健的能力，建立良好的口腔卫生习惯。口腔健康教育(oral health education)是使其实现的途径，是有效地维护口腔健康的方法与公众真正掌握并使用之间架起的一座桥梁。

第一节　口腔卫生宣传教育的目的与意义

根据 2005 年我国第三次全国口腔健康流行病学调查报告结果显示，我国儿童青少年龋病发病率降低，儿童乳牙、年轻恒牙的患龋率及龋均与第二次口腔流行病学调查结果比较都有了明显的下降；35～44 岁年龄段人群患龋率为 88.1%，龋均为 4.5 颗；城市高于农村，女性高于男性，东部地区最高；所患龋齿中，龋、失、补构成比分别为 34.0%、57.6%和 8.4%(即仅 8.4%的龋齿进行了治疗)。35～44 岁年龄段人群根龋患病率为 32.7%，根龋龋均为 0.75 颗；城市低于农村，男性低于女性，中部地区最低；所患根龋中，龋、补构成比分别为 97.2%和 2.8%。65～74 岁老年人患龋率为 98.4%，龋均为 14.65 颗；城市低于农村，男性低于女性，东部地区最高；所患龋齿中，龋、失、补构成比分别为 22.8%、75.3%和 1.9%。65～74 岁老年人根龋患病率为 63.6%，根龋龋均为 2.74 颗；城市低于农村，男性低于女性，东部地区最低；所患根龋中，龋、补构成比分别为 98.1%和 1.9%。

龋病是造成牙齿丢失的主要原因。35～44 岁年龄段人群(检查 32 颗牙)平均存留牙数为 29.40 颗。全国 35～44 岁年龄段人群有牙齿缺失的为 37.0%，义齿修复率仅为 11.6%。在所有佩戴义齿的受检者中，有 25.4%的人口腔中至少有一个非正规固定桥修复体，西部地区最高。65～74 岁老年人平均存留牙数为 20.97 颗。全国 65～74 岁老年人有牙齿缺失的为 86.1%，义齿修复率仅为 42.6%。在所有佩戴义齿的受检者中，有 24.2%的人口腔中至少有一个非正规固定桥修复体，西部地区最高。

对我国人群口腔卫生习惯的调查结果显示，超过七成的人每天刷牙两次，但刷牙时间平均每次只有 46 秒。大约有 14%的 34～44 岁成年人没有每天刷牙的习惯，而 65—74 岁的成年人比例为 19%；只有 2%～10%的人懂得怎样用牙线和有使用牙线的习惯，大部分人不懂使用牙线，更没有每天使用牙线的习惯。

随着经济的发展，我国的口腔专业教育有了很大的提高，牙科学校由 1949 年的 5 所增加到现在的大约 80 多所，口腔专业医生也由 1949 年的 500 名增加到现在的 6 万多名，但是一个牙科医生服务的人群仍然高达 2.5 万人左右。很多人尤其是贫困人群，还无法获得接受专业口腔保健的机会。这种供需矛盾的状况在未来仍将持续很长的时间。

要解决这种状况仅靠口腔专业医生是不够的，关键还要靠预防，要采取现代先进的预防手段干预和控制口腔疾病的发生发展。

从 1989 年中国创立爱牙日至今，通过口腔医务人员的宣传教育，我国人民的口腔保健意识得到了很大的提高，龋病、牙周病预防取得了很大的成效。但是由于祖国幅员辽阔，人口众多，各个地区以及城乡之间口腔卫生保健发展很不均衡，城乡差距巨大。龋病、牙周病仍是危害人体健康的两大疾病，仍然是口腔预防的重点。虽然刷牙普及率有了很大的提高，但在农村和一些落后地区刷牙普及率仍然不高，特别是正确刷牙、有效刷牙尚未得到良好的解决。因此，作为一个口腔专业人员，如何更有效地引导普通大众提高口腔卫生保健意识，养成良好的口腔卫生习惯和生活方式，定期进行口腔检查，及早发现和治疗口腔疾病，仍然是口腔医务工作者面临的一个重要课题。

一、口腔卫生与龋病的关系

有关口腔卫生与龋病的关系问题一直有争论。从众多的调查资料分析(表 22-1)，基本上有三种情况：一是口腔卫生良好者患龋率低，不好者患龋率高；二是口腔卫生好者患龋率高；三是二者差异不大，即在一些口腔卫生水平较高的发达地区，口腔健康水平并没有明显提高，龋病与口腔卫生的关系证据很弱，目前只有牙龈炎与口腔卫生的关系证据较为充分。表中大多数资料反映出第一种情况，即口腔卫生好者患龋率低。口腔卫生差者，牙面上堆积大量的牙菌斑和食物残渣，是龋病发生的理想环境。

表 22-1　口腔卫生状况与龋病

地区	受检人数	患龋率(%)		地区	受检人数	患龋率(%)	
		口腔卫生好	口腔卫生差			口腔卫生好	口腔卫生差
佛山	3212	39.20	59.60	济南	10284	34.10	52.10
北京	2713	19.94	80.05	淮南	4792	12.40	25.30
阿坝	3000	40.33	58.70	徐州	1848	20.60	48.80
景德镇	1033	42.30	47.30	烟台	17293	37.80	41.80
德州	3770	19.20	25.70	成都	10712	43.30	40.60
太原	3380	42.10	48.40	兰州	4511	58.00	57.00

二、老年人龋病

龋病的年龄特征表明，牙齿的根面是老年人龋病最常好发的部位，即根面龋或牙颈部龋。老年期的患者，由于牙龈萎缩，两相邻牙的接触点因长期磨耗，由点的接触变成面的接触而使接触松弛，从而使牙间隙易发生食物嵌塞，龈乳头萎缩、堆积菌斑，且不易被清除而导致根面龋的发生。从临床表现来看，它也常伴发牙周疾病。(有人认为，发生根面龋的牙齿，很多都曾患过急性或慢性牙周疾患，如果仅对牙周疾患作处理，而对根面龋不施以任何治疗，牙周疾患的处理也将得不到好的治疗效果。)

由于根面龋是伴随牙周疾患所发生的龋病病变，这两种疾患的发生，都与牙菌斑的存在有非常密切的关系，即使暴露的根面尚未发生龋病，而菌斑则仍然在局部存在。因此，消除牙颈部的菌斑，对控制根面龋和牙周病均具有积极的意义。老年人口腔易堆积菌斑的原因，与口腔组织器官的萎缩、牙齿邻面的磨耗和磨损、唾液分泌的减少、口腔自洁作用的减退、牙齿的脱落等有关。

老年期由于口腔致龋因素增多，龋病、牙周病成为牙齿丧失的主要疾患。据报告，因牙周病失牙者占 50%，由龋病丧失者占 30%。在日本，每人平均丧失的牙数，到 60 岁时达 15 颗，70 岁竟高达 21 颗。由于丧失的牙数多，把失牙作为现患病症的主体来看待，并进行适当的修复，以恢复和维持口腔的各种功能，中止现有龋病、牙周病的继续发展而防止牙齿再丧失，则是老年人口腔保健工作的重点。

第二节　口腔健康与全身健康的关系

口腔卫生、牙齿健康与心脏的健康有很大的相关性，细菌感染引起的牙周病与周围血管疾病危险性增加可能有关。研究表明，中老年人具有活动性的口腔疾病患者比牙齿健康者，心脏疾病的发病率增加 2 倍，心律失常的发生率增加 3 倍以上。也有研究直接检测到口腔细菌感染与动脉厚度密切相关。

龋病、牙周组织疾病可增加心血管疾病的危险性，这不仅通过炎症影响到心脏病的发生与发展，而且牙科患者不能很好的咀嚼食物，一些对身体有益的营养物质与食物纤维不能消化吸收。而这些营养物质与食物纤维对心血管的保健有重要意义。在临床工作中强调冠心病的危险因素，包括肥胖/超重、高血压、糖尿病、高脂血症、吸烟等固然重要，但也要强调口腔卫生与牙齿保健。

一、口腔不洁易患心肌梗塞

近年来发现，心肌梗塞的发生与口腔卫生不良有一定关系。临床医生在为急性心肌梗塞患者进行全身检查时，发现患者大多数存在不同程度的口腔疾病。其中最常见的牙病是牙周炎和牙周脓肿。有学者认为，牙周炎和牙周脓肿的局部有大量的革兰氏阴性杆菌和一些链球菌，这些细菌可以产生内毒素，当内毒素达到一定的水平时，便会产生小的血栓和小动脉痉挛，如果心脏的冠状动脉受累及，便会发生急性心肌梗塞。心血管病医生认为，急性心肌梗塞与口腔卫生不良有一定的关系，但其确切的发病机理还不十分清楚。建议心血管病患者要注意口腔卫生状况，最好每 6 个月进行一次牙周洁治，减少病菌，防止细菌和毒素侵入血液，达到预防急性心肌梗塞发生的目的。已经发生心肌梗塞的患者，也要进行必要的牙科治疗，特别是治疗牙周炎和牙周脓肿，这样有利于心肌梗塞的治疗和恢复，同时可以预防心肌梗塞的再次发生。

二、口腔健康与冠心病

牙周病可使心脏病发作的危险性与冠心病死亡率均有所增加。牙周病与动脉粥样硬化有一定的相关性，但治疗牙周病尚未发现使动脉硬化逆转。即预防与治疗牙周病可预防动脉硬化性心脏病的发生，但一旦发生心脏病，治疗牙周病并不能使心脏病恢复。当然，治疗牙周病对减缓心脏病的进展应该是有意义的。

拔牙对于一个健康人来说或许是很简单的事。但对于一个细菌性心内膜炎的高危患者来说.就不是那么轻松平常的事了，因为拔牙期间细菌有可能会进入血液循环，诱发心内膜细菌感染，其实，不止拔牙会导致细菌入血，连平常的生活的一些行为例如刷牙、咀嚼食物，也会导致细菌入血。有学者比较刷牙和拔牙会导致多少细菌进入血液的研究，采集 290 名牙科患者在刷牙或者拔牙前、拔牙中拔牙后的血液标本进行细菌含量分析。结果显示：刷牙导致一过性菌血症的风险是 23%，而在应用了抗生素的时候，拔牙导致一过性菌血症的风险为 33%，未使用抗生素的时候风险为 6%；结果提示，口腔细菌进入血液不仅在刷牙的时候，还会在咀嚼食物的时候进入血液，虽然刷牙导致一过性菌血症的风险比拔牙低，但刷牙的频率很高，每天刷两次，远高于拔牙的几率，因此，保持口腔卫生十分重要，是预防心内膜炎的重要举措，特别是有心脏病的患者、心内膜或者心瓣膜已有损伤的患者。

三、口腔健康与慢性胃炎的关系

幽门螺杆菌（HP）是导致慢性感染最常见细菌之一，是慢性活动性胃炎的致病菌，是消化性溃疡的重要致病因子，并与胃癌、胃黏膜相关性恶性淋巴瘤的发病密切相关。自 1990 年 Hoshinai 首先用 PCR 技术检测到 Hp 以来，许多研究者都用 PCR 技术从口腔中检测出 Hp，潘亚萍等提出牙菌斑是 Hp 的孳生地，口腔中的 Hp 对与 Hp 关系非常密切的胃病造成什么样的影响必然受到广大学者的关注。

慢性胃炎患者的口腔卫生状况较健康对照组明显差异，口腔卫生状况与慢性胃炎发病密切相关，即口腔卫生情况较好，牙菌斑、软垢、深牙周袋等Hp赖以生活的环境减少，Hp不能在口腔中孳生。也有许多研究表明，Hp可以通过口-口或粪-口途径传播而复发，慢性胃炎组与对照组牙菌斑Hp检出率有明显差异，提示口腔是Hp再感染的一条重要途径，而Hp的感染可能导致胃炎的发病和复发，要降低慢性胃炎的发生，首先就应减少口腔中的Hp，必须养成良好的卫生习惯，保持口腔健康。口腔卫生的保持，重点是控制牙菌斑，消除软垢、食物残渣，关键在于正确有效的刷牙、漱口和良好的饮食习惯。

四、口腔健康与糖尿病的关系

口腔卫生状况影响糖尿病患者血糖水平，糖尿病患者血糖控制不佳者常常伴有牙周组织疾病。糖尿病和口腔炎症互为因果，糖尿病可导致口腔炎症，口腔炎症可诱发糖尿病。老年糖尿病患者往往伴有不同程度的牙龈炎和牙周炎。口腔中有数百种细菌，其中有些细菌可产生毒素，这些毒素进入血液之后，会使胰岛素受体不能与胰岛素结合，导致血糖升高。

糖尿病患者伴有口腔炎症尤其是伴有化脓性炎症时，血糖往往升高，而且较难控制在正常范围内。患者除了注意治疗和控制糖尿病以外，还要注意养成良好口腔卫生习惯，根据实际情况到医院控制牙龈炎症，并定期进行口腔保健。

糖尿病又是心血管疾病的重要危险因素。糖尿病患者患牙周病者可加速心血管疾病的进程。因此，糖尿病患者应特别注意口腔卫生与牙齿保健。甚至有研究认为糖尿病患者有牙齿疾病可预见其心脏与肾脏疾病的发生及死亡率将增加。

第三节　口腔卫生宣传教育的目的和作用

口腔健康教育(oral health education)是旨在促使对象人群自愿采纳有利于口腔健康行为和生活方式，从而预防口腔疾病、促进口腔健康、提高生活质量的系统的社会活动。口腔健康教育是一般健康教育学的基本原理和方法在口腔医学问题上的具体应用。

现代口腔医学将口腔健康教育工作放在十分重要的地位。《世界卫生组织宪章》在结论中提出：为了使人类达到最充分的健康状况，就必须向所有的人普及医学的、心理的和其他有关的知识。世界卫生组织也提出：卫生工作应以人为本，以健康为中心，而不应以疾病为中心。在卫生保健工作中，健康教育、健康促进将成为战略重点。

一、重视口腔卫生

随着社会的进步与发展，许多国家和地区的疾病谱已发生变化，由于贫困与落后而多发的传染病、寄生虫病、营养不良等已逐步得到控制，而属于非传染性慢性病的口腔疾病发病率却在逐渐上升。口腔疾病的发生又与不卫生行为和不合理生活方式密切相关。动员群众自身与不良卫生习惯和疾病作斗争是主要的防治措施。口腔医疗保健必将成为广大群众的迫切需要。而通过口腔健康教育将口腔卫生保健知识传授给人民大众，提高人们的口腔卫生知识水平，并在生活中切实实施，将会明显降低口腔疾病的发病率。一些发达国家的经验已经得到证明，英国的一个研究报告证明，对5岁儿童进行口腔保健教育，使牙菌斑数量明显降低，并显著地保护了牙龈健康。对英国不同人群实行口腔保健工作的综合分析表明，口腔健康教育能够降低菌斑数量和有效地控制龈炎。对巴西青少年的研究证明，口腔健康教育可以降低牙菌斑数量。

自我口腔保健（self-care for oral health）是当前口腔卫生发展的大趋势，已为越来越多的人们所关注。随着我国人民生活水平的不断提高，人民群众提出了自我口腔保健的强烈要求。而提高自我口腔保健能力的唯一桥梁就是经常地、反复地利用多种宣传教育方式开展口腔卫生宣传教育，不断地向人民群众普及口腔卫生保健知识，以及实施自我口腔保健的各种保健方法、技能和技巧，增强自我口腔保健能力。积极提倡自我口腔保健既是一级口腔预防，增进口腔健康、消除致病因素的需要，也是第三次公共卫生革命的重要内容。口腔健康教育,是提高全民族的口腔健康水平,实现初级口腔卫生保健的基本内容和重要措施,根本要求就是要让人人都重视口腔卫生。

二、掌握科学的口腔卫生方法

口腔卫生工作是一项社会性很强的工作,涉及到各行各业,牵动着千家万户,与人们的生活、健康息息相关。如果各项防病治病的方法和口腔卫生措施没有人们的了解和支持,没有社会和人人参与,就无法取得实际效果。进行口腔卫生知识宣传和社区口腔保健,需要口腔医务工作者乃至全社会的共同努力,只有人人自觉起来参加口腔卫生保健,才能更有效地达到口腔卫生工作的目的。

要预防口腔疾病的发生,仅仅通过口腔健康教育是不够的,还需要将正确的口腔卫生方式顺利地实施,即进行有效的行为干预,才能达到预防口腔疾病的目的。比如在学校进行口腔健康宣传教育,首先要让学生认识到刷牙的重要性和有效性,学生才有进行口腔卫生措施的意愿,同时有家长的参与,老师的监督,对于改善青少年的口腔卫生状况才会更明显。要发动人民群众的自觉行动,首先就必须让群众懂得口腔卫生的道理和保健的方法,才能有广泛的口腔卫生行动,才是解决口腔卫生问题的可靠保证。口腔健康教育在口腔卫生工作中的重要性就在这里。

实现人人口腔健康是社会的共同理想和目标,不但口腔专业医生应该掌握和实施对口腔疾病的治疗,而且社会的人民群众都应该学会、掌握和实施社会口腔治疗。只有采用口腔健康教育这个最根本的措施,通过各种传播方式,运用不同的传播媒介,将口腔卫生知识普及到全社会,让人们学会并掌握口腔卫生保健知识,掌握正确的口腔卫生措施,选择有效的口腔保健用品,合理摄取营养,定期进行口腔健康检查,自觉纠正不良生活方式,养成有益于口腔健康的习惯,保持良好的社会、心理状态,才能取得全社会的预防效果,实现人人享有口腔卫生保健的目标。

总之,口腔健康教育的目的,就是教育人们重视口腔卫生、认识口腔健康的重要性,掌握正确的口腔卫生方法,并在生活中具体实施,预防口腔疾病的发生与发展。

三、口腔卫生与现代生活

随着中国改革开放的深入,社会的发展,经济水平提高,人们的生活水平也有了很大的提高,口腔卫生与健康已经在多方面影响着当代中国人的生活。牙齿龋坏、牙列不齐、四环素牙、牙面色素斑块等不仅影响美观,还使人缺乏自信,难以正面与他人交往。有些人因口腔卫生状况不良、口腔异味,给生活带来不便,甚至使自信心大打折扣。

现代生活中人与人的交往增加、接触增多,活动的范围增大,社交活动也更加频繁、广泛,这就需要每个人注重自己的个人行为、个人卫生和个人形象,口腔卫生与健康在其中扮演了重要的角色。口腔卫生差有可能会导致疾病的发生,还会影响个人的仪容,会在与人交往过程中影响他人的看法,影响个人的社交活动和能力等各个方面。了解口腔卫生对健康的影响,就不仅仅是停留在口腔疾病这个层面上,也要看其对精神上以及礼教行为上的影响。

目前很多的临床研究偏重于生理学、病理学方面的研究,很少有关口腔卫生的改善对个人感受、个人行为影响的研究。西方学者的研究指出,人和人见面时的第一印像在前 30 秒就决定了。在美国口腔清洁用品(包括漱口水)一年的销售额约 200 亿美元,随着经济的发展,要求美观而矫治牙列不整齐的病人愈来愈多,对带矫正器的病人,口腔卫生维护更为重要。一旦牙龈发炎,应立即寻求牙周科医生的治疗,因此正畸科医生和牙周科医生的协同治疗是很重要的。尤其成人矫正,一般都有缺牙和牙周病的问题,矫正前牙周的治疗与维护显得格外重要。

口腔卫生和现代人的生活息息相关。从牙周病的治疗、维护到美容,不仅影响到个人的身心健康,而且影响到人际关系,口腔卫生对现代人的影响极其重要。口腔卫生是健康生活的组成部分,是社会文明的重要标志。口腔卫生保健是现代生活的一部分,口腔的清洁卫生也是文明的表现、时尚的表现,口腔清洁不仅包括牙面菌斑的清除,还包括软组织细菌的清除。保持口腔卫生不仅仅是为了防治疾病,更应成为个人的行为习惯,口腔卫生保健是现代文明生活的一个重要组成部分。

现代人要讲究卫生，口腔是人体重要的一部分。人与人在交往中，个人形象很重要，有无笑容、有无口气异味等都可能会影响到个人的交际和工作。因此，在宣传口腔卫生的重要性时，不仅要宣传对疾病的影响，也应该从对个人形象、个人行为的影响角度进行宣传。

第四节 口腔卫生宣传教育的具体内容

健康(health)的概念在不同的科学历史阶段有不同的含义。随着社会经济的发展，物质生活水平的提高，医学的进步以及人类对客观世界认识的深化，对健康含义的认识也不断深化。1978年国际初级保健大会发表的宣言(“阿拉木图宣言”)中指出，“健康不仅仅是没有疾病或衰弱，而是身心健康、社会幸福的完美状态。”反映了人的生命活动的生物、心理、社会三个基本方面，扩大了医学的着眼点，进一步认识到除生物因素外，尚有多种因素，如环境因素(自然环境与社会环境)，社会所能提供的保健设施，个体与群体的生活方式等影响健康。

一、全身健康与口腔健康的关系

口腔健康是整体健康的组成部分。1965年，WHO指出：“牙齿健康是牙、牙周组织、口腔邻近部位及颌面部均无组织结构与功能性异常。”1981年WHO制定的口腔健康标准是“牙清洁、无龋洞、无疼痛感，牙龈颜色正常、无出血现象。”虽然对口腔健康所下的定义各不相同，但都包含了以下三个方面的内容：良好的口腔卫生，健全的口腔功能，没有口腔疾病。

健康教育(health education)是一门自然科学和社会科学相互渗透的交叉学科，它吸收了医学、教育学、行为学、心理学、社会学、传播学、美学等多种学科的内容而成为一门尚在发展中的综合性学科，随着社会经济的发展、文化建设、卫生事业、保健需求等因素的变化，还会增加新的内容。健康教育虽然已有100多年的历史，但尚无一致公认的标准定义。目前最常引用的是1981年WHO提出的定义：“健康教育的目的是帮助并鼓励人们有达到健康状态的愿望；知道怎样做才能达到这样的目的，促进每个人或集体努力做好本身应做的一切；并知道在必要时如何寻求适当的帮助。”主要内容是以教育的方式增加公众的医学保健知识，通过反复强化教育而加深保健知识的知信深度，强调自觉自愿，着眼行为和实践。

口腔健康教育是健康教育的一个分支，WHO(1970年)指出：口腔健康教育的目的是使人认识到并终生保持口腔健康。它是以教育的手段促使人们主动采取利于口腔健康的行为。但口腔健康教育不能代替预防方法，它是让人们理解和接受各种预防措施所采取的教育步骤。

二、口腔卫生教育的原则与具体要求

口腔健康教育既有自然科学的属性，也有社会科学的特点。应把握其思想性、群众性、艺术性、科学性和实用性的原则。

(一)口腔是全身的一个组成部分

由于我国口腔医务人员缺乏，必须增加公众的口腔健康知识，提高他们自身口腔保健的认识与责任感，逐渐摆脱牙疼才就医的被动局面，为从单纯治疗型向综合保健型转变打下基础。口腔健康教育也应纳入健康教育之中，由于过去健康教育很少涉及口腔健康教育，卫生保健人员缺乏相应的口腔保健知识，造成文化程度较高的人群，口腔健康的基本知识却十分贫乏的现象。因此，在确定健康目标时，都应包括口腔保健项目，要有考核要求。例如，学校是预防口腔疾病、增进口腔健康的最基本场所，在学校的保健项目和健康教育就不能缺少口腔保健内容。而对制定口腔保健有关规定、制度或项目的人员和执行人员也应进行口腔健康教育，使他们能积极地参加和介入到相关的预防措施与工作中。

口腔健康教育还应是临床医疗服务的组成部分。由于病人渴望得到与自身有关的保健知识，加上对医务人员的高度信任，口腔健康教育一般都能收到满意的效果。所以医生在进行检查、诊断、治疗与康复过程中都应尽可能地针对病情进行必要的健康教育。

（二）对口腔健康教育材料的要求

健康教育材料内容应有准确性、知识性，应体现最新科学成果，对人群与疾病有较强的针对性，特别是在借助大众传播媒介传播口腔健康知识时，更应慎重，防止不准确的信息误传。在组织大型口腔健康教育活动中，应重视教育材料的科学性、准确性与知识性。防止与整个活动主题相违背的内容。

对口腔健康教育材料的设计，要有趣味性、思想性与艺术性，还要适合不同年龄组人群的社会心理与需求。例如，对青年人，特别是服务行业的青年人，可以结合青年人爱美的心理，讲清口腔卫生和健康在服务行业从业人员中的重要性，以及在社会交往中的作用，以便收到更好的效果。另外，教育材料还应从社会文明、民族自尊、培养一代新人的高度出发，赋以深刻的思想性。教育材料应从正面引导，防止单纯恐吓式的教育。口腔健康教育材料也应从公众要求美、健康、长寿的角度出发，表现出文（通俗易懂）、情（感情）、理（道理）三结合的艺术，易于被公众接受的科学知识。

（三）口腔教育应因地制宜

口腔健康教育指导应符合当地文化、教育、经济发展状况与患病情况，才能将有限的资源分配到优先应解决的健康问题上来，才能使口腔健康教育做到实用可行。

第五节　口腔卫生的内容

龋病是多因素疾病，预防方法则是阻断多种因素的作用。随着科学的进步，防龋方法的研究不断深入、丰富，实用而有效的防龋方法，如氟化物、窝沟封闭防龋、ART 技术的推广应用等，已得到更多的临床验证，甚至有关天然药物防龋的研究报道也愈来愈多，防龋方法日渐成熟。

龋病是细菌性疾病，细菌是致龋的主要因素，防龋的关键环节就是牙菌斑的控制。控制牙菌斑，尤其是对成熟的、产酸活跃的牙菌斑的控制，是预防龋病发生的有效途径。包括控制菌斑的数量、滞留时间、致龋菌的毒性作用等。迄今为止，机械性的方法仍是控制菌斑数量最为有效，易被广泛接受的措施。防龋的机械方法就是指使用牙刷、牙膏、牙线、牙间清洁器等保健用品，清除口腔内牙菌斑的方法。它是预防龋病和牙周组织疾病行之有效的社会性预防措施。随着口腔保健用品的种类不断更新，其防龋作用也在不断提高与完善。而通过良好的自我口腔保健，也是可以预防和减少龋病的发生与发展，下面较为详细地介绍一些机械方法防龋，即控制菌斑的防龋方法。

一、刷牙

刷牙（toothbrushing）是广泛应用的保持口腔清洁的方法，刷牙可去除牙面的软垢和菌斑，增进口腔卫生，刷牙还能起到按摩牙龈、增进牙龈组织的血液循环、促进龈上皮角化的作用，从而提高牙龈对有害刺激因子的抵抗力，增强牙周组织的防御能力，维护牙龈健康。

刷牙是每个人日常的自我口腔保健措施，养成刷牙的良好习惯，使用正确的刷牙方法、选用适宜的洁牙剂，就能有效控制牙面可洁区的牙菌斑，对预防龋病和牙周病都是有效的。刷牙虽然是维护口腔卫生的有效方法，但有报道单纯的刷牙平均只能清除菌斑的 50% 左右，特别是难以消除邻面菌斑。因此，除了刷牙外，还需要采用一些特殊的牙间清洁器，如牙线、牙签、牙间刷等去除牙间隙的菌斑及软垢。

（一）牙刷的选择

良好的牙刷要能对口腔的各个部位进行充分的擦洗，以达到去除牙菌斑而又不损伤牙及牙龈组织的目的。因此，是否能很好地发挥功能作用是选择牙刷的一个重要因素。

牙刷的刷头应大小合适，以便在口腔内（特别是口腔后部）转动自如，根据不同的年龄选择牙刷柄的长度。

刷毛硬软度要适宜。太硬容易损伤牙及牙龈，太软又难以起到清洁的作用。一般人采用中度硬的刷毛，儿童、老年人、牙周病患者宜选用刷毛较软的牙刷（图 22-1）。

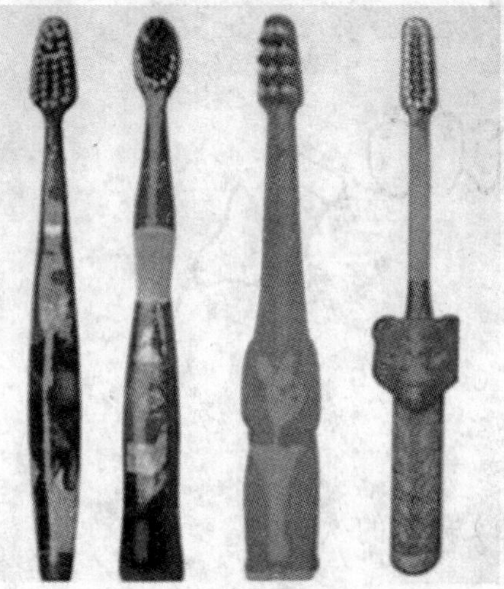

图 22-1　各种形式牙刷

选用优质尼龙丝毛的牙刷，刷毛末端经磨毛处理成圆钝形，减少了对牙及牙龈的损伤。

为了适应特殊情况的需要可选用特型牙刷。戴固定矫正器患者可选用 V 形或 U 形牙刷，使刷毛分跨于托槽和钢丝的两侧，能有效地去除托槽和钢丝上的菌斑，并且能清洁牙，按摩牙龈。电动牙刷则适用于那些帮孩子刷牙的父母和那些生理有缺陷、智力障碍、高龄、关节炎患者或不善于使用右手操作的人以及瘫痪的病人，电动牙刷的刷头有三种运动模式：①反复的前后运动；②弧形的上下运动；③椭圆形的前后、上下复合运动。

（二）牙刷的保管

牙刷如果保护不当，被细菌污染会导致细菌传播。刷牙后，牙刷毛上往往黏有口腔中的污物，也有许多细菌黏附着在上面。要用清水冲洗牙刷几次，并将刷毛上的水分甩干，将牙刷悬挂于通风处或将牙刷头向上置于漱口杯内使之干燥；不要把牙刷放在牙刷盒、金属盒中，或把牙刷头直接放于漱口杯内，这样牙刷毛的水分不易干燥，潮湿的环境，细菌容易孳生繁殖。

牙刷应每人一把，防止疾病交叉感染。尼龙牙刷因受热可弯曲变形不可浸泡在沸水中；牙刷刷毛卷曲后不仅失去清洁作用且会擦伤牙龈，应及时更换。对于集体生活的儿童，应该有专人负责儿童牙刷的清洁工作。在洗涤牙刷以后，可以在每把牙刷上加几滴肥皂水，数分钟后再将水分甩干，也可将牙刷插入双氧水内浸泡，数分钟后再用清水冲洗后甩干。

（三）刷牙方法

刷牙方法种类较多，每一种方法都有各自的特点，只有充分利用各种刷牙方法的优点，避免和克服不足之处，才能更好的达到刷牙的目的。

1. 横刷法　横刷法即水平刷洗法（horizontal scrub）。是大众最习惯用的刷牙方法。刷毛垂直于牙面（与牙面呈 90°角）作前后水平向运动。这种方法能最有效地清洁儿童呈“钟状”解剖形态的乳牙。长期使用这种拉锯式的横刷法，可导致牙龈萎缩，牙颈部形成楔状缺损。口腔专业医师多不主张用此法刷牙。

2. 生理性刷牙法　将牙刷毛与牙面接触，刷毛顶端指向牙齿切缘或咬合面方，然后将牙刷沿牙面向牙龈方向轻微拂刷，类似咀嚼纤维性食物对牙面的摩擦动作。这种方法能清洁牙面，刺激牙龈组织的血液循环。牙周组织健康者适用，但用力过大会伤害牙龈。

3. 水平颤动刷牙法　水平颤动刷牙法（Bass 刷牙法，图 22-2）是能有效地清除龈缘区和龈沟内菌斑的一种重要的自我保健方法，刷洗唇（颊）、舌面时，刷毛与牙面呈 45°角，刷毛顶端指向牙龈方向，使刷毛进入龈沟和邻间区。部分刷毛压于龈缘上作前后向短距离水平颤动。刷洗咬合面时，刷毛紧压在咬合面，使毛端深入裂沟区作短距离的前后向颤动。这种刷牙方法具有刷洗力强的优点，能有效地去除牙颈部及龈沟内菌斑，同时还可避免造成牙颈部楔状缺损及牙龈萎缩。

4. Stillman 刷牙法　刷毛指向根方与牙长轴呈 45°角，部分刷毛在牙龈上，部分刷毛在牙颈部，顺着牙间隙上下垂直颤动。这种刷牙法能有力地

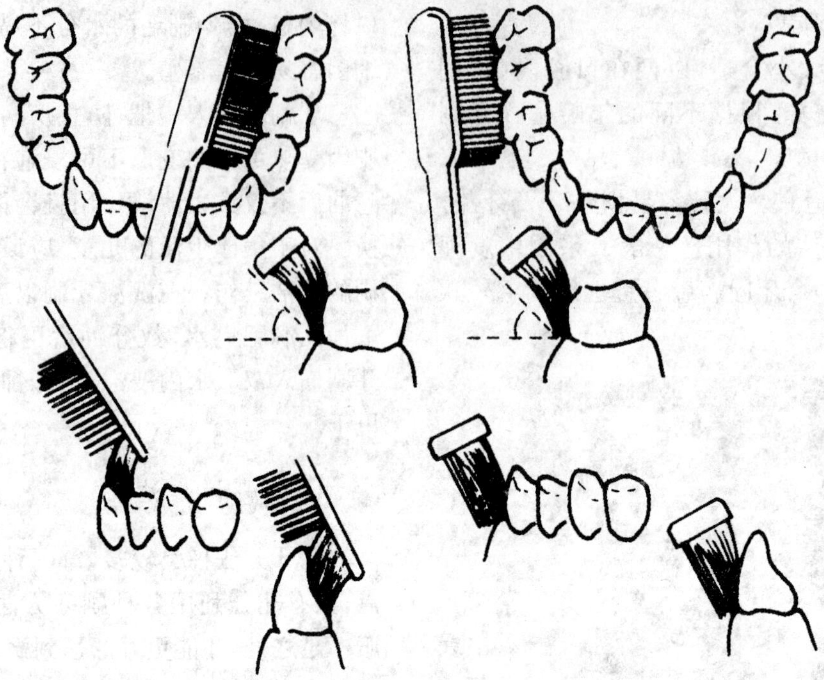

图 22-2 Bass 刷牙法

清洁牙面和按摩牙龈，并能清洁牙间隙。

5. 转动刷牙法 转动刷牙法（rolling stroke）是将刷毛与牙龈平行，紧贴牙龈，毛端指向龈方，与牙长轴呈 45 度角，然后将牙刷向冠方转动。刷洗颌面时，将刷毛置于𬌗面以水平方向前后来回刷洗。每个区域至少重复五次，以彻底清洁牙面。

使用这种转动刷牙技术应注意牙刷转动的起始点的高低。如果转动的起始点在牙冠上，而不在牙龈，就很可能遗漏牙龈的 1/3 区域，如果牙刷位置靠近前庭沟处，就易损伤膜龈结合处和牙槽黏膜。

各种刷牙方法，在熟练掌握的基础上也可以综合起来运用，例如先作水平颤动法，然后再作几下垂直颤动法，择其优点，保持口腔卫生。事实上，能否掌握正确的刷牙方法，在一定程度上取决于人们双手的灵活性。只要给予指导并进行充分练习，一般人都能有效地使用牙刷清洁口腔。儿童的动作比较迟缓，且缺乏耐性，不能应付复杂的刷牙技巧，应教会他们使用比较简单的刷牙方法。伤残人士，需要采用对牙刷手柄进行特殊设计的牙刷，方便抓握，或使用电动牙刷。尽管如此，口腔某些部位用牙刷是无法清洁的，故应配合牙线或其他口腔卫生辅助用品，如牙间刷、牙签等。

（四）刷牙的次序

要彻底清除口腔内菌斑，应该清洗每颗牙的所有牙面。为了避免遗漏，必须遵照一定的顺序系统刷牙。一般刷牙应按口腔分区、分牙面，有顺序地进行。简单地可将口腔分为上下左右四个大区，也可分为前后上下左右六个区，每个区又按牙面分为唇颊面、腭舌面、咬合面三个小区，刷牙时依照一定次序系统刷牙，以免遗漏，使每一牙齿的每个牙面洁净，每个小区重复洗刷 5～10 次。

系统刷牙步骤（Systematic toothbrushing procedure），依照次序刷牙，不易遗漏，能使每一牙齿的每个牙面洁净。刷牙开始部位为右上颌，其步骤为：①上、下颌的唇颊面；②牙弓最后一牙的远中面和舌腭面；③上、下牙弓的𬌗面；④然后用特殊的口腔卫生辅助器洗刷牙间区。

（五）刷牙的时间和频率

菌斑的致病性与其年龄有关，菌斑形成很快，且在牙面沉积时间越长，致病性越强，菌斑在牙面的黏附较紧，仅用漱口的方法是不易冲掉的，对菌斑要及时刷除，每天至少早晚各刷牙 1 次。刷牙时间如果按一个牙面刷 20 次，刷完全口牙约 2 分钟。而现有的调查表明，多数成年人刷牙时间不到 45

秒，儿童的刷牙时间更短。若刷牙时间不够，也不足以彻底将菌斑除去。刷牙要特别注意刷牙质量、有效刷牙。晚上刷牙也多为一般人所忽视，其实特别重要，因为睡眠时咀嚼、语言等活动停止，唾液分泌减少，细菌更容易繁殖孳生。应当广泛宣传和强调睡前刷牙的重要性。

刷牙的频率与菌斑的形成有关。牙菌斑在被去除后可不断在牙面重新形成。一般清洁并抛光牙面后1～6小时菌斑可重建。

（六）刷牙的困难部位

在所有的刷牙方法中，刷洗上下颌牙的舌面都是困难的；一般人们倾向于花较多的时间和精力清洗前牙的唇面，而忽视了后牙的刷洗；右手执刷的人容易漏掉右侧尖牙，而左手执刷的人则容易在交换刷牙区域时遗漏左侧尖牙。

根据儿童生理特点，对于3岁以下的儿童或残疾人，提倡由父母或他人帮助刷牙。

（七）刷牙效果的检测

无论推荐哪种刷牙方法，都应达到去除牙菌斑和对牙龈发挥按摩而且最大限度地避免损伤牙和牙周组织。要达到菌斑控制的目的，必须掌握对菌斑的临床评估方法，以了解牙面的不洁状态，检查评价菌斑控制程度，才能彻底地去除菌斑以及准确评价菌斑控制的效果。

1. 菌斑显示法　菌斑是无色、柔软的物质，黏附于牙面，肉眼不易辨认，可借助菌斑显示剂，使菌斑染色（图22-3）。菌斑显示剂大多由染料制成，剂

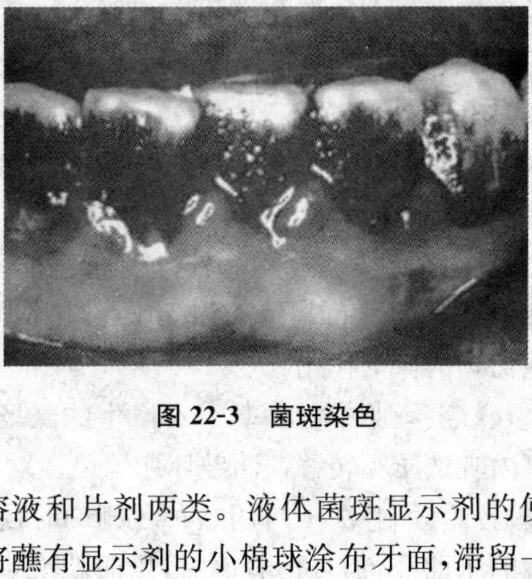

图22-3　菌斑染色

型有溶液和片剂两类。液体菌斑显示剂的使用方法是将蘸有显示剂的小棉球涂布牙面，滞留一分钟后漱口，无菌斑处显示剂被冲掉，有菌斑处显示剂不易冲掉而着色。使用片剂可嘱患者将药片放入口中咀嚼1分钟，再用舌舔至牙的颊舌面，然后漱口，菌斑就可被染色。

用菌斑染色法可以让人们了解自己刷牙的效果，并及时加以方法或工具的改进，以达到完美的保健效果。

2. 常用的菌斑染色剂　2%碱性品红（basic fuchsin）成分：碱性品红15 g，酒精25 ml。漱口的浓度为1%水溶液。2%～5%藻红（erythrosis）片剂：15 mg/片。酒石黄（tartrazine）以85∶15的比例与广蓝（patent blue）混合，然后制成4%的水溶液，局部涂擦。

3. 菌斑染色法的作用　用菌斑染色剂显示牙面所附菌斑的范围和程度，一是能让家长、儿童非常直观地看到口腔卫生状态，使其重视保持口腔卫生应采取的措施。二是能有的放矢地指导刷牙，尤其加强对菌斑附着严重之处的清除，能有效地提高刷牙效果。

4. 菌斑控制的临床评估　菌斑的有效控制是医生和患者之间相互协作的工作，但在更大程度上依赖患者自身的积极行动，而调动患者自我口腔保健积极性的动力是让他们亲眼看到口腔致病因素的存在并去除之。

OLeary的菌斑控制记录，是国际上广泛采用的、能帮助病人自我评价菌斑控制效果的记录卡。医生可用菌斑显示剂检查、记录菌斑控制的程度，并将菌斑控制结果反馈给患者，以鼓励、督促患者加强菌斑控制的实践。

记录方法为，包括所有的牙，记录4个牙面（或6个牙面）（唇侧、舌侧、近中、远中）凡显示有菌斑存在的牙面，可在记录卡中相应部位的格内用“—”表示；凡未萌出或缺失的牙，用“×”表示。

计算方法：

菌斑百分率＝有菌斑牙面数/受检牙面数×100%

受检牙面数＝受检牙总数×4

如10%或少于10%的菌斑染色牙面，认为达到良好目标，菌斑百分率在20%以下，可认为菌斑基本被控制。

还有一些指数也可用来衡量口腔健康教育和

菌斑控制的效果，如 Turesky 改良菌斑指数、口腔卫生指数、病人实施口腔卫生指数(patient hygiene performance index，PHPI)等。

龈下菌斑通常较薄，位于牙周袋或龈沟中，肉眼不可见，用刮匙或探针从牙周袋或龈沟中取出菌斑样本，也可用消毒的吸水纸尖收集龈下菌斑，作微生物培养，或用特异性抗体或核酸探针，对龈下菌斑中致病微生物作定量或定性分析，以预测和评估龈下菌斑的致病能力及菌斑控制水平。

刷牙过程中应注意：①选择合适的牙刷；②明确刷牙的目的；③掌握正确的刷牙方法；④评价个人刷牙的能力及效果。

(八)牙刷的种类

刷牙是一种常用的口腔卫生方法，刷牙除了将口腔的食物残渣或其他物质清除外，还要求将牙面的菌斑清除掉，根据调查，一般刷牙是很难达到这个目标的，其原因一是刷牙的方法不科学，二是牙刷的形式和质量不好。因此掌握正确的刷牙方法与选择优质的牙刷对良好的口腔卫生都是十分重要的。

1. 保健牙刷　1975 年国家卫生部、轻工业部、商业部决定在全国推广新品种牙刷，并取名为“保健牙刷”。1978 年又召开保健牙刷卫生标准座谈会，确定“保健牙刷暂行规格卫生标准修改意见”并制定相应标准(表 22-2)。

1997 年国家轻工业部发布了部标准牙刷 QB1659—97，适用于无毒塑料、尼龙丝、聚酯丝及消毒猪鬃制造的牙刷(表 22-3)。

表 22-2　保健牙刷生产标准(单位 mm)

	刷头长度	刷头宽度	毛束高度	毛束孔距	刷毛直径	毛束排数	牙刷全长
成人牙刷	<35	10～13	10～12	>1.4	0.2～0.3	<4 排	160～180
学生牙刷	<28	<11	9～10	1.2～1.4	<0.25	<3 排	150～155
幼儿牙刷	<25	<8	8～9	12～1.4	<0.25	<3 排	115～120

表 22-3　国家轻工业部标准—牙刷单位(mm)(QB1659—97)

	毛面长度	毛面宽度	刷头厚度	刷毛直径	毛束孔距	刷毛高度	刷柄长度
成人牙刷	≤42	≤14	≤7	≤0.30	≥2.20	8～13	≥150
学生牙刷	≤29	≤11	≤6	≤0.25	≥2.00	7～11	≥120
幼儿牙刷	≤18	≤8	≤6	≤0.20	≥2.00	7～9	≥110

目前在国内推广使用的“保健牙刷”的质量也有了长足的进步，保健牙刷主要的优点：①刷头短而窄，便于灵活运转挤刷，可刷洗口腔任何部位；②刷毛有软硬两种，可根据个人情况选用；③毛束孔距适当，便于牙刷本身洗涤清洁，不易滞留食物残屑；④刷毛长度相等，且集聚成柱状，适应于牙齿各面洗刷需要。可防止牙龈被刺伤、擦伤；⑤毛型有平齐、波浪等种类，可根据各人喜爱选定。

2. 新型牙刷　随着科学的发展，各种各样具有特殊功能的牙刷相继出现，重点在于提高握持的舒适度、去除菌斑的效率以及增加牙刷的特殊用途等。

市场上常见的新型牙刷：

(1)指套式柔软牙刷，对刚长牙的婴儿由母亲、保育员带在食指上给婴儿刷牙。

(2)喷头式牙刷(罗马尼亚)，由喷头、水压结构、水和牙膏混合装置三个部分组成，喷头喷出的细细水流清除牙缝里的食物残渣，同时也起着按摩牙龈的作用。

(3)喷雾牙刷(中国)，一种由气压压缩而喷出雾状液体的牙刷，可以按摩牙龈组织，起到冲除牙齿沟隙污物的保洁作用。

(4)磁疗牙刷(中国)，基于所产生的磁场，影响牙菌斑内乳铁质和转移铁而破坏牙菌斑。

(5)音乐牙刷(法国)，用这种牙刷的时候，能发出美妙的乐曲声，而且横着刷时，乐曲就不响了，可通过有趣的游戏方式教给幼儿正确的刷牙方式。

(6)调节刷毛的牙刷(日本),可根据需要调节牙刷毛的长短和硬度。

(7)弯毛牙刷(美国),这种牙刷两外侧的毛长而向内弯曲,中间一排毛短而直,这种牙刷的两排长毛总能包住整个牙齿。只需做简单的水平运动,就能达到良好的洁齿效果。

(8)形似带子的牙刷(澳大利亚),使用时,将其放在口中咀嚼,带子即地产生许多小的纤维,进入普通牙刷无法进入的牙缝中。

(9)带牙膏的牙刷(瑞士),牙刷柄内放进一种特殊的液装牙膏。

(10)防龋牙刷(英国),把涂有防龋牙膏的牙刷安在一根小棒的顶端,外面裹上棒糖或雪糕,当小孩吃完糖和雪糕时,牙刷便显露出来。

3. 电动牙刷(electric toothbrushes)　各种类型的电动牙刷已见诸市场,刷头运动有上下方向型运动,有前后方向型运动,有特定的圆形运动、椭圆型运动,有的为往复式弧形或直线运动;有的是二者相结合的;不论何种形式,只要能正确使用,都可获得最好的效果(图 22-4)。

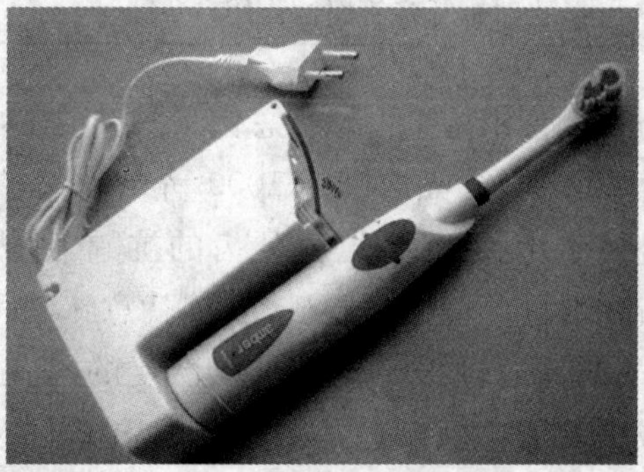

图 22-4　电动牙刷

近年的研究表明,电动牙刷比普通的手动牙刷能够更有效地去除龈上菌斑。Robinson PG 等对包含 3855 例研究对象的 42 个试验进行系统评价,比较电动牙刷与手动牙刷对口腔卫生的效果,结果表明,旋转振动型电动牙刷去除菌斑和减低牙龈炎的效果在短期内明显优于手动牙刷,并在 3 个月以上的研究中显示降低了牙龈炎指数。电动牙刷利用电机来推动刷毛运动,相对于手动牙刷而言,对使用者手的灵活性要求更小。

4. 声波电动牙刷　有很多因素可能不利于菌斑控制,包括刷牙方法不正确、手不够灵巧、不能遵从专业建议等,在实际的操作中还存在如何去除牙刷难以触及部位的菌斑的问题。1992 年飞利浦将第 1 个声波牙刷 Sonicare 电动牙刷引入市场。牙刷由电力推动,牙刷头以高频从一侧移动到另一侧,牙刷的刷动频率大约每分钟 3 万次,刷毛的宽幅摆动带来刷毛高速震动,在口腔中形成了局部水流剪切力,有助于有效去除难以触及部位的菌斑。形成的水流高速流过邻间区,客观地增强了牙刷在难以触及部位的菌斑去除能力。

二、牙膏种类与选择

洁牙剂是刷牙时的辅助卫生用品,可以增进刷牙的清洁作用。类型主要有水剂、粉剂和膏剂。膏剂即牙膏(toothpaste),牙膏由于性能稳定、使用和保存方便、效果可靠,而被广泛使用。

(一)牙膏的组成与作用

牙膏的主要成分:包括磨擦剂、洁净剂、润湿剂、胶粘剂、防腐剂、芳香剂和水。加入不同的药物构成药物牙膏。

牙膏的主要作用:美观与疾病防治,或二者兼而有之。普通牙膏有助于机械性去污,提供愉快的口感,增强刷牙的效果,同时有助于暂时减轻口臭,使之爽口舒适;加入药物,如氟化钠、氯化锶等,能够减少菌斑、预防龋病和牙龈炎的发生与发展。

随着科技的发展,牙膏的设计也多种多样,日本研制成变色牙膏,添加了柠檬酸盐类酸性溶剂,微量荧光染料和氯酚红酸指示剂,刷牙时,在口腔分泌的酸性唾液的作用下,氯酚红将发生变化反应,在 3 分钟之后,它从原色变成另一种鲜艳颜色,标示刷牙时间。

(二)牙膏的种类

牙膏可以分为普通牙膏与药物牙膏二大类。

1. 普通牙膏:组成与作用见表 22-4。

2. 药物牙膏(drug-containing toothpaste)　在普通牙膏的基础上加一定的药物,抑制牙菌斑生长代谢,预防龋病与牙周病。对药物牙膏的基本要求是安全、无副作用,药效确切。必须进行全面的检测和临床观察:①经实验室筛选的药物应具有抗

表 22-4　普通牙膏的主要成分和作用

结构成分	代表性原料	百分比(%)	主要功能
磨擦剂	碳酸钙、磷酸钙、不溶性偏磷酸钠、焦磷酸钙等	25～60	与牙刷配合，通过摩擦作用，磨光使牙面光洁，有助于清除牙菌斑
洁净剂(表面活性剂)	十二醇硫酸钠、脂肪硫酯钠月桂醇硫酸酯钠盐、月桂酰肌氨酸钠、蔗糖脂肪酸酯	0.5～2	降低表面张力，增进洁净效果，浸松牙面附着物，使残屑乳化和悬浮，发泡利于除去食物残屑，抑菌作用
保湿剂	甘油、山梨醇、丙二醇	20～60	维持一定湿度使呈膏状，防止空气中脱水，延迟变干，分散或溶解其他制剂，有助于制得防腐稳定的膏体
胶粘剂	羧甲基纤维素、钠或镁铝硅酸盐复合体	2	稳定膏体，避免水分同固相成分分层
芳香剂	薄荷、薄荷油、1-香芹酮、丁子香酚、冬青油等	1.5	改善口感和味道，减轻口臭，口腔留下愉快、清新、凉快感觉
水	蒸馏水、去离子水	15～50	作为溶媒、介质，溶解作用
防腐剂	异氢氧安息香、对羟基苯甲酸酯类	0.1～0.5	防止膏体变质，膏体硬化，抑菌作用，增加牙膏稳定性
甜味剂	焦磷、糖精、甘草酸盐等	0.1～0.2	改善口感味道
着色剂	食用色素	适量	赋色
稳定剂	酸四钠		
缓蚀剂	硅酸钠、磷酸氢钠	适量	防止对铝牙膏管腐蚀作用

菌、抗酸和增强牙釉质抗酸力等作用。②动物实验证明无毒，并对药物的药理和代谢进行临床短期监视研究。③药物与其他膏体成分有良好的相容性。④在动物慢性毒性实验(长期)证明无毒害的基础上，还应证明对人体也长期无毒害。

为评估牙膏的性能，美国牙科协会治疗委员会(CDT)对市售前申报的产品进行有关鉴定，并将产品分为三类：①认可产品。即有充分证据证明安全有效，发给认可的标记。并在杂志上报道。认可期为 3 年，之后应再次检测。②临时认可产品，虽证明安全有效，但缺乏临床的证实。③不认可产品。其有效性无充分证据，且安全性不可靠。

我国市场上常见的药物牙膏主要有含氟牙膏(氟化钠、氟化亚锡、单氟磷酸钠牙膏，氟化钠-洗必太牙膏等)，不含氟药物牙膏(如将洗必泰、抗生素、二盐基性磷酸氨、疫苗、维生素、叶绿素和酶、氨等药物加入牙膏中)，中草药牙膏(田七、三七、二面针、五倍子、红花等)。药物牙膏在我国发展迅速，各种药物牙膏销售量占牙膏总销量的 80%以上。

含氟牙膏，含氟浓度为 1000 ppm，其主要作用是促进再矿化，而不是增强牙齿的抗龋力，因健康的牙齿在酸性环境也要脱矿，脱矿就意味着龋病的开始，初期龋通过再矿化是可以恢复的，高浓度的氟可减少菌斑中致龋菌的数量，改变菌斑的性质，从而达到防龋的目的。生活在适氟区的人群可进一步降低龋病的发生率。我国含氟牙膏的种类之多已超过全世界，遗憾的是多数没有充分科学实验证据和临床防龋效果的观察。学龄前儿童是否可以使用含氟牙膏一直是有争议的问题。以氟含量为 1000 ppm 计算，每克牙膏含 1 mg 氟，如用豌豆大小的牙膏刷牙，相当于 0.25 mg 氟，刷牙后大部分吐出，不会带来毒副作用。

药物牙膏有待解决的问题：

(1)牙膏在口内不能保持太长时间，以至难以发挥药效，如提高药物浓度，则有刺激口腔黏膜的副作用。所用药品剂量，必须避免刺激口内软组织，因而不便提高到足够的有效浓度。

(2)牙膏使用时，常被口内污物所阻或受形态特征的限制，难以达到真正发病的区域，而影响药物发挥其应有的作用。

(3)牙膏中的药品，常因放置时间久，而发生其他化学变化，失去原有的药效，有效药品又常因带有异味而不适于放置牙膏中。

(4)药物的作用都需要一定的时间，一定的剂量，才能达到治疗防病的作用，而牙膏中虽也含有抑菌药物，但剂量有限，又在刷牙中冲洗，浓度变小，达不到理想的杀菌目的。而牙膏在口腔中停留的时间短暂，受到唾液的稀释，药物的浓度不够，药效有所减弱，所以，药物牙膏不能代替某些药物对疾病的治疗。

(5)口腔内众多的细菌中有致病菌与非致病菌，而更多的是非致病菌，两类细菌相互依存、相互制约，维持口腔生态系统的稳定，如果长期滥用药物牙膏可能干扰口腔生态平衡，导致菌群失调。某些致病菌在药物牙膏微量抗菌的反复刺激下，可以产生耐药性，甚至因此而导致疾病。

因此，药物牙膏是一种良好的设想，但要真正达到防治口腔疾病的效果，还有待进一步深入细致的研究。

(三)牙膏的选择

应根据个人不同爱好、价格、香型及某些特殊需要来选择。对于儿童，主要目的在预防龋齿，可选用普通牙膏或含氟化物的牙膏。儿童使用牙膏的年龄不宜太小，尤其是含氟牙膏，一般在 3 岁前不主张使用，有报道表明，儿童刷牙时有 1/8～1/4 的牙膏被吞入。

三、漱口

漱口是最常用的清洁口腔的方法，我国春秋时期《礼记》上就有："鸡初鸣，咸盥漱"的记载，说明我国古代已认识到漱口对口腔健康的重要性。饭后漱口，清除口腔内食物残渣是非常好的口腔卫生习惯。

刷牙是众多口腔保健措施中最基础和最重要的一种方法。其对菌斑控制的有效性已经被大量的研究所证实，但是，常规刷牙只能够清除牙面上大约 40%～50%的菌斑，而邻面菌斑的清除率仅为 30%。更为重要的问题是，刷牙对于口腔软组织表面的菌斑基本上无能为力。由于定居于口腔软组织表面的细菌作为储备库为牙面菌斑的形成提供了重要的来源，因此有效清除口腔软组织表面的细菌将有利于延缓牙面菌斑的形成。这就为口腔专业人士提出了一个新的课题，即现代口腔保健除了刷牙等机械性方法以外，还应如何有效地清除软组织表面的细菌。漱口作为现有的清除软组织表面细菌的有效手段之一，应当可以作为对机械性菌斑控制的一个补充而发挥重要的作用。

(一)漱口的作用

漱口能清除食物碎屑、部分软垢及污物，缩短食物在口内停留的时间；漱口可以减少舌背、口腔软组织上停留的细菌，减少硫化物的产生，清新口气。加入药物的漱口剂含漱，能减少口腔微生物的数量，抑制细菌的繁殖生长，收到一定的治疗效果。但漱口不能有效清除已经形成的菌斑。

(二)漱口的方法

将漱口剂含在口内，紧闭嘴唇，上下牙齿按正中合关系咬合，然后鼓动两颊及唇部，使溶液能在口腔内充分地接触牙齿、牙龈及黏膜表面，同时运动舌肌，使漱口水能自由地通过牙间隙。利用水力反复冲洗滞留在口腔各处的食物碎屑，使在口腔内的溶液反复冲击口腔各部，然后将漱口水吐出。从而清除贮存在牙体各部及唇颊沟等处的食物碎屑。

(三)漱口剂的种类

一般漱口用清洁水或盐水含漱。为辅助预防和治疗口腔疾病，常用加入某些药物的漱口液，如季铵化合物、洗必泰(Chlorhexidine)、精油(Essential oil)、氯化十六烷基吡啶(Cetylpyridinium chloride)、玉洁纯(三氯生 Triclosan)、柠檬酸锌(Zinc citrate)、氟化物及酚的化合物等成分的溶液作为含漱剂。利用 0.2%～0.01%氟化钠液漱口防龋；用 0.1%利凡诺尔氏液，0.12%或 0.2%洗必泰液，0.02%呋喃西林液以抑菌、杀菌、消炎，用 3%硼酸溶液、复方硼砂溶液、1%过氧化氢液以清洁、防腐、除臭等，用 0.1%柠檬液以增加唾液的分泌等；含精油和洗必泰成分的漱口水能有效减少牙菌斑和牙龈炎，减少口臭，清新口气。有时还用 0.5%普鲁卡因液含漱止痛。杀菌漱口液是安全有效的，可以作为刷牙和牙线的补充，但不可以代替刷牙和牙线。

利用药物漱口液漱口能够有效地抑制菌斑形成，改善牙龈炎症状况。理想的药物漱口液应具备以下特点：①无口腔和消化道毒性；②不被消化道吸收；③安全有效；④有较广的抗菌谱；⑤低的药物耐受诱导性。

(四)漱口液的推广应用

(1)大力加强宣传教育。目前大众对于每天刷牙的观念大多已经认可，但是漱口水的日常使用尚未被广泛接受，还需要进行广泛的宣传和推广。

(2)研制生产优质漱口水。市场上漱口水种类繁多，但是优质漱口水较少多数含有芳香剂的漱口水在使用后仅可以短效地改善口气，不能达到抗菌消炎以及持久改善口气的效用。因此，应该推广一些明确疗效、明确使用对象、明确使用方法的优质漱口水。

(3)加强漱口水的临床研究。针对不同漱口水的口味、适用的范围、时间、周期以及使用的方法等系统地进行一些临床研究，为使用者提供更加明确的建议，让使用者能够根据自身情况合理选择和使用漱口水。

四、牙线

牙线(dental floss)是用尼龙线、丝线或涤纶线制成的用来清洁牙齿邻面的一种有效洁牙工具，它有助于对牙刷不能到达的邻面间隙或牙龈乳头处的清洁，特别对平的或凸的牙面最适合。牙线不宜过粗或太细，有含蜡或不含蜡，也有含香料或含氟牙线。含蜡牙线一般用来去除牙间隙的食物残渣和软垢，但不易去净菌斑。不含蜡牙线上有细小纤维与牙面接触，有利于去除牙菌斑。也有研究表明，含蜡和不含蜡牙线在去除菌斑方面没有显著性差异。牙周病患者使用牙线之前，应首先进行龈上洁治和根面平整，如邻面充填体有悬突存在应磨光，使之与牙齿的解剖外形一致，以免钩住牙线使牙线磨损而容易拉断。牙线的使用方法如下：

(1)取一段长约 20～25cm 的牙线，将线的两端合拢打结形成一个线圈。或取一段约 30～40cm 长的牙线，将其两端各绕在左右手的中指上。

(2)清洁右上后牙时，用右手拇指及左手食指掌面绷紧牙线，然后将牙线通过接触点，拇指在牙的颊侧协助将面颊牵开。

(3)清洁左上后牙时转为左手拇指及右手食指执线，方法同上。

(4)清洁所有下牙时可由两手食指执线，将牙线轻轻通过接触点。

(5)两指间牙线长度约为 1～15cm。

(6)牙线通过接触点，手指轻轻加力，使牙线到达接触点以下的牙面并进入龈沟底以清洁龈沟区。应注意不要用力过大以免损伤牙周组织。如果接触点较紧不易通过，可牵动牙线在接触点以上作水平向拉锯式动作，逐渐通过接触点。

(7)将牙线贴紧牙颈部牙面并包绕牙面，使牙线与牙面接触面积较大，然后上下牵动，刮除邻面菌斑及软垢。每一个牙面要上下剔刮 4～6 次，直至牙面清洁为止。

(8)再以上述同样的方法进行另一牙面的清洁。

(9)将牙线从骀面方向取出，再次依上法进入相邻牙间隙逐个将全口牙齿的邻面菌斑彻底刮除。

注意勿遗漏最后一个牙的远中面，且每处理完一个区段的牙后，以清水漱口，漱去被刮下的菌斑。如果手指执线不便，可用持线柄(floss holder)固定牙线后，通过接触点，清洁邻面。

五、牙签

牙签(toothpick)是最简便而又最简单的牙间清洁用品，其作用是剔除嵌塞在牙间隙内的食物碎屑，磨光牙面，清除牙邻面及龈沟内菌斑以及清洁暴露的根分叉表面。使用恰当，可以清洁牙间隙，还有牙龈按摩作用。特别在牙龈乳头退缩或牙周治疗后牙间隙增大时，可用牙签来清洁邻面和根分叉区。

目前使用的牙签，有木制、橡胶、塑料多种类型；有硬质牙签和软质牙签二种。以木制牙签的使用较为经济和普遍。无论木制的或金属制作的牙签，其横断面应呈扁圆形或三角楔形，尖滑无毛刺，质硬而不易折断以减少剔牙时的损伤。有用塑料制做的塑料牙签，为匕首形，尖端及刀口部圆钝而薄，易进入牙间隙。在挑嵌塞的食物时，不致损伤牙龈，牙签两侧有点彩的粗糙面，能柔和地摩擦根面。在制造牙签时，可在木料加入各种气味和治疗剂，如氟化物，使人们更乐于接受。

使用方法：将牙签以45°角进入牙间隙，牙签尖端指向颌面，侧面紧贴邻面牙颈部，向颌方剔起或作颊舌向穿刺动作，清除邻面菌斑和嵌塞的食物，并磨光牙面，然后漱口。

注意事项：①勿将牙签压入健康的牙龈乳头区，以免形成人为的牙间隙；②使用牙签时动作要轻，以防损伤龈乳头或刺伤龈沟底，破坏上皮附着。

六、洁牙带

洁牙带（dental tape）是一片0.025 mm厚，12 mm宽和100 mm长的聚乙烯带，易于握在手中，与牙面接触好，容易清理牙垢，又不容易损害牙龈和剔出填充物。

七、牙间刷

牙缝牙刷（interdental brush）状似小型的洗瓶刷，为单束毛刷，又称为牙间刷。大小、形态、型号各异，有多种选择。用于清除难以自洁的牙面和牙间隙中的牙菌斑。

牙间刷适用于龈乳头丧失的邻间区，以及暴露的根分叉区和排列不整齐的牙邻面。特别是对去除颈部和根面上附着的菌斑比牙线和牙签更有效，使用起来比牙线方便。当牙排列不整齐，口腔内有复杂的修复体或牙龈萎缩，根分叉暴露时，可用特制的牙缝牙刷清除邻间污垢，其效果显然优于牙签或牙线，如果能使牙刷压向邻间牙体表面，可收到最佳的洁牙效果。

牙间刷分刷毛和持柄两部分。刷毛插在持柄上，便于握持使用，可经常更换。持柄和刷毛和形状大小不等，刷毛有瓶刷式和锥形的单撮毛式。

八、口腔冲洗器

口腔冲洗器（Oral irrigation devices）是一种机械性的高压细流喷水装置，用来冲洗牙面以达到清洁牙齿和刺激按摩牙龈的作用。对清除口腔食物残屑有较好效果，但不能很好地去掉黏附于牙面的菌斑。这种装置适用于带固定矫治器、大范围的固定桥修复及中度牙周病患者。用过牙刷之后，再使用冲洗器，可以将牙间隙的菌斑冲掉，故与刷牙合用，效果更好。水冲洗装置结构有二种，一是同自来水龙头相连接，利用自来水的压力可射出一条稳定的水柱；另一种是自带马达、抽水机和压力表等构成，可间隙性喷出一定脉冲的水柱。水冲洗装置不能代替牙刷，但可帮助刷牙，达到清洁牙齿的目的。

九、牙龈按摩及橡胶按摩器

牙龈按摩（gingival massage）是口腔保健方法之一，主要作用是按摩牙龈，促进血液循环，改善营养，促进组织代谢和上皮组织的角化程度，提高牙周组织的抵抗力，防止牙龈萎缩和牙龈炎症的发生。平时生活中进食粗糙及纤维性食物，用力咀嚼其实也可对牙龈起到良好的按摩作用。常用的按摩方法有3种：

（一）牙刷按摩法

在刷牙时进行，将刷毛以45度角压于牙龈上作前后短距离颤动，此时刷毛伸进牙龈乳头及龈沟内可进行有效的牙龈按摩。牙龈受压暂时缺血，当刷毛放开时局部血管扩张充血，反复数次，使血液循环改善，增强局部抵抗力。

（二）手指按摩法

1. 口外按摩法　一般用右手食指放在牙龈相应的面部皮肤上，按一定顺序，作局部小圆旋转移动按摩，直到局部皮肤发红、发热为止，然后漱口。

2. 口内按摩法　每天将洗净的拇指和食指分别放入口内唇（颊）侧牙龈上，来回移动，或作小圆形旋转移动，然后向牙冠方向施力并向𬌗方滑动。每个牙龈区，稍用力反复按揉牙龈数次。按摩后立即漱口，以免龈沟内渗出液随唾液吞入。

如果在按摩时辅以牙龈擦治剂效果会更理想。但牙龈按摩也有其不足之处，如手指不能进入牙间隙，对牙龈乳头缺乏按摩作用等。

（三）橡胶按摩器

橡胶按摩器，由锥体橡胶及金属或塑料柄构成，或将锥体形橡胶装置在牙刷柄的末端则使用更加方便。橡胶按摩器的主要作用是按摩牙龈，增强血液循环和上皮组织的角化程度，使用时将橡胶末端重入牙间隙按摩牙龈组织，同时可通过橡胶的机械作用去除邻面颈部的牙菌斑，以维护牙周组织的健康。

对未曾进行牙周洁治术的牙龈炎和牙周炎患者，教以牙龈按摩是不适当的，因为压迫牙龈与牙石发生摩擦，可能造成牙龈出血增加，因此必须进行牙周洁治术后再教病人牙龈按摩法。有人提倡对牙龈乳头萎缩及牙周手术后遗留的根分叉暴露区的牙龈，最好使用锥形橡皮按摩器按摩。

锥形橡皮尖(rubbertip)，有两种形式，一种是塑料柄上安装一个可以脱卸更换的锥形橡皮尖。另一种是牙刷柄末端装有锥形橡皮尖。使用时，橡皮尖以45度角度，尖端向殆面，侧缘轻压于龈上，作旋转式动作，旋转5～6次后，橡皮尖侧面紧贴牙龈，其尖端向殆面作剔挑动作，同时可起到类似牙签的作用(图22-5)。

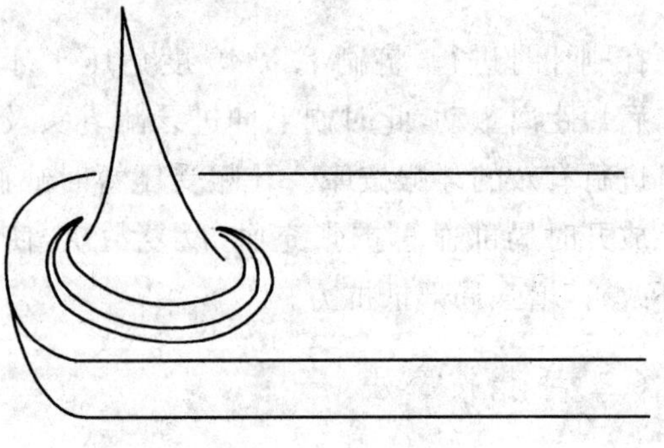

图 22-5 锥形橡皮按摩尖

十、传统口腔卫生方法

(一)叩齿

公元前500年汉墓中出土的简帛医书中的《养生方》记载"朝夕啄齿不龋"，"鸡鸣时叩齿三十下，长行无齿虫，令人齿坚"，"叩齿百遍，咽唾三次，常数行之，用齿不痛"。"叩齿"，"咽唾"可以增强嚼肌与唾液分泌的功能，有一定的口腔保健作用。至隋唐以后仍提倡"叩齿"。叩齿的方法，先心静神聚，口轻闭，然后上下牙齿有节律地轻轻叩击，每天两次，每次50下。动作要领：所有的牙都要扣接，用力不可太猛，防止咬舌。这样能使牙齿和牙周组织受到锻炼，不易松动脱落，还能增加唾液分泌，杀灭口腔里的细菌，有利于预防龋病与牙周组织疾病。

(二)舐腭

经常用舌尖舐上腭，能刺激唾液分泌。唾液中含有免疫球蛋白和溶菌酶，或增加牙齿抗病能力，有利于预防龋齿。唾液还含有灭活致癌物的作用，有防癌的功效。

(三)运舌

用舌头在口腔里，牙齿外，左右上下来回运转30次以上，等到唾液增多时，鼓漱十余下，分一口或几口咽下。

运舌也称搅海，对防治老年性口腔黏膜病、舌体萎缩有效，并能防止口苦口臭，还能刺激涎液分泌增加，滋润胃肠，有利于胃脾功能。《遵生八籛》曰："平巳睡醒时，即起端坐，凝神息虑，舌舔上腭，闭口调息，津液自生，渐至满口，分作三次以意关下，久行之，则五旺之邪火不炎，四肢之气血流畅，诸疾不生，永除后恙，老而不衰。"

(四)鼓漱

闭嘴做鼓腮动作，像漱口一样，反复多次，能促使唾液分泌增加，冲洗牙面、牙缝和口腔黏膜，增加口腔的自洁作用，有利于预防龋齿和牙周病。

龋病患病率高、病因复杂，要降低疾病的发生率，仅仅通过口腔健康教育与口腔卫生措施是不够的，在正确的口腔卫生方法实施的同时，还应该定期检查，对疾病早期发现、早期治疗。将预防与治疗有机地结合起来，才是预防口腔疾病发生与发展的根本保证。

第六节　不同人群的龋病预防

龋病在不同的人群龋患特点及防治要求也各不相同，而每个人又都是一个“特定”的个体，对全身与口腔健康方面的问题不同，也有不同的个人需要。例如幼儿虽然模仿力很强，但动手能力差，刷牙需要家长教育、指导、监督；学龄前儿童、小学生处于乳恒牙交替时期，龋患率高，特别是窝沟龋最多；成年人邻面龋增加而老年人根面龋明显可同时伴有多种口腔其他疾病；残疾人由于缺乏生活自理能力而不能正常使用口腔卫生用品等；因此，龋齿的预防保健必须适合每个特定人群的需求，针对他们的特点和特殊问题进行，才能获得满意的效果。

一、胎儿时期的龋病预防

牙齿发育在胚胎早期受到遗传、感染与药物摄入的影响很大。胚胎第 4～5 周，牙蕾开始发育，从第 9 周至第 12 周乳牙开始矿化。营养、感染、药物对胎儿牙齿的生长发育都有影响，几乎所有药物均可通过胎盘进入发育中的胎儿循环，例如四环素，可对牙结构产生内源性染色，对妊娠 4 个月开始矿化的乳牙以及将要出生或出生后恒牙的矿化均可产生影响。胎儿发育期间需要的营养种类与正常人一样，缺一不可。除了进食丰富的蛋白质、脂肪、糖类外，矿物质中的钙、磷、铁与维生素等对牙齿的发育与矿化有重要作用。出生后 6～7 个月，乳牙萌出前时期，前牙区有乳牙开始萌出，恒前牙牙胚开始钙化，此时也是父母，特别是首次体验育儿的母亲，最关心婴幼儿口腔保健的时期。这个阶段正是向母亲普及口腔卫生知识，进行口腔卫生指导的重要时期。

二、乳牙萌出前期的龋病预防

婴儿出生后到乳牙萌出之前这一时期，婴儿除了摄取饮食和睡眠以及排泄以外，没有什么其它活动，更缺乏意识性的自觉行为，谈不上自我口腔保健，但不能就认为不需要注意口腔卫生了。这个时期婴儿的口腔卫生以及牙颌面部的成长发育都应当由父母，特别是母亲来承担，当然卫生措施也有父亲的任务。

这一时期的口腔卫生保健的主要内容有以下儿方面：

1. 注意婴儿的营养，在儿科医师和营养师的咨询指导下，注意补充有关牙齿和颌面部生长发育有关的营养物质的供给。

2. 注意母亲的营养供给，特别是母乳饲养。

3. 哺乳时间要有规律，不能婴儿一哭啼就给婴儿喂奶。

4. 哺乳时，母亲的乳头或奶瓶喂养用的橡胶乳头应在喂养前清洁干净。

5. 哺乳后，父母应该用小毛巾或消毒棉签将婴儿口腔擦洗干净。

父母对婴儿牙齿萌出的时间应该有所了解，乳牙萌出时，牙床上的黏膜会出现轻度的炎症（发红，痛），这时父母应当带婴儿到专科医院就诊。

乳牙开始萌出时小儿的表现：可能出现身体不适，哭闹，口涎增多，喜咬硬物或手指，牙龈充血、肿大，睡眠不好，食欲下降，或低热，腹泻等，这些表现约持续 3～4 天，乳牙便穿破牙龈逐渐萌出到口腔内。作为母（父）亲还应具有小儿其他疾病的一般知识，以免延误就诊。

三、乳牙萌出期的龋病预防

出生后 6 月至 2 岁半有些到 3 岁是乳牙萌出，乳牙列建立的阶段，也是乳牙开始发生龋病的时期，婴幼儿口腔健康的目标是无龋，保持牙龈健康，建立正常的咬颌。1～2 岁，主要控制上颌前牙龋的发生，2 岁以后则以预防乳磨牙龋为重点，同时也应从预防错殆等方面进行卫生指导。这个时期，重要的是让父母懂得婴儿口腔健康的重要性，如何建立良好的行为习惯以及对未来健康的影响等。

（一）定期检查，发现问题，早期处置

乳牙萌出后，上前牙是龋的好发部位，唇面及邻面容易患龋，到 2 岁左右其患龋率可高达 40%～50%，极少数患儿的下前牙也有龋病发生，有的孩

子多个上前牙亦同时患龋，这类患儿一般对龋病的抵抗力低，其指导应单独个别进行，对龋损进行早期治疗。一般在出生后半岁左右，首次到医院进行口腔检查，建立口腔健康档案，以后定期复诊，尽可能每隔6个月复诊一次，注意观察牙的萌出情况、牙列和咬合情况、龋患与软组织状况。对早期龋损进行适当处理。

(二)采用积极的龋病预防措施

这个阶段的乳牙患龋的可能性较大，采取如氟化物的应用，喂养方法的改进与牙菌斑的去除等积极的龋病预防措施，有利于防止龋病的发生与发展。第一颗牙萌出后，家长就可用软毛小牙刷帮助刷牙，去除牙菌斑。每天提供适量的氟化物对促进牙与骨的矿化有利。幼儿补氟以氟化物滴剂为宜，并在出生后6个月开始补充。为了达到全身和局部双重效果，可将氟滴滴在儿童口内后，让儿童用舌头在口内搅拌，使氟滴达到各个牙面。也可每天将氟滴加到儿童的食物中或将氟片溶于饮水中补充。

(三)加强营养、培养良好的饮食习惯

母乳是婴儿最好的天然食品，它具有热量高，各种营养素适合小儿需要和消化能力，还有较多的酶与抗体，有利婴儿消化、吸收、抵抗疾病。直接哺乳既方便又卫生、经济。母乳喂养因关系到儿童颌面的生长发育，应注意哺乳姿势。喂食不含蔗糖的饮料与流食，可预防奶瓶龋的发生；喂药或其他营养品后应用清洁水帮助洁牙，针对某些危险因素保持一定的预防措施。同时，注意食物的物理性状，适当给予纤维素多，硬度较大的食物，以刺激颌骨的发育，减少乳、恒牙错𬌗的发生，从而使龋病的发生减少。

(四)间食的喂养与习惯的指导

所谓间食，即1日3食不能满足小孩所必须的营养，而增添补助食品以补充不足的部分。间食的内容应根据年龄及不同时期的消化吸收情况而变化，但这个阶段牛奶是不可缺少的食品，1日3次，每次180 ml左右。间食的补充量，通常是占1日所需量的10%～15%，总之，要以不影响3次正餐的量和内容为原则。但必须注意，不要把间食当作零食，养成零食糖果糕点的不良习惯，尤其对婴幼儿的食物应予重视。

(五)对乳牙龋治疗的指导

1岁至1岁半左右，乳尖牙与第一乳磨牙已有接触，同时这些牙齿开始患龋，故应加强对龋损的早发现、早治疗。到3岁左右，第二乳磨牙与第一乳磨牙已有良好的接触，这个阶段是乳尖牙、第一、二乳磨牙龋病多发的时期。抗龋力低的儿童，前牙多半成为残冠、残根，因此这个阶段是抓紧进行乳幼儿牙科治疗的时期。

(六)为使用牙刷刷牙作准备

虽然在乳幼儿阶段由家长帮助口腔清洁，但同时应让孩子开始学习和指导用小型牙刷刷牙，逐渐养成良好的刷牙习惯。

四、学龄前期(乳牙萌出后期)的龋病预防

从3岁到入学前的时期，婴幼儿乳牙列完成，学龄前后期恒牙开始萌出，是儿童的面颌、牙齿变化明显的时期，是乳牙龋患率较高，儿童因龋疼痛就诊率较高，但治疗又相对困难的时期，也是儿童建立良好口腔卫生习惯的时期；婴幼儿在父母或保育员的照料之下，儿童手的技能还不够健全，父母的照料、监督起主要作用，学龄前儿童自我保健意识和责任感在逐渐增强，但也需要父母的教育、帮助和监督。此时，应特别注意乳牙龋病的预防，维护乳牙列完整，作好口腔清洁指导，重视定期检查，有龋病早期治疗。加强儿童的防龋保健，对维护乳牙及乳牙列的健康和完整，诱导恒牙正常萌出和建立恒牙𬌗，具有重要意义。

(一)家庭口腔保健

由于儿童年纪小，注意力集中的时间短，应指导父母教会和帮助儿童刷牙。可选用软毛小头的尼龙牙刷，易于清洁牙和按摩牙龈。2岁以后的儿童趋向于要自己刷牙，但这时儿童手的灵活性较差，需要父母帮助和指导。3～6岁的儿童已有一定

独立性，但如果没有家长帮助，他们仍不具备独立自我保健的能力。因此，龋病防治的重点是培养儿童建立良好口腔卫生习惯，掌握正确刷牙方法；定期检查，早期治疗。刷牙可应用少量含氟牙膏（黄豆粒大小即可）去除牙菌斑，有效地刷牙。父母的示范作用很重要，最好与儿童一起作好早晚、餐后的刷牙与漱口。

（二）幼儿园口腔保健

在幼儿园开展儿童的口腔保健工作，对预防儿童口腔疾病，培养良好的口腔卫生和饮食习惯有着非常重要的意义。幼儿园口腔保健工作应注意以下几个方面：①做好口腔健康教育工作：对幼儿园教师进行培训，使他们掌握口腔预防保健的基本知识和基本技能，如乳牙的生长发育、龋病的症状及预防方法、正确的刷牙方法等。②做好儿童口腔保健工作：幼儿园儿童集中，适宜开展群体预防保健，定期组织对儿童进行口腔检查，开展局部用氟等预防措施。③培养儿童良好的口腔卫生及饮食习惯：通过培养儿童学会刷牙与餐后漱口，同时教育儿童少吃零食、甜食等。④与家长配合共同促进儿童口腔健康：幼教老师与家长都应关心儿童口腔健康，有病及时治疗。

（三）营养和饮食习惯

儿童生长发育快，代谢旺盛，食物的供给要照顾不同年龄儿童生理需要。为了促进身体发育和有助于口腔健康，要建立良好的饮食习惯，注意平衡膳食，注意限制那些多食盐、多脂肪的食物和黏性大、清除慢、容易产酸的食物，如糖果和精制碳水化合物。营养需要不仅要从影响口腔健康出发，还要结合全身健康考虑，才能为家庭所接受，具有可行性。

（四）氟化物的应用

氟是人体正常代谢和促进牙与骨正常生长发育必需的微量元素。适量补充氟是儿童时期非常重要的防龋措施。由于人乳或牛奶中含氟量低，因此住在低氟地区和龋病高发区的儿童从出生后6个月起就应补充氟。3～6岁儿童全身补氟的较好方法是使用氟滴剂或氟片剂，应注意食物中的摄氟量，特别是在低氟地区。局部用氟方法有含低浓度氟的牙膏、含氟涂料与漱口液。由于这个年龄阶段的儿童吞咽反射尚未完全建立，因此，一般不推荐氟水漱口的方法。氟滴、氟片的补充剂量应由口腔专科医生开处方或在幼儿园集体使用，并且要接受口腔预防保健专业人员的指导与监督，确保其安全性与效果。

4岁以后恒牙牙胚逐渐钙化，乳前牙牙根已有部分吸收。少数儿童在5岁多第一恒磨牙开始萌出，乳前牙开始脱落。因此，在这个阶段也要注意对恒牙的保健问题。

五、中小学生（乳恒牙混合牙列期）的龋病预防

小学生处于恒牙萌出，乳牙依次替换的时期，即进入混合牙列阶段，是儿童牙颌系统的快速发育成长期，是建立恒牙殆的关键时期，口腔预防保健直接关系到恒牙关系的建立和恒牙列的健康。小学阶段，恒牙易患龋并有逐年增加趋势，因此，预防龋病的发生，早期发现、早期防治极为重要。中学生正处于儿童的青春期，一般年龄在13～18岁之间。这一时期身体及生殖器官发育很快，并随着时间的推移逐渐形成男、女特有的体型和特征。青春期既处于易患龋时期，又处于龈炎发病的高峰时期，主要由于菌斑与牙石的局部刺激所致，预防与彻底清除牙菌斑与牙石，保持口腔卫生对抑制龋病发生，促进牙周组织的健康十分重要。

中小学生正是长知识、长身体的重要时期，口腔健康教育重要的是让学生掌握正确的口腔健康知识，建立口腔健康的新观念。对不健康的行为进行早期干预，提高学生自我保健的能力，预防口腔疾病的发生，为保持终生的口腔健康打下牢固的基础。中小学生在校期间便于组织和管理，口腔保健主要在学校进行，又称学校口腔卫生保健。

1. 定期口腔健康检查与监测。每年1次，对口腔疾病做到早发现、早治疗。对龋病与牙周病均起到一定的预防作用。

2. 长期、系统的口腔健康教育。目的是使学生掌握基本的口腔卫生知识和技能，并在教师的指导下有一定的实践机会，培养学生良好的口腔卫生习惯。通过教育使学生理解窝沟封闭与氟化物可以

有效控制龋病的发生；预防牙周病要在一生中不断地彻底清除牙菌斑；定期口腔检查与保健是保持口腔健康所必需的内容。

3. 培养学生良好的刷牙与饮食卫生习惯。进行恒磨牙萌出过程中的刷牙指导。

4. 口腔专业预防保健措施。例如窝沟封闭、氟化物的局部应用、学校饮水加氟、使用氟片，个人有效地机械性清除牙菌斑等方法，并与保健人员一起实施，促进学生口腔健康。

5. 重视对第一恒磨牙龋坏的防治。第1恒磨牙在恒牙列中萌出最早，承担咀嚼功能最大，也是儿童恒牙列中发生龋病和因龋丧失最多的一颗牙。一旦缺失，既破坏咬合平衡，也降低咀嚼功能。小学时期第一恒磨牙的预防保健十分重要。除采用全身用氟和局部用氟的方法外，使用窝沟封闭是最为有效的预防恒磨牙窝沟龋的方法。

6. 错颌畸形的防治。混合牙列阶段后期，乳牙龋破坏已较严重，不仅牙髓及根尖周病较多，而且因龋使乳磨牙的丧失率也高，难免诱发牙颌畸形。防止牙颌畸形的发生或及早进行矫治，诱导正常恒牙𬌗的建立是非常重要的。

7. 其他口腔疾病的防治。随年龄增加，不洁性龈炎也随之增加；双尖牙畸形中央尖的问题，第二恒磨牙点隙裂沟龋等，都不同程度出现。做好年轻恒牙的保健工作，是学龄期儿童口腔预防保健的重点。

六、成人期的龋病预防

18岁至35岁左右的成年人是人体机能各项指标最好的时期，恒牙列建立、恒牙钙化基本完成，龋病的患病较少，进入相对静止期，而35岁以后的成年人，口腔组织像身体其他部位一样，随着年龄增长而变化，如牙磨耗、脱钙、组织变性、血管硬化、牙槽骨萎缩、口腔黏膜萎缩等。更因工作压力较大，缺少时间进行口腔预防保健，各种口腔疾病在中年人都有不同程度地表现，有必要重视对成人的口腔卫生健康教育，提高自我防护能力，加强预防保健工作。

邻面、牙颈部是不易自洁的部位，成年人邻面龋、颈部龋较多发生；中年以后，由于牙周组织出现萎缩，牙根暴露，菌斑软垢易存积于根面，因此根面龋的发生率逐渐增加。为了更多地保存患牙，应定期检查，早期发现及时治疗；预防的重点是认真科学地刷牙。

牙颈部过度磨损和中老年龋齿均始于牙龈萎缩，正确的口腔卫生方法、良好的口腔保健用品、定期的口腔健康检查，是成年人口腔健康的基本保证。

①选择保健牙刷、软毛牙刷，每日早、晚2次仔细刷牙，刷牙宜采取竖刷法或短距离的横向颤动刷牙法。

②氟化物可以减少细菌产酸，也可以增加牙齿的矿化程度，因此，中老年人可以局部使用含氟制剂，如含氟牙膏刷牙等。

③少吃甜、软、酸、黏零食；用牙线、牙签清理牙齿邻面菌斑，辅以诸如叩齿、舐腭、运舌、鼓漱、鼓腮、按摩牙龈等传统口腔卫生方法，每天坚持进行对牙颌功能的自我锻炼和保养，防止牙齿及牙周组织的衰老蜕变。

④定期口腔检查，及早发现牙颈部的楔状缺损或龋齿，及时治疗。充填后的牙齿仍应注意牙颈部的清洁，以免继发龋坏的再度发生。

七、妊产期妇女的龋病预防

妊娠不直接影响龋病的易感性，但妊娠期妇女易发生龋病，这与口腔卫生状况关系密切，可能的原因是：①妊娠期间激素改变，可改变组织反应，口腔软组织容易发生炎症；②妊娠和妊娠性呕吐等影响，使唾液pH值稍有下降，可引起牙腭侧面酸蚀与脱矿；③妊娠期饮食的摄取次数和数量均有增加，以及偏食等；④妊娠期活动减少，日常生活不规则而放松口腔卫生；⑤妊娠早期与后期，由于存在流产或早产的危险，而失去及时进行口腔疾病治疗的机会，使病情加重，口腔卫生状况更差。

妊娠期妇女的口腔保健有两方面的问题，一方面是妊娠，分娩这样的特殊状态，应针对母亲的生理变化，进行口腔健康教育与指导；另一方面是母体内有不断发育的胎儿，应保证胎儿的营养，促进其口腔正常生长发育。妊娠期妇女对卫生知识更感兴趣，更容易接受有关健康的信息。此期的口腔健康教育对父母及儿童建立良好的口腔卫生习惯有长期影响。

1. 坚持口腔健康教育，提高妊娠期妇女的口腔保健意识，并指导她们掌握正确的口腔保健方法，局部用氟，有效刷牙，彻底清除菌斑，特别应加强进餐后的口腔卫生实践。产前咨询教育，教育孕妇如何维护儿童的口腔健康。

2. 定期口腔健康检查，早期发现口腔疾病并适时处理，促进孕妇口腔健康。保持良好口腔卫生，掌握控制菌斑的方法。

3. 建立良好的生活习惯，慎重使用药物，避免有害因素侵袭，影响胎儿正常生长发育。

4. 孕妇营养与胎儿口腔健康：在牙的发育阶段，营养缺乏可导致不可逆的改变，如牙钙化不全、釉质发育不全、错颌畸形、出生后易患龋病等。因此孕妇合理的营养对减少畸形、优生优育极为重要。合理营养、平衡膳食、摄取优质蛋白质、足够的钙、磷和维生素 A、维生素 D 等，可促进乳牙的矿化，可能会提高乳牙的抗龋力，对孕妇的健康和胎儿的生长发育非常重要。

八、老年人的龋病预防

随着经济、科学、文化和医疗保健的发展，人类寿命普遍延长，60 岁以上老年人在人群中的比例愈来愈高，老年人口腔保健已成为口腔医学的重要课题。

(一)老年人口腔疾患特点

流行病学调查资料表明，龋病是老年人最常见的口腔问题。龋病患病率高、治疗率低、因龋失牙严重；而龋病与牙周病的发生又成正相关关系。

龋病的年龄特征表明，牙齿的根面是老年人龋病最常好发的部位，即根面龋或牙颈部龋。老年期的患者，由于牙龈萎缩，两相邻牙的接触点因长期磨耗，由点的接触变成面的接触而使接触松弛，从而使牙间隙易发生食物嵌塞，龈乳头萎缩、堆积菌斑，且不易被清除而导致根面龋的发生。从临床表现来看，它也常伴发牙周疾病。有研究表明，发生根面龋的牙齿，很多都曾患过急性或慢性牙周疾患，如果仅对牙周疾患作处理，而对根面龋不施以治疗，牙周疾患也得不到好的治疗效果。

由于根面龋是伴随牙周疾患所发生的龋病病变，这两种疾患的发生，都与牙菌斑的存在有非常密切的关系，即使暴露的根面尚未发生龋病，菌斑仍然在局部存在。因此，消除牙颈部的菌斑，对控制根面龋和牙周病均具有积极的意义。老年人口腔易堆积菌斑的原因，与口腔组织器官的萎缩、牙齿邻面的磨耗和磨损、唾液分泌的减少、口腔自洁作用的减退、牙齿的脱落等有关。

(二)老年人口腔保健的要求

首先应加强同老年患者的接触，通常老年人情绪不够稳定，较固执，特别在离退休后往往有孤独感、无用感、闭塞感。但多数老年人还是想老有所为，想与社会保持接触。因此，在开展口腔保健工作时，要充分理解老年人的心理状态，从精神上思想上给予关心，给予照顾和支持，从老年人的实际出发，开展口腔卫生宣传教育。

(三)老年人口腔健康的目标

至少应以保持 20 颗功能牙，维持最基本的口腔功能状态，或者通过最低限度的修复，尽可能恢复口腔功能，保持老年人的独立生活自理能力，提高老年人的生活质量为目标。进行老年口腔疾病的防治，修复及护理等保健，对老年人群保持身心健康，延年益寿，提高生活质量具有重要意义。

(四)老年人口腔保健的方法

提高自我口腔保健能力：开展口腔健康教育、提高口腔卫生知识、改变不讲究口腔卫生的观念，学会正确的刷牙方法，适当补充氟化物，定期做口腔健康检查，注意饮食与营养，早诊断、早治疗等，提高老年人自身的口腔保健意识，同时也要促进家庭、社会与专业人员对老年人口腔健康的关心，做好老年前期的口腔保健工作。

掌握正确的口腔卫生方法

1. 刷牙　对刷牙的目的和重要性应进行反复多次的宣传教育。要改变老年人长期以来形成的口腔卫生习惯是件较困难的事情。首先，老年人要选择适合口腔卫生要求的老人用或成人用保健牙刷。其特点是刷头较小，刷毛软而有弹性，刷柄较扁而宽，容易握住，不易滑脱。其次，最好选用含氟牙膏，可以预防根面龋。除每天早晚刷牙外，每餐后刷牙，对中老年人都有好处，值得提倡。第三，刷牙方法力求简单，易掌握而又有较好的清洁效果。第四，老年人由于失牙较多，在紧靠缺失间隙的牙齿邻面，可用刷毛前端清刷。在刷牙过程中，对有卡环部位的牙面更应重点清洗。对无牙的老年人，也应对舌和黏膜的清洁作指导。

2. 口腔卫生辅助用品的使用　为了有效清除牙邻面间隙的菌斑，应配合使用其它口腔卫生辅助用品，例如牙间刷、牙线、牙签等。老年人由于牙缝较宽、牙齿稀松，光靠刷牙，还不足以保持牙齿清洁。在有条件时，推荐使用间隙刷，或者使用牙线洁牙，有利于去除邻面与根面的牙菌斑。老年人使用牙间刷比较方便，对能插入牙间刷的邻面间隙，每一个部位应刷洗数次，由颊面或舌面进入作刷洗。使用牙线不方便时，可借助牙弦器（持线柄）来固定牙线，在通过接触点后，进入邻面、龈沟、便可作上下移动清洁牙面。使用牙签剔牙，应选用扁平或楔状木质牙签，顺着每个牙缝的两个牙面缓慢滑动，不要用力过猛过快，注意不要刺伤牙龈组织，在插入牙间隙时，牙签前端朝向牙冠方向。可帮助清洗牙邻面的软垢与牙菌斑。另外，由于老年人牙间隙增宽，食物嵌塞的机会多，餐后用清水漱口是一种好习惯，但漱口不能代替刷牙，漱口不能完全去除菌斑，建议餐后也刷牙。

3. 清洁义齿　一般老年人口腔内多少都戴有义齿，要求义齿应有良好的适合性。例如，义齿的边缘、卡环及其附件的形态、冠修复的边缘位置等，除考虑审美外，更要有利于对菌斑的控制。在晚间临睡前应取下义齿，清洁后浸泡在冷开水中，这样有利于口腔卫生，同时使被义齿接触压迫的口腔组织得到休息。另一个值得注意的问题，戴义齿的基牙常常并发卡环龋，这与牙颈部的解剖结构和局部的清洁情况有关。因此，注意基牙牙颈部的清洁，在每次进餐后都应取下义齿清洁和漱口，及时除去局部堆积的牙菌斑。若已诱发龋病，更应及时进行治疗，防止病变发展，造成牙髓的损害，或导致牙齿从牙颈部折断而影响义齿的稳固性。

纠正不良卫生习惯与生活方式，如戒除烟酒嗜好，不用牙开瓶盖、咬硬物等。

4. 改善膳食营养状态　良好的营养状态对于疾病的预防和治疗的康复是不可少的条件。老年人由于牙齿丧失，即使已作义齿修复，功能的恢复也只能是一部分，咀嚼效率不高，对食物的爱好亦发生变化，再加之组织老化，味觉和消化功能下降，摄取营养不平衡的情况容易发生。老年人需要的热量、蛋白质比青少年少；但对钙、铁等矿物质，维生素需要量则随年龄增长而应增加。例如，戴有多个义齿者，易偏食，喜吃粑软的食物，可能导致蛋白质、B族维生素的摄取不足。若摄取糖类过多可使体质酸性化，钙的摄取不足易发生龋病和牙周病，一些带酸性的食品饮料，还易造成牙齿脱矿。因此，根据机体的需要，应安排好每天的饮食内容，针对每一位对象的具体情况进行单独指导。要严格限制各种甜食，多吃新鲜蔬菜与瓜果，安排合理膳食，保持良好的饮食习惯。

5. 定期口腔健康检查　由于老年人口腔卫生状况普遍差，口腔疾病发展变化速度快，应为老年人提供定期口腔保健，包括检查、洁治等对维持口腔功能状态必不可少。对根面龋的控制，可以局部使用氟化物涂布、氟化物漱口；为控制牙周疾患，定期进行洁刮治，除去菌斑和牙石。为改善口腔环境，对已发生的龋病、牙周病及牙列异常、牙槽黏膜形态异常等，都应作积极的相应处理。

6. 老年人的自我口腔保健活动是他人无法完全取代的，是保持老年人口腔健康的基础，但是，对于一些有严重慢性疾病的老人，如老年痴呆症、半身不遂等，由家庭成员或医务人员进行的特殊口腔护理，包括刷牙、洁牙、剔牙等也是必不可少的。

九、残疾人的龋病预防

联合国教科文组织（UNESCO）对残疾者的定义是“因身体或精神功能减退，丧失了谋求和保持一个适于就业机会的人”。WHO的定义为“由于先天原因，或因为年龄、疾病，或意外事故，使其身体或精神的完好性发生短期的或永久性损害，以致影响其生活自理、学习或就业能力者”。

按病因或症状不同，残疾的性质不同，可以有不同的残疾分类方法。WHO编制的残疾分类法，是按疾病→损伤→障碍→残疾的顺序划分，它包括3个明确的独立分类，每个分类都与疾病导致的不同结果有关。我国的残疾分类法是将残疾人分为5类：视力、听力语言、智力、肢体与精神病。

残疾人的生活自理能力大小，随着残疾性质的不同而有很大的差别。有些残疾人口腔基本健康，或者可以自我保护，例如，聋哑人可以通过特殊语言教育，使他们掌握口腔卫生知识与技能。但多数残疾人，尤其是躯体残疾或智力残疾者，由于丧失了生活自理能力，他们需要特殊的口腔保健与常规治疗。牙与口腔健康是残疾人最基本的生存与生活需求之一。

残疾人的主要口腔疾病也是龋病和牙周病等。Rhodes(1884)报告精神病患者的患龋率与正常人一样，许多病例还低于正常人，但残疾儿童的失牙数较多，充填率低。Orner(1975)对 212 名先天愚综合征儿童及其同胞的调查研究发现其患龋率低，只有其同胞的 1/3，50%的先天愚综合征儿童无龋。对于躯体残疾的儿童，龋均与其他组儿童比较，无明显差异，但“M”值最高，“F”值又最低，很少接受治疗。我国有关残疾人口腔疾病流调的资料很少，几乎是一个空白。华西医科大学对盲哑残疾人的调查表明，9～14 岁组患龋率为 43.3%，龋均为 1.4；15～24 岁组为 33.3%与 0.86。龋充填率为 7.4%，未治龋为 92.6%。另一份来自沈阳的报告表明，残疾学生患龋率比正常学生高，分别为 67.6%与 53.3%，龋均为 2.17 与 1.30，统计学差异均有显著性。作者 2006 年对成都市智障儿童口腔健康状况及口腔保健行为调查结果显示：成都市智障儿童恒牙 DMF 龋失补率 56.28%，龋失补均 1.47；乳牙 dmf 龋失补率 50%，龋失补均 1.46；牙龈出血、牙结石的检出率及平均区段数分别为：6～12 岁组 60.42%、64.52%、1.55、1.98；13～18 岁组 50.63%、85.73%、1.24、3.22。调查表明我国残疾儿童的口腔卫生状况比正常者差。从残疾人分类看，盲聋哑残疾儿童在接受口腔健康教育与自我口腔保健方面的问题比较容易解决。

残疾人的口腔保健有两个特点：一是口腔疾病本身的后果引起的各种损伤与障碍，甚至残疾；二是由于各种疾病引起损伤、障碍和残疾，使病人失去了自我口腔保健能力，因而需要采取特殊的口腔防护措施。否则，由于精神与智力或躯体残疾，使口腔卫生状况极差，而导致多种口腔疾病，可以加重残疾人的损伤与障碍。

残疾人普遍表现口腔卫生差，缺乏自我口腔保健能力，缺少必要的预防保健措施与适当治疗。需要口腔医务人员，家庭成员与其他社会服务人员的医疗与护理。相比之下，残疾人的口腔预防保健比较容易做到，而他们的牙病治疗则要困难得多。由于他们不能与口腔医生合作而使医疗变得复杂化。因此，残疾人的初级口腔预防保健十分重要，更有意义。

大多数残疾人缺乏口腔保健的主动要求，许多残疾儿童的家长与老师对口腔保健的要求也很低，许多口腔医生又怕为残疾人服务带来太多的麻烦，因此残疾人，尤其是残疾儿童应成为口腔保健的重点人群之一，为残疾人提供口腔保健服务应主动积极，有计划地进行。

1. 早期口腔卫生指导　肢体运动障碍程度轻，又完全无精神方面的障碍者，可如正常儿童一样能自行口腔清洁。重症患儿因不能自理，必须借助于监护者的帮助。为了使患儿能较好地维护口腔健康和参加社会性活动，早期开始功能训练和教育是十分重要的。同时应对残疾患儿的监护者进行口腔卫生指导，学习并掌握口腔卫生的具体方法，并坚持在日常生活中帮助儿童灵活应用。

2. 口腔保健用品的选择　残疾儿童所必须的口腔卫生用品选择，与正常儿童相似。主要根据残疾的程度和患儿的能力，选择清洁口腔的适宜方法，如菌斑显示液、牙刷、牙线、牙线夹持器、牙签、开口器等。若有电动牙刷、适宜残疾儿童使用的改良牙刷或水冲洗装置也可应用。

3. 特殊口腔护理去除菌斑　对于缺乏生活自理能力的残疾人，至少应帮助其每天彻底刷牙或用牙线洁牙 1 次，有效地去除牙菌斑，必要时使用电动牙刷或牙线。帮助残疾人刷牙应根据残疾人的具体情况选择一种比较容易操作的、舒适的体位与姿势。

4. 氟化物的适当使用　在可能的条件下，最好选用一种全身用氟方法，尤其对于残疾儿童，如饮用氟化自来水，氟化食盐；或口服氟片，或每天喝一定量氟化牛奶，并配合一种局部用氟方法，如每天使用含氟牙膏，或用氟水含漱，或者由专业人员使用氟凝胶等，将会有明显的防龋作用。

5. 窝沟封闭　窝沟封闭剂用于发育性残疾儿童预防龋病效果较为满意。应用的原则与正常儿童相同。

6. 减少糖与碳水化合物的摄取　减少糖与碳水化合物的摄取量与频率是预防龋患非常重要的步骤。可适当使用甜味剂，如木糖醇、巴拉金糖等。

7. 定期口腔健康检查　由口腔专业人员定期为残疾人提供检查、洁治、局部用氟、健康教育与适当治疗等服务。至少每半年到1年检查1次，发现问题及时处理。

十、唾液腺先天缺失或发育不全病人的龋病预防

唾液腺先天缺失或发育不全(aplasia)罕见，任何唾液腺均可发生，可单侧亦可双侧。单侧发生时，其余正常唾液腺可代偿性增大。唾液腺缺失或发育不全常伴头颈部其他异常，如鳃弓综合征。多个腺体先天性缺失或严重发育不全时，患者可有口干症状，并可伴全口性牙齿猖獗龋。检查可见唾液腺导管口未发育或不能进入。治疗为对症性治疗。

十一、口干症患者

口干(xerostomia)是口腔内唾液缺乏所引起的一种症状，唾液的量取决于其产生和消耗之间的平衡。如果唾液产生的量低于消耗量，则出现负平衡，表现为口干。产生口干感觉的阈值因人而异，有些病人有口干的主诉，但客观检查并无口干的征象。口干不是单方面原因引起的单一性疾病，而是一组症状。

唾液缺乏对口腔内各器官造成明显影响。口干时极易继发白色念珠菌感染。由于炎症，口腔黏膜变干变红，表面覆盖一层黏着力很强的黏液膜，很难将其揭脱。舌质红而充血，上皮萎缩，表面干裂。口底唾液池消失。患者主诉舌部烧灼感，味觉异常。口唇干裂，表面覆盖痂皮。口干造成猖獗龋或牙周病，牙齿常有缺失。由于损伤了口腔黏膜和牙齿，患者常咀嚼和吞咽困难，并可有语言障碍。

针对口干症的病因进行治疗，是最有效的方法。某些代谢紊乱，如脱水，通过补液可使唾液分泌恢复正常。通过调整药物及其剂量，口干也可得到减轻。由于张口呼吸，使唾液消耗增加，从而产生口干者，通过纠正不良习惯或消除引起张口呼吸的其他病因，也可得以缓解。对于那些有口干主诉，但无口干客观证据的许多患者，特别是老年人，其原因可有两方面：一是唾液轻度减少，二是患者口干敏感性的阈值降低。对此，可用轻型催唾剂治疗，如咀嚼无糖口香糖刺激唾液分泌。

十二、舍格伦综合征患者

舍格伦综合征(Sjögren syndrome，SS)，是一种系统性的自身免疫性疾病，主要特征为累及唾液腺、泪腺等外分泌腺，局部出现淋巴细胞浸润，影响腺体的正常功能。并且可出现系统性的损害，一些临床特征可与其他结缔组织病相重叠。1933看由瑞典眼科医师Sjögren首先描述。此病好发于中老年女性，除了口干、眼干症状外，还可有其他各系统的表现。由于各国诊断标准不一致，患病率从0.5%～3%不等。

口腔表现，大约有80%的舍格伦综合征患者有唾液分泌下降，即口干燥症(xerostomia)。舌表面呈绛红色，并有深的沟纹，味觉也可能受到影响。大约40%的舍格伦综合征患者有口咽痛，60%有咀嚼进食困难。唾液腺分泌下降导致唾液中酶的抗菌作用丧失。因此常伴有牙龈炎、口角炎和猖獗龋。同时还伴有干燥性角结膜炎，因泪腺分泌功能下降引起，出现异物感，泪少眼干涩，易疲劳。部分患者出现畏光，视力下降。若泪腺肿大，可导致睁眼困难，睑裂缩小。以及萎缩性胃炎、食管黏膜萎缩、吞咽困难、亚临床型胰腺炎、皮肤干燥或萎缩、类风湿性关节炎等全身表现。目前尚无理想的治疗方法，多采用对症治疗、免疫治疗和中药治疗。减轻口、眼干燥。保持口腔卫生，可以减少龋齿和口腔感染的发生。

对于这些因不同原因导致口腔唾液分泌减少，引起口腔干燥症状的患者，在对症治疗，多饮水、漱口滋润口腔的同时，特别应加强口腔卫生与保健。

1. 加强口腔卫生，提高自我口腔保健能力：开展口腔健康教育，提高口腔卫生知识，改变不良口腔卫生习惯，掌握正确的刷牙方法，适当补充氟化物，定期做口腔健康检查，注意饮食与营养，早诊断、早治疗等。

2. 掌握正确的口腔卫生方法：①刷牙，选择适合口腔卫生要求的保健牙刷和含氟牙膏刷牙，可以预防根面龋的发生。②口腔卫生辅助用品的使用，在刷牙的同时配合使用牙间刷、牙线、牙签等，可有

效清除牙邻面间隙的菌斑。③餐后漱口与刷牙，养成餐后漱口的好习惯，但漱口不能代替刷牙，漱口不能完全去除菌斑，建议餐后也刷牙。

3. 头面部接受放射治疗的病人，不仅口干，牙齿组织矿化程度也受影响，应用再矿化液，有助于预防或减少龋齿的发生。

4. 人工唾液的应用。人工唾液成分的处方较多，以前所用的液体大多含甘油，现在多模仿自然唾液的成分，并适当增加其黏稠性。

5. 刺激残余腺实质的分泌。过去常用毛果芸香碱，现在多用舒雅乐，一般剂量为每日 3 次，每次 1 片(25 mg)，饭前服。可连续服用，亦可每月停药 5 天间歇服用，并可与导致口干药物同时服用。这类药物可引起其他器官，如胆囊的分泌，产生相应的副作用。因此禁忌用于胆道及胆总管有闭塞者。

第七节　口腔卫生宣传教育的执行与评价

口腔健康教育应具有较强的计划性和目的性，并监测与评价执行情况，如果在进行口腔卫生宣传时单纯把口腔卫生信息灌输给公众，追求灌输量与波及人口数，无效果评价，也未考虑人群原有的信念、态度与价值观，这还是一种不完善的教育，带有随意性与盲目性。

一、口腔健康的目标

口腔卫生宣传教育与促进的目标是为了口腔健康，包括改进口腔健康状况，减少危险因素，改进服务与防护和提高公众及专业人员口腔卫生意识，以保证目标实现的措施为策略，不应列入目标的内容，对无法测量的状况也不列入目标。例如，将刷牙率定为目标，但由于同样是刷牙，但刷的时间长短、次数多少、清除菌斑的效果等个体差异很大，笼统地提刷牙率意义不大，而应提“有效刷牙率”或“有效的口腔卫生”，用口腔卫生指数或菌斑指数等来衡量有效与否，这就增加了该目标的科学性和可监测性。

目标是计划的核心，目标制定之后就应重视对各级卫生行政领导、各级卫生保健人员、口腔医务人员进行目标教育。因为口腔健康目标是计划管理和决策的基础，是各类卫生医务人员共同努力的方向，是各方人员协同一致达到预期效果的动力，同时也是对有限的资源进行合理分配的依据与最终评价成效的标准。因此一些国家和地区根据自己的情况并考虑全球性的要求，制定了本国和本地区的口腔健康目标。

口腔健康目标包括口腔健康教育目标，在制定目标时，应准确地包括四个基本内容，即特定人群、具体指向、可被衡量的尺度和目标预期实现的时间。

二、口腔健康教育计划的设计

口腔健康教育是口腔保健计划的组成部分，它对口腔保健计划的实施起到推动和加强作用。计划实施是为了保证目标的实现，因此设计要全面、严谨。

(一)确定有待解决的问题

目标人群存在的口腔健康问题，年龄、性别、受教育程度、经济水平以及他们的口腔健康知识、信念、态度与行为的情况，所能提供的口腔保健服务的状况与群体本身对口腔健康的要求与迫切程度。

(二)确定目标

把提高目标人群预防口腔疾病的知识作为目标，以美国 2000 年口腔健康目标为例，到 2000 年 95%的儿童与成年人懂得口腔疾病的一级预防方法。

1. 评估本目标实施的条件如资金、设备、专业人员，同时还应考虑目标人群原有的口腔卫生知识水平、要求程度、领导者及现行政策对本项目的支持程度。

2. 确定内容与选择方法围绕目标人群口腔健康问题的严重程度、客观可能提供的条件、人群主观的要求等因素综合考虑。自我口腔保健应是项目内容的主要部分。

3. 充分估计执行中的困难。

4. 评估效果对计划做必要的调整与修改。

以上四个步骤不一定按顺序进行，综合考虑，但要防止遗漏。

三、口腔健康教育的评价

对口腔健康教育的评价包括三方面内容：一是项目所提出的目标是否完成，二是项目的设计与执行是否合理有效，三是项目的投入与效益(社会效益与经济效益)比较。对口腔健康意识、信念、态度与行为的评价。

(一)口腔健康意识的变化

口腔健康意识是人们对有关口腔健康问题的一种思维、感觉和心理上的综合反应，一般体现在对口腔健康问题察觉后的反应，如对项目的需求、对某项口腔保健的需求、对口腔健康教育资料的需求、对口腔健康知识的需求等方面的变化。

(二)口腔健康知识的变化

口腔健康知识是促进行为改变不可缺少的因素，是对口腔健康信息学习的过程，而知识是行为的基础与动力。可采取配对式、选择式、判断式的问卷来了解目标人群掌握知识的程度。

(三)对口腔健康问题所持态度的变化

态度是行为改变的准备状态，是对人、对事、对物的心理与感情倾向，态度的固有性质是对人、对事、对物的评价，因此常用一对反义词来判断，多用“喜欢、不喜欢”，“热爱、不热爱”，“相信、不相信”。例如，用牙科审美指数(dental aesthetic index，DAI)来调查人们对错颌畸形的态度，就属于这种方法。这种方法可以对口腔健康教育项目、预防措施、口腔健康教育者的工作等做出评价——观察群体态度的变化。

(四)口腔健康行为的变化

行为是对知道并相信的东西付诸于行动，如个人有效的口腔卫生行为、就医行为、口腔疾病治疗之后的继续自我保健行为、选用预防措施的行为等，观察与调查项目实施前后的变化。行为的动力来自信念，信念是相信某种现象或物体是真实的，旧的不卫生信念诸如：“刷牙与牙健康无关，”“人老掉牙是必然的”和“牙好坏是天生的，治也没有用”，如果强烈地持有类似信念，是不能促进口腔健康行为的建立，当然强烈地相信口腔健康科学知识的人，无疑会促进健康行为的形成。但知而不行的现象也普遍存在，说明从知到行之间有着十分复杂的心理变化，受着多种因素的影响，实际体现了人们价值观的自相矛盾，如 Lalonde 所说“大多数加拿大人民都希望身体健康长寿而不希望疾病或短命，但是当需要人们为保持健康而牺牲一些短时的快乐时，他们却不愿摒弃种种自我放纵行为，也不愿为预防疾病而忍受一切不便。”帮助受教育者认识这种情况，促进愿望与行为一致是一项重要的健康教育任务，也是健康教育的难点所在。

观察行为的变化，一般多采用选择式、填空式、答题式的问卷进行调查，设计问卷时应注意准确性，以免统计分析时造成困难，例如，在问刷牙时，不要设计“天天刷、经常刷、偶尔刷、不刷。”因为天天刷与经常刷的界限不清，偶尔刷与不刷也无多大区别。所以可设计为“每天早晚 1 次，每天早上 1 次，每天晚上 1 次，每周 2～3 次，每月 1～2 次，不刷”，这样对刷牙行为调查较为准确。问卷调查的抽样方法均应遵照流行病学调查原则，如果目标人群文化水平低，可采取个别访问式调查，然后由调查员代笔。

(五)社会环境变化

主要指口腔卫生方针、政策的变化，如全国各级牙病防治机构的建立，口腔健康教育计划被主管行政部门认可，并以指令性文件要求实施如“全国学生龋病、牙周病的防治方案”。市场上提供了可供选择的符合卫生标准的口腔保健用品。医疗服务单位增加了口腔预防保健的服务等。社会环境变化在短期内不易显效，需要长期、连续扩大口腔健康教育的影响方能显效。

以上五个方面是评价的主要内容。评价方式有口腔健康教育者自我评价、目标人群评价、知情人评价等。

第八节　口腔卫生宣传教育的方式

口腔健康教育的任务是要帮助人们在口腔健康方面学会自助，使人们在掌握有关知识后自觉地去实践。健康教育不仅仅传播信息，还要考虑影响健康行为的心理、社会和文化因素，传统的观念与习惯，个人或群体对口腔健康的要求、兴趣等，以确定所要进行的口腔保健内容与相应的教育方式。以下是在进行口腔健康教育时常常采用方法。

一、个别交谈

口腔专业人员就口腔健康问题与预防保健问题，以及口腔疾病防治方法、项目计划、评价等与患者、领导、家长、居委会成员、保健人员进行交谈、讨论。此方式是双向的信息交流，交谈的针对性强，讲座讨论比较深入，效果好。

二、健康咨询

健康咨询实际上是医务人员与病人之间、或与群众之间就有关口腔卫生知识方面的问题，特别是疾病的防治问题进行的解释与问答，是最直接，也是最让病员信服与接受的一种卫生知识普及形式。主要任务是解答大众提出的各式各样的问题，给病人出主意想办法，传播口腔科学知识，指导口腔保健方法。知识可深可浅，内容可宽可窄，简便易行，灵活自如，是医院或家庭进行口腔卫生科学知识普及的方法，也是医务人员应尽的义务。例如，患者就医时的随诊教育，不只是医生单向传授知识，而是患者带着问题寻求帮助，有问有答有实例地交流。医务人员设身处地理解与帮助他们，就病员存在的卫生问题进行直接指导，是最为有效的卫生宣传方式，特别对儿童与学生更为有效。

三、讨论会

座谈会、专家讨论会、专题讨论会，听取群众意见会等。参加者除卫生专业人员、决策者之外，应广泛吸收不同阶层的群众。如果要推广一项口腔预防保健的新技术，就应组织讨论此项目的可行性，项目的推广价值、效益，公众接受的可能性以及科学性等，这种会议要注意吸收不同观点的专业人员与新闻媒介。如果是一项具体口腔保健在学校的实施，应该请校长、教师、家长与学生共同参加讨论。各种小型讨论会既是很好的教育方式，也是调查研究的方式。

四、专题讲座

专题讲座的特点是专业和针对性强，目的明确，内容突出，宣传教育的效果较好。专题讲座多为个人的系统发言，因而首先要确定专题，指定专人讲解。讲解人事先应对听讲对象有所了解。根据他们的文化程度、理解能力、具体要求等，拟定讲解纲要，搜集资料，编写讲稿或发言提纲，必要时，可印发讲义。专题讲座往往是一次一个专题，比较系统全面地介绍某一种口腔疾病的防治知识，或某个方面的口腔科学知识。为提高讲座效果，在条件允许的情况下，可以利用挂图、照片、模型、幻灯等形象材料，进一步说明讲解的内容，帮助听众加深理解，提高教育效果。

五、大众传播渠道

如报刊、杂志、广播、电视、电影、街头挂图与橱窗等传播新的口腔保健信息，反复强化公众已有的口腔卫生知识，改变不健康的行为，如频繁吃零食、不刷牙等。大众传播渠道的优点是传播迅速，覆盖面大，能较快地吸引公众注意力，使之集中到有待解决的口腔健康问题上来。在大众传媒中进行口腔健康教育，要求其内容简明扼要，重点突出，结构严密，播音时要语句清晰，感情充沛，速度适中，时间也不宜过长。

在大众传媒中，20 世纪 60 年代，美国为了有效地预防牙周病，开展了“牙周电视运动”。由于人们牙周健康知识的增长，个人掌握了有效的口腔卫生措施，牙周健康情况得到普遍改善，再通过大众传播的渠道，将以上的信息反馈给公众，鼓励人们更加重视牙周自我保健。国内中央和省市电视台也经常举办口腔健康教育专题节目，各电视台、电影制片厂电视部和各级健康教育机构也积极创作和录制口腔卫生科普电视片。

六、学校、社区的健康教育活动

在街道居民区、乡村、社会团体或单位(工厂、学校、机关)进行的口腔健康教育的活动，主要使人们提高对口腔健康的认识，引起兴趣，产生强烈的口腔健康愿望，寻找口腔健康教育的资源。通常是帮助进行口腔健康调查，了解对口腔健康的需求，为制定计划打下基础，在制定计划过程中有意识地对不同层次的人进行教育，以增强目标人群对实施教育计划的责任感。

由于学校是青少年学生聚集的地方，中小学生正是长知识、长身体的重要时期，在学校进行口腔健康教育，让学生掌握正确的口腔健康知识，建立口腔健康的新观念，提高学生自我保健的能力，预防口腔疾病的发生极其重要，而中小学生在校期间便于组织和管理，口腔健康教育活动在学校进行，效果最好。有研究表明：以老师和学校为媒介的口腔健康教育模式对中小学生口腔卫生状况的改善效果，优于以家长为媒介的口腔健康教育模式。而老师在口腔健康促进活动中起到了非常重要的作用。也有研究者就口腔健康教育对改善中学生口腔卫生状况的效果评价进行的研究结果表明：试验3个月后，教育组学生的口腔卫生指数(OHI)与对照组相比有明显改善，牙龈指数(GI)也有明显下降，结果说明增加青少年口腔保健的知识和行为对口腔健康状况的改善是行之有效的。

七、卫生小册子、宣传单、卫生展板等宣教形式

(一)卫生小册子

卫生小册子一般指简便的卫生图书，各种装订成册的卫生宣传教育文字材料。它集中成册，内容系统，知识丰富，文图并茂，通俗易懂，便于携带，易于保存，深受群众欢迎。卫生小册子都是比较全面、系统、详细地阐述某个专题范围内的卫生科学知识，包含着丰富的科学内容，如宣传防治某种疾病，既可把病因、症状、体征、治疗措施和预防方法具体生动地叙述出来，又可把某些保健措施具体地交待明白。

卫生小册子作为人们学习卫生知识的教材。一定要做到科学上准确无误，选用那些既有科学依据，又适合群众需要的科学知识。文章要新颖而有情趣，要按照卫生学科的规律，用精练的语句，形象化的语言，由浅入深地叙述清楚，以增强阅读者的兴趣，寓教于乐。

(二)卫生宣传单

卫生宣传单是一种针对性和时效性很强的宣传教育形式，主要用来配合临时性卫生活动和紧急性卫生措施，最适宜基层单位编写、印刷，用来普及卫生知识。

卫生传单的编写，要求每张传单编写一个内容，可采用讲话、科普文章、问答、对话、儿歌、顺口溜等形式，比较详细而透彻地讲明科学道理，提出具体要求，字数在1000字左右，传单的标题必须醒目、新鲜、别致，具有引起读者兴趣和情感的作用；内容要详略得体，层次分明，叙述确切；语言要生动活泼，具体形象，富于趣味性和感染力。

(三)卫生展板

卫生黑板报、墙报、壁报、宣传板等都是设备简单、举办灵活、形式多样、为群众喜闻乐见的宣传教育形式。由于它经济实用、简便易行、结合实际、更换及时，因而在医院、厂矿、学校、街道和农村中普遍应用，效果良好。

卫生展板的设计，尽可能美观大方，具有吸引力。包括字体、标点、格式、颜色及装潢等。字体最好运用群众习见的手写体、印刷体或美术字。色彩宜素淡、柔和、富有感染力和吸引力。装潢应得当，可用图案、花边、彩色照片、宣传画等加以装饰，使标语更加形象，更具有吸引力。

八、网络教育

因特网的发展促进了人类教育模式的转变，电子计算机的多媒体技术已成为包含大量知识的教育工具，Internet的广泛应用也将改变传统的健康教育方式。多媒体远程教学将大大改变传统的教学，医师对患者的教育已不受时间和地点的限制，学生能够以自己的方式在自己家中求学，医师与患

者之间可通过电子邮件方式讨论问题。

如果想要获得有关保健知识或者求医诊疗信息，在完成网络联接的电脑上搜寻，就可以找到患者所需要的海量信息。健康教育网站的开通，使希望获取卫生保健知识和诊疗信息的人，足不出户就可从电脑上查阅获得；特别是运用现代化高科技手段开展健康教育和保健知识宣传，体现了“科技服务于人”的思想，网站里的求医导诊信息也更加方便了群众。

以上不同的教育方法都有其优缺点，且不能互相取代。在不同的情况下选择不同的方法，才能收到较好的效果。单纯机械地选择教育方法去追求教育效果是行不通的，重要的是教育者对受教育者的真诚关怀。

（万呼春）

第二十三章　牙面生态膜致病力的调控

现在，口腔医学界已经认识到龋病是在牙齿表面的生态膜下产生的，因此，过去几十年中，许多人对消除牙面生态膜或改变生态膜内的致病因素或致病能力给予很大注意并在多方面作了探索，也取得了一些有价值的成绩。现在分别介绍如下。

第一节　清除牙面生态膜

牙面生态膜是牙齿萌出后，口腔细菌堆积在牙齿表面自然形成的。生长在牙面的生态膜并非都是致病的，只有当牙面生态膜内的细菌组成或膜内的细菌代谢失去平衡，产生不利于人体健康的物质才会发生疾病。

从理论上讲，将牙面堆积的细菌清除掉，保持牙面的清洁，就可以使牙齿不患龋病，但是，实际情况并非如此，要除掉牙面堆积的细菌膜并不容易，牙面生态膜与牙齿黏附很紧，迄今为止尚未找到一种能将牙面生态膜清除干净而又不伤害口腔组织器官的方法。

人们以为生活中常用的漱口刷牙就可以将牙齿弄干净，虽然漱口刷牙是长久以来人们已经接受的一种口腔卫生措施，但在清除牙面生态膜的效果上，还是远远不够的。过去也有人在这方面做了一些探索，看法和结论也不一致。

King(1951)在人群中检验了几种口腔卫生措施的效果，认为常规的用牙膏刷牙可以明显减少牙面细菌的数量。Gold、Lowary与Saffir(1979)在人群中做的实验表明，用牙膏刷牙可以大幅度减少牙齿表面细菌数量达90%以上，用水漱口5分钟，可以减少牙面细菌数量50%以下，用过硼酸钠溶液漱口可以减少牙面细菌数量75%～80%。斋藤邦男等人(1980)在63名成年妇女做的实验观察显示刷牙可以减少牙齿舌面和腭面的细菌数量。

常规的漱口刷牙要完全清除牙面的细菌生态膜还是不可能的，特别是牙齿上龋病的好发部位，如咬合面的点隙沟裂和相接牙邻面。再有一个情况就是刷牙的方法问题，各人、特别是儿童刷牙方法不规范。20世纪后期，有学者提出建议建立职业性牙面生态膜控制(professional plaqie control)和监控口腔卫生。前者指由口腔医学专业人员，如医师、护士和卫生保健员按计划定期给儿童作全口洁牙和局部用氟化物处理牙面并进行口腔卫生保健教育。后者是指由口腔医学专业人员或教师对儿童口腔卫生行为进行指导和监督。

Arelsson与Lindha(1977)在瑞典216名儿童中，作连续5年的口腔卫生保健试验，每2个星期作一次职业性洁牙并用单氟磷酸钠涂搽牙面，结果显示儿童牙面生态膜的量和龋病损害发生数都明显减少。Rosa等人(1979)在180名青少年中做的观察，在口腔医务人员指导监督下用牙膏刷牙，显示出明显的减少牙面生态膜量的效果。

Horowitz等人(1980)对168名儿童作为期3年的观察，让儿童在刷牙后再用牙线清除邻面生态膜，对降低邻面龋有明显效果，降低龋发生数达36%。Creig等(1981)，Ashley与Sainsberg(1981)，Emilson等(1982)，King等(1985)，Wikner(1986)，Holmen等(1988)的临床研究都证明职业性洁牙并配合局部应用氟化物处理，加上常规刷牙与/或监控口腔卫生对控制牙面生态膜量与/或降低龋发生率有明显效益。

Hoshino等(1989)在少数对象中做的临床试验显示漱口有抑制牙面生态膜在摄取糖食后pH值下降的效果，但必须漱口多次才行。但Addy等人(1982)在少数对象作的临床试验则显示用牙膏刷牙或漱口对控制牙面生态膜无用。

电动牙刷的问世对施行口腔卫生和清除牙面

生态膜起到很好的作用，根据 van der Weidman 等(1995)与 Walmsley(1997)的临床研究均认为电动刷牙对清除牙面生态膜有更优越的效果。

近年来，市场上出售一种新型的牙刷称为声波震动牙刷(sonic toothbrush)，据称其清除牙面生态膜和口腔卫生有更优良的效果。曹慧珍等人(2003)的临床研究显示声波震动牙刷可以使牙面生态膜指数下降 20.7%～23.5%，但 Warren 等人(2004)比较了声波震动牙刷与 Oral B 振动/旋转牙刷的效果，认为前者在去除牙齿邻面生态膜的效果不如后者。

第二节　调控牙面生态膜的生长与细菌组成

由于牙面生态膜是经过一个相当长的时间形成的，而且口腔菌系的存在对人或其他动物的机体，只要维持在平衡状态，是有益处的。要将牙面定植的细菌完全彻底除去几乎是不可能的。对预防龋病而言，关键是消除牙面生态膜的致病因子或其致病能力。在这方面，首先提到的是调控生态膜内的细菌组成，使之与机体保持生理上的平衡。

一、抗生素

20 世纪 50 年代有不少人探索用抗生素来抑制牙面生态膜内的革兰氏阳性细菌，主要是致龋菌，先是乳杆菌，后来则包括致龋链球菌的生长。

Zander 与 Bibby(1947)，Webman 等(1949)在鼠身上作的实验，服用含青霉素的水溶液可以使口腔菌系向产气菌-产氧乳杆菌(Bacillus lactis aerogenes)转移，并显示出抑制耐酸菌的作用。White 等人(1949)在牙粉中加入青霉素(1000 u/g)可降低口腔内的发酵乳杆菌数量，大剂量青霉素则会使口腔内的耐酸菌被革兰氏阴性杆菌代替。Fosdick 等(1951)做的临床研究，早上和晚上用青霉素溶液漱口，含青霉素的牙膏刷牙或青霉素药锭含化均可使口腔内的嗜酸菌持续降低并使龋病发生率下降。但 Fitzgerald 等(1950)的临床研究表明长期使用青霉素牙膏刷牙会使口腔细菌产生耐药性。

Mitchel 与 Holmes(1965)用万古霉素油膏涂搽牙面可以使牙面生态膜量减少。Englander 与 Keyes(1971)在田鼠口腔内做的实验表明局部应用万古霉素可以减少牙面生态膜内的变链球菌数量，使之达到检测不出的程度，在儿童身上做的研究表明局部应用万古霉素可减少龋损的发生。

Loesche 等(1971，1973)用 5%卡那霉素局部涂搽，观察 3 年，显示牙面细菌的积聚和龋病损害的发生都受到抑制。Lobene 等(1969)用红霉素处理牙面可以使生态膜内的细菌量减少 35%。Keyes 等(1966)，Rosanis 等人 1979)报告螺旋霉素有抑制牙面生态膜生长的作用。

Stallard 等(1969)，Volpe 等(1969)报道用 niddamycin 0.1%溶液含漱口腔有抑制牙面细菌堆积的效果。

20 世纪 70 年代，学者从灰绿色链球菌培养物中分离一种叫做放线光霉素(actinobolin)的物质，Hunt 等(1971，1973)提出种抗菌物质具有很强的抑制致龋菌的能力，在鼠身上做的实验表明 37.6ppm 的放线光霉素可以抑制鼠的患龋率达 81%。

还有一些学者报道用其他抗生素来控制牙面生态膜的生长与细菌积聚，但是，长期多次应用抗生素的结果，如所周知，会使细菌产生耐药性，其效果会逐渐减弱甚至无用。

二、化学药物和表面活性剂

应用化学药物来控制牙面细菌，其目的在于改变牙面生态膜的病理状态使之向生理状态转移。

口腔医学临床与预防保健工作中广泛使用氯己定(chlorhexidine.，又称洗必泰 hibitane)，是一种皮肤和黏膜消毒药物，对革兰氏阳性和阴性细菌均有较强的杀灭作用，不受血液和血清的影响，对皮肤和黏膜的刺激性也很小。Loe 等人(1969，1970，1972)的临床研究证明每天用 0.2%氯己定溶液含漱，可以控制牙面生态膜和龈炎的发生，在实验室模型上也证明有防止早期龋形成的效果。

Loe 等人(1976)，Lang 等人(1982)在儿童身上

作的研究表明氯己定有抑制牙面生态膜形成和生长的作用，其效果不如其防治龈炎的效果。

氯己定是一种表面活性物质（surfactant）能很快被吸附到细菌体表面带负电荷的物质上，如脂多糖的磷酸基团和蛋白质的羧基上，溶解度大。Ciardi 等人（1981）在实验室的研究证明氯己定能明显抑制表兄链球菌 6715 的生长、蔗糖内产酸和对玻璃管壁的黏附。Kozai 等人（1991）的临床试验证明局部应用氯己定溶液涂搽牙面可以使生态膜中的变异链球菌（MS）减少或消失。Cai 等人（1994）的研究证明氯己定的亚致死浓度能干扰或改变口腔内血链球菌和变异链球菌的疏水性或黏附性。

一些表面活性剂也对牙面生态膜的控制有效。Lim 等人（1982）报道月桂酰类化合物，Gaffar 等（1981，1982）发现氯化苯甲乙氧铵（benzothonium chloride），Llewelyn（1980）和 Lim 等（1982）发现氯化十六烷吡啶（cetyl-pyridinum chloride），Bowen 等（2000）发现，ketaprofen、Kim 等（2003）报道壳多糖寡糖（chitooligosacharide）衍生物，Badria 与 Zidan（2004）报道喹啉、儿茶酚（catechol）、吐根碱（emetine）、黄酮（flavone）等均有一定控制牙面生态膜和防止龋病发生的作用。

Orstavik 与 Ruangari（1979）研究报道：用碘溶液涂搽或紫外线照射牙面均显示有抑制牙面生态膜生长的作用；Newbrun 等人（1980）证明含碘牙线有明显减少牙齿邻面生态膜内变链球菌数量的作用；Firestone 等人（1982）在动物实验证明过氧化氢或过氧化脲有高度抑制牙面生态膜形成和龋病发生的作用。

三氯羟二苯醚（2，4，4'-tri-chloro-2'-hydroxydiphenyl ether）是一种非离子性酚类化合物，具有疏水性和亲水性，抗菌谱广，毒性低等特点，能吸附到细菌膜的脂肪上，从而影响细菌体内外的运送机制，使菌细胞内的成分分裂，细胞溶解。Lindhe（1990），William（1998）均曾报道三氯羟二苯醚有良好的去除牙面生态膜的作用。

Mankodi 等人（1987）在人口腔内用一种称为 listerine 复合消毒剂，由麝香草酚、桉油醇、薄荷脑组成，作为漱口剂，具有明显抑制牙面生态膜形成和生长的作用。Rykke 与 Rolla（1990）用含有焦磷酸盐的牙膏刷牙，证明具有清除牙面生态膜的作用。Simmonson 等（1991）用一种叫做 delmopinol 的氨基醇，它具有亲水性和疏水性，在人口腔内作的实验，显示有抑制牙面生态膜的作用，且比氯己定还大。

三、酶

在牙面生态膜一章中，已经述及水不溶性多糖是构成生态膜的最重要组分，20 世纪 60 年代末 Block 等人 1969）、Bowen 等（1971）曾经从一种真菌培养物上清液分离出葡聚糖酶（dextanase），在动物实验中，用这种酶饲养田鼠，结果显示田鼠的龋病和牙周病的发生都受到抑制。Fitzgerald 等人（1968），Konig 与 Guggenheim（1968）在动物实验中证明葡聚糖酶仅对不成熟的牙面生态膜才有抑制作用，对成熟的生态膜则抑制作用很小，甚至无用。Kelstrup 等人（1976）在人口腔内用变聚糖酶（mutanase，α1，3 葡聚糖水解酶）做的试验表明此酶可以抑制牙面生态膜的生长，变聚糖酶对口腔黏膜有颇强的刺激性，会产生舌痛和口腔溃疡。

Ciardi 等（1981），Takahashi 等（1982）的研究则证明葡聚糖酶有抑制变异链球菌在玻璃面黏附的作用。有学者（1989）在实验室研究证明神经氨酸酶（neuraminidase）有抑制血链球菌和轻链球菌在 SHA 上面吸附的作用。

四、金属离子

Fischman 等（1973）报道用 5% 枸橼酸锌水溶液含漱可以抑制牙面生态膜的生长。Skjorland 等人（1978）在人口腔内比较了几种金属化合物对牙面生态膜的作用，显示锡化合物（氯化锡、氟化亚锡）具有显著抑制生态膜形成和细菌积聚的作用。

Beighton 与 McDougall（1981）在鼠身上作的研究表明汞、钒、钼、铁与氟均具有明显抑制生态膜内变异链球菌生长的作用。Harrap 等人（1984），Saxton 等人（1988），Giertsen 等人（1989）均报告枸橼酸锌具有明显抑制牙面生态膜生长的作用。

五、替代疗法

这是一种通过化学物质或基因工程将生态膜中某种与龋病发生相关的细菌的毒力因子钝化，使其失去致病能力。将这种变异菌株在“感染窗”时期定植于儿童口腔内，这样使牙面生态膜内的细菌组成发生质的变化，从而达到降低龋病发生的目的。

Hillman 等(2000)用重组 DNA 技术，将变异链球菌转化为 LDH 缺陷株，用之植入牙面，可以使牙面的乳酸产量降低到测量不出的程度。Clancy 等人(2000)将唾液链球菌 57-I 的 ureABCEFGD 操纵子整合到变异链球菌染色体上，这种重组的变异链球菌变异株在有葡萄糖和尿素存在时，调整生态膜内的 pH 值下降能力和表达尿素酶活性水平成比例地增加，在无菌鼠实验中，将这种变异株植入动物口腔内，动物的龋病发生率下降。

六、变链菌素

变链菌素是由变异链球菌合成的细菌素物质。变链菌素(mutacin)的发现引起很多人的关注。Caufield (1985)曾将不同型的变链球菌产生的变链菌素分为 4 型，各型变链菌素的结构和抑菌谱都不一样。

变链菌素具有抑制其本身生长繁殖的作用。Gronroos 等(1999)曾经在 19 对母子中检查口腔内变链球菌产生的变链菌素与细菌越代传染的关系，结果显示变链菌素有比较稳定的活性，对细菌的越代传递有一定关系，对变链球菌的早期定植也起到抑制作用。

Balakrishnan 等(2001)从 272 株链球菌、肠球菌和葡萄球菌产生的细菌素样抑制物(bacteriocin-like inhibitory substances，BLIS)中查出有 14.3% 的菌株能产生抗 MS 的 BLIS，这些菌株具有相当多的基因多态性，选择其中具有抗 MS 细菌素物质的菌株，可以用于控制牙面生态膜进而达到控制龋病发生的效果。

Komiya 等(2005)在龋敏感者和抗龋者各 8 人中分离出 319 株变异链球菌，研究了它们的基因多态性与产生变链菌素的关系，发现两组人群的变异链球菌产生的变链菌素的产量和抑菌谱明显不同，作者认为变链菌素的产生可能对细菌的定植具有重要意义。

从上面介绍的少量资料可以看出，利用细菌本身产生的细菌素，加以人工的适当调控，使其对牙面生态膜发挥一定的影响，从而起到抑制龋病发生的效果，这是很有可能的。

第三节　调控牙面生态膜内的物质代谢

生态膜内与龋病发生相关的物质代谢最重要的是产酸活动。Kesel 等人(1948)的研究表明碳酸铵是最有力的抑制细菌产酸的化学物质。

Oppermann 与 Rolla(1980)在人口腔内作的实验证明氟化亚锡可以抑制生态膜内细菌的产酸，使其中 pH 值维持在 6.0 以上达 6 小时。氯化锌和氯化锡也有此作用，但维持时间较短(在 pH5.5 时，2 小时)。

Afseth 与 Rolla(1982)的研究证明用铜盐(0.25mM/L)与锌盐(5.0mM/L)协同作用可抑制牙面生态膜内的产酸活动。

Harrap 等人(1984)的研究表明所有锌化合物均有抑制生态膜内产酸的作用。He 等人(2002)研究证明 0.2mM 氯化锌有抑制牙面生态膜中变异链球菌、唾液链球菌、干酪乳杆菌和放线菌产酸的作用。

牙面生态膜内除了产酸的代谢活动外，也存在产碱性物质的代谢活动。Turkheim(1925)发现抗龋者唾液内的氨含量高于龋敏感者。Grove 等人(1935)指出唾液中的低浓度氨(4 mg/100 ml)是龋病敏感性的重要因子，他们的研究发现龋敏感者唾液的氨含量为 2.1 mg/100 ml，而抗龋者为 5.6 mg/100 ml。但是，他们的结论遭到 White 与 Bunting(1935)和 Youngburg(1936)的质疑，这些人的研究却表明龋活跃者唾液内的氨含量变化幅度很大。

Stephan(1940)认为唾液中存在尿素酶，可以把唾液中的尿素转变为碳酸铵。Wach 等人(1942)的研究证明用尿素作为漱口剂，Dodds 在 1926 年作的研究说明唾液中的尿素是很少的，可以缓冲牙面产生的酸，但此种作法维持的时间很短。

Burne 与 Marquis(2000)发现口腔细菌可以利用精氨酸产生氨，后者可以缓冲牙面生态膜内的酸性物质。Nase 等人(2001)，Ahola 等人(2002)的研究表明鼠李糖乳杆菌在牙面生态膜中可以产生碱性物质以缓冲其中的酸，他们称这种现象为原生物干预（probiotic intervention）。

有研究报道一种含精油的漱口剂（含麝香草酚、桉叶油、薄荷和柳酸甲酯），可以减少生态膜内的酸类物质 36%。

迄今为止，牙面生态膜在龋病发生中的作用已经很明确，因而在防治龋病问题上，控制或消除牙面生态膜的致病作用具有非常重要的意义。但是，从本文介绍的众多资料来看，要完全彻底去除牙面生态膜是不可能的，也是不必要的。只要在调控生态膜的致病力或致病因子上努力，则龋病的防治问题就可以得到比较满意的解决。

（岳松龄）

第二十四章 氟化物在预防龋病中的应用

在过去60多年时间里，利用氟化物来预防龋病是众多防龋措施中最重要的一种，其应用面之广，影响之深，效益之大，迄今为止，尚无其他措施可以与之相比。

Dean 等人(1942)在美国4个州21个城市调查7000多名12～14岁儿童的龋病发病情况时，发现饮水含氟量为0.6 mg/L 地区的儿童患龋率比饮水氟浓度为0.2 mg/L 地区者低50%。由此，他们认为饮水中的含氟量与龋病发生有重要关系。美国从1946年开始在 Brontford，Grand Rapids，Michigan，Newburg 等城市，不久，加拿大也在一部分城市实施饮水加氟的措施，其规范浓度达到1.0 mg/L(1ppmF)。4年后，Dean 与 Arnold 在 Grand Rapids 和 Michigan 作的复查，显示两地年轻人的牙齿发育良好，患龋率明显降低。继后，Knutson (1952)称，根据美国牙医学会的调查，美国实施饮水加氟的地区，居民患龋率降低了65%。

Dean 于1956年撰文评价了 Grand Rapids，Newburg 和 Brantford 三个地区饮水氟化的经验，其中等城市6～10岁儿童患龋率降低40.7%～76.5%。接着，Hill(1959)报告在 Evanston，Tank 等人(1962)报告在 Corvallis 和 Oregon 饮水氟化使儿童患龋率减低的情况(参阅 Cox GJ：Fluoride research and related development，JADA 1962，64：612)

Jenkins(1963)报告美国有3500万人接受氟化饮水，英国也已有三个示范区居民接受氟化饮水。Leatherman 与 Ellis(1964)报告到1964年，全世界已有41个国家和地区实施了饮水加氟防龋措施。我国香港于1961年，广州于1965年，台湾地区于1978年实施了饮水加氟防龋(参阅：魏赞道主编饮水加氟防龋问题的特别报告贵州人民出版社，2000)

很多国家和地区推行饮水加氟的结果，的确收到了实际的防龋效益，但与此同时，确又受到不少人的质疑和反对。首先，氟及其化合物是剧毒物质，虽然饮水氟化措施中加入的氟化物的量和浓度很低，但是加氟是通过自来水系统供应，无论是生活用水或其他用途用水，都受到氟化物的污染；第二，通过自来水加氟带有一定强制性，它违反了公民的自由选择权；第三，多年来实施这种措施后也不断发生一些虽然不很严重但却值得重视的毒副作用，从而更加加重了人们的反对情绪；第四，实施饮水加氟，必须要建立一套严格的科学管理体制，否则，一旦失控或不经意的疏忽，就会造成严重后果。

实施饮水加氟的同时，人们发现氟的防龋作用，主要体现在局部，特别是牙齿萌出以后。于是人们对于局部应用氟化物来预防龋发生很大兴趣并作了大量研究工作，创建了很多局部用氟防龋的方法。

第一节 全身系统性用氟防龋

已有大量的研究介绍了饮水加氟防龋的历史。Bull(1950)报告在 Sheboygen 与 Wisconsin、Hill (1950、Evanston)、Ast (1950、Kingston-Newburgh)、Chrictzberg 与 Lewis (1958、瑞典)、Rose (1963、英国)、Kunzel (1965、德国)、Karl-Marx，Whittle 与 Downer(1979、Birmingham)、Gulzow 与 Maeglin(1979、瑞士)、Basel，Burt 等(1982、Goldwater)、Cloris 等(1988、加拿大)、Brezina 与 Baranchuk(1991、阿根廷)、Schweinberg(1992、前东德)在饮水加氟的情况，这些报告都证明饮水加氟后取得的明显防龋效果，有的报告还显示饮水加氟后，同龄儿童的龋病发生率降低80%以上。

Hill 的报告指出饮水加氟对恒牙的防龋效果大于对乳牙者。Ast 的报告认为在牙齿发育时期饮用加氟水，其防龋效果比在牙齿发育成熟后好。Cloris 等人的报告则指出居住在氟化区 5 年以上的儿童的 DMFS 比居住 5 年以下者低。

Schweinsberg 等人（1992）总结前东德饮水加氟的经验指出：虽然龋病发生率下降了，但氟斑牙的发生率却增加了。

Erdal 与 Buchanan（2005）总结美国饮水加氟 60 多年的经验时，明确指出近 30 年来美国的氟中毒现象正在增加。

全身系统性摄氟防龋措施除了饮水加氟外，Leatherman 与 Ellis（1960）的还介绍了在奥地利、澳大利亚、加拿大和南斯拉夫推行用口服氟化物片剂防龋；瑞士曾用过食盐加氟；奥地利部分地区实行在牛奶中加氟防龋。

Dean 于 1956 年就曾建议在儿童牙齿钙化期服用氟化物片剂防龋。Kmusic（1961）在斯洛文尼亚给 168 名儿童服用氟化物片剂，龋病发病率下降明显（12.93%～86.8%），而且未出现氟中毒情况。Ziemnowicz-Glowacka（1960）在波兰 Lodz 地区给 8 千多名儿童服用氟化钠片剂，第二年实验组儿童平均 DMF 比对照组儿童减少 7.1%～38.5%，第三年则两组 DMF 相差 21.6%～42.4%。Schutzmannsky（1961）报告在德国 Halle 地区给 6～7 岁儿童每天口服 0.75 mg 氟化钠片剂，6 年后实验组儿童平均 DMF 数比对照组下降 27.2%。后来他（1965）在总结该地区口服氟化物防龋经验时指出，口服氟化物的主要困难在于儿童和家属的坚持与配合。

Kamocka 与 Spychalska（1964）在波兰 Stettin 地区做为期 3 年的口服氟片防龋，却未收到明显效果。

Aasenden 与 Peebles（1978）给婴儿生下后就服用氟化物片剂，3 岁前每日 0.5 mg，3 岁后每日 1.0 mg，7～12 岁时检查，发现服用氟化物的儿童，龋病发病率大为下降，到 14.3 岁时，DFS 计数显著低于对照组。但同时患氟斑牙者却增加了。Thylstrup（1979）的报告则显示氟化物口服法对降低乳牙龋的效果明显，对恒牙的效果却不大。Allmark 等人（1982）给一批 6 岁儿童每天服用 2.2 mg 氟化钠片剂，6 年后检查防龋效果很明显（$P<0.001$）。

Nikiforuk 与 Fraser（1964）介绍在瑞士实施食盐加氟防龋的经验，每千克食盐加入 200 mg 氟化钠，作者还介绍在牛奶中加入氟化物，但牛奶中的蛋白质容易与氟化物结合，影响机体对氟化物的摄取。

Toth（1979）报告在匈牙利实施食盐加氟经验，每千克食盐加氟化钠 250 mg，10 年后，儿童龋病发病率明显下降。樊明文等人（1994）给平均年龄 3.4 岁的儿童饮用含氟量为 10.52～13.15 mmol/L 的食盐水，2 年后，儿童的龋病发病率明显下降。Bian 等人（1994）报告了在北京部分儿童中试行牛奶加氟防龋取得成功的经验。

第二节　局部用氟防龋

在局部用氟化物防龋措施中，第一个要提到的是用氟化物溶液定期涂擦牙面。1940 年 Ripa、1948 年 Gruobbel 就已经报道过这种方法。根据 Klinkenberg 与 Bibby（1950）、Rickles 与 Becks（1951）用氟化钠溶液，Gish（1957）、Naris（1959）、Mercer 与 Muhler（1964）、Rothhear 等人（1965）用新鲜氟化亚锡溶液，Pameur 等人（1963）、Wellock 等人（1965）用酸性磷酸氟化钠（APF）溶液，Reed 与 Bibby（1976）用四氟化钛，Melsen 等人（1979）用单氟磷酸钠（MFP），Brambilla 等人（1999）用氟化胺溶液，半年或一年处理牙面一次，取得了明显的防龋效果。但 Wellock 等人的报告中却指出，8%氟化亚锡一年一次处理牙面并未获得明显防龋效果。

Mercer 与 Muhler（1965）指出氟化亚锡局部处理有中止已有病变的作用。

李玉晶等人（1993）在人工龋模型和动物实验中证明用 10%氟钼酸铵处理牙面有明显的防龋，促进再矿化和增强牙齿抗酸性的作用。

Ripa（1981）综合评述几种氟化物局部应用的防龋作用时指出，在各种氟化物中，氟化钠、氟化亚锡和酸性磷酸氟化钠的防龋效果最好。但氟化亚锡的稳定性差，不能储存，具有涩味，且使牙染色；

酸性磷酸氟化钠具有苦味。

将氟化物掺入牙膏中制成含氟牙膏，这是一种应用方便、易于推广、更使人容易接受的局部用氟防龋方法。Chernausek 与 Mitchel(1951)在动物实验中，Muhler 等(1956)在大学生中，Slack 与 Martin(1964)在儿童中，Gish 等(1965)在儿童中用含氟化亚锡-焦磷酸钙牙膏，ten Cate(1993)用含单氟磷酸钠的牙膏，Faller 等(1995)用加有水合硅(hydrated silica)的氟化亚锡牙膏，Sintes 等(1996)用含氟化钠、木糖醇和二氧化硅的牙膏，Tanzer 等(2001)在动物实验中用氟化钠-三聚磷酸钠牙膏所作的研究，均证明有明显的防龋效果。

另一种局部氟化物防龋方法是用氟化物溶液含漱。Lilienthal(1956)、Geddes 与 McNee(1979)、Bowden 等(1980)、Leake(1982)、Ripa 等(1992)、Sposato 等(1982)的研究均证明氟化物溶液含漱具有明显的防龋效果。

Driscol 等(1982)在一饮水加氟区对 966 名儿童作每天用 0.05%氟化钠溶液含漱或每一星期用 0.2%氟化钠溶液含漱，2 年后，两种方法都有明显的降低龋病发生的效果。Klock 等(1985)在龋敏感人群中做的研究显示氟化亚锡溶液漱口比氟化钠溶液漱口的效果好。

山根勇(1987)在 487 名儿童中做的研究表明用 100ppmF 和 250ppmF 的氟化物溶液含漱比用 500ppmF 的防龋效果好。

局部用氟防龋的另一种形式是使用含有氟化物的凝胶装入托盘内，像取印模那样放置于儿童的牙列上，搁置一定时间，让凝胶内的氟化物与牙齿保持较久接触。Hefti(1982)先在动物实验中用含 1.25%氟化钠的凝胶处理牙面，证明其具有防龋作用。Caslavska 与 Gron(1984,1987)报告用含氟化物的凝胶处理牙面可以使氟与牙齿组织结合更紧。张伟国(1992)在实验室用含一定量矿物质的 APF-Ⅰ凝胶处理牙齿标本，显示被处理牙具有更强的抗人工龋的能力。王瑞儒等人(1993)对 371 名儿童用 APF-Ⅰ凝胶处理牙面，每年 4 次，1 年后即见到龋损发生数明显减少。

用含氟化物的涂料或称氟化物清漆(fluoride varnish，简称氟漆)涂于牙面是一种较为简易的局部防龋方法。Braun 等(1980)、Seppa 等(1984)在人口腔内做的研究，将含氟涂料涂于牙面，连续处理 2 次，可以使牙釉质内的氟化物含量增加，并保持一个星期。

顾朝辉等人(1993)在 371 名 1 年级小学生中作 0.2%氟化钠的氟离子透入法，每年 4 次，15 个月后复查，实验组儿童 DMF 数减少 2.51，患龋率下降 30%。

Attin 等(1995)在人工口腔内做的实验表明，用氟化物清漆处理人工龋损害，可以见到龋样损害内有大量结合的氟。Seppa(1991)、Carlsson 等(1997)、Autio-Gold 与 Courts(2001)在儿童中用商品含氟涂料 Duraphat 处理牙面，显示出明显的防龋效果。

Toumba(2001)报道在 174 名龋敏感者中用氟化物缓释剂防龋可使龋发生率降低 67%，龋损面减少 76%。Wu 等人(2003)介绍了一种微球型缓释氟化钠制剂，可用于防龋。

第三节　氟化物对龋病损害和牙面生态膜的影响

本章就氟化物在应用时，特别是局部应用时对龋病病变和对牙面生态膜的影响作一些补充。

一、氟化物对龋病病变过程的影响

Zaure-Arite 与 ten Cate(2000)、Donly(2003)都证明氟化物又促进脱了矿或已经发生龋病病变的牙齿组织再矿化的作用。

二、氟化物对牙面生态膜的影响

Konig(1959)在鼠口腔内作的研究表明用 0.12%氟化亚锡涂搽牙面有抑制牙面生态膜形成的作用。后来，Loesche(1975)、anturn 等(1977)、Weiss 等(1977)的研究均表明氟化物有抑制生态膜形成和细菌堆积的作用。Weiss 等(1985)的研究证明用含氟的硅烷凝胶(fluor protector)处理牙面 24

小时，显示牙面生态膜的形成受到抑制，但 Kilian 等(1979)在人口腔内作的研究则表明氟化物对细菌在口腔内的定植无影响。

Loesche 等(1975)在儿童身上，Beighton 与 McDougall(1977)在鼠体内作的研究表明氟化物可以使牙面生态膜内的变异链球菌数量减少。Gross 与 Tinaoff(1977)、Keene 等人(1977)、Svanberg 与 Rolla(1982)在人口腔内的研究证明氟化亚锡溶液漱口可以使牙面生态膜内的细菌总量、变异链球菌与血链球菌数量减少，而用氟化钠溶液则无作用。Burt 等(1982)的研究表明氟化区儿童第一恒磨牙生态膜内的变异链球菌计数比非氟化区者低。

但是，van Houte 等人(1978)、Zickert 与 Emilson(1982)的研究却显示氟化物对牙面生态膜内的变异链球菌数量无影响。

Bibby(1940)观察到氟化物有抑制牙面生态膜内的产酸作用。Estrand 等人(1985)的研究表明每天咀嚼含氟化物的口香糖 8 次，牙面生态膜在摄糖后产生的酸量会减少。Fitzgerald 与 Fitzgerald (1973)的研究表明饮用 50ppmF 的饮水 2 个星期的田鼠，其牙面生态膜内的产酸与对照组无明显区别。

第四节　在防龋中氟化物的毒副作用

众所周知，氟及其化合物是剧毒物质，虽然它们被应用于预防龋病已有 60 余年历史，虽然其被应用的剂量很小，多年实践证明，氟化物在防龋中的毒副作用已逐渐显现出来。

Cox 与 Hodge(1950)认为口腔临床上常用的氟化钠为 2%，由专业人员使用是安全的，但如给予病员使用就不安全，在口腔内反复频繁使用，可能对口腔黏膜造成损害，用氟化物处理龋洞不当会引起牙髓炎症。1.0ppmF 的饮水会在少数人中间产生氟斑牙。

氟斑牙是口腔科常见的氟中毒现象，Feherskov(1976)、Sundstroem 与 Myhrberg(1978)在电子显微镜下观察氟斑牙的病变，见到牙釉质的矿化程度降低，表现为锐兹线和釉柱横纹加宽，釉柱间质内的晶体减少，甚至釉柱中心出现溶解现象。

Walton 与 Messer(1981)在 370 名 2～13 岁儿童中探讨了喂养方式与儿童龋病和氟斑牙发生的关系，显示无论何种喂养方式(母乳喂养或奶瓶喂养)，乳牙列不会发生氟斑牙，在混合牙列中则有 35%的儿童会出现可疑的氟斑牙。母亲哺乳在 3 个月以上的儿童，氟斑牙指数最低，为 0.08。母亲哺乳期少于 3 个月或瓶喂少于 12 个月，氟斑牙指数为 0.14～0.16，瓶喂 12 个月以上者，氟斑牙指数达 0.27。

Holm 与 Anderson(1982)检查了低水氟区儿童服用氟化物片剂后，发现牙釉质发育不良，牙齿变浑浊和氟斑牙，各种现象的发生率均在 40% 以上。

Demos 等(2001)在讨论氟化物的防龋作用时指出饮水加氟的浓度控制在 1.0ppmF 以下时，不会对人体骨骼产生不利的影响。但 Allolio 与 Lehmann(1999)则认为长期摄入 1.0ppmF 使骨内储存量达到 1200ppmF 时会使骨发生损伤甚至骨折。

长期使用氟化物来防龋产生的毒副作用已使人们对应用氟化物防龋产生很大分歧。Horowitz (1996)提出现代人生活方式的多样化，人们获得氟的途径也有很大变化，因此对饮水加氟的评价就很困难；饮水加氟的未来发展也会受到社会经济、伦理和政治诸方面的影响，从而产生对其评价上的不同。

从上面介绍的许多资料可以看出，多年来，人们应用氟化物防龋是有成绩的，但是这种措施因其的一些毒副作用也应当予以认真对待。在我国，全国性的口腔预防保健计划尚未制定，未来将采取何种适合我国国情的方案，这是值得我们口腔医学界同仁慎重考虑的。

(岳松龄)

第二十五章　免疫学防龋的研究

自从人们认识到龋病是一种细菌感染性疾病以来，就有人探索用免疫学方法来预防龋病。20世纪中期，Canby 与 Bernier(1942)，Williams(1944)曾经探索用乳杆菌作为疫苗，却未能获得预防龋病发生的效果。

人们又发现变链球菌(MS)是龋病的主要相关细菌，并开始以变异链球菌或其组成部分为抗原，进行了一系列龋病的免疫学研究。首先，Bowen 于1969年在猴子身上，用变异链球菌全细胞作为疫苗，以静脉内注射方式进行免疫，结果显示猴子的龋病发病率有明显下降。几年后，Taubman(1973)，McGhee 等人(1975)将变异链球菌注射于鼠的涎腺附近的皮下，引发了唾液内 sIgA 水平上升，口腔内的变异链球菌数量减少，随后，鼠牙的龋发生率也下降，同时还测出动物血清内的特异性 IgG 抗体水平升高。

Bowen 等人(1975)进一步探讨了细菌细胞壁与细胞壁上的葡糖基转移酶作为抗原的免疫效果，在动物实验中显示细胞壁抗原引发的免疫应答比葡糖基转移酶引发者好。不仅如此，用葡糖基转移酶免疫动物，动物口腔内的变异链球菌数量反而增加了。

Emming 等人(1975)在猴子身上用变异链球菌全菌经腮腺导管进行免疫，激发了腮腺液和血清内的特异性抗体反应。Evans 等人(1975)也在猴子身上证明此种免疫方法导致唾液内 IgA 水平上升并使猴子的龋发生率下降。

Michalek 等人(1976)首次报道在鼠身上用口服变异链球菌的方法诱发了鼠唾液内 sIgA 抗体水平上升，龋病发生率下降，但血清内的 IgG 抗体的增加却不明显。Mestecky(1978)将细菌装入胶囊给人口服，也激发了唾液特异性 IgA 抗体量增加。Lehner 等人(1976，1981)报道用变异链球菌经肠道外途径免疫猴子，显示血清与龈沟液内特异性 IgG 抗体水平明显升高，而且龋病发生率下降。

龋病的免疫学研究逐渐成为口腔医学研究领域中的主要课题。在免疫学防龋方面，由初期的利用全菌细胞到当前的基因疫苗的研究，经历了近半个世纪，取得了显著成绩，但到现在还未实现临床应用和普遍推广，还有许多问题有待解决。

为了增强免疫效果，在免疫原的选择和添加强化因子，如用霍乱毒素B亚单位偶联或将两个毒力因子融合的办法，作了很多工作；在免疫途径上也进行多方面的探索，从皮下注射、腹腔内注射、唾液腺旁和唾液腺体注射、鼻腔内喷射、口服等等，都取得了可喜的成绩。

第一节　患龋时机体的免疫应答

机体在患龋病时是否产生相应的免疫应答反应呢？国内外都有不少人在这个问题上作了探讨。骆明跃与白玉珍(1981)对无龋和患龋者唾液和血清中的抗体作了分析，显示无龋者唾液中的 IgA 抗体水平明显高于患龋者($P<0.05$)而血清中的 IgG 和 IgA 抗体水平却是患龋者明显高于无龋者。查能瑜等人(1982)、阮梅生等人(1988)、王冰等人(1993)、文玲英等人(1993)对人唾液的免疫学研究表明无龋者或龋不敏感者唾液内的 IgA 或 sIgA 抗体水平明显高于患龋者或龋敏感者。但张君平等人(1993)对103名儿童的非刺激性唾液 sIgA 水平的分析却未发现患龋者和无龋者间有显著差别。

Bolton 与 Hlava (1982) 分析3～14岁儿童的刺激性唾液中几种抗体的水平，发现无龋儿童唾液中抗变异链球菌的 IgA 抗体水平都比龋活跃儿童者高 ($P<0.05$) 抗乳杆菌抗体水平在3～8岁段，无龋儿童和龋活跃儿童无明显差异 ($P>0.5$) 在9～14岁段，龋活跃者唾液内的抗乳杆菌抗体水平明显高于无龋者。龋活跃者唾液内的抗葡聚糖抗体水平和抗磷壁酸抗体水平均明显高于无龋者。

Czerkinsky 等人（1982）用固相放免检测法（solid phase radioimmunoassay）检验不同龋敏感性人的血清抗变异链球菌抗体水平，显示龋敏感性低者的血清内有比龋敏感性高者明显高的抗变异链球菌抗体。

Aaltonen 等人（1985）在 36 名 2.6～4.9 岁儿童中探讨龋病、牙面生态膜内变异链球菌数量和血清内抗变异链球菌 IgA，IgG 与 IgM 抗体浓度间的关系时，发现龋指数与牙面生态膜内变异链球菌数量呈显著相关（$r=0.49$，$P<0.01$）。生态膜变异链球菌数量少（56+/−133×10 cfu）者，血清内的抗变异链球菌 IgG 抗体水平明显高于变异链球菌数量多（209+/−399×10 cfu）者（3.12+/−0.68>2.36+/−1.21，$P<0.025$）。

Gregory 等人（1986）在无龋者 11 名，龋损害少者（平均 DMFS 为 1.7+/−0.2）9 名，龋损害多者（平均 DMFS 为 55.4+/−5.3）24 名中，探讨唾液和血清中抗变异链球菌核糖体抗体的水平，无龋者和龋损害少者的唾液中有高浓度的抗变异链球菌核糖体 IgA 抗体，血清中也有高浓度特异性抗核糖体抗体 IgG，IgA 和 IgM。龋损害多者，无论唾液或血清的这些抗体的水平都很低。1990 年又对 131 名 16～44 岁不同龋敏感性对象中检测了血清和唾液中抗变异链球菌抗体的水平，显示无龋者唾液中抗变异链球菌特异性 IgA 水平与血清内特异性 IgG 抗体水平均明显高于龋敏感者。

Tenovuo 等人（1987）根据口腔内能否查出变异链球菌将对象进行分组，在 31 名 0.8～3.8 岁儿童中检查他们牙齿表面生态膜内的变异链球菌数量，血清和唾液内的抗变异链球菌特异性抗体，两组儿童血清和唾液内的免疫球蛋白总量无明显差别，只有 8 名儿童唾液中有抗变异链球菌的抗体且与牙面生态膜内有无变异链球菌存在不相关。1990 年作者进一步研究了 28 名婴幼儿龋病发生与牙面生态膜内变异链球菌（mutans streptococci，MS）数量和血清中抗变链球菌全细胞和抗表面蛋白抗原Ⅰ/Ⅱ（SAI/Ⅱ）抗体的关系，结果显示在中值年龄（median age，1.9 岁）时，不管生态膜内能否检测出 MS，几乎所有儿童血清内均可查到抗 MS 全细胞和抗 SAI/Ⅱ的 IgG 和 IgM 抗体，水平高低与生态膜内的 MS 数量无显著相关，只是在牙面生态膜内无 MS 的儿童血清中抗 MS 全细胞 IgG 抗体水平和抗 SAI/Ⅱ抗体水平呈正相关。后来，Tenovuo 等人（1992）又报告无龋儿童唾液内的抗 MS IgA 水平比患初期龋者高（$P<0.05$）。

Camling 等人（1987）检查了 42 名哺乳妇女口腔内变异链球菌数量和乳汁、全唾液与腮腺液中抗变形链球菌 IgA 抗体水平间的关系，显示龋不活跃者唾液内的 IgA 水平高于龋活跃者，其水平与口腔固有的变异链球菌数量无关。Camling 与 Kohler（1987）在 64 名母亲和她们的第一胎儿童中，检测他们的唾液中的抗不同链球菌的 IgA 抗体，显示唾液中特异性 IgA 抗体水平与唾液中变异链球菌数量无关。在 3 岁时口腔内变异链球菌数量即已达到可检出水平并保持此水平达 6 个月的儿童，则可测出较高水平的 IgA，其中无龋儿童抗 c 血清型变异链球菌的 IgA 水平明显高于有 2 个龋损面的儿童。

罗宗莲等人（1988）测定了 133 名新生到 19 岁的对象中检测他们血清内抗唾液链球菌、抗变异链球菌、抗血链球菌和抗 GTF 的抗体水平。显示新生儿的血清中即可查出抗几种链球菌和抗 GTF 的 IgG 抗体，随后不久即显著下降，到 2～3 岁时出现抗唾液链球菌和抗血链球菌的抗体。4～8 岁时尚测不出抗变异链球菌抗体。抗三种链球菌 GTF 的抗体在 4 岁前都很低，以后则先出现抗变异链球菌的 IgG 抗体。

Parkash 等人（1993）在 171 名儿童中研究了患龋情况与细胞免疫反应的关系，收集这些儿童的淋巴细胞，用^{3}H 标记，并在培养基中培养，用变形链球菌作为抗原刺激这些淋巴细胞，根据淋巴细胞变形的程度定出刺激指数。结果显示龋敏感性高的儿童的刺激指数低，龋敏感性低的儿童刺激指数高。后来，他们（1994）又在印度对 126 名患龋儿童和 55 名无龋儿童作了体液免疫与患龋情况的关系的研究，结果表明前者的血清 IgG 和 IgA 抗体水平均高于后者，患龋儿童唾液内的 IgA 和 IgG 水平都低于无龋者。

龋病是牙体硬组织的疾病，疾病发生的环境

是口腔,因此,很多人认为,黏膜免疫系统是预防其引起感染的重要生理基础。经口途径进入的抗原与肠道相关淋巴组织(gut — associated 1ymphoid tissue ,GALT) 接触,可以诱发远处黏膜表面包括口腔黏膜表面的 SIgA 应答。

第二节 龋病的免疫学预防

应用免疫学方法来预防龋病是近 40 年来口腔医学界研究的热门课题,主要包括主动免疫和被动免疫两个方面,无论国内外都是如此。

一、主动免疫防龋的研究

主动免疫防龋中的重点是选择免疫原,迄今为止,已经作过的研究 包括经过适当处理的全菌细胞,菌细胞的毒力分子,毒力分子的有效组分和毒分子基因等。

(一)细菌全细胞免疫防龋

Bowen 于 1969 年首次用变形链球菌全细胞在猴身上作的免疫研究,取得了防龋效果。Oslon 等人(1972)用变异链球菌 6715 的 0.6%甲醛混悬液在新西兰兔的颌下腺 5cm 附近作皮下注射或对腺体注射免疫,结果显示两种途径免疫后收集的兔血清或唾液均有抑制细菌黏附和凝聚的作用,其中尤以颌下腺体注射后获得的血清或唾液的抑制效果更为明显。Taubman 与 Smith(1974)用变异链球菌全细胞在鼠身上作局部免疫,显示鼠牙光滑面龋的发生数大为减少,而且在鼠唾液中检测出抗变异链球菌的 IgA 抗体。

Challacombe(1982)将变异链球菌全细胞引入小鼠胃内,结果显示小鼠唾液内抗变异链球菌抗体明显增多,在免疫后 14 天达到高峰,35 天时消失。血清内却未测出相关的抗体,并且发现年龄较大的鼠(17 星期)的唾液免疫应答比年轻鼠(5~11 星期)更为明显,免疫反应的强度与疫苗剂量和免疫频度相关。

Gregory 与 Filler(1987)在 5 名志愿者身上,用从自身牙面生态膜内分离出的变形链球菌经甲醛灭活处理后,制成胶囊,以口服方式免疫。在第 1 次免疫后,即可从志愿者腮腺液和泪液中查出抗变形链球菌、抗细菌表面蛋白质和抗 GTF 的特异性抗体(sIgA)浓度显著增加。这些免疫应答可持续 50 天以上。在第 1 次免疫后 7 天作第二次免疫,唾液中的 sIgA 增加更多,而且持续时间更长,但却未在他们的血清中发现抗体增加的情况。同时,志愿者牙面生态膜和唾液内的变形链球菌数量却明显减少。

全细胞免疫中,一个值得注意的问题是此种疫苗可能引起心脏的交叉反应。20 世纪 20 年代,Clark 在患心脏病人的口腔内找到与心脏病变中相同的病原菌——变异链球菌。全菌疫苗虽经灭活处理,其引发交叉反应的成分不一定就会钝化,因而交叉反应仍然可能发生,有时此种反应甚至是很危险的。从而人们将防龋疫苗的免疫原转向化学组成较单纯的毒力因子的分子或分子中的“活性”部分(Russell RRB 与 Johnson NW,1987)

Russell(1987),Wu 与 Russell(1990)在兔子身上用变形链球菌、表兄链球菌、轻链球菌及鼠链球菌作超免疫(hyperimmunization),探索可能引发的心肌交叉反应,证实心肌交叉反应不是由抗原Ⅰ/Ⅱ引起的,可能是细菌细胞的其他抗原或免疫系统的非特异性刺激所引起。在各项防龋免疫研究中,链球菌细胞壁抗原与人心肌抗原具有交叉反应备受学者们的关注。基因工程亚单位防龋疫苗能较好的避免变异链球菌某些抗原成分可诱发与人心脏组织发生交叉反应的抗体,同时由工程菌高效表达和大规模制备变异链球菌抗原,可降低制备疫苗的成本。

(二)重组细菌抗原免疫

为了避免细菌全菌抗原免疫可能引发的副作用,将致病菌的毒力因子基因通过转化,接合或转导的方法结合到另一种对人体有用的细菌(益生菌),再用这种细菌进行免疫。

Iwaki 等人(1990)报道将携带变异链球菌表面

蛋白抗原(190kDa)基因的重组乳链球菌,用口服方式免疫鼠,显示鼠唾液内抗PAc的特异性IgA抗体和血清内抗PAc特异IgG抗体反应增强。Redman等人(1995)用重组、减毒并能表达表兄链球菌表面蛋白抗原SpaA的肠炎沙门氏菌变异株给鼠口服,结果显示鼠唾中抗SpaA的抗体明显增加,鼠龋发生率下降。

刘建国等人(1998)报告将携带变异链球菌pac基因的乳链球菌以静脉内注射方式免疫孕兔,引发孕兔血清和乳汁内产生抗PAc的特异性IgG抗体反应。凌均棨等人(1999)也报告将变异链球菌基因pac重组到伤寒沙门氏菌作为防龋疫苗。

(三)抗原分子免疫

抗原分子是指将已经被确认的细菌中与致病作用相关的抗原物质,作为疫苗进行免疫就是抗原分子免疫。人们已发现变异链球菌中有两种主要的致龋毒力因子,即变异链球菌的表面蛋白质P1和葡糖基转移酶。

对利用变异链球菌的表面蛋白质P1(PAc, SA Ⅰ/Ⅱ, PⅠ/Ⅱ等,均系同一物质的不同名称)作为抗原的研究起始于Russell等人。他们于1978,1980年先后报道了从变异链球菌Ingbritt(c血清型)分离出两种表面蛋白质抗原,即抗原Ⅰ/Ⅱ与抗原Ⅱ。根据分析,抗原Ⅰ/Ⅱ含蛋白质80^{+}%,分子量为185kD,抗原Ⅱ是用链霉蛋白酶(pronase)消化抗原Ⅰ/Ⅱ后得来的,含蛋白质约60%,分子量为48kD。后来,在e和f血清型变异链球菌上也找到这些抗原物质,a、d、g血清型变异链球菌(MS)菌体上则只找到与抗原Ⅰ相关,而与抗原Ⅱ不相关的抗原决定簇。

Lehner等人(1980,1981,1985,1986)先后用抗原Ⅰ/Ⅱ和抗原Ⅰ/Ⅱ的一段分子量为3800的肽段免疫猴子,均取得了良好的防龋效果,他们还首次报道牙龈免疫的方法。

Russell RRB等人(1982)从变异链球菌分离出两种胞壁蛋白质抗原A(分子量为29 000)与抗原B(分子量为190 000)。用这两种抗原物质以皮下注射免疫猴子,实验期为30个月,结果显示猴血清内出现抗胞壁蛋白质的IgG抗体,被免疫猴的龋损发生率也明显下降。Sato等人(1985),樊明文等人(1988)报道,前者在田鼠身上,后者在BALB/c小鼠身上用变异链球菌表面蛋白质皮下注射免疫,获得防龋效果。

变异链球菌的另一个重要致龋毒力因子——葡糖基转移酶(GTF)也被人们作为抗原进行免疫学研究。Smith等人(1979)用自表兄链球菌6715分离出的GTF粗制品饲养田鼠,使田鼠血清内的抗GTF抗体水平升高,田鼠牙面的表兄链球菌数量减少,龋发生率降低。Taubman等人(1980)在鼠身上也做了类似的实验,结果表明鼠的唾液免疫反应在第8天时达到高峰值,血清内的相应反应要到38天时才能达到高峰值。他们(1982)还发现表兄链球菌6715的GTF引发的免疫反应对其他血清型变异链球菌(MS)的GTF活性也有一定抑制作用。

Smith与Taubman(1982)在25名成年男子身上用表兄链球菌6715的GTF制品口服免疫,每天0.5 mg,连续13天,3个月后进行第2个疗程。第一次免疫后,唾液中特异性抗GTF抗体IgA水平明显增加,腮腺液内抗GTF抗体也增加,但血清IgG抗体却未见明显变化。

Childers等人(1994,2002)先后报道在7名志愿者身上用口服GTF脱水脂粒体和在21人身上发现用鼻腔腔内或扁桃腺局部喷射,均显示出相应的特异性抗体增加的反应。

(四)抗原亚分子免疫

在研究抗原的分子结构及其有效活力部位的分布中,不少人作了重要的工作。这对于选择更为有效的抗原具有重要意义。Takahashi等人(1991)用变异链球菌表面蛋白P1的多丙氨酸部位的301—319肽段在鼠身上作皮下注射免疫,结果显示变异链球菌在牙面的定植受到抑制。Nakai等人(1993)与Crowley等人(1993)在变形链球菌表面蛋白P1上发现能与人唾液蛋白结合的区段(saliva binding region, SBR),位于多丙氨酸的氨基终端,同时还发现P1蛋白质的多脯氨酸中央部位也具有黏结素活性。

Munro等人(1993)的研究发现分子量为185 000的抗原Ⅰ/Ⅱ中的816—1161肽段具有高度保守性,与细菌和唾液的黏附现象密切相关。

Todryk 等人(1996)发现抗原Ⅰ/Ⅱ中 816—1213 残基中一个片段(片段 3)在鼠体实验中具有免疫原(immunogen)性,用此片段或重组片段 3 进行免疫实验,显示它具有明显的激发免疫反应性能。Shenpuku 等人(1996,1997)报道在变异链球菌 P1 的、与黏附性能相关的 A 区中的 361—379 肽段和 301—319 肽段的免疫原性,在小鼠实验中,将 P1(361—377)与 P1(305—318)偶连起来会明显提高交叉免疫反应的抗体水平。随后,又发现抗原Ⅰ/Ⅱ高免疫区的主要肽段为 TYEAALKQYEADL,这个肽段含有 B 细胞和 T 细胞表位,可诱发抗 P1 的交叉反应抗体。

Hajishengallis 等人(1998)对变异链球菌 SAⅠ/Ⅱ的 N 终端 SBR 和 C 终端结构区(AgII)在诱发鼠的防龋免疫反应的能力上作了比较,显示 SBR 的免疫原性不及抗原Ⅰ/Ⅱ,但比 C 终端结构区的免疫原性好。Kato 等人(1999)的研究证明用变异链球菌 Pac 的肽段作疫苗,能显著提高小鼠的抗体水平,抑制唾液与 Pac 的结合。

李鸣宇等人(2003)用含变异链球菌表面蛋白多肽的牙膏在实验室的研究证明其具有抗细菌黏附的效果。

Younsen 与 Kelly(2004)根据基因图谱研究(Gene mapping study),在变异链球菌 P1 发现一黏附表型位于 1025—1044 残基内,用一个合成的、跨越这个残基的肽(p1025)在实验室证明能抑制变异链球菌的黏附,将这个 p1025 肽直接涂于牙面,能防止变异链球菌的再定植。Zhu 等人(2006)用变异链球菌的一种 29kD 的表面蛋白 WapA(抗原 III)进行研究,发现对变异链球菌的凝聚和黏附有重要相关性。

人们对变异链球菌的另一个重要毒力因子 GTF 也进行了亚分子的研究,Mooser 等人(1991)与 Funane 等人(1993)的研究认为 GTF 的活性与其分子结构相关,GTF 含有一个催化区(catalytic domain)和一个葡聚糖结合区(glucan binding domain,又称葡聚糖结合蛋白质 glucan binding protein,gbp)。前者催化葡聚糖的合成,后者参与葡聚糖的结合。

Ferretti 等人(1987)与 Abo 等人(1991)的研究证明 GTF 的羧基(CO,carboxyl)终端有一个与葡聚糖结合相关的重复序列,这种结构形式可见于所有变链球菌中。Lis 等人(1995)的研究发现变异链球菌 GS5 的 GTF-S(合成水溶性葡聚糖)的 C 终端葡聚糖结合区有 5 个 65-氨基酸直接重复单位,同时构建和分析了一系列 GTF-S 及其葡聚糖结合区都缺失的衍生株。

Etto 等人(1999)研究了 GTF 中 22 个合成肽,可能与水不溶性葡聚糖的合成有关,其中一个相当于 1176—1194 残基的氨基酸序列,能明显抑制蔗糖水解和 GTF-I(合成水不溶性葡聚糖)的葡糖基转移到葡聚糖分子上。Matsumura 等人(2003)通过钝化变异链球菌 GTF 的 GbpA 与 GbpC 基因,证明这两种葡聚糖结合蛋白与细菌黏附有关。

GTF 的分子机构中的两个主要区段都是由肽组成,从免疫学上看,这些区段被称为多抗原肽(multiple antigenic peptides,MAPs)。Taubman 等人(1995),Smith 等人(1993,1994)分别用变异链球菌 GTF 的葡聚糖结合区或催化区的合成肽免疫鼠都取得了防龋的效果。Taubman 等人(2000,2001),Smith 等人(2005)先后报道用 GTF 的两个区的合成肽同时免疫(co-immunization)动物和用含有 GTF 两个区段的双表位 MAP(di-epitopic MAP)免疫动物,都能明显提高抑制多糖合成和降低动物龋病发生。

GTF 的 Gbp 是葡聚糖的特异性受体,在合成葡聚糖中具有特别重要的意义,不少学者用 Gbp 作为疫苗进行动物免疫防龋实验。Jespersgaard 等人(1999)用变异链球菌的 GTF-Ⅰ的 Gbp 作为疫苗以鼻腔内免疫形式免疫鼠,显示能明显诱发鼠唾液和血清的特异性免疫反应,效果维持 100 天,鼠的龋发生率下降。Smith 等人(2003)的研究表明变异链球菌的 GbpB 的 N-终端 1/3 段至少有一个线形序列具有足够的免疫原性,此免疫原是两个 N-终端 20-聚肽(20-mer peptide)(SY1 与 QG6)。eacock 等人(2005)用变异链球菌 GTF 的 GbpB 的 113-136 肽段构建的 SY1 疫苗,在动物实验中取得了防龋效果。

江川等人(2004),衛克文等人(2005)用 GbpA 壳聚糖纳米颗粒经鼻腔免疫小鼠,显示动物的血清和唾液内的特异性免疫反应增强。王小华等人(2006)用重组 GBR 蛋白(即 Gbp)对小鼠作皮下接种免疫,显示小鼠血清内诱发抗 GBR 特异 IgG 抗体明显增加。

Smith 等人(2005)为了建立广谱抗龋疫苗,从变异链球菌(MS)的 GTF 和 GbpB 的组分中构建两个双表位肽,两者都含有具主要组织相容性复合物Ⅱ类结合(major histocompatibility complex class Ⅱ-binding)特性的 20-聚 GbpB 肽(20-mer Gbp peptide) SY1 分别被命名为 SY1-CAT 和 SY1-GLU,前者含有 GTF 催化区的 22-聚序列,后者含有 GTF 的葡聚糖结合区的 22-聚序列。将这两种双表位肽抗原用皮下注射方式对鼠进行免疫,结果显示只有 SY1-CAT 免疫的鼠血清内出现了抗 GbpB 和抗 GTF 的免疫反应。

在动物龋免疫试验中,用 SY1-CAT,SY1 或 CAT 免疫,且用变异链球菌感染者,所有被感染鼠的龋发生数均减少,用表兄链球菌感染者,则只有用 SY1-CAT 和 CAT 免疫的鼠的牙齿颊面龋发生数减少,单用 SY1 免疫者则无防龋效用。结论是在 GTF 的 CAT 肽中加入 GbpB 的 SY1 肽结构,不仅提高了对 CAT 和 GTF 表位的免疫反应,而且也对变异链球菌和表兄链球菌的感染都起到抗感染效用。

Culshaw 等人(2007)在变异链球菌 GTF 中分析了 20 种 20-聚线形肽,作了与上述 Smith 等人(2005)类似的研究,得出 GTF 中的 MAP11 和 MAP11+16 多肽抗原对动物的抗龋免疫效果明显。

(五)联合与融合防龋疫苗的研究

为了增强免疫应答效果,将两种抗原联合或融合起来进行免疫。Dertzbaugh 与 Macroma(1990)用变异链球菌 GS5 的抗原性 15-氨基酸序列(gtfB1)与霍乱毒素 B 亚单位融合,将此融合蛋白免疫兔,所得兔抗血清能抑制变异链球菌 GTF 的活性,抑制水不溶性多糖的合成达 90%,抑制水溶性多糖合成达 40%,这种抗血清还能抑制果糖基转移酶的活性。Laloi 等人(1996)将变异链球菌的 GTF-B 的蔗糖结合区的肽与霍乱毒素 B 亚单位结合,使动物产生更多的抗 GTF 抗体。

Takahashi 等人(1990)、Kate 等人(1993)、罗宗莲等人(1997)、Saito 等人(2001)先后报道用变异链球菌表面蛋白 P1 与霍乱毒素 B 亚单位偶联作为抗原,在动物实验中显示了防龋效果。

Taubman 等人(1999)将表兄链球菌的 GTF 和 GTF 产生的水溶性葡聚糖缀合体(conjugate)作抗原,在动物实验中显示出有力的防龋效果。Yu 等人(1997),Zhang 等人(2002)将变异链球菌的 GTF 和抗原Ⅰ/Ⅱ融合,给动物免疫,用动物产生的抗体在实验室作试验,显示此种抗体能抑制变异链球菌的黏附,动物致龋实验也显示能抑制变异链球菌在牙面的定植。

Childers 等人(1994,1999)先后报道了用变异链球菌的 GTF 与 SAⅠ/Ⅱ的混合物对人作鼻腔内免疫,结果显示鼻腔分泌物与/或唾液内的分泌型 IgA1、IgA2 抗体明显增加。Kawagoe 等人(2001)用变异链球菌的 Pac 的多丙氨酸唾液结合区(Pac-A)与 GTF-I 的 Gbp 结合的融合蛋白免疫羊,被免疫的羊乳汁含有高滴度抗融合蛋白的特异性抗体,具有抑制变异链球菌在 SHA 上黏附和抑制 GTF-I 合成水不溶性葡聚糖的作用。

(六)核糖体免疫

以细菌的核糖体作为抗原也可引发机体的免疫应答。Huis 等人(1983)用变异链球菌 C671 与表兄链球菌 50B4 的核糖体进行实验,发现这些核糖体粗制品能与几种 Lancefield 抗链球菌血清发生反应。Veld 与 Fisher(1984)也用上述两株菌的核糖体粗制品在 Sepharose CL-2B 柱上作色谱分析,显示出一个碳水化合物峰和一个血清学活性物质的峰,它们能与几种 Lancefield 抗血清反应。Gregory 等人(1986)在 17,20,27,34 和 41 天给定菌鼠服用含 12.5 μg 表兄链球菌核糖体粗制品的脂质体(liposome),并在第 23 天时,用表兄链球菌感染鼠的口腔,52 天时,分析鼠唾液和血清内的抗体,然后将鼠杀死,检查牙面生态膜内的细菌和牙齿龋损。结果显示被免疫鼠的龋发生率显著下降($P \leqslant 0.01$)。被免疫鼠牙面的表兄链球菌数量显著减少($P \leqslant 0.01$)。被免疫鼠唾液内的抗远缘链球菌全细胞和抗核糖体的 IgA 抗体均明显高于对照组。

(七)基因免疫防龋的研究

基因免疫是 20 世纪后期兴起的一种疾病防治

措施，1993年Ulmer等人首先报道用基因疫苗防治流感病毒感染的效果。据不少研究报告说明它是一种安全、无毒副作用、进入机体的疫苗也不会整合到机体本身的基因组内。

Han等人(2001)用变异链球菌GS5的胞壁蛋白质P1的基因在中国田鼠卵细胞中得到表达。樊明文等人(2002)用变异链球菌表面蛋白质抗原的两个保守区构建DNA疫苗pCIA-P，将其注射到定菌鼠的唾液腺内，鼠唾液和血清内的特异性抗体水平均明显上升。用靶向融合防龋DNA疫苗经肌肉注射免疫大鼠，使大鼠血清中抗Pac的IgG抗体水平和抗GTF的IgG抗体水平明显上升，唾液中的相应IgA抗体水平也上升。

杨锦波等人(2002)用重组质粒DNA pcDNA3-gtfB正确转录到动物细胞，其表达产物可诱发免疫反应。他们(2003)继续将pcDNA3-gtfB整合到动物细胞，其频率不会超过自动变异频率，说明用此种DNA疫苗在遗传上的安全性。杨德琴等人(2003，2004)在Wistar鼠体上，证明用联合基因疫苗pcDNA3-gtfB和pcDNA3-pac(即gtfB基因和表面蛋白Pac基因的联合)免疫，表明防龋效果优良。

贾荣等人(2002)，郭继华等人(2004)用Sprague-Dawley鼠作实验证明GTF-Pac融合防龋疫苗pGLUA-P能有效地诱导鼠血清和唾液的特异性抗体反应，并有抑制动物龋发生的效果。刘莉等人(2003)用携带pacA与gtf基因的DNA疫苗转染CosI细胞，显示其表达GFP的水平大于对照细胞。卫克文等人(2005)构建了pcDNA3－1(＋)－gbpB壳聚糖纳米基因疫苗，并在Sprague-Dawley大鼠身上经鼻腔免疫，结果显示唾液内抗GbpB的特异性IgA抗体和血清内的抗GbpB的特异性IgG抗体水平远远高于空白壳聚糖纳米颗粒免疫组和对照组(即未免疫鼠)。

Han与Dao(2005)将变异链球菌GS5的胞壁蛋白质A(WapA)的基因或其截短衍生物抗原A(agA)的基因来构建两个质粒DNA，即pcDNA-wapA和pcDNA-agA，分别给两组小鼠以鼻腔内免疫方式免疫，3个星期后再作第二次免疫，结果显示用pcDNA-wapA免疫者，唾液内的抗体水平明显高于用pcDNA-agA免疫者。抗Wap抗体有明显抑制变异链球菌的蔗糖依耐性黏附的作用，抗AgA抗体则无此作用。作者认为pcDNA-wapA是一种可以作为防龋疫苗的抗原物质。

Jia R(2007)等构建了靶向防龋DNA疫苗pGJA-P和pGJA-P/VAX，经鼻黏膜途径免疫小鼠、大鼠和兔，均能显著增强黏膜免疫效果。经鼻黏膜途径免疫灵长类动物猕猴也能诱导出明显的保护性抗体反应。Q. A. Xu等将DNA疫苗pGJA-P/VAX经口和鼻黏膜免疫口服变异链球菌和表兄链球菌的大鼠，变异链球菌感染出现的釉质和牙本质病变明显减轻，表兄链球菌感染导致的釉质病变也明显好转，说明pGJA-P/VAX对于大鼠变异链球菌和表兄链球菌感染的交叉蛋白均有效。

二、被动免疫防龋

龋病的被动免疫方式有多种，被动免疫的安全性大，但却缺乏免疫记忆力，根据一些研究结果表明，被动免疫所用抗体在体内仅能保存几小时，最多也只能存活3天。

(一)单克隆抗体

单克隆抗体防龋研究开始于20世纪80年代，Hughes等人(1982)曾用变异链球菌Ingbritt的抗原A研制出单克隆抗体。Smith等人(1984)对抗c血清型变异链球菌抗原Ⅰ/Ⅱ，Ⅰ，Ⅱ与Ⅲ的单克隆抗体以及它们的血清型特异性作了坚定。Doyle与Everhart(1985)检验了e血清型变异链球菌制备的单克隆抗体与鼠心肌的交叉反应，发现有3种单克隆抗体(以下简称单抗Mab)与鼠心肌有交叉反应。Mitchel等人(1987)用c和d血清型变异链球菌表面蛋白质制备的抗表面蛋白单抗检验对变异链球菌(MS)的碳水化合物和蛋白质组成的识别能力。Ayakawa等人(1987)用各种血清型变异链球菌(MS)制备的抗表面蛋白P1的单抗，发现这些单抗都能与细菌的高分子多肽发生反应，其中，MS的c和e血清型MS具最强的反应性，f血清型MS的反应性则很弱。

对变异链球菌的另一个致龋毒力因子——GTF，也有人用它来制备单抗。Furuta等(1983)用表兄链球菌6715的GTF制备的抗GTF单抗显示具有抑制GTF合成葡聚糖的作用。Ochiai等(1987)用表兄链球菌B13N的GTF-I制备了4条抗GTF的单抗细胞线，其中单抗29BG可以抑制GTF合成水不溶性多糖达50%。McCabe等(1987)用表兄链球菌6715-13野生株和变异株的GTF制备不同的单抗，显示抗GTF-I的单抗能识别几种GTF-I，而不与GTF-S发生反应，没有一种单抗能识别表兄链球菌的葡聚糖结合蛋白质。Chia等人(1993)用变异链球菌GTF的高度保守区的19-氨基酸序列肽(435-453)制备单克隆抗体，用此单抗进行实验，显示GTF的N-终端保守区的酶活性与细菌黏附密切相关。Tagawa等人(2004)用GTF的单链可变段(ScFv)构建能抑制GTF-I合成水不溶性多糖的单抗。

应用单抗来检验其对动物的龋病发生的影响开始于1987年，Ma等人报道在猴和人身上用抗变异链球菌SAI/Ⅱ的单抗取得了防止变异链球菌定植牙面和抑制龋病发生。Lehner等人(1990)在人身上用抗变异链球菌185kD表面蛋白的单抗涂搽牙面3个星期，虽然单抗只在牙面存在3天，但其免疫效果却持续2年，作者认为这是由于单抗改变了口腔菌系间的平衡之故。

Van Reamsdonk等人(1993)在鼠口腔内作的实验也证明单抗可以抑制表兄链球菌在牙齿面的定植。文立亚与谢佐理(1994,1995)用变异链球菌和表兄链球菌的表面蛋白质制备了单抗，实验室研究证明这些单抗有抑制相关细菌产酸和黏附的作用。将单抗与细菌一起培养后，在电子显微镜下，可见细菌形态发生变化，菌体肿胀，菌细胞壁与细胞膜间的间隙加宽。在动物实验中，用单抗局部免疫大鼠，显示被免疫鼠的龋发生率明显降低。在与人胚胎和成人心脏肌肉匀浆作用时，未见交叉反应。张平等人(1999)在定菌鼠身上作的研究表明抗表兄链球菌表面蛋白抗原的单抗有降低表兄链球菌在牙面黏附和鼠龋发生的效果。

(二)牛奶免疫

将变异链球菌全细胞对动物(牛，羊，鸡等)进行免疫使动物体内产生抗体，以后将含有抗体的牛奶、羊奶或鸡蛋供人食用，人体也就获得相应的免疫力。

Michalek等人(1982)曾用4种血清型(b,c,d,g)变异链球菌全细胞在牛身上作超免疫(hyperimmunization)，在牛血清内产生了抗7种血清型变异链球菌的IgG抗体，在乳清中出现这种抗体最多。将这种乳清给鼠食用，证明它可以减少牙面生态膜内的变链球菌数量和降低鼠的龋发生率。Filer等人(1991)在人身上证明免疫牛奶可以明显减少牙面生态膜内的变链球菌数量。

Loimaranta等人(1998)证明免疫牛奶有抑制变异链球菌在SHA上黏附和促进这些细菌凝聚的作用。Oho等人(1999)用含有抗原P1和GTF的融合蛋白抗原免疫牛后，将得到的牛奶提取特异性IgG抗体，经检测证明此种抗体有抑制细菌黏附和抑制水不溶性多糖形成的效力。樊明文等人(2001)的实验室研究也证明免疫牛乳清有明显抑制变异链球菌黏附的作用。

Shimaza等人(2001)在志愿者身上证明用抗变异链球菌PAc和GTF功能区的牛奶漱口，可以减少唾液和牙面的变异链球菌/总链球菌的比值。Kawagoe等人(2001)用变异链球菌Pac和Gbp融合蛋白免疫羊所得羊奶进行实验，结果显示此种羊奶具有抑制变异链球菌黏附和合成水不溶性多糖的作用。

Wei等(2002)的研究证明免疫牛奶能耐高温但不耐乳杆菌发酵。Mitma等(2002)在鼠身上作的实验证明含有抗Pac唾液结合多丙氨酸区(saliva-binding alanine-rich region)与Gbp融合抗原的牛奶，在鼠身上显示明显的防龋效力。

Hamada等(1991)研究证明用带变异链球菌的GTF免疫鸡所产出的鸡蛋蛋黄IgG(yIgG)能明显抑制水不溶性多糖的合成、细菌黏附和积聚并使动物龋发生率下降。Otake等(1991)也证明鸡蛋黄IgY有明显减少无菌鼠的龋发生率的效果。Smith等(2001)、樊明文等人(2003)、周智等(2003)、黄毅等(2003)、张岚等(2001)、吴平平等(2004)、陈新宇等(2004)、陈洪等(2004)、杨洁等(2004)、刘斌与叶志海(2006)、江千舟等(2006)、江汉等(2006)均分别在实验室、动物和人身上验证了IgY抗体对龋病的免疫效果。

周艺等(2003)证明变异链球菌Ingbritt(c血清型)产生的IgY抗体在pH5～8时，其活性可耐温65 ℃，保持32个星期。

（三）转基因植物免疫防龋

利用基因工程技术将抗原基因转移到植物中，使植物产生抗致龋菌抗原的抗体，人们食取这种植物食品后，会获得防龋的免疫力。

Ma 等人(1998)在烟草中研制一种重组植物分泌型单克隆抗体，这种抗体对变异链球菌的粘结素(即表面蛋白抗原)的亲和力比 IgG 抗体高，它具有一个双聚结构（dimeric structure）。在人口腔内可以存活 3 天，而 IgG 则只能存活 1 天。在转基因植物中产生的这种分泌型抗体对人口腔链球菌的定植的抑制效力至少可维持 4 个月。

蒋少云与凌均棨(2000)将变异链球菌表面蛋白抗原唾液粘附区(184～1946bp)与植物高效表达质粒结合，转入番茄基因中，由此产生的番茄可以供人们食用以获得防龋效果。

刘红艳等人(2006)在转基因盐藻防龋疫苗的研究中，用超声波将编码嵌合体 SBR-CT$^{\triangle A1}$基因的植物表达质粒 p ROSB 转化盐藻细胞获得成功。

第三节　免疫防龋的机理

1985 年 Roella 等用变异链球菌 6715 免疫兔的实验表明抗变异链球菌全细胞、抗 GTF 或抗 LTA 的抗血清都具有抑制细菌摄取葡萄糖的作用。Smith 与 Taubman(1987)认为无论龈沟液内的抗变异链球菌 IgG 抗体或唾液内的抗变异链球菌 IgA 抗体对细菌定植的抑制作用都是暂时的。

Ma 等人(1990)在研究单克隆抗体的作用机理时认为抗体中的 F(ab')$_2$段发挥重要的保护作用，可以使变异链球菌形成很长的链状结构，从而达到阻止细菌在牙面的定植或再定植。Russell 等人(1999)认为龋病的免疫预防是由于唾液中的 sIgA 干扰细菌的蔗糖依耐性黏附和非蔗糖依耐性黏附所完成的，抗体也有可能会干扰细菌的代谢。

龋病的免疫预防是机体的免疫系统在免疫原的刺激下产生特异性抗体，经由唾液发挥其干扰细菌定植或促进细菌凝聚而后被排斥，无论主动免疫或被动免疫都是如此。Taubman 与 Nash(2006)认为抗体的作用是细菌在尚未定植到牙面时就被抗体凝聚起来，然后再被唾液所清除。抗体可能阻断细菌粘附或凝聚的受体。抗体可能钝化 GTF 的酶活性或改变细菌生长代谢所需要的酶。

第四节　免疫防龋途径和时间的研究

在防龋疫苗的应用方面，人们对免疫途径也作了一些探讨。Taubman(1973)在动物实验中，在鼠的唾液腺(腮腺、颌下腺)附近的皮下注射疫苗，取得了良好的免疫效果。

Michalek 等(1976)介绍用口服细菌进行免疫，在唾液内也有相应的免疫应答表现。Emmings 等(1975)在猴身上，从腮腺导管引入变异链球菌，激发了唾液内的 sIgA 抗体水平升高。

Russell(1999)指出，黏膜免疫途径可以避免非肠道免疫带来的副作用。Smith 等人(2001)认为鼻腔内免疫能诱导显著的原发性和继发性唾液和血清免疫反应。Childers 等人(2002)比较了对成年人做鼻腔内免疫和扁桃体喷射免疫的效果，显示前一途径的免疫效果优于后者。贾荣等人(2004)在鼠身上作 pCIA-P 鼻腔内免疫，显示出最好的防龋效果。

杨锦波等人(2002)用变异链球菌基因疫苗 pcDNA3-gtfB 在鼠身上，比较了三种免疫途径的免疫效果，结果显示：肌肉内注射免疫诱发的血清 IgG 抗体反应比鼻腔冲洗和颌下腺注射引发的免疫反应高($P<0.01$)，而颌下腺注射免疫诱发的唾液 IgA 抗体反应比其他两种途径诱发者高（$P<0.01$）。

防龋免疫途径主要依赖黏膜免疫反应，即黏膜表面及腺体分泌液中分泌性 IgA 的产生:抗原通过接触肠、鼻腔、支气管或泌尿生殖道等部位的黏膜相关淋巴组织,不仅可以在诱导部位产生免疫反应,而且能够在远离诱导部位的局部黏膜产生免疫反应。机体不同部位的黏膜构成了一个相互联系的免疫网络,称为共同黏膜免疫系统(common mucosal immune system,CMIS),机体黏膜免疫通过 CMIS 实现。口服免疫和鼻腔免疫是防龋疫苗最常采用的两种免疫途径。前者通过肠相关淋巴组织诱导黏膜免疫,后者通过鼻相关淋巴组织诱导黏膜免疫,两种途径产生的分泌性 IgA 都能通过唾液腺和口腔黏膜表面分泌到口腔中发挥效应。另外,也有学者采用腭扁桃体、小唾液腺和直肠免疫,成功诱导出了唾液 IgA 反应。多种免疫途径均能应用于防龋疫苗研究。

在人类,什么时间进行龋病免疫预防最好?Hajishengallis 与 Michalek(1999)根据变异链球菌在婴幼儿口腔内定植的时间(即所谓感染窗)和唾液分泌抗体的动态,认为在婴幼儿一岁时进行龋病的免疫预防,能有效地阻止变异链球菌在牙面的定植和防止龋病的发生。Taubman 与 Nash(2006)认为龋病的免疫预防应根据链球菌在儿童口腔内定植的自然时序和唾液免疫反应的发展史,婴幼儿的最好龋病免疫时间在出生后 12 个月以前。

Caufield 等和 Smith 等对变异链球菌的定植进行研究后发现,在正常的饮食、环境条件下,婴儿出生后 18 到 32 个月是变异链球菌稳定定植的高峰期,即“感染窗口期”,此后的定植将会变得困难。最佳的免疫时段应该在致龋菌稳定定植前,大约在婴幼儿 1 岁左右。6 至 9 个月时,大多数婴儿已具有了类似成人的 IgA1 和 IgA2 亚型的分布,提示婴幼儿 1 岁左右黏膜免疫系统已趋于成熟。

(岳松龄　刘天佳)

第二十六章　防龋食物、饮料、天然药物及其他

龋病预防方面人们已作了大量的工作和探索，已经认识到龋病是一种细菌感染性疾病，这种疾病并不是特异性很强的感染性疾病。首先，现在公认的主要致病菌还不能说就是龋病的特异致病菌，其次，感染途径也还不明确，并不象伤寒、霍乱、麻疹那样具有很特异的感染性。龋病病因的三联因素或四联因素论是把龋病发生归之于多因素论，更有学者提出了生态失衡理论。总之，由于龋病发生的原因还不很清楚，因而其防治问题就变得很复杂多样。除了作者在前面几篇文章提到的氟化物防龋、免疫学方法防龋以及生态膜调控以外，其他方法将在本文介绍。

第一节　防龋食物、饮料和糖代用品的研究

在初步认识到糖类食物和发酵性食物与龋病发生的关系后人们对食物的致龋性作了不少的研究。Bunting (1941)在鼠身上作的实验证明食用不发酵的碳水化合物不会产生龋齿。20 世纪早期就有人提出非致龋食物或防龋食物的概念。

Butttner 与 Muhler(1959)在鼠饲料中加入5%燕麦壳，鼠的龋发病率下降 22%，加入 10%燕麦壳，则鼠龋发生率下降 39%。Dodds(1960)，McClure(1961)的研究也得到相同的结果。Nederveen-Fenenga 等人(1960)在荷兰阿姆斯特丹对 357 名 9 岁儿童的调查发现食用褐面包的儿童患龋率很低，

Bowen(1983)的研究结果表明奶酪是一种不致龋的食物。后者的研究还表明食用奶酪和花生后，牙面生态膜内的 pH 值升高，唾液分泌增加，有利于牙齿的再矿化。Jensen 与 Schachtele(1983)在龋敏感成人(DMFS，23-69)口腔内检验食用各种食品后，牙齿邻面生态膜内的 pH 值的变化，表明食用奶酪后，生态膜内的 pH 值变化很小。Jensen 与 Welfel(1990)的实验室研究证明人工奶酪有抑制细菌产酸，防止脱矿和促进再矿化的作用。Hayashida 等人(1998)的研究证明奶酪中的 α-酪蛋白与戊二醛的聚合物有抑制 MS 合成水不溶性多糖的效果。

近年来，人们对奶酪中的磷肽的防龋性能给予特别注意，并对它作了一些研究。Reynolds 等人(1995)在无菌鼠牙上涂搽酪磷肽-无定形磷酸钙复合物，结果显示 1%酪磷肽-无定形磷酸钙复合物可降低光滑面龋发生率 55%，沟裂龋 46%。其效果与 500ppmF 相当。这种复合物通过其磷肽残基(phosphoseryl residues)在亚稳定状态下结合形成无定形磷酸钙簇并将其局限于牙面生态膜中，缓冲因酸作用产生的游离钙和磷酸盐离子的活性，从而形成一个有利于对牙釉质保持过饱和状态，抑制脱矿并有利于再矿化。Schupbach 等人(1996)在实验室证明酪糖巨肽(casein glycomacropeptide, CGMP)与/或酪磷肽有抑制致龋菌黏附的作用。

Rose (2000)利用人工牙菌斑生态膜模型证明酪磷肽-无定形磷酸钙复合物在生态膜内形成一个大的钙储备库，限制牙齿中的钙流失，为牙齿的再矿化提供钙源。

Aimutis (2004)的实验证明酪磷肽-无定形磷酸钙复合物有抑制致龋菌的作用。Vitorino 等人(2005)的研究证明唾液中也有磷肽，并测出无龋者唾液中的磷肽 (PRP1/3，histatin 富酪蛋白)大量存在，比龋敏感者多。

2008 年 A. D. Kanekanian 等首次对酪蛋白磷酸肽(CPP)防龋的适宜浓度、pH 值范围以及防龋

机制进行了探讨，发现 pH=4.2 的环境中可以实现 50%～60%的防龋率，CPP 浓度在 10.0 mg/ml 以内其防龋效果呈指数增加。认为 pH 值在 2.5～4.5 之间，浓度 4.0%～6.0%之间时 CPP 可以经济有效地防龋。他们认为通过单纯的物理化学吸收过程，CPP 在牙表面形成稳定的保护罩以实现防龋功能。

Madson 与 Edmonds (1962)在棉鼠身上作的实验表明稻壳、花生壳、胡桃壳均有降低龋发生率的作用。Jenkins (1962)测量了食用几种食品后，牙面生态膜内 pH 值的变动情况。当用 20%葡萄糖溶液含漱 2 分钟，5 分钟时生态膜内 pH 值下降到 5.0 以下，食用无花果三明治，10 分钟时 pH 值下降到 5.5 左右，食用油煎土豆、苹果、可乐饮料后，pH 值下降幅度不大，都在 6.0 以上。后来，Harper 等人(1985)也作了类似的实验，证明花生和油炸薯片对动物的致龋力低。

Turku 专题研究了糖类食物与龋病发生的关系，其中证明糖醇类、特别是木糖醇是致龋力最小的物质(MakInen KK 1972；Scheinen A，Makinen KK 1976)。后来，人们就把木糖醇作为一种主要的糖代用品。

Badzian(1975)在田鼠身上作的实验表明长期服用大豆油能降低龋发生率。

Bowen 等人(1981)证明淀粉的致龋力最低。杨富生等人(1993)用几种方法处理大蒜，检验其对变异链球菌生长和黏附性的影响，发现只有用过滤法处理的大蒜才对变异链球菌 MT8148 和远缘链球菌 6715 的 GTF 活性和黏附力有明显抑制作用。食物中的脂肪酸的防龋作用早已引起人们的注意，其中壬酸更是引人注目。Griffiths (1979)，Hayes (1981)，Williams 等人(1982)，Hayes 与 Stobert (1990)均曾报道壬酸有抑制细菌产酸和防龋效力。

Schuster 等人(1980)，Kate 与 Williams (1982)，Williams 等人(1982)曾对多种脂肪酸与龋病发生的关系作了研究，在动物身上的试验表明月桂酸、亚油酸与油酸能抑制牙面生态膜的形成，亚油酸和棕榈油酸能抑制变异链球菌产酸。在饲料中加入甘油月桂酸酯(monolaurin)有明显抑制鼠龋发生的作用。

Kim(1997)的实验室研究表明葱提取液对变异链球菌、表兄链球菌等均有杀灭作用，在培养基内其活性可保持 48 小时，经碱性物质或 100 ℃处理就会失去活性，被研碎的葱在 37 ℃，48 小时也会失去活性。

Kozai 等人(1999)的研究表明用鱼肝油酸环糊精(oleanolic acid-cyclodextrin)包涵体对多种口腔链球菌均具有明显抑制作用，也能抑制水不溶性多糖的合成和龋损害的发生。

穆静(1998)报道罗汉果和苦瓜的浸渍液对变异链球菌的生长、黏附、产酸均有明显抑制作用。Shouji 等人(2000)从一种蘑菇中提取出可以抑制变异链球菌和表兄链球菌的 GTF 活性和抑制细菌黏附的物质，实验室研究证明 0.25%蘑菇提取物即可抑制动物龋病的发生。

Yanagida 等人(2000)的实验室研究证明苹果内含的多酚类物质有抑制变异链球菌合成水不溶性多糖和蔗糖依赖性黏附的作用。Jagtap 与 Karkera(2000)实验证明胡桃的水和酒精提取物具有强力抑制变异链球菌生长、黏附、产酸和葡聚糖介导的细菌积聚的作用，其酒精提取物的效果更高。

Takahashi 等人(2002)研究证明分叉海萝提取物有促进牙齿再矿化的作用。

茶是一种人类生活中普遍使用的饮料。Rosan 与 Elvin-Lewis(1982)在鼠身上作的研究证明茶可以抑制动物龋病的发生，作者认为这与茶所含的氟化物有关。Onisi，Masao 等人在 298 名儿童作了观察，每天晚餐后饮茶一杯(含氟量约 0.49 mg)，250 天后复查，显示饮茶对降低邻面龋和点隙龋的发生率均在 50%以上。曹进(1993)的研究表明茶中儿茶素(浓度 0.125%～1%)对变形链球菌的附着力有明显抑制作用，使实验面生态膜的形成量减少，细菌总量也有减少。Rasheed 与 Haider (1998)对绿茶的研究，肖悦等人(2000)对茶多酚的实验室研究均表明茶具有明显的抑制龋病发生的作用(茶多酚系茶叶中的一种组分)。肖悦等人的研究还证明茶多酚有抑制变异链球菌、黏性放线菌和乳杆菌在 SHA 上黏附的作用。Hamilton-Mille (2001)在实验室的研究证明儿茶素对变异链球菌和表兄链球菌均有直接杀灭作用，可抑制细菌黏附、抑制 GTF 和淀粉酶的活性。在动物与人身上的实验均证明有抑制龋病发生的效用。

Wu 等人(2001)的研究表明黑茶的沸水浸出液有

抑制牙面生态膜内的产酸代谢的作用，生态膜内的细菌总量和致龋链球菌数量减少，面生态膜指数下降。

Nakajma 等人(1998)研究证明黑啤酒有抑制致龋菌合成水不溶性多糖的作用。

Paobao 与 Kashket(1985)报道脱脂可可豆提取物有抑制 MS 的 GTF 活性的作用。Ooshima 等人(2000)用可可豆粗提取物作的实验证明它具有降低 MS 细胞表面疏水性、抑制细菌的蔗糖依赖性黏附、降低细菌合成水不溶性多糖、降低动物牙面细菌的堆积和降低动物的龋发生率的作用，但力量不大。Osawa 等人(2001)在可可豆荚中发现两种有效的防龋物质，一是多聚表儿茶酚(polymeric epicatechin)，具有强力抗 GTF 活性能力，一是不饱和脂肪酸，也就是油酸和亚油酸。

对糖代用品的研制已有多年历史。长期以来，糖是人类食物中的重要内容，特别是西方国家的人民，糖是不可缺少的食物。这也是为什么长期困扰西方国家人民健康的一个重要问题。从而促使他们热衷于糖代用品的研究。

Scheinin 与 Makinen(1975，1982)发现木糖醇具有抑制致龋菌生长、产酸、积聚和抑制生态膜生长的作用。Mouton(1982)，Waler 与 Rolla(1983)，Frostell (1984)先后在实验室或人体内木糖醇的防龋作用。Waler 等人(1984)，Sato 等人(2000)发现变异链球菌不能利用木糖醇供其生长需要，细菌在摄取木糖醇后，会在菌体内转化为磷酸木糖醇，后者对细菌本身是一种有毒物质，能抑制细菌的生长。Leach 等人(1983)在鼠身上检验了几种糖代用品的致龋能力，证明山梨糖醇、甘露糖醇和木糖醇的致龋力都很低。

Isokangas 等人(2000)，Soderling 等人(2000)均在母子对群体中研究发现，母亲在生产后或产后3个月即咀嚼木糖醇口香糖，其子代口腔内的 MS 会长时间受到抑制。Toors(1992)，Edgar(1998)比较了木糖醇、山梨糖醇和甘露糖醇的防龋作用，结论说明木糖醇的效果最好。但 Scheie 与 Fejerskov (1998)，Amaechi 等人则认为木糖醇的防龋效果比其他糖醇优越的证据不够。

Balekiian 等人(1977)报道了麦芽糖、异麦芽糖和乳糖。Ooshima 等人(1990)介绍一种蔗糖异构物 isomaltulose。Nagata 等人(1982)推荐 D-半乳糖。Frostell 与 Birkhed(1978)介绍一种用马铃薯或谷淀粉加工产生的糖代用品叫 lycasin。Das 等人(1991)介绍天冬氨酸盐(aspartame)。Ikeo (1998)介绍果低聚糖(fructooligosaccharide)，Tarsi 等人(1998)介绍一种低分子量壳聚糖 (chitosan)，Ooshima 等人(1991)推荐一种蔗糖异构物 trehalose。Kaur 等人(2002)报道菊粉 (inulin)，Mandel 与 Grote(2002)提出一种具有高甜度的 sucrolose，均具有一定抑制龋病发生的性能。

人们在探索糖代用品以满足人类对甜味食品需求的同时，也有人认为过多摄取糖食不仅对牙齿有害，对全身健康不利，因而提出限制糖的摄取。20 世纪中期，Jay(1940，1944)与 Krasnow 等人(1943)就提出从食物中排除或限制糖食可以使口腔内的乳杆菌减少 80%以上。

现研究提示异麦芽酮糖醇与蔗糖相比，其作用与木糖醇相似，可以使变链球菌形态改变、数量减少、黏附和产酸能力均减弱，是一种低致龋性的糖替代品。

Becks 等人(1944)做了为期 5 年的研究证明减少精制碳水化合物食物的摄取可以使口腔内的龋损减少。

第二节　天然药物防龋的研究

从 20 世纪 70 年代起就开始了各种天然药物防龋探索，例如对厚朴的研究就是一个例子。日本学者曾经用厚朴的乙醇或甲醛提取物作实验，显示有抑制变异链球菌生长的作用。从厚朴中提出的厚朴油，有杀灭变异链球菌的效果。

目前天然防龋药物的研究有茶多酚、蜂胶、川芎嗪、植酸、黄芪、黄芩、大黄、黄连、厚朴、连翘、金银花、五倍子、蜂房、黄芩、血藤、三七、丁香、桔梗、甘草等，其中研究较深入的有厚朴、五倍子、蜂房、茶多酚等。

Southard 等人(1984)首次报道血藤植物的成分血藤素(sanguinarine)具有抑制牙面生态膜形成的作用。黄正蔚等人(2005)证明血藤对乳杆菌的产酸有抑制作用。

Park 等人(1998)在实验室发现蜂胶有抑制变异链球菌、内氏放线菌和金色葡萄球菌的 GTF 活性和细菌生长的作用。根据化学分析,蜂胶内含有五洲松素(pinocembrin)和高良姜精 (galangin)。Laitao 等人(2004)的实验研究证明绿色蜂胶与生产蜂胶的植物——龙线叶香根菊对变异链球菌合成多糖和产酸均有抑制作用。王晶等人(2006)的实验室研究显示蜂胶的水和醇溶液均有抑制变异链球菌产酸的作用。蔡爽等人(2006)用蜂胶涂膜进行实验,显示蜂胶有抑制变异链球菌(c 和 d 血清型)生长和黏附的作用,在乳牙人工龋模型上,有抑制牙釉质脱矿的作用。

黄正蔚等人(2003)的实验研究证明蜂房提取液能明显抑制变异链球菌在羟磷灰石上的黏附、清除酸性产物和抑制细菌合成胞外多糖的作用。左渝陵等人(2005)从蜂房中提取出 4 种主要成分,其中三种成分对变异链球菌、乳杆菌、内氏放线菌和黏性放线菌均有较强的抑制作用。

Jagtap 与 Karkera(1999)在实验室的研究证明橄榄仁树果仁提取物具有强力抑制变异链球菌生长、蔗糖依赖性黏附与葡聚糖介导的细菌积聚,用其 10%溶液漱口可抑制口腔细菌对糖的发酵分解。Bhattecharya 等人(2003)的实验室研究证明蛇麻子草的粗提取物对口腔内多种链球菌均有抑制作用。Park 等人(2003)报告白桑提取物对变异链球菌的 MIC 为 8.0 μg/ml,当其浓度达到 20 μg/ml 时,1 分钟内即可全部杀灭变异链球菌。Huang 等人(2004)从山柰中提取出一种叫做 isopanduratin A 的物质,其 20 mg/L 浓度即可在 1 分钟内完全抑制变异链球菌的生长,对其他口腔链球菌也有同样作用。

肖悦等人(2004)在实验室的研究显示大黄、槟榔、白芷和川芎有抑制变形链球菌在 SHA 上黏附的作用。李鸣宇等人(2004)的研究表明丁香酚、胡椒碱和茶多酚有较好的抑制变异链球菌合成水不溶性多糖的作用。谢倩等人(2005)从五倍子中提取出鞣质和它的 4 种组分,实验证明它们对变异链球菌、血链球菌、唾液链球菌、内氏放线菌、乳杆菌的生长都有抑制作用。李红等人(2005),姚乃辉等人(2006)的实验室研究证明五倍子对人工龋模型显示有抑制牙釉质脱矿,李红等人(2006)在实验室的研究还证明五倍子对人工生态膜的生长和代谢都有一定程度的影响。程睿波等人(2006)的实验室研究显示白屈菜的白屈菜红碱有明显抑制变异链球菌的作用。

天然药的种类很多,取之不尽,用之不竭,分布广泛,大有开发前途。到目前还只是一个起点,今后应在这方面多作些努力。

第三节　激光防龋的研究

激光的高能量可以改变牙齿表层的结构和性能,增强牙齿的抗龋能力。近年来不少人从事这方面的探索,重要的是使用时不要伤害人体器官和组织,如牙髓、牙周组织、口腔膜膜等。Kantorowitz 等人(1998)用波长 10.6 μm 或 8.6 μm 的 CO_2激光照射牙面后,有抑制人工龋形成的效果。Featherstone 等人(1998)用波长 9.6 μm 与 4.6 μm,脉冲 25 的 CO_2激光,吸收流频(adsorbed fluences)1～3J/cm^2,在 2 mm 处,温升<1 ℃,可以使牙釉质抗酸力增强。Hossian 等人(1999)用波长 10.6 μm 的 CO_2激光照射离体人牙可以防止乳酸的侵蚀。后来,他们(2001)用波长 1.064 μm, 脉冲 20,功率 3W 的钕钇铝石榴石(Nd-YAG)激光照射牙面 9 秒钟,显示了牙齿抗乳酸脱矿的效果。

Lakshmi 等人(2001), Huang 等人(2001), Goodis 等人(2004)也试验了 CO_2或 Nd-YAG 激光照射牙面使牙齿具有抗酸力的报告。目前认为脉冲 Nd:YAG 激光结合氟化钠能有效提高窝沟、点隙防龋能力,使用简便,疗效好,较激光和氟化钠单独作用防龋有一定的优越性,具有较好的临床应用前景。

第四节　防龋涂料

20世纪70年代，口腔医学界对用高分子材料作为牙面窝沟的封闭物将龋病的好发部位——点隙封闭起来，这样就可以防止龋病的发生。这种方法更多属于材料科学的研究，本文不拟介绍。

龋病预防是口腔医学领域的一个尚未解决得好的重大问题，虽然龋病学的研究已经经历了一个多世纪的努力，也已经查明不少具有关键意义的内容，在预防和治疗方面也取得一些有实用价值的成果。但是，特别是龋病的预防，除了过去采用的氟化物防龋外，还没有找到一种易于推广的、经济实用的方法。这是口腔医学界应当加倍努力的。

（岳松龄）

参 考 文 献

1 National Oral Health Surveys, Medical Affairs Bureau, Ministry of Health and Welfare, 2005

2 Dye BA. Trends in oral health status: United States, 1988－1994 and 1999－2004. Vital Health Stat 11. 2007;248:1－92

3 Alexander B. et al. A Quater Century of changes in Oral Health in the United States. J Dent Ed., 1995; 59: 19－57

4 National Oral Health Survey of Vietnam 2001. Medical Publishing House, Hanoi, Vietnam, 2002

5 Bratthall D. Estimation of global DMFT for 12-year-olds in 2004. Int Dent J, 2005;55:370－372

6 Pakshir HR. Oral health in Iran. Int Dent J. 2004;54 (Suppl 1): 367－372

7 Marsh PD, Bradshaw DJ. Mcrobial community aspects of dental plaque. In: Newman HN, Wilson M, eds. Dental plaque revisited. Oral biofilms in healtg and disease, Cardiff, Bioline, 1999:237－253

8 Kleinberg I. A mixed bacteria ecological approach to understanding the role of oral bacteria in dental caries causation: an alternative to streptococcus mutans and the spectic plaque hypothesis, Critical Review in Oral Biol and Med, 2003;13:108

9 Michalek S, Katz M. Childers Microbial Host intesations interactions: Mechanisms involved in host responses to microbial antigens, Immunol Immunol Res, Recerd, 2002, 26:223

10 岳松龄．从龋病的好发位点谈起．中华口腔医学会第六次全国龋病学学术会议成都，2005

11 姜颖，刘天佳，杨锦波．变形链球菌抗氧化相关基因研究进展．国外医学·口腔医学分册，2005;(3):27－29

12 Hamada N, et al. Isolation and characterization of the Streptococcus mutans gtfC gene coding for synthesis, of both soluble and insoluble glucans. Infect Inmun, 1988; 56 :1999－2005

13 Keltjens HMAM et al. Microflora of plaque from sound and carious root surfaces. Caries Res 1987;21: 193－199

14 Liu T, et al. Binding of Actinomyces viscosus to collagen: association with type I fimbrial adhesion. Oral Microbiol Immunol, 1991 Feb;6(1):1－5

15 Loesche W J. Ecology of the oral flora. In: Newman M G and Nisengard R. Oral Microbiology and Immunobiology. W. B. Saunders Co. Philadelphia, 1988:351

16 Russell MW, et al, Interaction between surface protein antigens of Streptococcus mutans and human salivary components. Oral Microbiol Immunol, 1989 Jun;4(2): 106－111

17 Akintoye SO, et al. Partial characterization of a human submandibular/sublingual salivary adhesion-promoting protein. Arch Oral Biol, 2002;47:337－345

18 Marsh PD, et al. Dental Plaque as a Microbial Biofilm. Caries Res, 2004 May-Jun;38(3):204－211 Review

19 Baba H. Lysis of Steptococcus sanguis by an extracellular enzyme from the bacterium Streptococcus mutans from human dental plaque. Arch Oral Biol, 1986; 31 (12):849－853

20 Banas JA, et al . Sequence analysis of the gene for the glucan-binding protein of Streptococcus mutans Ingbritt. Infect Immun, 1990 Mar;58(3):667－673

21 Busscher HJ, et al. Initial microbial adhesion is a determinant for the strength of biofilm adhesion, 1995 May 15;128(3):229－234

22 Filoche SK, et al. In situ biofilm formation by multispecies oral bacteria under flowing and anaerobic conditions, J Dent Res, 2004 Oct;83(10):802－806

23 Gilbert P, et al. Biofilm susceptibility to antimicrobials, Adv Dent Res 1997, 11:160

24 Li YH. Burne Regulation of the gtf BC and ftf genes of Streptococcus mutans in biofilm in response to pH and carbohydrate. Microbiol, 2001;147:2841

25 Jenkinsen HF. Adherence, coaggregation and hydrophobicity of Streptococcus gordoni associated with expression of cell surface lipoprotein. Infect Immun 1992; 60:1225

26 Marsh PD. Dental plaque as a microlbial biofilm. Caries Res, 2004;38:204

27 McNeil K. Hamilton IR Effect of acid stress on the physiology of biofilm cells of Streptococcus mutans, Microbiol, 2004;150:735

28 Nase L, et al. Effect of long term comsumption of a probiotic bacterium, Lactobacillus rhamnosus GG, in milk on dental caries and caries risk in children. Caries Res, 2001;35:412

29 Ray CA, et al. Interactions of Streptococcus mutans fimbriae-associated surface proteins with salivary components. Clin Diag Lab Immunol, 1999; 6: 400

30 Svensator G, et al. Protein expression by planktonic and biofilm cells of Streptococcus FEMS Microbiol Letters. 2001; 205: 139

31 赖红，石四箴．乳牙牙釉质钙含量、分布与患龋状况的关系．复旦学报(医学版)，2003；30(4)：356～358

32 Jentsch H, Beetke E, G? cke R. Salivary analyses and caries increment over 4 years: an approach by cluster analysis. Clin Oral Investig, 2004; 8(3): 156～160

33 Gastagnola M, Congiu D, Denotti G, et al. Determination of the human Salivary peptides histatins 1, 3, 5 and statherin by high-performance liquid chromatography and diode-array detection. J Chromatogr B Biomed Sci Appl, 2001; 751(1): 153～160

34 Ishijima T, Koshino H, Hirai T, et al. The relationship between Salivary secretion rate and masticatory efficiency. J Oral Rehabil, 2004; 31(1): 3～6

35 Lopez ME, Colloca ME, Paez RG, et al. Salivary characteristics of diabetic children. Braz Dent J, 2003; 14 (1): 26～31

36 Suzuki N et al. Dental caries susceptibility in mice is closely linked to the H-2 region on chromosome 17, Caries Res, 1998; 32: 262

37 Uematsu T et al. Mapping of affected genes to dental caries susceptibility in mouse chromosome 2. Pediat Dent J, 2003; 13: 75

38 Simmer JP, Hu JC. Dental enamel formation and its impaction clinical dentistry, J Dent Educ, 2001; 65: 896

39 Aubrey Sheiham. Dietary effects on dental diseases. Journal of Public Health Nutrition, 2001; 4 (2B): 569－591

40 Moynihan PJ, Bradbury J, Thomason M, et al. Consumption of fruit and vegetables and perceived chewing ability. Dental Research, 2001; 4 (2B): 569－591

41 Levy S, Warren JJ, Broffitt B, Harris SL, Kanellis MJ. Fluoride, beverages and dental caries in the primary dentition. Caries Research, 2003; 37: 157－165

42 Rozen R, Bachrach G, Bronshteyn M, et al. Regulation of Streptococcus mutans fructosyltransferase: expression and secretion in biofilm and planktonic conditions. FEMS Microbiol Lett, 2001; 195(2): 205－210

43 Wang B, Kuramitsu HK. A pleiotropic regulator, Frp, affects exopolysaccharide synthesis, biofilm formation, and competence development in Streptococcus mutans. Infect Immun, 2006; 74(8): 4581－4589

44 Woodward M, Walker AR. Sugar consumption and dental caries: evidence from 90 countries. Br Dent J, 1994; 176(8): 297－302

45 Burt BA, Eklund SA, Morgan KJ, et al. The effects of sugars intake and frequency of ingestion on dental caries increment in a three-year longitudinal study. J Dent Res, 1988; 67(11): 1422－1429

46 Arnadottir IB, Rozier RG, Saemundsson SR, Sigurjons H, Holbrook WP. Approximal caries and sugar consumption in Icelandic teenagers. Community Dent Oral Epidemiol, 1998; 26(2): 115－121

47 Peres RC, Coppi LC, Franco EM, Volpato MC, Groppo FC, Rosalen PL. Cariogenicity of different types of milk: an experimental study using animal model. Braz Dent J, 2002; 13(1): 27－32

48 Ekstrand J. Fluoride in dentistry. Frist edition, Munksgaard Copenhagen. 1988: 188

49 Griffin S O, Regnier E, Griffin P M, et al. Effectiveness of fluoride in preventing caries in adults. Journal of Dental Research, 2007; 86(5): 410－415

50 Grobleri SR, Louw AJ, van Kotze TJ. Dental fluorosis and caries experience in relation to three different drinking water fluoride levels in South Africa. Int J Paediatr Dent, 2001; 11(5): 372－329

51 Ismail, Amid I. Hasson, Hana. Fluoride supplements, dental caries and fluorosis: a systematic review. Journal of the American Dental Association, 2008; 139 (11): 1457－1468

52 Jones S, Burt BA, Petersen PE, et al. The effective use of fluorides in public health. Bulletin of the World Health Organization, 2005; 83(9): 670－676

53 Ruan JP, Yang ZQ, Wang ZL, et al. Dental fluorosis and dental caries in permanent teeth: rural schoolchildren in high-fluoride areas in the Shaanxi province, China. Acta Odontologica Scandinavica, 2005; 63(5): 258－265

54 Shomar B, Müller G, Yahya A, et al. Fluorides in groundwater, soil and infused black tea and the occurrence of dental fluorosis among school children of the Gaza strip. J Water Health, 2004; 2(1): 23－35

55 Singh K A, Spencer A J, Brennan D S. Effects of water fluoride exposure at crown completion and maturation on caries of permanent first molars. Caries Research, 2007; 41(1): 34－42

56 Zhu L, Zhang H H, Xia B, et al. Total fluoride in Guangdong soil profiles, China: spatial distribution and vertical variation. Environ Int,2007;33(3):302—308

57 Harris HH. Vogt S. Eastgate H,et al. A link between copper and dental caries in human teeth identified by X-ray fluorescence elemental mapping. Journal of Biological Inorganic Chemistry,2008;13(2):303—306

58 N Youravong, V Chongsuvivatwong, AF Geater, et al. Lead associated caries development in children living in a lead contaminated area, Thailand. Science of the Total Environment ,2006;361(1—3):88—96

59 Shashikiran N D, Subba Reddy V V, Hiremath MC. Estimation of trace elements in sound and carious enamel of primary and permanent teeth by atomic absorption spectrophotometry: an in vitro study. Indian J Dent Res,2007;18(4):157—162

60 Tanaka T, Maki K, Hayashida Y, et al. Aluminum concentrations in human deciduous enamel and dentin related to dental caries. J Trace Elem Med Biol,2004;18(2):149—154

61 胡晓春,张颖丽,申玉芹,等. 锌、硼、钡和锰在牙釉质脱矿过程中的作用. 吉林大学学报(医学版).2003;29(4):60—61

62 许强,石四箴,汪饶饶,等. 乳牙釉质 13 种化学元素的微量分析. 上海医学,2007;30(10):7. e use of fluorides in public 757—760

63 Almqvist H,et al. Automatic pH-cycling caries model applied on root hard tissue. Caries Res,1990;24:1

64 Amaechi BT,et al. Factors affecting the development of carious lesions in bovine teeth in vitro. Arch Oral Biol,1998;43:619

65 Arnold WH,et al. Induction and 3D reconstruction of caries-like lesions in an experimental dental plaque biofilrn model. J Oral Rehabil,2001;28:784

66 Chow LC, Takagi S. A quasi-constant composition method for studying the formation of artificial caries-like lesion. Caries Res,1989;23:129

67 Maggio JJ,et al. A model for dentinal caries progression by digital substation radiography. J Prosthet Dent,1990;64:727

68 Mellberg JR. Hard tissue substrates for evaluation of cariogenic and anticariogenic activity in situ. J Dent Res,1992;71(Spec Iss):913—919

69 Sato K, Yamamoto H. Studies on the formation of laminations within caries-like lesions of enamel. Caries Res,1986;20:40

70 Shu, M. Study of root caries in an artificial mouth. New Zeal Dent J,1998;94(416):62

71 Ten Cate JM. In situ models, physico-chemical aspects. Adv Dent Res,1994;8:125

72 Uemura M. Enamel ultractrctare on caries process. Shika Igakn,1998;61(2):129

73 Ferrazzano GF, Cantile T, Quarto M, Ingenito A, Chianese L, Addeo F. Protective effect of yogurt extract on dental enamel demineralization in vitro. australian dental journal 2008; 53(4): 314—319

74 Kumar VLN, Itthagarun A, King NM. The effect of casein phosphopeptide-amorphous calcium phosphate on remineralization of artificial caries-like lesions: an in vitro study. australian dental journal, 2008; 53(1): 34—40

75 Li BG, Wang JP, Zhao ZY, Sui YF, Zhang YX. Mineralizing of nano-hydroxyapatite powders on artificial caries. rare metal materials and engineering, 2007; 36(Suppl 2): 128—130

76 Lu KL, Zhang JX, Meng XC, Li XY. Remineralization effect of the nano-HA toothpaste on artificial caries. Bioceramics,2007;(19):267～270,330—332

77 Rahiotis C, Vougiouklakis G. Effect of a CPP-ACP agent on the demineralization and remineralization of dentine in vitro. JOURNAL OF DENTISTRY 2007, 35(8): 695—698.

78 Arnold W H, Bietau V, Renner PO, Gaengler P. Micromorphological and micronanalytical characterization of stagnating and progressing root caries lesions. archives of oral biology,2007;52(6):591—597

79 Bjorndal L. The caries process and its effect on the pulp: The science is changing and so is our understanding. Pediatric Dentistry, 2008;30(3): 192—196

80 Darling CL, Huynh GD, Fried D. Light scattering properties of natural and artificially demineralized dental enamel at 1310 nm. journal of biomedical optics,2006;11(3): 34023

81 Frank RM, et al. Uhrastructural study on human root caries. Caries Res, 1989;23: 209

82 Harris HH, Vogt S, Eastgate H, Lay PA. A link between copper and dental caries in human teeth identified by X-ray fluorescence elemental mapping. journal of biological inorganic chemistry,2008;13(2):303—306

83 Preoteasa, EA, Preoteasa E, Kuczumow A, Gurban D,

Harangus L, Grambole D, Herrmann F. Broad-beam PIXE and mu-PIXE analysis of normal and in vitro demineralized dental enamel. X-ray spectrometry, 2008; 37(5): 517－535
84 Tanaka T, Maki K, Hayashida Y, Kimura M. Aluminum concentrations in human deciduous enamel and dentin related to dental caries. journal of trace elements in medicine and biology, 2004; 18(2): 149－154
85 Zavgorodniy AV, Rohanizadeh R, Bulcock S, Swain MV. Ultrastructural observations and growth of occluding crystals in carious dentine. ACTA biomaterial, 2008; 4(5): 1427－1439
86 Schupbach P, Guggenheim B, Lutz F. Human root caries: Histopathology of advanced lesions. Caries Res, 1990; 24: 145
87 岳松龄，等．面生态膜细胞外液对牙釉质脱矿的影响．华西医科大学学报，1991；22：229
88 Aimutis WR. Bioactive properties of milk proteins with particular focus on anticariogenesis. J Natri, 2004; 134: 9845
89 Amaechi TB, et al. Caries ability and remineralizing effect of xylitol in vitro. J Oral Science, 1999; 41: 76
90 Buchalla W, et al. Influence of olive oil-emulsion on dentine demineralization in vitro. Caries Res, 2003; 37: 100
91 Cai P, et al. Remineralization of enamel subsurface lesions in situ by sugar free lozenges containing casein phosphopeptide-amorphous calcium phosphate. Austr Dent J, 2003; 48: 240
92 Cury JA, et al. Effect of dentifrice containing fluoride and/or baking soda on enamel de-and remineralization: an in situ study. Caries Res, 2001; 35: 106
93 Dickens SH, et al. Mechanical properties and biochemical activity of remineralizing resin-based $CaPO_4$ cement. Dent Mat, 2003; 19: 558
94 Donly KJ, et al. Evaluation of the fluoride releasing dental materials on adjacent interproximal caries. JADA, 1999; 130: 817
95 Hicks J, et al. Biological factors in dental caries: role of saliva and dental plaque in the dynamic process of de-and remineralization Part 1. J Clin Pedia Dent, 2003; 28: 47; Past III J Clin Pedia Dent, 2004; 28: 203
96 Jang KT, et al. Remineralization effects of glass ionomer restorations on adjacent interproximal casies. ASDC J Dent Child, 2001; 68: 125
97 Kidd EA, Fejerskov O. What constitutes dental caries? J Dent Res, 2004; 83(Sp. Iss): C35～8
98 Kleinberg I, et al. Effects of saliva and dietasy eating habit on the pH and demineralization and remineralization potential of dental plaque, in Leach & Edgar: Demineralization and Remineralization of the Teath. IRL Press, 1983: 25－50
99 Miake Y, et al. Remineralization effect of xylitol on demineralized enamel. J Electron Microscop, 2003; 52: 471
100 Noel L, et al. The effect of argon laser irradiation on demineralization resistance of human enamel adjacent to orthodontic brackets: an in vitro study. Angle Orthod, 2003; 73: 249
101 tent Cate JM, Duinen RN. Hype rmineralization of dental lesions adjacent to glass ionomer cement restorations. J Dent Res, 1995; 74: 1266
102 Vitorino R, et al. The role salivary peptide in dental caries. Boimed Chemistry, 2003; 19: 212
103 Yanagisawa T, Miake Y. High resolution electron microscopy of enamel crystal and demineralization in carious lesion. J Elect Microscope, 2003; 52: 605
104 姚乃晖，等．五倍子提取液对实验性根面龋再脱矿作用的影响，临床口腔医学杂志．2006；22：586
105 Zero DT, et al. The remineralizing effect of an essential oil fluoride mouth rinse in introral caries test. JADA, 2004; 135: 231
106 Gordon Nikiforuk. Understanding of Dental Caries: Etiology Mechanism, Basic and Clinical Aspects. Basel karger, 1985
107 Marzouk M. A. et al. Operative Dentistry, Modern Theory and Practice. Ishiyaku Euro America Inc, Tokyo, 1985
108 William Gilmore H, et al. Operative Dentistry The C. V. Mosby Company. Missouri, 1982
109 岳松龄，等．口腔内科学．北京：人民卫生出版社，1987
110 Annette W, Thomas A. Treatment of proximal caries lesions by tunnel restorations. Dental Materials, 2007; 23: 1461－1467
111 Bonecker M. Toi C. Cleaton-Jones P. Mutans streptococci and lactobacilli in carious dentine before and after Atraumatic Restorative Treatment. Journal of Dentistry, 2003; 31(6): 423－428
112 da Silva RC. Zuanon AC. Surface roughness of glass

ionomer cements indicated for atraumatic restorative treatment (ART). Brazilian Dental Journal, 2006; 17 (2): 106～109

113 Dulgergil CT. Soyman M. Civelek A. Atraumatic restorative treatment with resin-modified glass ionomer material: short-term results of a pilot study. Medical Principles and Practice, 2005; 14(4): 277～280

114 Frenken JE, Pilot T. Songpaisan Y, Phantumvanit P. Atraumatic Restorative Treatment (ART): Raionale, technique and development. J Public Health Dent, 1996; 56: 135－140

115 Ho E, Smales RJ, Fang DTS. A 2-year clinical study of two glass ionomer cements used in the atraumatic restorative treatment (ART) approach. Community Dent Oral Epidemiol, 1999; 27: 195－201

116 H. Koenraads, G. Van der Kroon, J. E. Frencken. Compressive strength of two newly developed glass-ionomer materials for use with the Atraumatic Restorative Treatment (ART) approach in class Ⅱ cavities. Dental Materials, 2009; 25: 551－556

117 Lo E C. Holmgren C J. Hu D. van Palenstein Helderman W. Six-year follow up of atraumatic restorative treatment restorations placed in Chinese school children. Community Dentistry & Oral Epidemiology, 2007; 35(5): 387－392

118 Mandari G J. Matee M I. Atraumatic Restorative Treatment (ART): the Tanzanian experience. International Dental Journal, 2006; 56(2): 71－76

119 Mickenautsch S. Frencken JE. van't HM. Atraumatic restorative treatment and dental anxiety in outpatients attending public oral health clinics in South Africa. Journal of Public Health Dentistry, 2007; 67 (3): 179－184

120 Melissa T K, Marina D G. Preventive effect of an iron varnish on bovine enamel erosion in vitro. Journal of Dentistry, 2009; 37: 233－236

121 Prakki A. Nunes MC. Cefaly DF, et al. Six-year evaluation of the atraumatic restorative treatment approach in permanent-tooth Class Ⅲ restorations. Journal of Adhesive Dentistry, 2008; 10(3): 233－237

122 Robert HS, Amidl I, Nigel BP. Dental Caries. Seminar, 2007; 369: 51－59

123 Smales RJ. Yip HK. The atraumatic restorative treatment (ART) approach for the management of dental caries. Quintessence International, 2002; 33 (6): 427－432

124 Aljehani A, et al. In vitro quantification of white spot enamel lesions adjacent to fixed orthodontic appliances using QLF and DIAGNO dent. Acta Odant Scand, 2004; 62: 313

125 Amaechi BT, et al. Correlation of quantitative light induced fluoresnce and optical coherence tomography applied for detection and quantification of early enamel caries. J Biomed. 2003; 8: 642

126 Angmar- Mansson B, ten Bausch J J, Quantitative light induced fluorescence (QLF): A method for assessment of incipient caries lesions. Dentomaxillofac Radiol, 2001; 30: 298

127 Barber LR, Wilkins EM Evidence-based prevention, management and monitoring of dental caries. J Dent Hyg, 2002; 76: 270

128 Gray GB, Shellis P. Infiltration of resin into white spot caries-like lesions of enamel: an in vitro study. Europ J Prosthod Rest Dent, 2002; 10: 27

129 Haukali G, Paulsen S. Effect of a varnish containing chlorhevidine and thymol (Cervitec) on approximal caries in 13-to 16-year old school children in a low caries area. Caries Res, 2003; 37: 185

130 Lussi A et al. DIAGNOdent: an optical method for caries detection. J Dent Res, 2004; 83(Spec): C80－83

131 Schmidlin PR et al. In vitro assessment of incipient approximal carious lesions using computer-assisted densitometric image analysis (CADIA). J Dentistry, 2002; 30: 305

132 Steinberg S. A paradigm shift in the treatment of caries. General Dentistry, 2002, 50: 333

133 Zoellner A et al. Histologic and radiographic assessment of caries-like lesions localized at the crown margin. J Prosthet Dent, 2002, 88: 54

134 American Academy of Pediatric Dentistry: Policy on early childhood caries (ECC): unique challenges and treatment options, Pediatric Dent, 2002, 24 (7 suppl): 24－25

135 Damle SG. Early childhood caries. Textbook of pediatric dentistry. 3rd edition. ARYA Publishing House, 2006; 57－63

136 樊力，张博学．北京市海淀区学龄前集体儿童龋病预防十年效果评价．现代口腔医学杂志，2008；22(2)：207－208

137 Li Y, Caufield PW. The fidelity of initial acquisition of

mutans streptococci by infants from their mothers. J Dent Res,1995;74 (2) :681—685

138 Lopez Del Valle L, Velazquez-Quintana Y, Weinstein P, et al. Early childhood caries and risk factors in rural Puerto Rican children. ASDC J Dent Child, 1998 Mar-Apr;65(2):132—135

139 尚冉,邹静,周学东.变形链球菌在日托儿童口腔中水平传播的初探.华西口腔医学杂志,2006;24(6):527—529

140 Baysan A, et al. Reversal of primary root caries using dentifrices containing 5,000 and 1,000 ppmF fluoride. Caries Res, 2001;35:41

141 Ekenback SB, et al. Effect of four dental varnishes on the colonization of cariogenic bacteria on exposed sound root surfaces. Caries Res, 2002;34:70

142 Holmes J. Clinical reversal of root caries using ozone, double-blind randomized, controlled 18-month trial. Gerodont, 2003;20:106

143 Leake JL. Clinical decision-making for caries management in root caries. J Dent Educat, 2001;65:1147

144 Shen S, et al. In vitro growth, aeidogenecity and cariogenicity of predominant human root caries flora, J Dent Res, 2004;32:667

145 Donaldson M, Goodchild JH. Oral health of the methamphetamine abuser. Amer J Health-Syst Pharm, 2006;63(21):2078—2082

146 Almstahl and M. Wikstrom. Oral microflora in subjects with reduced salivary secretion. J Dent, 1999;78:1410—1416

147 Edgar WM. Saliva and dental health. Clinical implications of saliva: report of a consensus meeting. Br Dent J, 1990;169:96—98

148 S. A. Mathews, B. T. Kurien, and R. H. Scofield. Oral manifestations of Sjögren's syndrome. J Dent Res, 2008; 87(4):308—318

149 Shaner J, Kimmes N, Saini T, Edwards P. Case Report: Meth Mouth: Rampant Caries in methamphetamine abusers. AIDS Patient Care & Stds, 2006; 20 (3):146—150

150 Zimmer S, Robke FJ, Roulet JF. Caries prevention with fluoride varnish in socially deprived community. Community Dent Oral Epidemiol 1999; 27 (2): 103—108

151 Anderson M. Risk assessment and epidemiology of dental caries: Review of litenature. Pediat Dent, 2002;24: 377

152 Harris R, et al. Risk factors for dental caries in young children, a systemic review of the literature. Community Dent Health, 2004;21(Suppl 1): 71

153 Kopyca-Kadzierawski DR Billings RJ. A longitudinal study of caries onset in initially caries free children and baseline salivary mutans strytococci levels: a Koplan-Meier Survial analysis. Commun Dent & Oral Epidem, 2004;31: 201

154 Linossier A, et al. Streptococcus mutans: a semiquantitative method to assess the risk to oral infection in preschool children. Revista Medica de Chile, 2003; 131: 412

155 Pienihakkinen k, et al. Assessment of caries risk in preschool children. Caries Res, 2004;38: 156

156 Powell Y, et al. Identification of adult population of high risk for dental caries using a computerized database and patient records: a pilot project. J Pub Health Dent, 2006;60: 82

157 Shi S, et al. A follow up study on three caries activity test. J Clin Pediat Dent, 2003;27: 359.

158 卞金有.口腔预防医学.第3版.北京:人民卫生出版社,2000

159 顾学箕.预防医学.北京:人民卫生出版社,1992

160 Murry J J. Prevention of Oral Disease. 3rd ed. Oxford Univ. Press, 1996

161 Shafer, H. Textbook of Oral Pathology. WB Saunders Co., Philadelphia USA, 1993

162 Ahola AJ, et al. Short term consumption of probiotic-containing cheese and its effect on dental caries risk factors. Arch Oral Biol, 2002;47:799

163 Badria FA Zidan. Natural products for dental caries prevention. J Med Food, 2004;7:381

164 Balakrish M, et al. Diverse activity spectra of bacteriocin like inhibitory substances having activity against mutans streptococci. Caries Res, 2001;35:75

165 Balakrish M, et al. Diverse activity spectra of bacteriocin like inhibitory substances having activity against mutans streptococci. Caries Res, 2001;35:75

166 Bowen HW. Influence of (s)-ketoprofan and fluoride on caries in rats. Oral Dis, 2000;6:12

167 Devulapalle KS, Mooser G. Glucosylransferase inactivation reduce dental caries. J Dent Res, 2001;80:466

168 He G, et al. Inhibitory effect of $ZnCl_2$ on glycosis in human oral microbes. Arch Oral Biol, 2002;97:117

169 Hillman JD, et al. Construction and characterization of an effector strain of Streptococcus mutans for replacement therapy of dental caries. Infect Immun, 2000; 68:543

170 Kim JY et al. Synthesis of chitooligosaccharide derivative with quaternary ammoniam group and its antimicrobial activity against strept mutans. Intern J Biol. Macromolecules, 2003;32:23

171 Komia RU, et al. Mutacin production in Strept. mutans genotypes isolated from caries affected and caries free individuals. Oral Microb Immun, 2005;20:20

172 Leung KP, et al. Control of oral biofilm by an antibacterid decapeptide. JADA, 2005;84:1172

173 Marsh PD. Are dental diseases examples of ecological catastrophess. J Microbiol, 2003;149:179

174 Warren CCS. A review of the clinical efficacy of the Oral B oscillating/rotating power tooth brush and the Philips sonicare tooth brush in normal subject populations. Intern. Dent J, 2004;54:429

175 Allollo B, Lehmann R. Drinking water fluoridation and bone. Experim and Clin Endocr and Diabet, 1999; 107: 12

176 Autio-Gold JT, Courts F. Assessing the effect of fluoride varnish on early enamel carious lesions in the primary dentition. JADA, 2001; 131: 124

177 Bian JX, et al. Feasibility of milk fluoridation and trends in dental caries of children. Adv Dent Res, 1995;9: 112

178 Brambilla E, et al. Caries preventive effect of topical amine fluoride in children with high and low salivary levels of mutans streptococci. Caries Res, 1999; 33: 4236

179 Donly KJ. Fluoride varnishes. J Calif Dent Ass, 2003; 31: 217

180 Erdal S, Buchanan SN. A quantitative look at fluorosis, flouuride exposure and intake in children using a health risk assessment approach. Environ Health Perspechives, 2005;113: 111

181 Hamilton IR Bowden GH. Fluoride effects on oral bacteria. in Fejerskov O et al. Fluoride in Dentistry Copenhagen. Demark Munksgaard, 1996;230

182 Kamotsay K, et al. Effect of fluoride on cariogenic oral microorganisms. Acta Microb. Et Immunol Hungar, 2002, 49: 47

183 Zaura-Arite E, ten Cate JM. Effect of fluoride-and chlorhexidine-containing varnishes on plaque composition and on demineralization of dentinal grooves in sifu. Europ J Oral Sci, 2000;108: 154

184 Jia R, et al. Immunogenicity of CTLA4 fusion anticaries DNA vaccine in rabbits and monkeys. Vaccine, 2006;24(24):5192

185 Q. A. Xu, et al. Protective efficacy of a targeted anticaries DNA plasmid against cariogenic bacteria infections. Vaccine,2007;25: 1191－1195

186 樊明文．防龋疫苗研究的现状和思考．中华口腔医学杂志,2009;44(2):66

187 杨锦波,等．变形链球菌防龋基因疫苗 pcDNA3-gtfB 免疫途径筛选的实验研究．华西口腔医学杂志,2002;20: 374

188 Taubman MA, Nash DA. The scientific and public health imperative for a vaccine against dental caries. Nature,Reviews/Immunology, 2006;6: 555

189 Smith DJ, et al. Immunological and protective effects of diepitopic subunit dental caries vaccines. Infect Immuns, 2005;73: 2797

190 Peacock ZS, et al. Influence of microparticle formulation on immunogenicity of SY1, a synthetic peptide derived from Streptococcus mutans Gbp B. Oral Microbiol Immunol, 2005;20: 60

191 Culshaw S, et al. Immunogenic and protective potential of Mutans streptococcal glucosyltransferase peptide constructs selected by major histocompatibility complex class II allele binding. Infect Immun, 2007; 75: 915

192 Aimutis WR. Bioactive properties of milk proteins with particular focus on anti-cariogenesis. J Nutri, 2004;134:989

193 Bhattacharya Sanchita et al. Inhibition of streptococcus mutans and other oral streptococci by hop constituents. Economic Botany, 2003;57:118

194 蔡爽,等．蜂胶涂膜对变形链球菌生长和黏附的抑制作用．实用口腔医学杂志,2006;22:171－174

195 Goodis HE et al. Pulpal safety of 9.6 μm TEA CO_2 laser used for caries prevention. Laser Surg Med, 2004;35:104

196 黄正蔚,等．11 种天然药物对乳酸杆菌生长与产酸影响的体外研究．上海口腔医学,2005;14:67－70

197 Huang JK, et al. Isopanduratin A from Karmpforia pundurate as an active antibacterial against cariogenic Streptococcus mutans. Int Antimicrob Agent, 2004; 23:377

198 Kaur N, Gupta AK Application of inulin and oligofructose in health and nutrition. J Biosci, 2002;27:703

199 Laitao DP, et al Comparative evaluation of in vitro effect of Brazilian green propolis and Bucchasis dracunenlifolia extracts on cariogenic factors of Streptococcus mutans. Biol & Pharmaun. Bull, 2004; 27:1834

向您推荐我社部分优秀畅销书

现代护理培训教程

高脂血症患者的家庭养护	19.00
高血压患者的家庭养护	19.00
便秘患者的家庭养护	18.00
失眠的自我调护	14.00
营养性贫血患者的家庭养护	19.00
白癜风患者的家庭养护	19.00
痔疮患者的家庭养护	19.00
骨质疏松与骨质增生症的自我调护	19.00
慢性疲劳综合症的自我调护	18.00
实用整体护理查房	48.00
护理技术操作手册	19.00

注:邮费按书款总价另加 20%

图书在版编目(CIP)数据

岳松龄现代龋病学/岳松龄主编. -北京:科学技术文献出版社,2009.4
ISBN 978-7-5023-6324-6

Ⅰ.岳… Ⅱ.岳… Ⅲ.龋齿-诊疗 Ⅳ.R781.1

中国版本图书馆 CIP 数据核字(2009)第 036155 号

出　　版　　者 科学技术文献出版社
地　　　　　址 北京市复兴路 15 号(中央电视台西侧)/100038
图书编务部电话 (010)51501739
图书发行部电话 (010)51501720,(010)51501722(传真)
邮 购 部 电 话 (010)51501729
网　　　　　址 http://www.stdph.com
E-mail:stdph@istic.ac.cn
策 划 编 辑 薛士滨
责 任 编 辑 薛士滨
责 任 校 对 赵文珍　唐　炜
责 任 出 版 王杰馨
发　行　者 科学技术文献出版社发行　全国各地新华书店经销
印　刷　者 富华印刷包装有限公司
版 (印) 次 2009 年 4 月第 1 版第 1 次印刷
开　　　本 889×1194　16 开
字　　　数 598 千
印　　　张 22.5
印　　　数 1～3500 册
定　　　价 58.00 元

© **版权所有　　违法必究**

购买本社图书,凡字迹不清、缺页、倒页、脱页者,本社发行部负责调换。